CB002968

ANATOMIA E HARMONIZAÇÃO OROFACIAL

JOÃO PAULO MARDEGAN ISSA

ANATOMIA E HARMONIZAÇÃO OROFACIAL

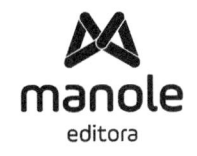

manole
editora

Copyright © Editora Manole Ltda., 2024, por meio de contrato com o coordenador.

Produção editorial: Hiel Freitas
Projeto gráfico: Departamento editorial da Editora Manole
Editoração eletrônica: Formato Editoração
Ilustrações: Ribak Images, Formato Editoração
Capa e imagem da capa: Iuri Guião

CIP-BRASIL. CATALOGAÇÃO NA PUBLICAÇÃO
SINDICATO NACIONAL DOS EDITORES DE LIVROS, RJ

A552

Anatomia e harmonização orofacial / coordenação João Paulo Mardegan Issa. - 1. ed. -
Barueri [SP] : Manole, 2024.
    28 cm.

    ISBN 9786555766196

    1. Odontologia - Aspectos estéticos. 2. Dentes - Cuidado e higiene. 3. Sorriso. I.
Issa, João Paulo Mardegan.

	CDD: 617.5220592	
24-94553	CDU: 616.314-089.844	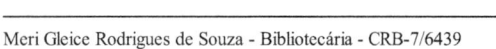

Meri Gleice Rodrigues de Souza - Bibliotecária - CRB-7/6439

1ª edição – 2024.

Direitos adquiridos pela:
Editora Manole Ltda.
Alameda Rio Negro, 967 – cj 717
Alphaville – Barueri – SP – Brasil
CEP 06454-000
Tel.: (11) 4196-6000
www.manole.com.br | https://atendimento.manole.com.br

Impresso no Brasil | *Printed in Brazil*

Sobre o coordenador

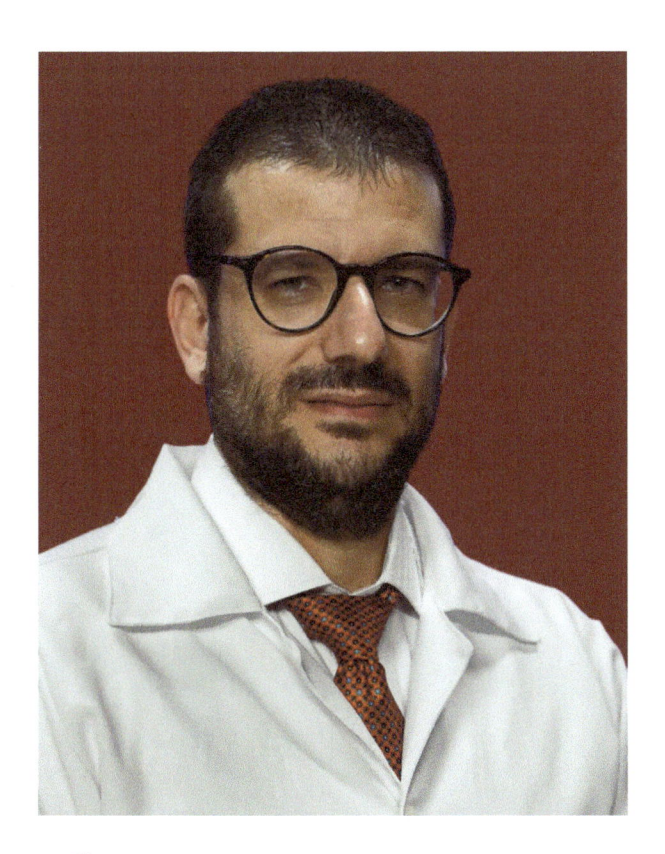

JOÃO PAULO MARDEGAN ISSA

Graduado em Odontologia. Mestre em Odontologia (Reabilitação Oral). Doutorado em Ciências Médicas pela Universidade de São Paulo (USP). Professor da Faculdade de Odontologia de Ribeirão Preto da USP. Tem experiência nas áreas de reparo ósseo e medicina regenerativa. Pós-doutorado em Ciências Médicas pela USP. Pós-doutorado no Princess Margaret Hospital pela University of Toronto. Professor Doutor Associado Nível 3 da USP.

Sobre os autores

Airam Nicole Vivanco Estela

Graduada em Odontologia pela Faculdade de Odontologia de Ribeirão Preto (Forp-USP). Mestre em Ciências (Área de concentração em Biologia Oral) pela Forp-USP. Especialista em DTM e Dor Orofacial pela Universidade Nove de Julho (Uninove).

Alberto de Faria Santana

Graduação em Medicina pela Universidade Tiradentes.

Allan Rafael Alcantara

Graduado em Odontologia pelo Centro Universitário das Faculdades Metropolitanas Unidas (FMU). Especialista em Prótese Dentária e Reabilitação Oral pela Faculdade de Odontologia da Universidade de São Paulo (Fousp). Especialista em Harmonização Orofacial pelo Instituto Nacional de Reabilitação Orofacial (Inro). Residência em Anatomia e Harmonização Orofacial pelo Programa de Imersão Facial (PIF). Mestrado em Diagnóstico Bucal pela Fousp. Diretor acadêmico e professor no Inro.

Ana Clara Campagnolo Gonçalves Toledo

Professora Doutora do Programa de Pós-graduação em Ciências da Saúde da Universidade do Oeste Paulista (Unoeste). Graduada em Fisioterapia pela Faculdade de Ciências e Tecnologia da Universidade Estadual Paulista (FCT-Unesp/Presidente Prudente). Aprimoramento profissional em Exploração do Sistema Cardiovascular pelo Hospital das Clínicas da Faculdade de Medicina de Ribeirão Preto (HCFMRP). Especialização em Fisioterapia Dermatofuncional pela Unoeste. Especialização em Cuidados Paliativos Multiprofissional. Especialista em Fisioterapia Oncológica pela Associação Brasileira de Fisioterapia Oncológica (ABFO). Mestre em Fisioterapia pela FCT-Unesp/Presidente Prudente. Doutora em Ciências da Saúde pela Faculdade de Medicina do ABC (FMABC). Integra o corpo docente dos cursos de Estética e Cosmética, Fisioterapia e Medicina da Unoeste. Docente no Curso de Especialização em Fisiologia, Metabolismo do Exercício e Treinamento. Docente colaboradora do Mestrado em Ciências da Saúde. Bolsista da Organização Panamericana de Saúde (Opas) para emissão de Parecer Técnico Científico para a Comissão Nacional de Incorporação de Tecnologias no Sistema Único de Saúde (Conitec) do Ministério da Saúde.

Ana Cláudia de Souza Fortaleza Marques

Professora Doutora do Departamento de Morfologia da Faculdade de Medicina de Presidente Prudente da Universidade do Oeste Paulista (FAMEPP-Unoeste/PP). Graduada em Fisioterapia pela Universidade Estadual de Londrina (UEL). Especialista em Fisioterapia com ênfase em Neurologia pela Universidade Estadual Paulista (Unesp). Mestre em Fisioterapia pela Unesp, *campus* Presidente Prudente. Doutora em Ciências da Motricidade pela Unesp, *campus* Rio Claro, com Doutorado Sanduíche (PDSE) pela Oregon Health & Science University (OHSU), Portland, Oregon, Estados Unido, sob a supervisão da Dra. Fay B. Horak.

Cibele Cristina Gomes Sanchez

Graduada em Administração de Empresas pela Unifac. Graduada em Odontologia pela Universidade do Sagrado Coração (USC). Especialista em Ortodontia e Ortopedia Facial pelo Centro de Ortodontia e Ortopedia Facial (Cora). Ancoragem Esquelética e Biomecânica pelo Cora.

Experiência em Harmonização Orofacial (HOF). Membro do Ideal Face – Instituto Tereza Scardua. Mestre em Lipoescultura Cervicofacial e Face 4D. Especialista em HOF pelo Instituto V&G. Professora de Especialização em Tecnologias aplicadas à HOF. Mentora em HIFU, Endolaser e Tecnologias da HOF. Habilitação em Ozonioterapia. Habilitação em Sedação Consciente com Óxido Nitroso. Mestranda em Ciências Odontológicas. Especializando-se em Laserterapia aplicada à Odontologia. Atua em clínica odontológica e estética.

Daniela Maria Escobar Espinal

Graduada em Odontologia pela Faculdade de Odontologia da Universidade Nacional Autónoma de Honduras (UNAH), Tegucigalpa, Honduras. Mestre em Ciências (Área de concentração em Biologia Oral) pela Faculdade de Odontologia de Ribeirão Preto da Universidade de São Paulo (Forp-USP).

Daniela Mizusaki Iyomasa

Professora Doutora do Departamento de Morfologia da Faculdade de Medicina de Presidente Prudente da Universidade do Oeste Paulista (FAMEPP-Unoeste/PP). Graduada em Fisioterapia pela Faculdade de Ciências e Tecnologia da Universidade Estadual Paulista (FCT-Unesp/PP). Especialista em Fisioterapia Geral pela FCT-Unesp/PP. Mestre em Ciências (Área de concentração em Biologia Oral) pela Faculdade de Odontologia de Ribeirão Preto da Universidade de São Paulo (Forp-USP). Doutora em Ciências (Área de concentração em Psicobiologia) pela Faculdade de Filosofia, Ciências e Letras de Ribeirão Preto da Universidade de São Paulo (FFCLRP-USP). Pós-doutorado pelo Departamento de Biologia Básica e Oral da Forp-USP.

Diogo Correa Maldonado

Graduado em Fisioterapia pela Universidade Nove de Julho (Uninove). Especialista em Fisioterapia Desportiva. Mestrado e Doutorado em Ciências Morfológicas pela Universidade Federal de São Paulo (Unifesp). Professor adjunto da Disciplina de Anatomia Topográfica do Departamento de Morfologia e Genética da Escola Paulista de Medicina da Unifesp.

Elaine Del Bel

Professora Titular do Departamento de Biologia Básica e Oral da Faculdade de Odontologia de Ribeirão Preto (Forp-USP). Graduada em Biologia. Mestre e Doutora em Farmacologia pela Faculdade de Medicina de Ribeirão Preto (FMRP-USP).

Elizandra Paccola Moretto de Almeida

Graduada em Odontologia pela Faculdade de Odontologia de Bauru da Universidade de São Paulo (FOB-USP). Aperfeiçoamento em Periodontia pelo Hospital de Reabilitação de Anomalias Craniofaciais (HRAC-USP). Cirurgiã-dentista concursada na Unidade Básica de Apoio ao Servidor (Ubas-USP), Bauru. Atende em consultório odontológico próprio em Lençóis Paulista. Mestre em Biologia Oral pela FOB-USP. Especialista em Implantodontia pela Associação Paulista de Cirurgiões-Dentistas (APCD) de Bauru. Especialista em Harmonização Orofacial pelo Instituto V&G Funorte, Bauru. Doutoranda em Ciências Biológicas pela FOB-USP. Professora e coordenadora da Especialização em Harmonização Orofacial no Instituto Mondelli de Odontologia (IMO). Habilitada em Ozonioterapia pelo Instituto Mondelli de Bauru. Treinamento em Fios de PDO em cadáver fresco, guiado por ultrassom de imagem, na Universidade de Seul, Coreia do Sul. Mentora da Medbeauty em Fios de PDO, preenchedores e ultrassom de imagem Sphera. Habilitação em Sedação Consciente com Óxido Nitroso pelo Instituto Mondelli de Odontologia. Proprietária do Instituto Elizandra Moretto (IEM), onde realiza atendimentos clínicos de odontologia, harmonização orofacial e corporal, além de mentorias na área de Harmonização Orofacial. Graduanda em Biomedicina pela Faculdade Finaci, São Paulo.

Fabiane Carneiro Lopes Olhê

Professora Doutora do Departamento de Odontologia Restauradora da Faculdade de Odontologia de Ribeirão Preto da Universidade de São Paulo (Forp-USP). Graduada em Odontologia pela Forp-USP. Mestre em Ciências (Área de concentração em Odontologia Restauradora com opção em Endodontia) pela Forp-USP, com período de estágio na Case Western Reserve University, Estados Unidos. Doutora em Ciências (Área de concentração em Odontologia Restauradora com opção em Endodontia) pela Forp-USP, com período sanduíche na Case Western Reserve University, Estados Unidos. Pós-doutorado pelo Departamento de Odontologia Restauradora da Forp-USP.

Felipe Maiolo Garmes

Advogado. Mestrando em Direito Penal e Especialista em Direito Penal e Processual Penal pela Pontifícia Universidade Católica de São Paulo (PUC-SP). Especialista em Direito Público Constitucional, Administrativo e Tributário pela Pontifícia Universidade Católica do Rio Grande do Sul (PUC-RS). Especialista em Direito Empresarial pela Universidade Anhembi Morumbi. Especialista em Direito da Saúde pela Universidade de São Paulo (USP).

Felipe Matheus Sant'Anna Aragão

Médico. Residente de Clínica Médica da Faculdade de Medicina de São José do Rio Preto (Famerp). Membro da Sociedade Brasileira de Anatomia (SBA).

Francisco Prado Reis

Médico. Professor Titular de Anatomia Clínica da Universidade Tiradentes (Unit) e do Centro Universitário Alfredo Nasser (Unifan). Membro da Sociedade Brasileira de Anatomia (SBA).

Gabriela Gonçalves Bálico

Graduada em Odontologia pela Faculdade de Odontologia de Ribeirão Preto da Universidade de São Paulo (Forp-USP).

Glauce Crivelaro do Nascimento

Professora Doutora do Departamento de Biologia Básica e Oral da Faculdade de Odontologia de Ribeirão Preto da Universidade de São Paulo (Forp-USP). Graduada em Odontologia pela Forp-USP. Mestre em Ciências (Área de concentração em Biologia Oral) pela Forp-USP. Doutora em Ciências (Área de concentração em Psicobiologia) pela Faculdade de Filosofia, Ciências e Letras de Ribeirão Preto da Universidade de São Paulo (FFCLRP-USP), com período sanduíche na Universidade do Colorado, Boulder, Estados Unidos. Pós-doutorado pelo Departamento de Biologia Básica e Oral na Forp-USP.

Heloísa Nunes Martins Maluf

Graduada em Odontologia pela Faculdade de Odontologia de Lins (FOL). Especialista em Harmonização Orofacial pela Faculdade Unidas do Norte de Minas (Funorte). Professora do curso de especialização em Harmonização Orofacial do Instituto Mondelli (IMO). Habilitada em Ozonioterapia e Sedação com Óxido Nitroso. Graduanda em Biomedicina pela Faculdade Finaci.

Iapunira Catarina Sant'Anna Aragão

Médica. Residente de Clínica Médica do Hospital Municipal Munir Rafful (HMMR). Membro da Sociedade Brasileira de Anatomia (SBA).

Jardel Francisco Mazzi Chaves

Professor Doutor do Departamento de Odontologia Restauradora da Faculdade de Odontologia de Ribeirão Preto da Universidade de São Paulo (Forp-USP). Graduado em Odontologia pela Forp-USP, com período de estágio na University of Sheffield, Reino Unido. Mestre em Ciências (Área de concentração em Odontologia Restauradora com opção em Endodontia) pela Forp-USP. Doutor em Ciências (Área de concentração em Odontologia Restauradora com opção em Endodontia) pela Forp-USP, com período sanduíche na Katholiek Universiteit Leuven, Bélgica.

João Paulo Mardegan Issa

Graduado em Odontologia. Mestre em Odontologia (Reabilitação Oral). Doutorado em Ciências Médicas pela Universidade de São Paulo (USP). Professor da Faculdade de Odontologia de Ribeirão Preto da USP. Tem experiência nas áreas de reparo ósseo e medicina regenerativa. Pós-doutorado em Ciências Médicas pela USP. Pós-doutorado no Princess Margaret Hospital pela University of Toronto. Professor Doutor Associado Nível 3 da USP.

José Aderval Aragão

Médico Especialista em Cirurgia Vascular. Mestrado e Doutorado pela Universidade Federal de São Paulo (Unifesp). Professor Titular de Anatomia Clínica do Departamento de Morfologia da Universidade Federal de Sergipe (UFS). Membro da Sociedade Brasileira de Anatomia (SBA).

Laís Valencise Magri

Graduada em Odontologia pela Universidade Estadual Paulista (Unesp). Especialista em Disfunção Temporomandibular e Dor Orofacial pela Universidade Federal de São Paulo (Unifesp). Mestre em Gestão da Clínica pela Universidade Federal de São Carlos (UFSCar). Doutora em Ciências (Área de concentração em Psicobiologia) pela Faculdade de Filosofia, Ciências e Letras de Ribeirão Preto da Universidade de São Paulo (FFCLRP-USP). Pós-doutoranda pela FFCLRP-USP. Cirurgiã-Dentista na Área de Oclusão da Faculdade de Odontologia de Ribeirão Preto da Universidade de São Paulo (Forp-USP).

Lígia Andreatta Ferreira

Cirurgiã-Dentista. Graduada pela Universidade de São Paulo (USP). Mestre e Doutora em Dentística pela USP. Professora dos cursos de residência e especialização em Harmonização Orofacial no Instituto Mondelli (IMO) e Funbeo.

Lucas Meciano Pereira dos Santos

Cirurgião-dentista graduado pela Faculdade de Odontologia de Bauru da Universidade de São Paulo (FOB-USP). Especialista em Odontologia Legal pela Faculdade São Leopoldo Mandic de Campinas. Mestre em Ciências pelo Departamento de Patologia e Medicina Legal da Faculdade de Medicina de Ribeirão Preto (FMRP-USP). Doutorando do Programa de Pós-graduação em Patologia Experimental do Departamento de Patologia e Medicina Legal da FMRP-USP, com linha de pesquisa em Balística Forense e materiais biomiméticos para a simulação experimental de ferimentos por projétil de arma de fogo. Palestrou em diversos congressos e encontros científicos sobre Odontologia Legal e temas relacionados, especialmente sobre a atuação do cirurgião-dentista como perito judicial em casos envolvendo a responsabilidade civil odontológica. Atua como perito judicial cadastrado no banco de Auxiliares da Justiça do Tribunal de Justiça do Estado de São Paulo (TJSP) em litígios processuais sobre erros e acidentes em Odontologia.

Lucas Veronezi Vilela

Graduação em Medicina pela Faculdade de Medicina de Presidente Prudente da Universidade do Oeste Paulista (FAMEPP-Unoeste/PP).

Lucimario de Carvalho Barros

Graduação em Medicina da Universidade Federal de Sergipe (UFS).

Marcelo Cavenaghi Pereira da Silva

Graduado em Odontologia. Mestre e Doutor em Ciências Morfofuncionais pela Universidade de São Paulo (USP). Professor Associado e chefe da Disciplina de Anatomia Topográfica do Departamento de Morfologia e Genética da Escola Paulista de Medicina da Universidade Federal de São Paulo (EPM-Unifesp).

Maria Inês Meira Dolfini

Professora Doutora do Departamento de Morfologia da Faculdade de Medicina de Presidente Prudente da Universidade do Oeste Paulista (FAMEPP-Unoeste/PP). Graduada em Odontologia pela Faculdade de Odontologia de Presidente Prudente da Unoeste/PP. Especialista em Odontopediatria pela Unoeste/PP. Mestre em Bases Gerais da Cirurgia e Cirurgia Experimental pela Universidade Estadual Paulista (Unesp). Doutora em Bases Gerais da Cirurgia pela Unesp.

Mariana Marques Escobar Bueno

Graduada em Odontologia pela Universidade do Sagrado Coração (USC). Especialista em Implantodontia pelo Branemark, Bauru. Aperfeiçoamento em Harmonização Facial pela MARC, Miami, Estados Unidos. Especialista em Harmonização Facial pela Faculdade de Ciências Sociais e Aplicadas (Facsete). Professora do curso de Bichectomia. Professora coordenadora do curso de Pós-graduação em Harmonização Facial. Sócia/coordenadora do Instituto de Reabilitação Orofacial (Inro). Habilitada em lipo de papada enzimática; PRP/PRF; IPRF/mesoterapia; *skinbooster*; microagulhamento; fios de sustentação; rinomodelação; *lifting* de nariz; bichectomia; toxina botulínica; preenchimento facial com ácido hialurônico; Sculptra; Ellansé; fios Silhouette.

Marina Ribeiro Paulini

Graduada em Odontologia pela Faculdade de Odontologia de Ribeirão Preto da Universidade de São Paulo (Forp-USP). Mestre e Especialista em Prótese Dentária. Doutoranda pelo Programa de Pós-graduação em Reabilitação Oral da Forp-USP.

Mônica Rodrigues de Souza

Graduada em Odontologia pela Universidade Cidade de São Paulo. Mestre em Ciências Morfofuncionais pelo Departamento de Anatomia da Universidade de São Paulo (USP). Especialista em Ortodontia pelo Instituto Vellini (2019) e em Harmonização Orofacial pelo Instituto Braga de Odontologia e Pesquisa de São Paulo (Ibop-SP). Professora dos cursos de especialização em Harmonização na Rede IOA, no Ibop-SP e no Centro de Extensão e Especialização Profissional Odontológica (CEEPO) ABC. Ministra cursos livres nas áreas de anatomia e de harmonização orofacial. Realiza atendimentos de harmonização na BHOF Clinic SP.

Rafaela Maiolo Garmes

Perita Judicial. Mestranda em Direito Constitucional pela Instituição Toledo de Ensino (ITE). Especialista em Odontologia Legal pela Faculdade de Odontologia de Ribeirão Preto da Universidade de São Paulo (Forp-USP).

Roselaine Palhares Alves

Professora Doutora do Departamento de Morfologia da Faculdade de Medicina de Presidente Prudente da Universidade do Oeste Paulista (FAMEPP-Unoeste/PP). Graduada em Fisioterapia pela Faculdade de Ciências e Tecnologia da Universidade Estadual Paulista (FCT-Unesp/PP). Mestre em Ciências Biológicas pela Faculdade de Odontologia de Piracicaba da Universidade Estadual de Campinas (FOP-Unicamp). Doutora em Ciências Morfológicas pela Universidade Federal de São Paulo (Unifesp).

Valéria Paula Sassoli Fazan

Professora Associada do Departamento de Cirurgia e Anatomia da Faculdade de Medicina de Ribeirão Preto da Universidade de São Paulo (FMRP-USP). Graduada em Medicina pela FMRP-USP. Mestre em Morfologia pela FMRP-USP. Doutora em Neurologia pela FMRP-USP, com doutorado sanduíche pela University of Iowa (UIA), Estados Unidos. Pós-doutorado pela UIA. Livre-docente pela FMRP-USP.

Sumário

Apresentação

A proposta desta obra é apresentar conteúdos morfológicos e fisiológicos das estruturas que compõem os sistemas envolvidos com a anatomia da região da cabeça e do pescoço. O livro oferece subsídios técnicos e fundamentações científicas básicas para a excelência da intervenção estética em harmonização orofacial, além de trazer conceitos atualizados de inúmeros procedimentos clínico-cirúrgicos e abordagens para a resolução de possíveis complicações e implicações ético-legais relacionadas a sua execução.

A ideia para a elaboração desta edição foi baseada na necessidade de preencher uma lacuna importante para o avanço da harmonização orofacial brasileira. Ao longo dos últimos anos, observou-se um bom reforço no respaldo legal relacionado à prática profissional em harmonização orofacial, associado a um tsunami de novos produtos disponíveis no mercado e técnicas para suas devidas aplicações. Por sua vez, também houve um aumento exponencial de lides processuais envolvendo supostos erros e acidentes decorrentes de situações de imperícia, imprudência e negligência, especialmente por consequência de danos estéticos em uma região anatômica de grande valor para a autoestima e fundamental para o bem-estar individual: a face. Por isso, é importante que cada vez mais autores tomem a iniciativa de contribuir para o desenvolvimento técnico-científico dessa área, visando não somente o pioneirismo acadêmico, mas a colaboração séria e direcionada sobremaneira a uma dinâmica fluida, desimpedida e competente na relação paciente-profissional.

Anatomia e harmonização orofacial é dedicada a todos os profissionais diplomados nos mais diversos campos de conhecimento das ciências biológicas e atuantes na área da saúde que possam, de acordo com a legislação vigente, atuar na prática clínica e cirúrgica em harmonização orofacial. Além de servir de ferramenta aos operadores do direito que frequentemente esbarram em situações periciais envolvendo essa especialidade no contexto da responsabilidade civil. Assim, espero que todos os interessados tenham uma leitura agradável e satisfatória.

João Paulo Mardegan Issa

Prefácio

Na última década, a especialidade de harmonização orofacial (HOF) emergiu como uma das áreas mais dinâmicas, envolventes e inovadoras dentro da odontologia e áreas afins, como biomedicina, farmácia, enfermagem e medicina estética. Este campo é ao mesmo tempo multifacetado e multidisciplinar, porque abrange desde procedimentos minimamente invasivos até técnicas avançadas de *full face* (em português, "face completa") ou rejuvenescimento, por exemplo.

A HOF une diversos tratamentos, como preenchimento com ácido hialurônico, aplicações de toxina botulínica, bioestimuladores de colágeno, fios de sustentação, lipoplastia e bichectomia, lipoaspiração de papada, entre outros. Com esse leque de possibilidades conseguimos alcançar a melhora completa da aparência do rosto, e não somente em áreas pontuais, além de impulsionar a confiança e a autoestima dos pacientes.

A crescente demanda por tratamentos estéticos, aliada ao avanço tecnológico-científico, e à preocupação com o *know-how* e o preparo dos profissionais habilitados nessa emergente área, impulsionou a criação deste livro. Fica claro que o objetivo é fornecer um recurso abrangente e atualizado que sirva tanto para profissionais experientes quanto para aqueles que estão apenas começando sua jornada na HOF.

Ao organizar esta obra, o Prof. Dr. João Paulo Mardegan Issa buscou abordar os aspectos mais relevantes e práticos da HOF, desde conceitos básicos e fundamentais em anatomia e fisiologia até as técnicas mais modernas de aplicação dos mais variados produtos que atualmente são ofertados pelo mercado, sem esquecer das condições patológicas da dor que podem ser sanadas com o uso da toxina botulínica e todo o amparo jurídico em defesa dos profissionais da área da saúde que estão, por lei, aptos a atuar com essa natureza de procedimentos cirúrgicos e cosméticos, em especial o cirurgião-dentista. Destacou-se também a importância de uma avaliação clínica detalhada e personalizada, pois o profissional que deseja a excelência do serviço que oferta a seus pacientes deve ter em mente que cada rosto conta uma história única e merece um plano de tratamento individualizado.

A segurança do paciente é um pilar essencial na prática da HOF responsável e eficaz. Por isso, a obra apresenta aos leitores capítulos específicos para a discussão de temas indispensáveis, como *drug delivery* (isto é, entrega de medicamentos) via microagulhamento, mesoterapia e intradermoterapia, renovação celular, redução das cicatrizes, manchas e linhas de expressão, e melhora da aparência e textura da pele por meio dos *peelings* químicos.

Este livro é fruto da colaboração de diversos especialistas renomados que trouxeram seu conhecimento e expertise para enriquecer o seu conteúdo. Esperamos que estas páginas sirvam não apenas como um guia prático, mas também como uma fonte de inspiração para todos os profissionais que sempre buscam aprimorar suas habilidades. Que este seja um passo importante na trajetória profissional e na busca pela excelência e segurança em cuidados estéticos de todos os interessados.

Com gratidão e entusiasmo,

Dra. Andrielle de Castilho Fernandes
Cientista e Biomédica Esteta. PhD em Ciências Médicas pela Faculdade de Medicina de Ribeirão Preto da Universidade de São Paulo (USP).
Pós-doutora em Nanotecnologia e Biomodulação Tecidual pela USP. Professora dos cursos de Biomedicina, Enfermagem, Farmácia, Estética e Medicina, contabilizando um total de mais de 22.000 horas de atuação no Ensino Superior e Pós-graduação.

PARTE I

ASPECTOS HISTÓRICOS E CONCEITOS FUNDAMENTAIS

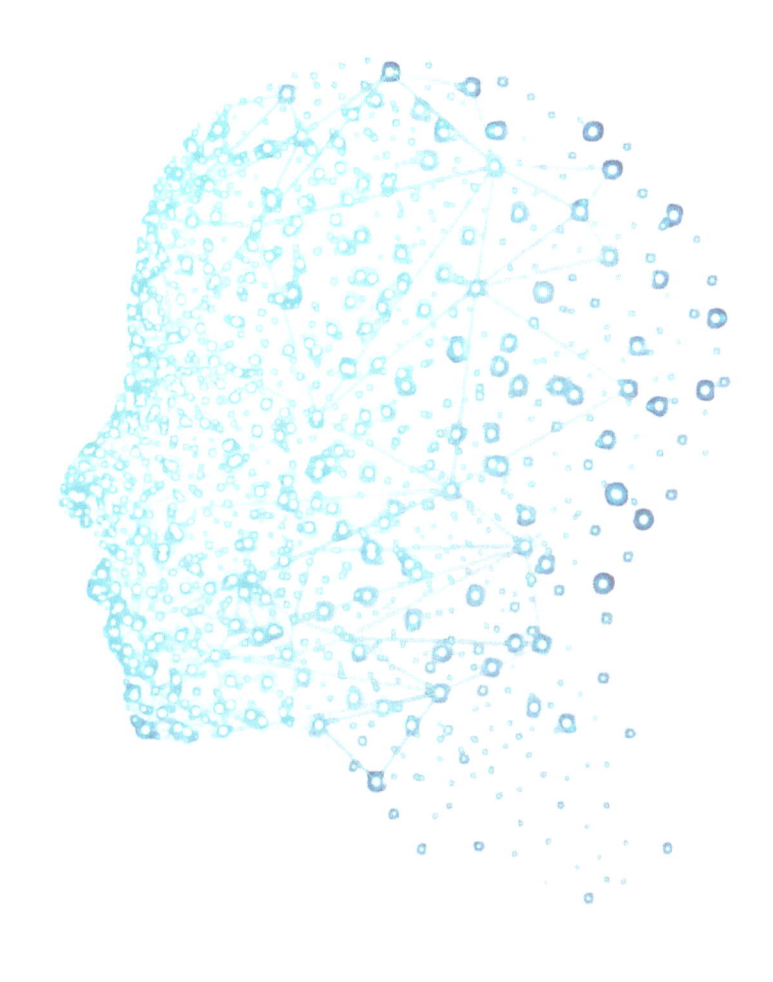

1

História da interface entre a anatomia e a estética na concepção de beleza envolvendo o corpo humano

Gabriela Gonçalves Bálico

Lucas Meciano Pereira dos Santos

João Paulo Mardegan Issa

QUAL É O CAMPO DE ESTUDO DA ANATOMIA?

A anatomia humana consiste na ciência que estuda as estruturas que compõem o corpo de uma pessoa, sendo nomeada, com origem indireta, do grego *anatome*. O termo deriva da justaposição de *ana*, que significa "de alto a baixo, em partes", e *tome*, que, por sua vez, significa "corte". Assim, essa ciência se solidificou através dos séculos tendo a prática de dissecação como principal método de estudo (Figura 1)[1].

A ANATOMIA ATRAVÉS DOS SÉCULOS

Embora não sejam sistematizados, a existência dos conhecimentos anatômicos é evidenciada desde a pré-história, com gravuras de corpos cujas posições dos órgãos se aproximam das posições corretas. As mon-tanhas localizadas em Tassili, no deserto do Saara, por exemplo, possuem ilustrações com essas características que datam de cerca de 3000 a.C. Além disso, estudos relacionam fósseis, também de 3000 a.C., de crânios humanos perfurados com a trepanação – técnica cirúrgica para perfuração do crânio[3].

Sabe-se que o conhecimento escrito sobre as glândulas salivares e a saliva data de cerca de 2500 a.C., localizado em tabletes de argila presentes na Biblioteca de Akka, cuja origem remete aos tempos da antiga Mesopotâmia[4].

Desde esse período de pré-história, o ser humano relaciona o corpo como um objeto de expressão cultural, demonstrando apreço com a aparência. Os povos primitivos, por exemplo, pintavam e tatuavam o corpo, usando substâncias disponíveis na natureza para o embelezamento como forma de manifestações religiosas[5].

O documento mais antigo a se referir aos conhecimentos da anatomia humana é o *Papiro de Edwin Smith* (Figura 2), uma espécie de tratado médico com enfoque em cirurgias para resolução de traumas e fraturas. Esse papiro data de cerca de 1600 a.C. e possui 17 páginas contendo informações como diagnóstico e prognóstico de 48 casos clínicos. Ademais, o papiro recebeu este nome em homenagem ao egiptólogo norte-americano Edwin Smith (1822-1906), um negociante e colecionador de antiguidades que o comprou em Luxor, Egito, no ano de 1862[6].

Além disso, o *Papiro de Edwin Smith* conta com informações que evidenciam o conhecimento dos egípcios a respeito do coração, dos vasos sanguíneos, do hipotálamo, do baço, do útero, da bexiga e dos rins[8]. Outra evidência que comprova a existência de antigos conhecimentos anatômicos na história é a conhecida técnica de embalsamamento, utilizada pelos egípcios para preparação de múmias. Estima-se que cerca de 70 milhões de corpos já foram conservados com esse método[9].

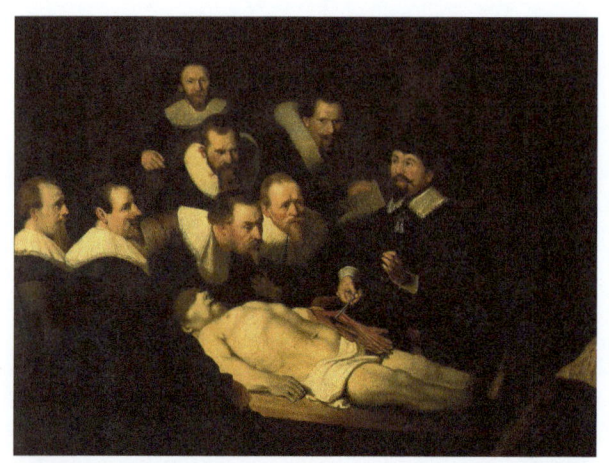

FIGURA 1 *A Lição de Anatomia do Dr. Tulp*, Rembrandt, 1632, óleo sobre tela.
Fonte: Wellcome Collection. Domínio público (CC PDM 1.0)[2].

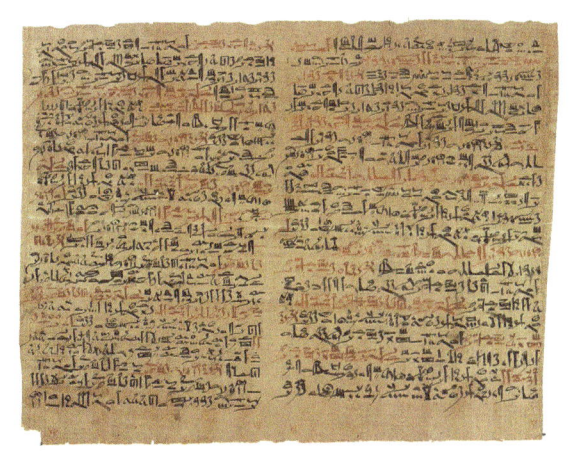

FIGURA 2 Painéis VI e VII do Papiro de Edwin Smith, em exposição na Academia de Medicina de Nova York, EUA. Alguns historiadores atribuem a autoria do papiro à Imhotep, arquiteto e médico do Egito Antigo que também exerceu a função de sumo-sacerdote do deus do sol Rá, divindade com corpo de homem e cabeça de falcão atribuída ao sol do meio-dia, segundo a mitologia egípcia.
Fonte: Wikimedia Commons. Domínio público (CC PDM 1.0)[7].

Além dos conhecimentos anatômicos apurados, os egípcios são reconhecidos pela exaltação da beleza em suas manifestações artísticas e ritualísticas. Esses povos utilizavam cosméticos de maneira rotineira, sendo a *henna*, por exemplo, hoje comumente encontrada nas praias do litoral brasileiro, um tipo de corante aplicado no corpo, nas unhas e nos contornos dos olhos (Figura 3)[5].

Não é por menos que Nefertiti (1370-1330 a.C.), rainha da XVIII dinastia do Egito Antigo, também chamada Rainha do Nilo, é reconhecida ainda nos dias atuais, homenageada na harmonização orofacial contemporânea com o método denominado "efeito Nefertiti" (Figura 4).

Ainda que utilizando apenas animais, os estudos de Alcméon de Crotona (século V a.C.), filósofo pré-socrático e médico grego pertencente à Escola de Crotona (localizada na região que atualmente é o sul da Itália), foram imprescindíveis para a solidificação da dissecação como método de estudo anatômico. Alcméon foi o primeiro a manusear a técnica em olhos, nervos ópticos e trompa de Eustáquio (tuba que conecta a cavidade timpânica à nasofaringe). Embora sua obra *Sobre a Natureza* tenha se perdido, os poucos fragmentos preservados revelam o olhar de Alcméon para as doenças de maneira geral, considerando-as um distúrbio de equilíbrio, o que vai de encontro à Teoria Humoral da Doença, fundamentada posteriormente por Hipócrates (460-370 a.C.)[12].

No período reconhecido como Grécia Clássica, compreendido entre os séculos V e IV a.C., o conceito de beleza estava intimamente relacionado a harmonia, proporção e equilíbrio. É do grego *aisthesis* que se origina

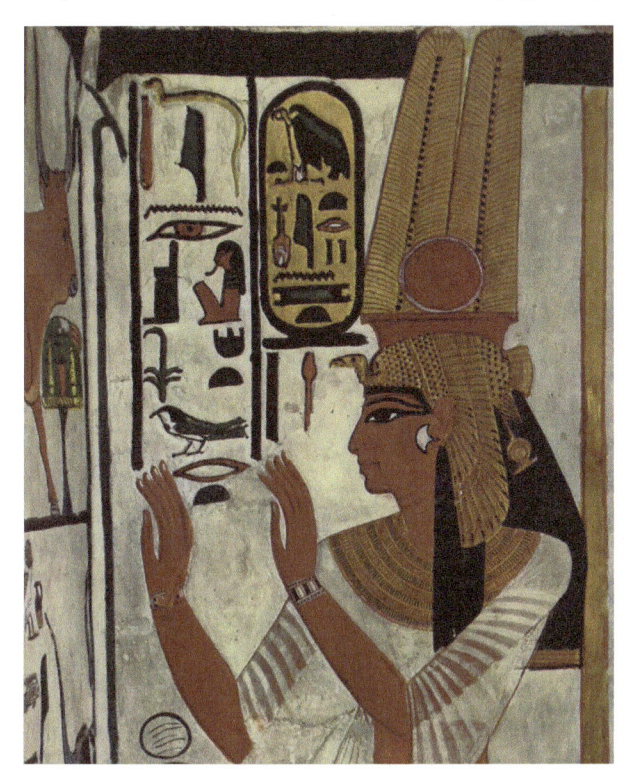

FIGURA 3 Pintura na câmara tumular de Nefertari (1290-1254 a.C.), mulher de Ramsés II (1303-1213 a.C.).
Fonte: Wikimedia Commons. Domínio público (CC PDM 1.0)[10].

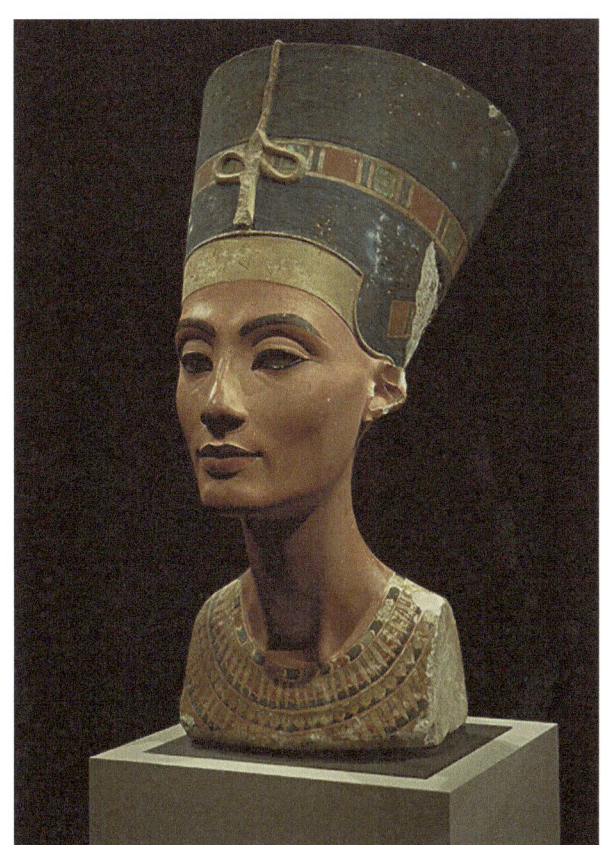

FIGURA 4 Busto de Nefertiti (1370-1330 a.C.), presente no *Neues Museum*, em Berlim, Alemanha.
Fonte: Wikimedia Commons (CC BY-SA 3.0)[11].

a palavra "estética", bem como a visão do corpo humano como um templo e/ou algo sagrado[5].

Subsequentemente, Hipócrates de Cós foi o responsável por dar forma aos conhecimentos de osteologia, artrologia e cardiologia em elementos muito próximos da exatidão. Também foi o nomeador de estruturas anatômicas e órgãos como estômago, epiglote e traqueia, bem como fundamentou a Teoria Humoral da Doença, citada há pouco, em sua obra *A Natureza do Homem*. Por esses e outros motivos, Hipócrates é conhecido como o "Pai da Medicina Ocidental", além de ter sua solene promessa tida como juramento tradicional nas ocasiões de formaturas na área da saúde, o Juramento Hipocrático. Embora tenha cometido erros grosseiros, Hipócrates foi essencial para desassociar os estudos referentes à medicina da misticidade predominante até então[12].

Concomitantemente, Aristóteles (384-322 a.C.) também desfrutou da técnica de dissecação em animais comparando as estruturas dissecadas com as observadas em seres humanos, fomentando, portanto, a anatomia comparada. Com obras como *De partibus animalium* ("Partes dos animais", tradução livre) e *Historia animalium* ("História dos animais"), o filósofo da Antiguidade Clássica foi responsável pelo pioneirismo em diversos estudos de estruturas anatômicas[9]. A grandiosidade de Aristóteles de Estagira o fez ser reconhecido como o primeiro zoólogo e embriologista da história, sendo sua taxonomia superada apenas pelo famoso Carl Nilsson Linnaeus (1707-1778)[13],* conhecido popularmente como Lineu[14].

O século IV a.C. foi marcado pela primeira utilização de corpos humanos com finalidade de pesquisa das estruturas anatômicas. Herófilo (350-280 a.C.) e Erasístrato (310-250 a.C.) foram autorizados a realizar vivissecções – dissecação em indivíduo vivo – em criminosos na Alexandria do período helenístico. Apesar dos métodos atualmente considerados moral e eticamente controversos, essas vivissecções foram imprescindíveis para o desenvolvimento dos conhecimentos anatômicos[15]. Ademais, Herófilo, por exemplo, atribuiu ao cérebro a posição de órgão central do sistema nervoso, além de correlacioná-lo à inteligência. Nesse contexto, a Escola de Alexandria, no Egito, tornou-se a maior escola científica do período da Antiguidade Clássica, onde a anatomia alcançou a condição de disciplina pela primeira vez[3].

Teofrasto (±372 - ±288 a.C.), filósofo grego discípulo de Aristóteles, elaborou obras como *Investigações sobre as plantas*, *Causas do crescimento das plantas* e *Carac-*

teres, utilizando, também, o método de dissecação em corpos humanos para desenvolver suas teses, sendo o responsável por difundir o termo "anatomia"[8,16].

É necessário atentar-se à História para compreender a estagnação dos estudos utilizando dissecação em corpos humanos nesse período. É sabido que o Egito foi conquistado pelo Império Romano durante o século I a.C., acarretando a confluência das culturas helênica e hebraica[17]. Durante esse domínio romano no Egito Antigo, salientaram-se nas ciências e nas artes as bases aristotélicas, as quais destoavam daquelas postuladas por Herófilo, assim o coração teve destaque como centro detentor da inteligência, e não o cérebro.** Logo, a produção de conhecimento relacionada às estruturas anatômicas sofreu declínio no período em questão, retomada apenas com Cláudio Galeno (129-216) cerca de um século depois[3].

Galeno foi fundamental para a conservação de estudos referentes à anatomia, seara que adquiriu muita importância após o episódio da destruição da Biblioteca de Alexandria, no ano 48 a.C., quando o imperador Júlio César (100-44 a.C.) ordenou que a cidade fosse atacada em resposta à guerra civil romana que travava contra Pompeu (106-48 a.C.)[15]. Impossibilitado de realizar dissecações em corpos humanos devido à proibição que existia na época, Galeno utilizava cadáveres de pessoas indigentes ou feridas profundas em indivíduos vivos como base para suas pesquisas e estudos anatômicos[9]. Além disso, ele dispunha de análises comparativas por meio da dissecação de animais, contestadas apenas em 1543 pelos desenhos do médico belga Andreas Vesalius (1514-1564), considerado o "Pai da Anatomia Moderna". Galeno foi pioneiro ao constatar a formação da voz pela laringe, bem como o primeiro a reconhecer a existência de diferenças entre sangue venoso e arterial[8]. Também foi o responsável por identificar ossos longos e chatos, além de distinguir 24 vértebras da coluna. Sua obra *Sobre a anatomia dos músculos* contém a descrição de aproximadamente 300 músculos e suas morfologias com considerável precisão.

Sob o reduto da Igreja Católica, o pensamento medieval foi marcado pela ressignificação do corpo humano associada à centralidade da religião cristã no teocentrismo. O conceito de beleza sofreu intensas modificações nesse período, sendo o ideal feminino aquele que se aproximava da aura angelical[5]. Esses fatores também contribuíram para uma drástica diminuição da busca

---

* Naturalista sueco responsável por determinar o sistema de nomenclatura e classificação de espécies para organização dos seres vivos, utilizado até hoje.

** Aqui surgiu o famigerado jargão romântico, conhecido até nos tempos atuais, onde um homem pode "pensar" com o coração (fazendo alusão aos postulados de Aristóteles) ou com a razão (fazendo alusão aos postulados de Herófilo).

por conhecimentos em anatomia no Ocidente. No entanto, essa busca floresceu no Oriente, instigada por nomes como Avicena (980-1037), médico persa autor da obra *Cânone de Medicina*,* Rasis (864-935), Haly Abbas (?-982/994) e Averróis (1126-1198)[3].

Nesse sentido, alguns médicos árabes foram de suma relevância para o desenvolvimento dos conhecimentos anatômicos. Ibn Zuhr (1094-1162), cujo nome latinizado era Avenzoar, por exemplo, foi o primeiro árabe a realizar a técnica de dissecação em cadáveres humanos e a utilizar as próprias necrópsias como métodos para estudar a *causa mortis* de um indivíduo. Abdul al-Latif (1162-1231), também latinizado em Abdalatife, foi o responsável por examinar diversos cadáveres humanos em 1200, acarretando a formulação de conteúdos, sobretudo sobre a mandíbula e o sacro, diferentes dos postulados por Galeno. E, não menos importante, Ibn al-Nafis (1213-1288), que, além de escrever uma obra inteiramente dedicada aos estudos de Avicena (*Comentários sobre o Cânone de Medicina de Avicena*), também se destacou ao descrever a anatomia de quase todas as estruturas corpóreas do ser humano, bem como foi o primeiro a descrever as circulações pulmonar e coronária, considerado por inúmeros autores o "Pai da Teoria da Circulação"[8].

Historicamente, os séculos X e XI foram marcados pela transição de ideologias com o declínio do sistema feudal e o movimento das Cruzadas, lideradas pelas nações católicas do Ocidente medieval, fomentando certo renascimento comercial. Consequentemente, a fim de atender às necessidades comerciais, as Universidades se multiplicaram, principalmente durante o século XII, onde se disseminavam conhecimentos relacionados a gramática, aritmética, geometria e astronomia, como exemplos. Foi na Universidade de Bolonha, em 1302, que ocorreu a primeira dissecação pública (ou semipública, para alguns desafortunados) da qual se tem conhecimento[3]. Nesse contexto, Mondino De'Luzzi (1275-1326) foi responsável por realizar inúmeras dissecações e estudos na área, que serviram como bases para futuros anatomistas. Sua obra *Anathomia*, produzida em 1316, foi incluída no primeiro texto médico impresso, nomeado *Ketam's Fasciculus Medicinae*, publicado em 1491 e atribuído como obra póstuma de Johannes Kellner von Kirchheim (1415-1470), médico alemão e professor da Universidade de Viena de 1455 a 1470, também chamado Johannes de Ketham[9].

Iniciou-se, então, o Renascimento, principalmente na Itália durante o século XV, marcando o fim da Idade Média e difundindo-se por todo o continente europeu. Esse movimento é caracterizado pela exaltação da racionalidade, do rigor científico, do ideal humanista e das artes greco-romanas[18]. O corpo feminino logo teve seu ideal de beleza modificado, sendo valorizados seios fartos e nádegas grandes, além de contornos mais sinuosos na cintura e nas pernas[5]. Já os homens eram apreciados pela aparência forte e robusta, com o rosto dotado de traços masculinos reforçados[19]. Por conseguinte, o teocentrismo foi sucedido pelo antropocentrismo,** tendo o corpo humano como destaque em diversos trabalhos científicos e artísticos. É nesse período de entusiasmo pela busca do conhecimento científico que se destacam artistas como Leonardo da Vinci (1452-1519) e Michelangelo Bounarroti (1475-1564).

Leonardo da Vinci se consagrou como um polímata, isto é, em apertada síntese, uma pessoa multiprofissional, atuando variadas vezes como pintor, escritor, escultor, cientista, matemático, engenheiro, botânico etc. Dessa maneira, da Vinci atuou com louvor no estudo das estruturas anatômicas; porém, de modo semelhante a Johannes de Ketham, teve seus estudos compilados em obras que somente foram publicadas após a sua morte.

Nesse período, a prática de dissecação em cadáveres humanos era permitida apenas dentro dos espaços universitários, o que dificultava os estudos de da Vinci. Felizmente, o Rei Luís XII da França (1462-1515), reconhecendo a capacidade intelectual do artista, permitiu que ele desempenhasse esses estudos como um "pesquisador interdisciplinar". Assim, graças a esse presente de Luís XII, Leonardo da Vinci foi responsável por dissecar cerca de 30 corpos humanos e produzir mais de 200 gravuras de estruturas anatômicas (Figuras 5 e 6)[15].

O modo como Leonardo da Vinci organizou seus trabalhos permitiu uma unificação entre anatomia, arte e matemática, principalmente ao utilizar conhecimentos sobre mecânica para interpretar os movimentos do corpo humano. Assim, seus desenhos ficaram reconhecidos pelas anotações anexas às imagens e pelas representações anatômicas associadas a um impressionante rigor matemático para dar precisão às formas. Por exemplo, a obra *O Homem Vitruviano* (Figura 7) foi criada sob

---

* Essa obra de Avicena constituía um compilado de saberes de Aristóteles, Hipócrates e Galeno juntamente a conhecimentos islâmicos e foi responsável por disseminar o conhecimento grego, marginalizado nos países ocidentais durante a Idade Média, após as Cruzadas.

** Forma de pensamento comum a certos sistemas filosóficos e crenças religiosas que atribui ao ser humano uma posição de centralidade em relação a todo o universo, seja como um eixo ou núcleo em torno do qual estão situadas espacialmente todas as coisas (conforme a cosmologia aristotélica e cristã medieval), seja como uma finalidade última ou um *télos* que atrai para si todo o movimento da realidade (conforme a teleologia hegeliana). Fonte: *Oxford Languages*.

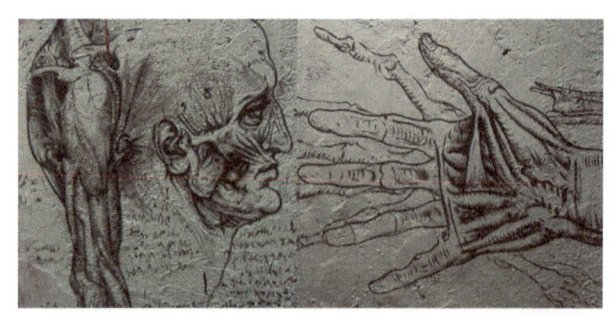

FIGURA 5 Reprodução de alguns desenhos anatômicos de Leonardo da Vinci em pinturas realizadas sobre uma parede de alvenaria.
Fonte: Flickr (CC BY 2.0)[20,21].

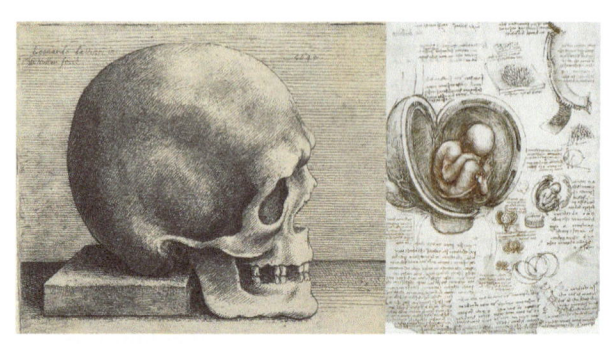

FIGURA 6 Desenhos de Leonardo da Vinci em seus estudos sobre o crânio humano (à esquerda) e sobre os fetos e a gravidez (à direita).
Fonte: Rawpixel. Domínio público (CC0 1.0)[22,23].

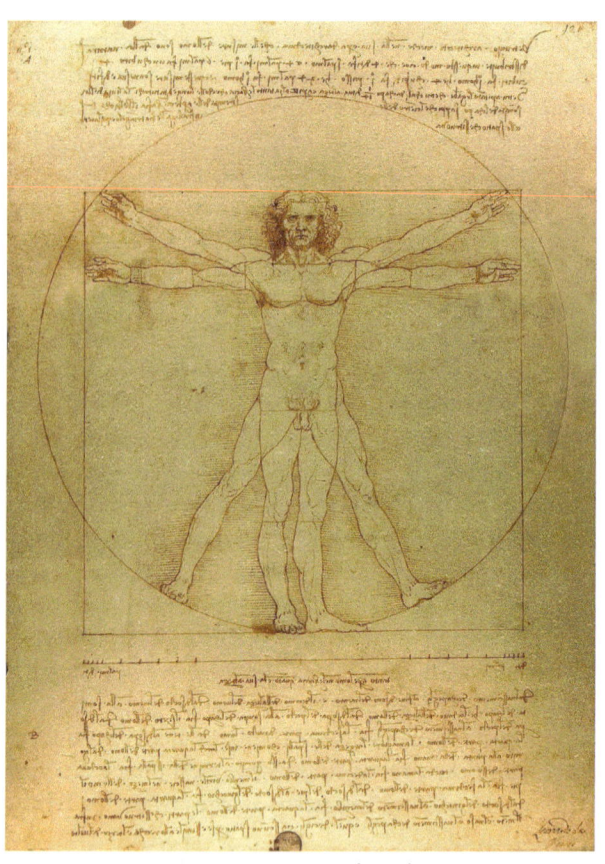

FIGURA 7 *O Homem Vitruviano* (1492), de Leonardo da Vinci.
Fonte: Openverse (Rawpixel). Domínio público (CC0 1.0)[24].

inspiração dos estudos sobre proporção e simetria do arquiteto romano Marcus Vitruvius Pollio (? - 15 a.C.), que viveu no século I a.C., aplicados na representação da anatomia do corpo humano[15].

Em suas obras, Leonardo da Vinci descreveu pela primeira vez a divisão da face humana em três terços: o terço superior (do ponto *trichion** à glabela), o terço médio (da glabela ao ponto subnasal) e o terço inferior (do ponto subnasal ao mento). É possível identificar essa divisão em *O Homem Vitruviano*, bem como a existência de simetria bilateral e proporção áurea, ambos conceitos estudados, discutidos e aplicados aos procedimentos de harmonização orofacial atualmente (Figuras 8 e 9)[25].

Por volta do ano 1500, da Vinci se dedicou aos estudos da cabeça e do crânio, especificamente sobre o sistema nervoso nessas regiões, exercendo pioneirismo em investigações mais aprofundadas sobre o processamento de sensações e da visão, bem como na ilustração de ossos do crânio e de nervos cranianos de maneira mais próxima

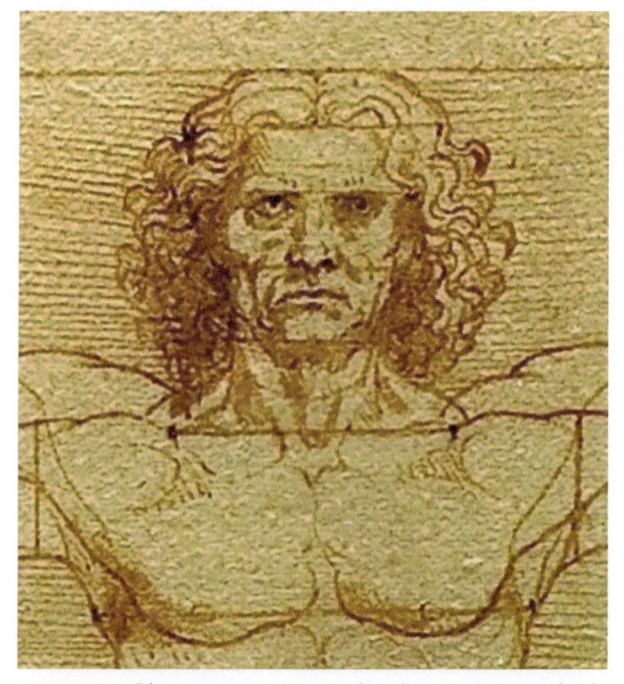

FIGURA 8 Observe os traços realizados por Leonardo da Vinci, proporcionais entre si, dividindo os terços superior, médio e inferior da face do Homem Vitruviano.
Fonte: Openverse (Rawpixel). Domínio público (CC0 1.0).

---

* Em pontos craniométricos, o ponto *trichion* (TR) demarca o local, na linha média, onde ocorre a implantação do cabelo humano. Nos homens, esse ponto é muito variável.

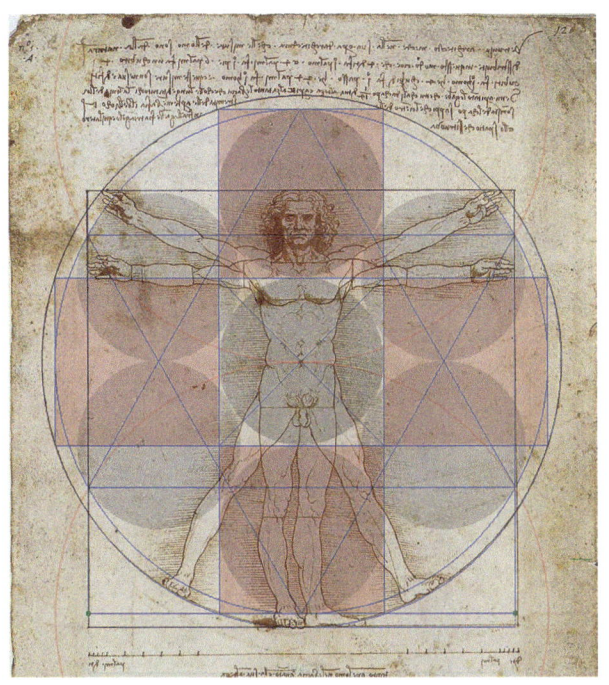

FIGURA 9 Proporção áurea em *O Homem Vitruviano*.
Fonte: Flickr (CC BY-SA 2.0)[26].

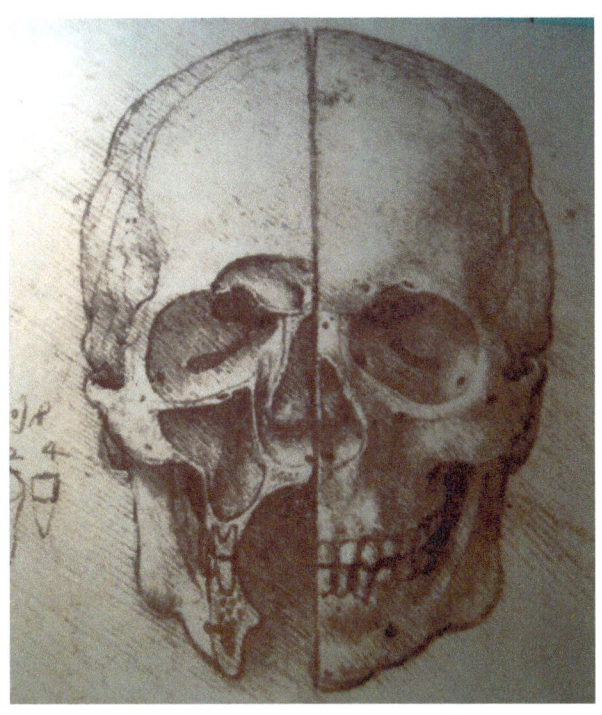

FIGURA 11 Ilustração feita por Leonardo da Vinci em seus estudos sobre os seios paranasais, cavidade nasal e seio frontal.
Fonte: Flickr. Domínio público (CC0 1.0)[28].

à realidade (Figura 10). Da Vinci também identificou e representou em seus desenhos estruturas como seios paranasais e frontais, fossas cranianas e cavidade nasal, além de ter se dedicado aos estudos do globo ocular, dos nervos ópticos e dos nervos olfativos (Figura 11).

Como se não bastasse o pioneirismo exercido em diversas técnicas anatômicas, conforme exposto no conteúdo dos parágrafos anteriores, Leonardo da Vinci também inovou ao aperfeiçoar a técnica de injeção de cera dentro do cérebro, a fim de localizar a posição dos ventrículos, que inicialmente havia sido desenvolvida em bovinos e posteriormente adaptada para o corpo humano[29].

Na mesma época, Michelangelo di Lodovico Buonarotti Simoni (1475-1564) também se destacou por seus célebres trabalhos. Esculpiu obras como *Baco*, *Pietá* e *Davi*, mundialmente conhecidas, na contemporaneidade, pela beleza, harmonia e imponência de suas formas. Quando já gozava de boa fama, Michelangelo foi convidado a pintar a Capela Sistina, no Vaticano, pelo Papa Leão X (1475-1521), atividade que exerceu no período entre 1508 e 1512[30].

A genialidade de Michelangelo é evidenciada nos afrescos produzidos no teto da abóbada da Capela Sistina, onde são retratadas nove cenas bíblicas do livro do *Gênesis*[31]. Nesses afrescos, é possível identificar formas que remetem a estruturas anatômicas, como na representação da *Criação de Adão* (Figura 12), por exemplo, em que se tem o Criador em um manto cujo formato corresponde ao corte sagital de um crânio com vista medial do hemisfério direito. Também é possível identificar a incorporação de estruturas encefálicas na

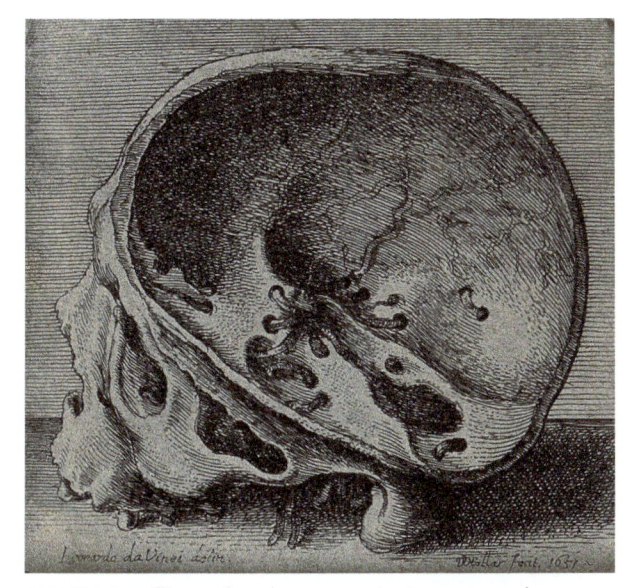

FIGURA 10 Desenho de um corte transversal em um crânio humano, em vista lateral, evidenciando os nervos e vasos intracranianos. Essa imagem foi compilada em uma obra datada de 1651, ou seja, 132 anos após a morte de Leonardo da Vinci.
Fonte: Wellcome Collections. Domínio público (CC PDM 1.0)[27].

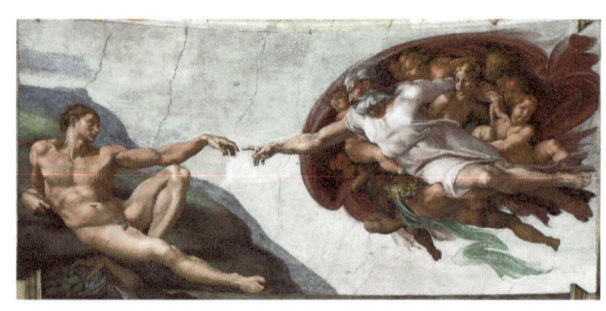

FIGURA 12 *A Criação de Adão* (1508-1515), de Michelangelo Buonarotti (1475-1564).

Fonte: Pixabay. Domínio público (CC0 1.0)[32].

imagem, ainda que camufladas no afresco, como o cíngulo, a ponte cerebral, o nervo óptico e o trato óptico.

Estudiosos também afirmam encontrar representações de estruturas anatômicas como a árvore brônquica em *A Criação de Eva*, o tendão do punho em *O Sacrifício de Noé*, o arco aórtico das coronárias em *O Pecado Original* e o pulmão esquerdo em *A Embriaguez de Noé*, obras também pertencentes aos afrescos da Capela Sistina (Figuras 13 e 14)[30].

Contemporâneo a da Vinci e Michelangelo, o ilustrador e matemático Albrecht Dürer (1471-1528) elaborou

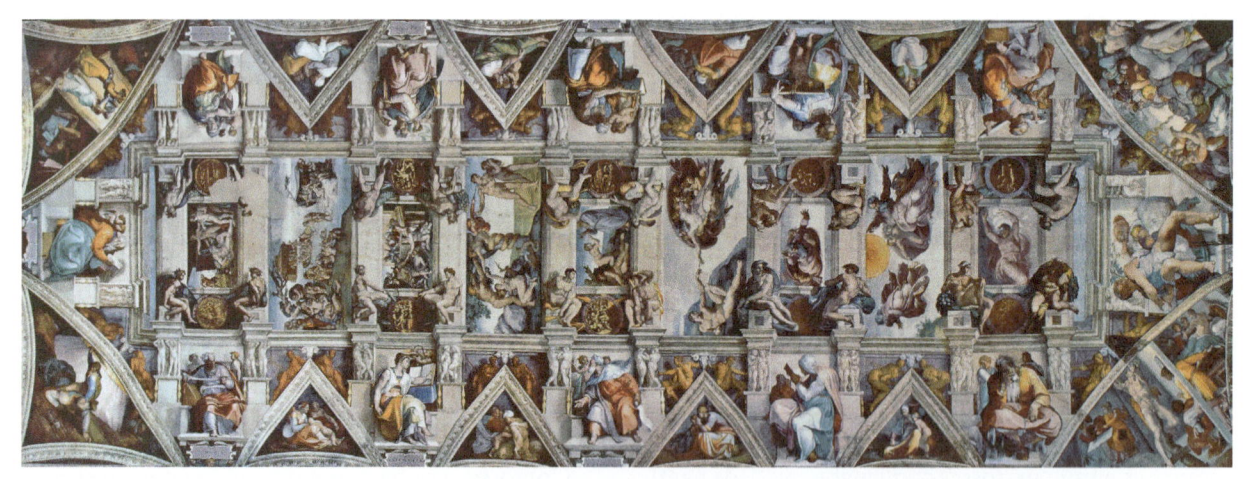

FIGURA 13 O teto da Capela Sistina do Vaticano, em Roma, é considerado a obra-prima de Michelangelo.

Fonte: Wikimedia Commons (CC BY-SA 3.0)[33].

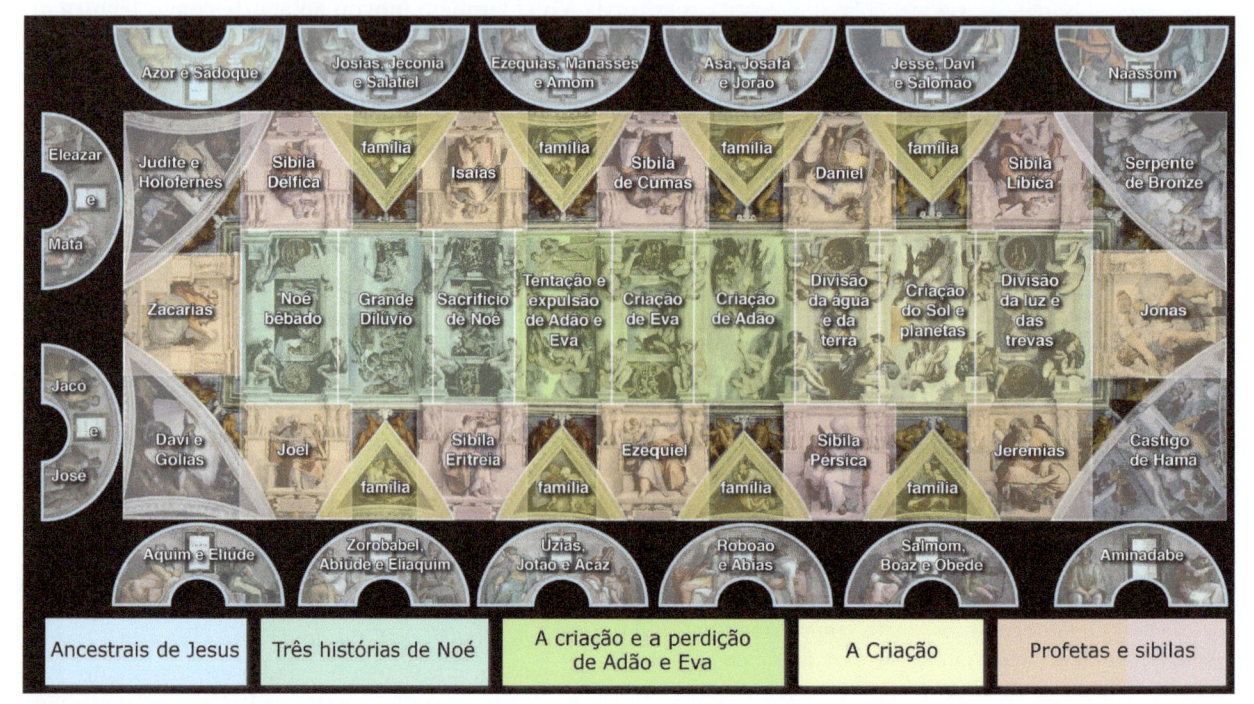

FIGURA 14 Representação esquemática dos temas e personagens bíblicos retratados por Michelangelo no teto da Capela Sistina.

Fonte: Wikimedia Commons (CC BY-SA 3.0)[34].

uma nova concepção de representação da face humana. Abdicando dos ideais de beleza, Dürer lança mão de variações fisionômicas, o que constituirá a sua famosa *Vier Bücher von Menschlicher proportion* (Figura 15), obra póstuma cuja composição se dá por quatro volumes, totalizando a apresentação de treze tipos físicos variados, bem como conteúdos que abrangem os acidentes naturais da face. Com esse feito, Albrecht Dürer foi alçado como o criador dos estudos relacionados a antropometria científica[35].

Outros nomes menos conhecidos, mas não menos importantes para a história da anatomia e da estética, nesse período, são Antonio Benivieni, Alessandro Benedetti, Jacopo Berengario da Carpi e Johannes Günther. Dentre eles, Antonio Benivieni (1450-1502) foi o responsável pela obra *De abditis nonnullis ac mirandis Morborum et Sanationum Causis* ("De algumas causas ocultas e surpreendentes de doenças e curas", em tradução livre),* cujo objetivo era estudar e classificar diferentes causas de mortes por meio de estudos comparativos em cadáveres. Alessandro Benedetti (1455-1525), por sua vez, foi o fundador do anfiteatro de anatomia na Universidade de Pádua (*Università degli studi di Padova*) e contribuiu para que a cidade de Pádua, Itália, ascendesse como uma das mais importantes no âmbito anatômico. Já Jacopo Berengario de Carpi (1460-1550) foi professor de cirurgia em Bolonha e um dos precursores da publicação de textos com representações anatômicas feitas segundo dissecações realizadas por ele entre 1502 e 1527. Por fim, Johannes Günther (1487-1574), formado pela Faculdade de Medicina de Paris, realizou traduções de importantes obras em anatomia humana, bem como foi professor de Andreas Vesalius e Miguel Serveto[3].

Andreas Vesalius (1516-1564), natural de Bruxelas, foi responsável por revolucionar os estudos em anatomia. Sua obra *De humani corporis fabrica* ("Sobre a estrutura do corpo humano", em tradução livre), publicada em 1543 (Figura 16), é considerada o marco fundamental do início da ciência anatômica moderna. Composta por sete volumes, a obra aborda os ossos no primeiro livro, os músculos no segundo (Figura 17), o sistema circulatório no terceiro (Figura 18), o sistema nervoso no quarto, o abdome no quinto, o tórax no sexto, e por fim, o cérebro no sétimo livro[37]. Andreas Vesalius também foi o chefe do Departamento de Cirurgia e Anatomia da Universidade de Pádua no ano de 1537[3].

O marco diferencial de Vesalius foi sua postura durante as aulas que ministrava em anatomia. Anteriormente a ele, as aulas eram ministradas por um professor que

---

* Antonio Benivieni também é considerado um dos pioneiros no desenvolvimento científico dos estudos em anatomia patológica.

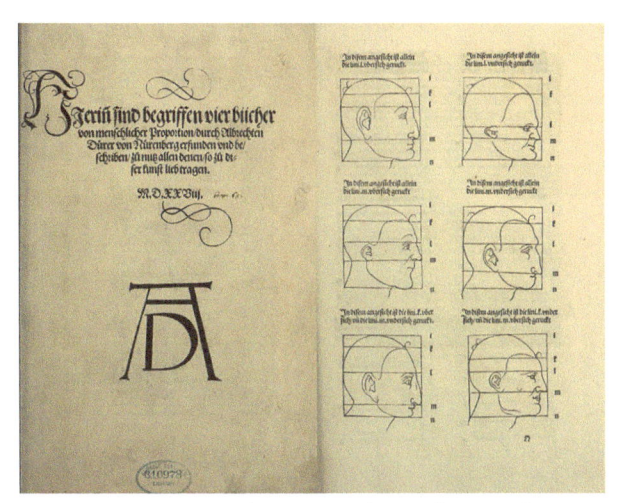

FIGURA 15 Páginas 7 (à esquerda) e 181 (à direita) de "Os Quatro Livros de Proporção Humana" (tradução livre), publicado em 1556 como homenagem póstuma aos trabalhos de Albrecht Dürer (1471-1528).

Fonte: National Library of Medicine (Digital Collections). Domínio público (CC PDM 1.0)[36].

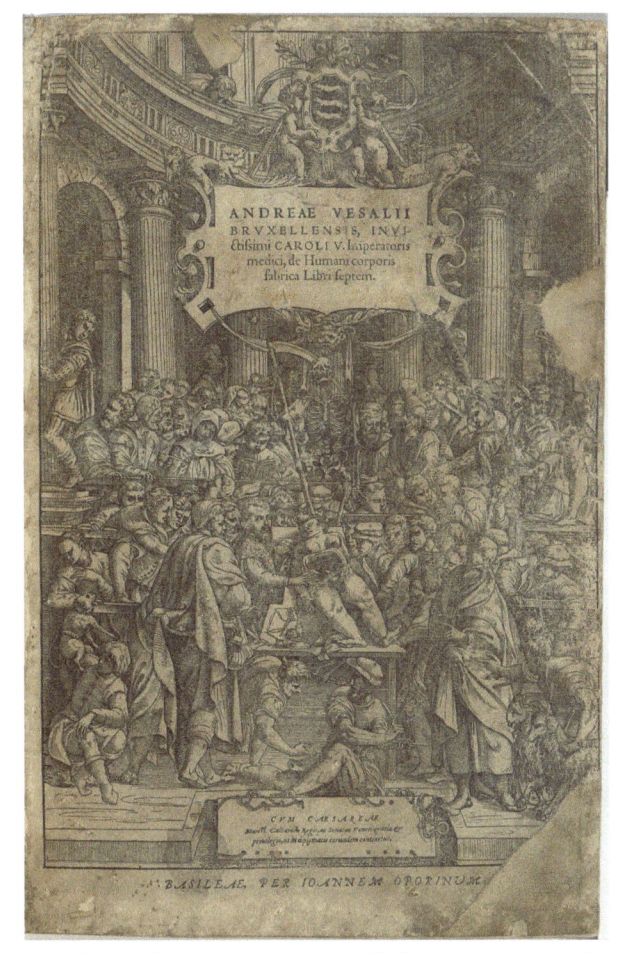

FIGURA 16 Frontispício da obra *De humani corporis fabrica*, publicada em 1543 por Andreas Vesalius (1516-1564).

Fonte: The Met Museum. Domínio público (CC0 1.0)[38].

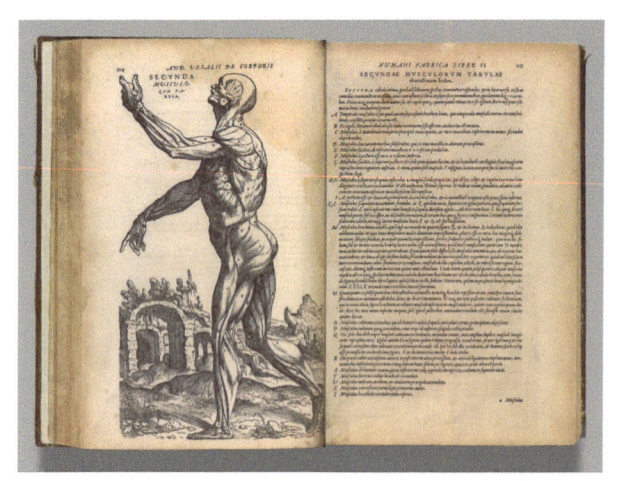

FIGURA 17 A musculatura do corpo humano retratada na obra *De humani corporis fabrica.*
Fonte: The Met Museum. Domínio público (CC0 1.0)[39].

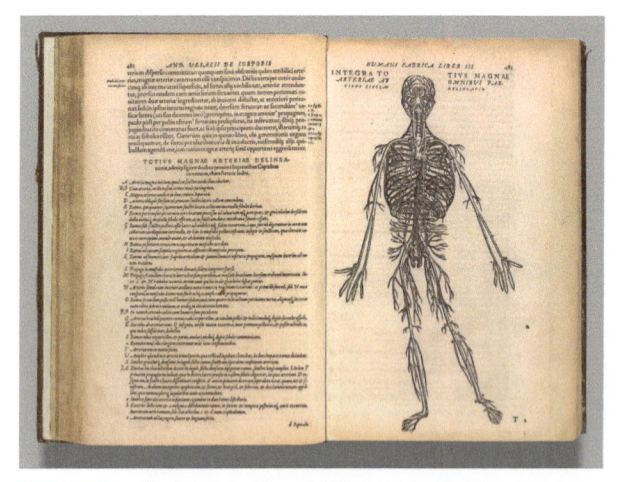

FIGURA 18 O sistema circulatório do corpo humano retratado na obra *De humani corporis fabrica.*
Fonte: The Met Museum. Domínio público (CC0 1.0)[40].

se encontrava acima do plano em que estava o cadáver para demonstração, enquanto um assistente demonstrava as estruturas citadas aos alunos. De modo diferente, Andreas Vesalius realizava pessoalmente as dissecações e as demonstrações aos seus alunos, como ilustrado no frontispício de sua obra (Figura 16), inovando na forma de abordagem entre o teórico e o prático[41].

As ilustrações de Vesalius demonstram o zelo com a exatidão da representação das estruturas anatômicas estáticas ou em movimento. Em sua obra, são desenhados corpos cujas posturas dinâmicas se apresentam em movimentos de abdução ou extensão, por exemplo. Além disso, Vesalius utilizou a anatomia comparada para ratificar as diferenças existentes entre as estruturas humanas e as estruturas dos demais animais, identificando os equívocos dos anatomistas anteriores. Assim, *De humani corporis fabrica* é considerada o alicerce da

anatomia científica e o marco fundamental da transição da ideologia medieval para a moderna juntamente a Nicolau Copérnico (1473-1543)* e outros importantes expoentes das ciências daquela época[3].

Discípulos de Vesalius, Bartolomeu Eustáquio e Gabriel Falópio também foram importantes anatomistas, cujos sobrenomes foram agregados em epônimos para dar nome a estruturas anatômicas. Eustáquio (1514-1574), que tem seu nome imortalizado na estrutura auditiva denominada trompa de Eustáquio, dedicou-se, entre outros, aos estudos anatômicos sobre a glândula tireoide, a língua e a cavidade oral, compilados em sua obra *Tabulae anatomicae* ("Mapas anatômicos", em tradução livre), representada na Figura 19[4,42]. Também realizou significativas ilustrações dos músculos da face e da laringe, além de desenvolver com mais profundidade a definição de "variação anatômica", conceito pouco explorado por seu professor Vesalius. Em correspondência, Gabriel Falópio (1523-1562), que transpõe seu nome às trompas de Falópio, foi pioneiro na identificação de estruturas como o nervo corda do tímpano, os seios esfenoidais e os canais semicirculares do labirinto ósseo[3].

A postura de Vesalius, nas aulas de anatomia, deu origem a demonstrações anatômicas práticas realizadas por outros professores e cirurgiões, principalmente entre as Guildas dos Cirurgiões de Amsterdã.** Essas

---

* Nicolau Copérnico foi um importante astrônomo e matemático polonês, responsável pelo desenvolvimento da teoria heliocêntrica do Sistema Solar (ou "heliocentrismo"). Seus trabalhos influenciaram importantes nomes do mundo científico, como Galileu Galilei (1564-1642) e Isaac Newton (1643-1727). A teoria heliocêntrica gerou um intenso movimento de contraprova na Igreja Católica, chefiado pelo Tribunal do Santo Ofício (ou Santa Inquisição), que defendia que, de acordo com as Sagradas Escrituras, a Terra estava no centro do Sistema Solar e os demais astros giravam em torno dela, e não do Sol. Para se ter uma ideia da reverberação que os postulados de Copérnico causaram, Galileu Galilei escreveu uma obra, publicada em 1632 (ou seja, 89 anos após a morte de Nicolau Copérnico), intitulada *Dialogo sopra i due massimi sistemi del mondo* ("Diálogo sobre os dois principais sistemas do mundo", em tradução livre), na qual defendia, entre outras teses e teorias, o heliocentrismo, sofrendo forte oposição de muitos astrônomos da época. Mesmo sendo obrigado a voltar atrás com sua defesa à teoria de Nicolau Copérnico, Galileu foi julgado e condenado ao grau de "veementemente suspeito de heresia" pela Inquisição em 1633, e sua obra foi classificada como "perigosa" e incluída ao famigerado *Index Prohibitorum Librorum* (livro que continha uma lista dos livros proibidos pela Igreja Católica por serem considerados heréticos), permanecendo nesse *status* até 1835. Galileu, então em prisão domiciliar, veio a falecer somente em 1642, aos 77 anos de idade.

** Guilda: associação que agrupava, em certos países da Europa durante a Idade Média, indivíduos com interesses em comum (negociantes, artesãos, artistas, médicos etc.) e visava proporcionar assistência e proteção aos seus membros. Fonte: *Oxford Languages.*

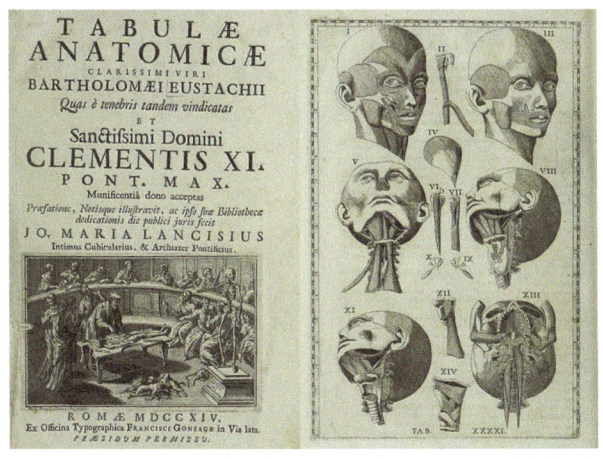

FIGURA 19 Frontispício (à esquerda) e página 94 (à direita) da obra *Tabulae anatomicae* (versão publicada em 1714), de Bartolomeu Eustáquio (1514-1574).

Fonte: Wellcome Collection. Domínio público (CC PDM 1.0)[43].

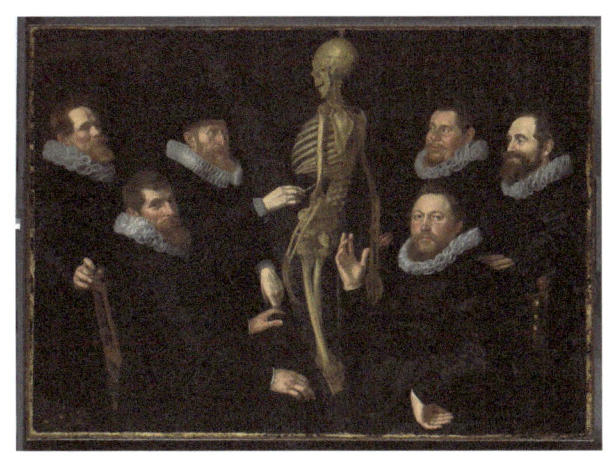

FIGURA 20 *Lição de Osteologia do Dr. Sebastiaen Egbertsz*, de Nicolaes Eliasz Pickenoy (1588-1653/1656).

Fonte: Hart Amsterdam Museum. Domínio público (CC PDM 1.0)[44].

dissecações ocorriam normalmente durante o inverno, como forma de retardar o processo de decomposição do cadáver utilizado, e contavam com um público abundante. Diversos pintores foram contratados para registrar esses eventos em suas telas, acarretando na ilustração de dez obras denominadas *Lições de Anatomia*, dentre elas a famosa *A Lição de Anatomia do Dr. Tulp* (Figura 1), elaborada por Rembrandt Harmenszoon van Rijn (1606-1669) em 1632. Também foram retratadas ilustrações das dissecações dos professores Sebastiaen Egbertsz de Vrij (1603 e 1619), como a *Lição de Osteologia do Dr. Sebastiaen Egbertsz* (Figura 20), Johan Fonteijn (1625/26), Johannes Deijman (1656), Frederik Ruysch (1670 e 1683), Willem Roëll (1728), Petrus Camper (1758) (Figura 17) e Andres Bonn (1798).

Dentre os professores apresentados nas obras anteriores, o anatomista Frederik Ruysch (1638-1731) descobriu as válvulas dos vasos linfáticos (Figura 21), bem como o órgão vomeronasal na anatomia veterinária[45].

Outro importante anatomista foi Petrus Camper (1722-1789), cujo nome ficou imortalizado no epônimo plano de Camper, muito utilizado nos estudos envolvendo a anatomia facial. Seus estudos sobre os ângulos faciais do ser humano (Figuras 22 e 23) foram fundamentais para o estudo científico da morfologia craniofacial[47].

No transcorrer do século XVII, a concepção do belo se modifica novamente, a fim de tornar evidente a distinção de classes entre a corte e o vilarejo. As mulheres da corte usavam espartilhos, cujo objetivo era alongar as costas e comprimir a região do abdome, estreitando a cintura. Em relação à estética masculina, há o afastamento dos conceitos de rudeza à medida que há a aproximação do conceito de beleza com ombros mais longos e magros. A partir desse período, tanto mulheres

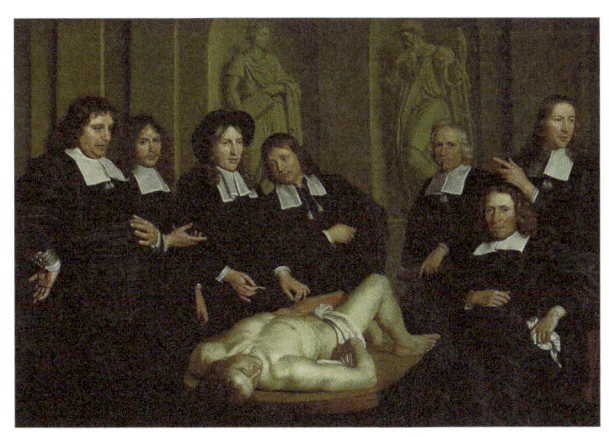

FIGURA 21 *Lição de Anatomia do Prof. Frederik Ruysch*, 1670, de Adriaen Backer (1635-1684).

Fonte: Hart Amsterdam Museum. Domínio público[46].

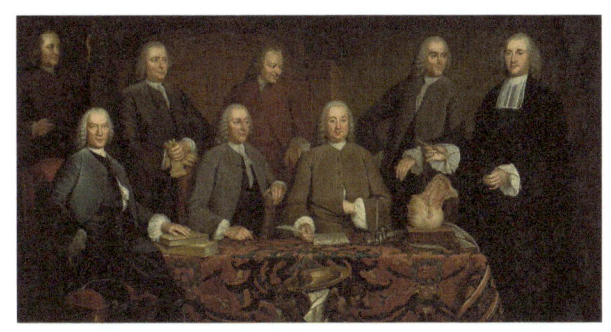

FIGURA 22 *Lição de Anatomia do Prof. Petrus Camper*, de Tibout Regters (1710-1768).

Fonte: Hart Amsterdam Museum. Domínio público (CC PDM 1.0)[48].

quanto homens estabelecem uma forte relação de zelo pela aparência[19].

Também durante esse século, o escultor barroco Gaetano Giulio Zumbo (1656-1701) foi pioneiro na

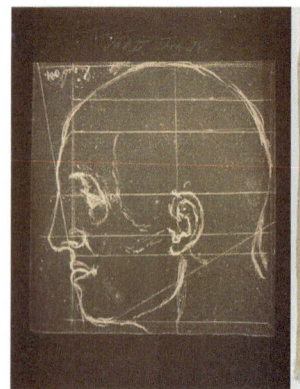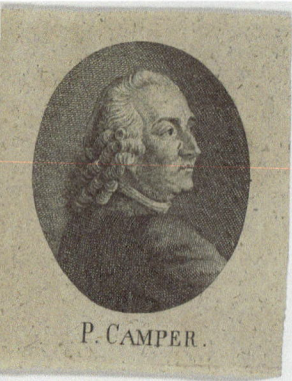

modelação anatômica por meio da técnica de preservação em cera. Utilizada para fins didáticos, a peça da cabeça de um homem – uma das mais famosas peças desse escultor – apresenta primorosa precisão anatômica, uma vez que as estruturas musculares foram reproduzidas exatamente sobre um crânio real. A obra pertence à Coleção de Ceras Anatômica do Museu La Specola, localizado em Florença, Itália (Figura 24)[35].

Pertencente ao movimento barroco no Brasil, o artista plástico luso-brasileiro Antônio Francisco Lisboa (1730-1814), o "Aleijadinho", evidencia a importância do conhecimento anatômico para as representações artísticas em suas obras. Em *Anjo da Agonia* (Figura 25), o artista se destaca pelos detalhes das estruturas anatômicas, transformando a obra em um verdadeiro meio artístico para estudar a anatomia do corpo humano. Essa escultura apresenta distorções anatômicas importantes,

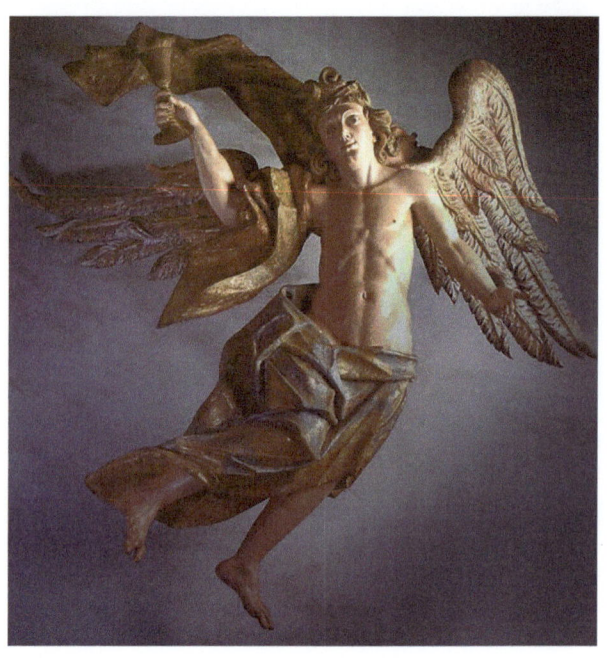

como os olhos afastados, as quais sugerem a assimetria natural existente nos rostos humanos. Também são representadas a tensão muscular no pescoço e no tronco, bem como a leve inclinação da pelve para o lado direito com a finalidade de expressar o corpo em movimento[52].

Uma descoberta imprescindível (e muito relacionada a procedimentos estéticos faciais atualmente) foi a "bola de Bichat" (ou corpo gorduroso da bochecha), pelo anatomista francês Marie François Xavier Bichat (1771-1802). Bichat descobriu que tal estrutura consiste em um tecido gorduroso localizado à frente do músculo masseter e superficialmente ao músculo bucinador. A bola de Bichat se relaciona, portanto, com ramos terminais do nervo facial, com o ducto parotídeo, bem como com vasos sanguíneos[54].

Já o fisiologista e cirurgião escocês Charles Bell (1774-1842) foi o responsável por alavancar os estudos da anatomia cerebral e do sistema nervoso. Em 1804, elaborou o livro *The anatomy of the human body* juntamente a seu irmão; e também *Anatomy of expression*, obra cujo tema se refere à atividade mental relacionada a alterações fisionômicas. Charles Bell se dedicou aos estudos dos nervos, investigando as distinções entres os nervos motores e os nervos sensoriais[3].

Posteriormente, no decorrer do século XIX, com a expansão das tecnologias, houve a amplificação das pesquisas na área da anatomia humana. Os anatomistas desse período foram responsáveis por sistematizar a anatomia descritiva do corpo humano, sem abandonar as bases anteriores e a anatomia comparativa. Em 1803,

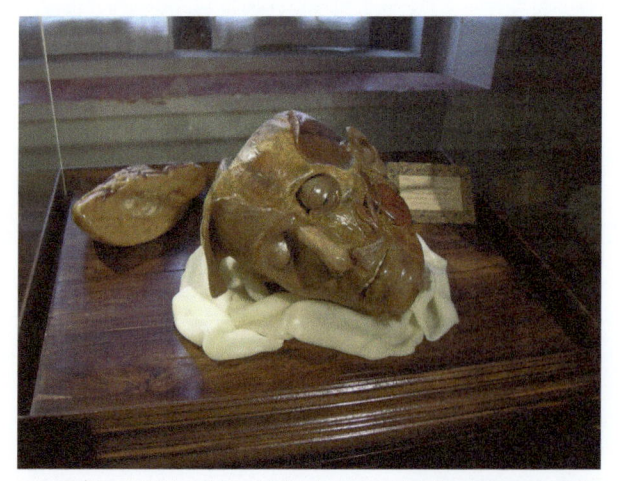

o barão Guillaume Dupuytren (1777-1835)* e René--Teóphile-Hyacinthe Laënnec (1781-1826) fundaram a sociedade médica intitulada *Société Anatomique de Paris*, a qual atualmente funciona na *Université René Descartes Biomédicale des Saints-Pères*, em Paris, sendo conceituada como uma das mais antigas sociedades ainda em funcionamento[8].

Nesse período, unificando anatomia e arte, o médico Jean-Galbert Salvage (1770-1813) elaborou ilustrações anatômicas baseadas na estátua grega *Gladiador Borghese*, esculpida em cerca de 100 a.C. (Figura 26). Para desenhá--las, Salvage realizou dissecações em soldados falecidos durante duelos, posicionando-os conforme a postura da estátua[55]. Têm-se, portanto, gravuras artísticas com exatidão das estruturas anatômicas, como os músculos e ossos da face (Figuras 27 e 28), do corpo (Figura 29), das mãos (Figura 30) e dos pés (Figura 31).

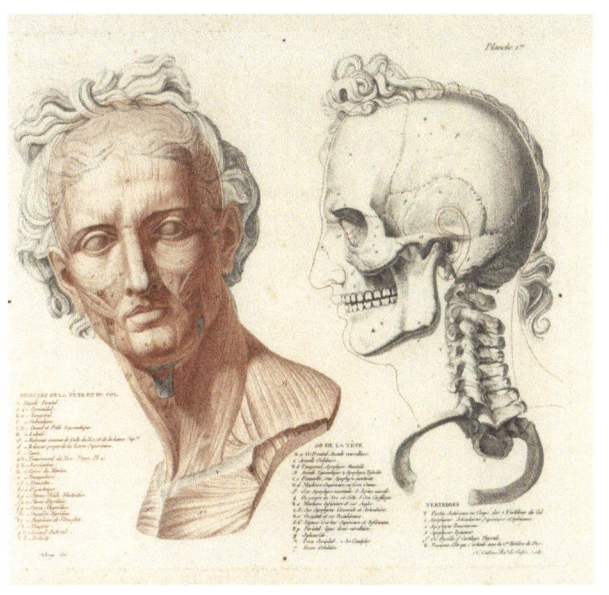

FIGURA 27 Prancha número 1 da obra *Anatomie du gladiateur combattant applicable aux beaux arts*, de Jean--Galbert Salvage (1770-1813).

Fonte: The Met Museum. Domínio público (CC0 1.0)[57].

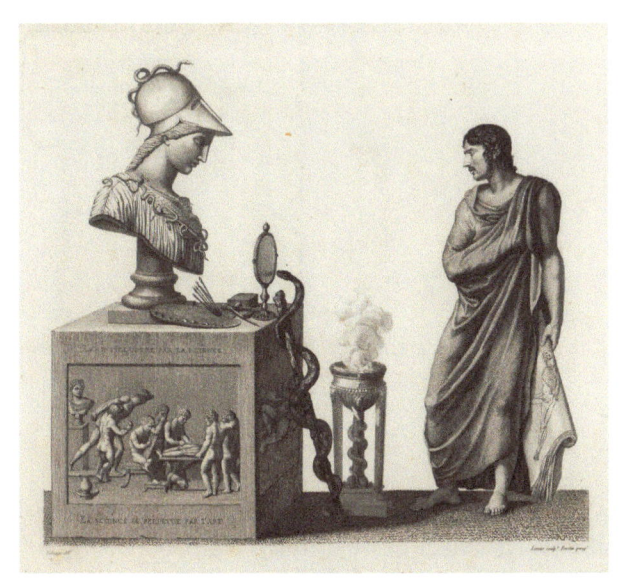

FIGURA 26 *Anatomie du gladiateur combattant applicable aux beux arts* ("Anatomia do gladiador combatente aplicada às belas-artes", em tradução livre), de Jean-Galbert Salvage (1770-1813). No bloco à esquerda, podem ser observadas duas frases interessantes: *L'art s'illustre par la science / La science se perpetue par l'art* ("A arte é ilustrada pela ciência / A ciência é perpetuada pela arte", em tradução livre).

Fonte: The Met Museum. Domínio público (CC0 1.0)[56].

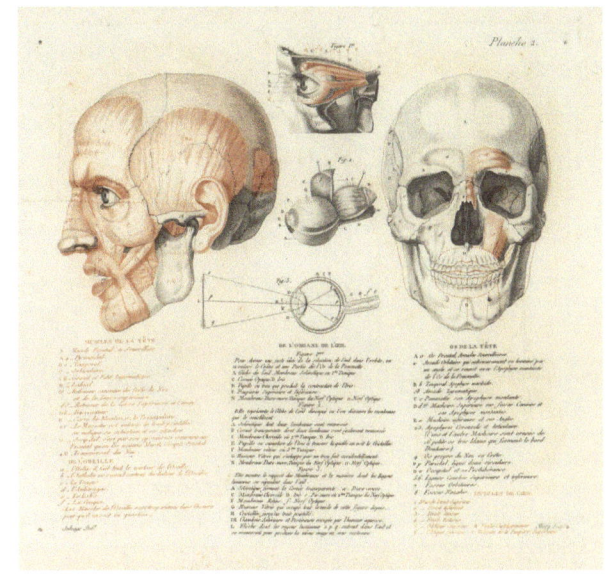

FIGURA 28 Prancha número 2 da obra *Anatomie du gladiateur combattant applicable aux beaux arts*, de Jean--Galbert Salvage (1770-1813).

Fonte: The Met Museum. Domínio público (CC0 1.0)[58].

---

* Anatomista e militar francês famoso por tratar as hemorroidas de Napoleão Bonaparte (1769-1821). Atualmente, seu nome é relacionado ao epônimo "contratura de Dupuytren", condição na qual um ou mais dedos da mão ficam permanentemente dobrados em uma posição flexionada, operada pela primeira vez por ele em 1831 e publicada no periódico científico *The Lancet*, em 1834.

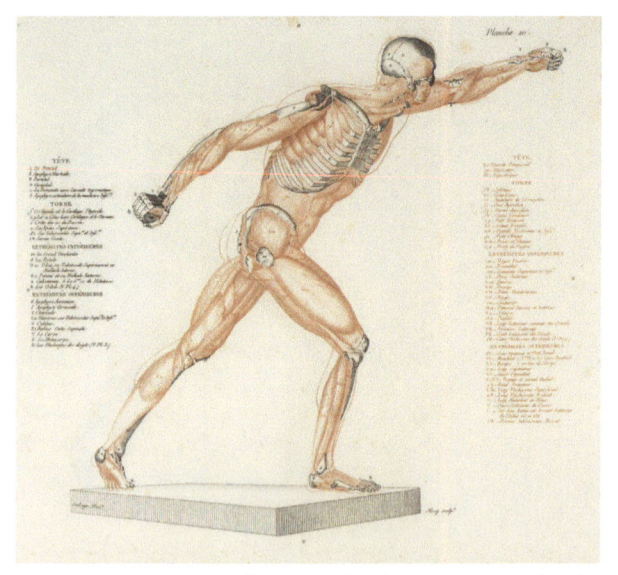

FIGURA 29   Prancha número 10 da obra *Anatomie du gladiateur combattant applicable aux beaux arts*, de Jean-Galbert Salvage (1770-1813).
Fonte: The Met Museum. Domínio público (CC0 1.0)[59].

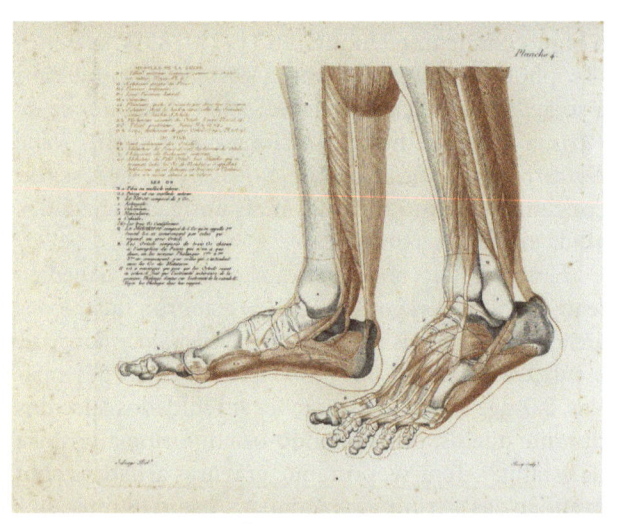

FIGURA 31   Prancha número 4 da obra *Anatomie du gladiateur combattant applicable aux beaux arts*, de Jean-Galbert Salvage (1770-1813).
Fonte: The Met Museum. Domínio público (CC0 1.0)[61].

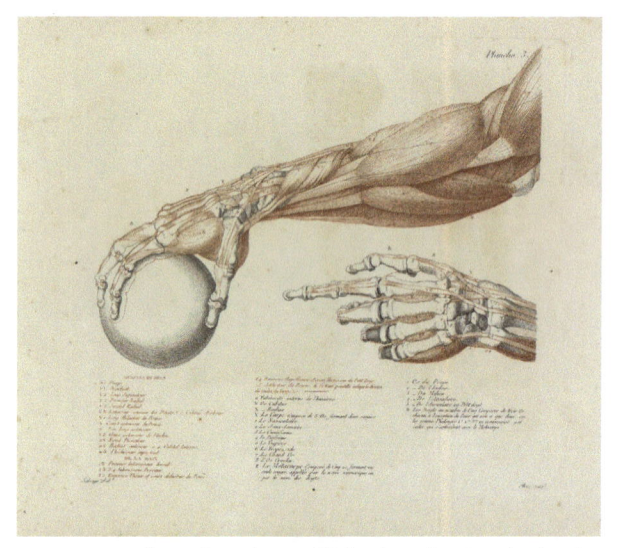

FIGURA 30   Prancha número 3 da obra *Anatomie du gladiateur combattant applicable aux beaux arts*, de Jean-Galbert Salvage (1770-1813).
Fonte: The Met Museum. Domínio público (CC0 1.0)[60].

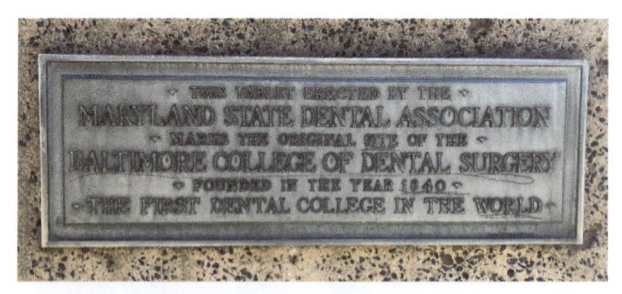

FIGURA 32   Placa inaugural da *Baltimore College of Dental Surgery*, fundada em 1840.
Fonte: Flickr. Domínio público (CC0 1.0)[64].

Quanto às demandas estéticas, sabe-se que as técnicas visando ao clareamento dental, por exemplo, permeiam desde 1860[62]. Um de seus pioneiros foi Fredrick Bogue Noyes (1872-1961), atuando através do uso de ácido oxálico como agente clareador das estruturas dentárias de seus pacientes[63]. Outro importante evento histórico para a odontologia, nesta mesma época, foi a criação da primeira instituição de ensino odontológico independente, a *Baltimore College of Dental Surgery* (atual *University of Maryland School of Dentistry*), em 1840 (Figura 32).

Atuando pela primeira vez na história separadamente de uma Faculdade de Medicina, a *Baltimore College* foi o berço do famigerado título DDS (*Doctor in Dental Surgery*, ou "Doutor em Cirurgia Dentária" em tradução livre), normalmente atribuído ao cirurgião-dentista formado em uma instituição de ensino reconhecida, portanto devidamente qualificado e legalmente habilitado para exercer a prática odontológica.

Outro nome importante para a história da anatomia é Henry Gray (1827-1861), autor do livro *Gray's Anatomy* (1858), base para os estudos das especialidades em ciências da saúde ainda nos dias atuais. Nessa obra mundialmente famosa, há a otimização dos conhecimentos anatômicos, uma vez que as cirurgias puderam se tornar procedimentos mais demorados, devido à descoberta da anestesia pelos cirurgiões-dentistas Horace Wells (1815-1848) e William Thomas Green Morton (1819-1868) (Figura 33)[3]. Apesar de a participação de Morton na descoberta ser considerada tardia por alguns autores,

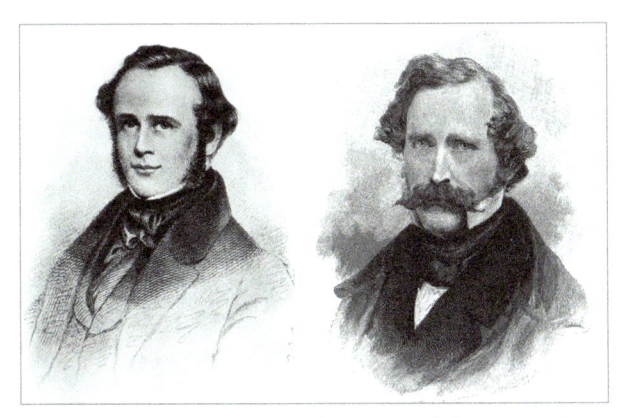

FIGURA 33 Horace Wells (1815-1848), à esquerda, e William T. G. Morton (1819-1868), à direita.
Fonte: Wellcome Collection (CC BY 4.0)[65,66].

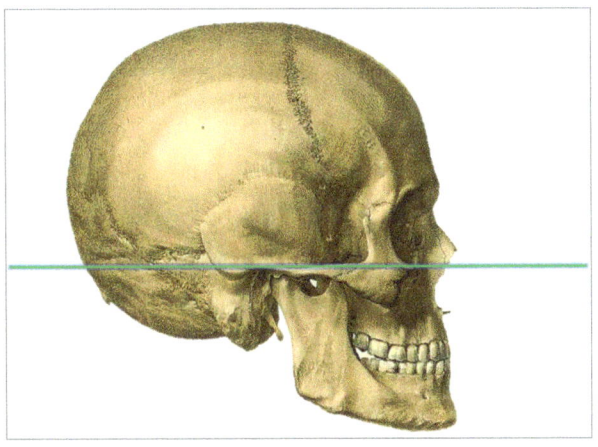

FIGURA 35 O plano horizontal de Frankfurt (ou plano aurículo-orbitário) pode ser visualizado ao se traçar uma linha imaginária entre o ponto craniométrico Porion (Po), localizado no ponto "mais alto" da margem do meato acústico externo, e o Orbitale (Or), localizado no ponto "mais baixo" da margem orbitária, podendo ser mais bem observado em norma lateral. Assim, o plano horizontal de Frankfurt pode ser representado pela indicação craniométrica Po-Or.
Fonte: dos autores. Imagem do crânio: Flickr. Domínio público (CC PDM 1.0)[68].

é sabido que ele ingressou logo na primeira turma de odontologia da *Baltimore College of Dental Surgery*, isto é, em 1840, mas abandonou a graduação sem se formar, tendo se juntado como pupilo e posteriormente sócio de Wells em 1842 apesar de seu curso incompleto, parceria que durou cerca de 6 meses. Após ser influenciado pelos resultados fracassados de seu antigo mestre, Morton então desempenhou a primeira intervenção cirúrgica com anestesia geral da história, em 16 de outubro de 1846, no Hospital Geral de Massachusetts (Figura 34).

Em 1882, no XIII Congresso Geral da Sociedade de Antropologia Alemã, realizado em Frankfurt-am-Main, foi aprovada a proposta de um plano anatômico elaborado por Hermann Friedrich Albrecht von Ihering (1850-1930). Posteriormente nomeado como "plano horizontal de Frankfurt" (Figura 35), esse plano é fundamental, entre outras utilidades, para os processos de orientação do paciente na realização de tomadas radiográficas, por exemplo[35].

Nesse cenário de descobertas envolvendo a anatomia do corpo humano, o professor e cirurgião italiano Gaetano Parlavecchio (1866-1933) foi pioneiro na realização da parotidectomia* com o auxílio do mecanismo de anestesia geral. Seguindo essa linha de descobertas, Thomas Carwardine (1897-1925), em 1907, foi fundamental na identificação do nervo facial, dando início à elaboração de uma série de manobras para se evitar o desfiguramento facial posterior à secção desse nervo em cirurgias de parotidectomia, o que acabou fomentando ainda mais estudos a respeito do nervo facial e sua influência na paralisia facial[4]. Carwardine fez outras contribuições para a anatomia humana ao longo de sua carreira, como a descrição dos ossos denominados "supraesternais", que, segundo o autor, podem ser considerados sinal de ossificação incompleta do esterno** em indivíduos adultos[69,70].

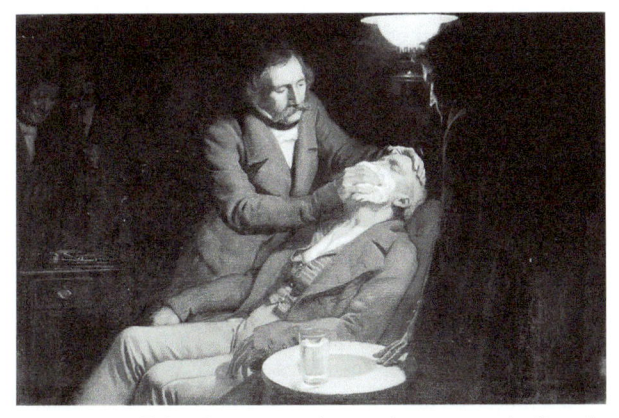

FIGURA 34 Primeira anestesia geral com uso de éter da história, executada por William T. G. Morton, em 1846, para a realização de uma cirurgia odontológica.
Fonte: Wellcome Collection. Domínio público (CC PDM 1.0)[67].

---

* Trata-se do nome dado ao procedimento cirúrgico cuja finalidade é a remoção total das maiores glândulas salivares do corpo humano: as glândulas parótidas.

** De acordo com Thomas (1995), em condições de normalidade, a extremidade proximal da clavícula (também denominada extremidade esternal) é fundida ao osso esterno quando a pessoa possui cerca de 28 anos de idade, formando um único osso. Esse dado pode ser utilizado, inclusive, no âmbito da antropologia forense, particularmente em exames de estimativa de idade na identificação humana de cadáveres em estágio de putrefação avançada ou completamente esqueletizados.

No campo das novas descobertas que permearam a anatomia humana ao longo do final do século XIX e início do século XX, não podemos deixar de lado as inovações do professor Rudolf Ulrich Krönlein (1847-1910) em procedimentos cirúrgicos de várias especialidades médicas, como a primeira ressecção parcial de pulmão, a primeira apendicectomia oficial na história da cirurgia, o procedimento batizado de "gastrectomia parcial de Krönlein", a "operação de Krönlein" para patologias retrobulbares, o "tratamento cirúrgico de Krönlein" para câncer renal e outras patologias renais, as "lições de anatomia do Prof. Krönlein" para a abordagem cirúrgica do pâncreas, as "técnicas de Krönlein" para um melhor acesso aos carcinomas que acometem a faringe, a descrição da "hérnia de Krönlein" (hérnia inguinal em duplo saco), a descrição do "tiro de Krönlein" (tipo de ferimento causado por projétil de arma de fogo em alta velocidade que provoca a evisceração total ou parcial do cérebro da vítima) e a criação do "craniômetro simples de Krönlein" com seis grampos de metal[71,72].

Analisando-se as fontes históricas atentamente, pode-se dizer que, no âmbito das proporções, surge, a partir do final do século XIX, uma nova concepção a respeito da beleza. Nesse período em particular, estabeleceu-se na moda, na arte e em outros setores da sociedade que pequenos detalhes são considerados elegantes, pondo-se o exagero à margem das representações estéticas[5].

No decorrer do século XX, a anatomia humana já se consolida como conteúdo disciplinar obrigatório, tendo sua importância reconhecida por diversas instituições de ensino que oferecem cursos superiores voltados para a formação de profissionais na área da saúde (odontologia, enfermagem, fisioterapia, educação física, farmácia, medicina, biomedicina, terapia ocupacional, nutrição, fonoaudiologia etc.). Com relação ao belo, a primeira metade do século XX também observou uma intensa expansão comercial nos negócios envolvendo institutos (ou salões) de beleza – paralelamente, iniciou-se então o processo de fomento às cirurgias com finalidades exclusivamente estéticas[19]. No cenário das artes, entretanto, a anatomia humana foi relegada (em alguns casos, condenada ao ostracismo juntamente com as concepções artísticas renascentistas) e posta à margem da sociedade por diversos movimentos que buscavam emergir novos conceitos visando a uma revolução nas representações artísticas (menos formas e mais movimentos), como a obra *Forme uniche della continuità nello spazio* ("Formas únicas de continuidade no espaço", em tradução livre), criada em 1913 pelo artista italiano Umberto Boccioni (1882-1916) (Figura 36).

Curiosamente, a odontologia está ligada à questão da estética facial desde os tempos mais remotos. Um

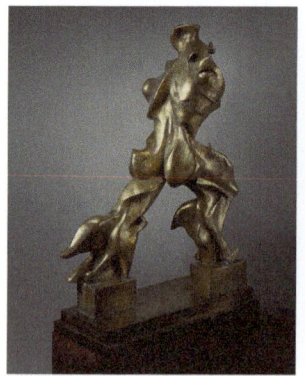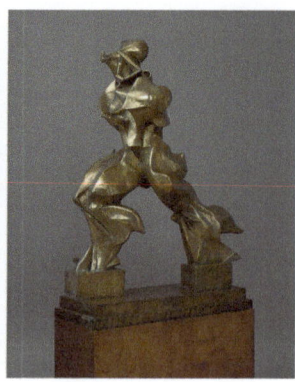

FIGURA 36 *Forme uniche della continuità nello spazio* (1913), de Umberto Boccioni (1882-1916).
Fonte: The Met Museum. Domínio público (CC0 1.0)[73,74].

ótimo exemplo pode ser encontrado na obra *Dentistry in Ancient India* ("Odontologia na Índia Antiga" em tradução livre), publicada por K. M. Choksey em 1953 (Figura 37). No capítulo 5, ao discorrer sobre técnicas e instrumentais cirúrgicos, o autor aponta que os antigos médicos hindus eram familiarizados com procedimentos odontológicos (extração de terceiros molares) e estéticos (queiloplastia e rinoplastia), atuando também nessas áreas para o tratamento de ferimentos faciais oriundos de acidentes[75]. De acordo com o autor, a origem da rinoplastia, por exemplo, remonta a um período muito antigo na Era Védica (cerca de 1500 a.C. – 500 a.C.), que engloba o final da Idade do Bronze e o início da Idade do Ferro na história da Índia, onde os narizes dos prisioneiros eram cortados por seus inimigos como forma de punição ou vingança[75]. Além disso, de acordo com o conceito religioso de Manu, a prática da mutilação nasal era realizada como forma de punição em casos de adultério[75]. Independentemente da situação, a reconstrução cirúrgica do nariz mutilado era realizada com muita experiência[75]. Segundo Choksey (1953)[75], em maiores detalhes (tradução livre):

[...] O preceptor costumava ensinar aos alunos métodos de remoção dos dentes por meio de experimentos práticos em cadáveres e animais. A arte da operação, excisão e o método de cortar para cima ou para baixo foi demonstrado por uma incisão feita em bolsas de couro cheias de água, cabaças, melancias e outras coisas. As extrações foram realizadas com fórceps e alavancas. Uma olhada nos antigos instrumentos odontológicos dará uma ideia dos tipos de instrumentos usados naqueles dias. Sushruta aconselhou a remoção de um terceiro molar inferior e, em seguida, a aplicação de cauterização no alvéolo.
Ele afirmou claramente que um molar superior, se for muito firme, não deve ser extraído, porque as complicações decorrentes dele provavelmente prejudicarão a visão

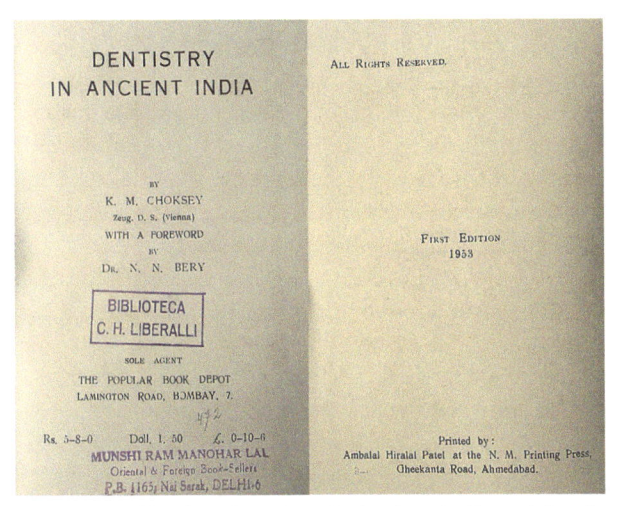

FIGURA 37 Na obra *Dentistry in Ancient India*, publicada em 1953, o autor K. M. Choksey faz uma série de relatos de práticas comuns aos médicos e cirurgiões que atuavam na sociedade indiana do passado. Dentre as competências dos profissionais que se dedicavam a prestar tratamentos odontológicos e estéticos, a rinoplastia era um procedimento fundamental para a restauração da estética facial aos pacientes que sofriam danos no nariz.
Fonte: acervo do autor.

do paciente. Ainda hoje existe uma crença geral entre os pacientes indianos de que a extração de um molar superior muito resistente pode prejudicar a visão. [...]

É claro que não concordaremos com isso com nosso conhecimento atual. Na opinião de Sushruta, não obstante, por mais erudito que um estudante possa ser nos livros, ele não pode ser considerado apto e competente para a prática da cirurgia, a menos que tenha adquirido a arte do treinamento prático. [...]

O uso de anestésicos também era conhecido pelos cirurgiões indianos durante as operações. Eles conheciam o anestésico chamado *"Sammohini"*. A inalação da fumaça da queima do cânhamo era o anestésico usado para operações odontológicas em uma antiguidade remota. As operações eram realizadas sem dor. Charaka e Sushruta também nos aconselham o uso do vinho para produzir insensibilidade à dor.

[...] Em uma lesão acidental, se o dente de um paciente jovem ficar frouxo, mas não fraturado, deve ser imobilizado por fora com uma pasta refrescante, depois de remover completamente o sangue que coagulou na raiz. Deve ser pulverizado ou lavado com água fria e deve ser tratado com drogas com propriedades de *Sandhaniya* (adesivas), como mel, manteiga clarificada e medicamentos do gru-

po *Nyagrodhadi*.* O paciente deve ser rigorosamente instruído a ingerir dieta líquida como leite com auxílio de uma haste de lótus dando assim ao dente o descanso necessário. Assim, há uma boa chance do dente ficar firme novamente, mas o dente de um paciente idoso deve ser removido.

Em caso de deslocamento dos ossos da mandíbula (Hanu), eles devem ser manipulados, devidamente colocados na posição correta e enfaixados [...].

A refinada graça de um bisturi cirúrgico no tratamento da restauração nos narizes fendidos, lábios ou ferimentos acidentais era bem conhecida naqueles tempos. Esta é uma das mais orgulhosas conquistas da cirurgia indiana. [...]

O Prof. B. A. Saletore diz que "os portugueses na Índia, por exemplo, cujo tratamento aos inimigos capturados era notório, também cortavam o nariz de suas vítimas". A operação de restauração dos narizes era realizada de forma científica e habilidosa.

O Prof. Weber diz que "também na cirurgia os indianos alcançaram uma proficiência especial, e neste departamento os cirurgiões europeus talvez ainda possam aprender algo deles nos dias de hoje, pois de fato já lhes emprestaram a operação de rinoplastia". O Dr. Hirschberg, de Berlim, afirma que "toda a cirurgia plástica na Europa tomou um novo rumo quando esses engenhosos instrumentos de profissionais indianos se tornaram conhecidos por nós. O transplante de retalhos de pele sensível também é um método inteiramente indiano".

Sushruta diz que "primeiramente, a folha de uma trepadeira, longa e larga o suficiente para cobrir completamente toda a parte cortada, deve ser recolhida e um pedaço de carne viva, igual em dimensão à folha anterior, deve ser cortado (de baixo para cima) da região da bochecha e, depois de escarificá-lo com uma faca, deve ser rapidamente colado ao nariz decepado. Então, o cirurgião, de cabeça fria, deve amarrá-lo firmemente com uma bandagem decente à vista e perfeitamente adequada ao propósito para o qual foi empregada *(Sadhu Vandha)*. O médico deve se certificar de que a adesão das partes coladas foi totalmente realizada e, em seguida, inserir dois pequenos tubos nas narinas para facilitar a respiração e evitar que a carne aderida fique pendurada. Depois disso, a parte aderente deve ser polvilhada com pó de *Pattanga, Yasti-Madhukan* e *Rasanjana*,** pulverizados juntos, e o nariz deve ser envolvido em algodão de Kapasa*** e várias vezes

---

* Grupo de ervas em pó muito recomendado para tratamentos cicatrizantes e para o controle de hemorragia segundo os ensinamentos do *Ayurveda*, sistema indiano de medicina alternativa.

** Tipos de extratos com propriedades medicinais obtidos a partir de plantas e frutas.

*** Espécie de algodão indiano cujo manejo é capaz de produzir fibras têxteis de alta qualidade.

polvilhado com óleo refinado de gergelim puro. Manteiga clarificada deve ser administrada ao paciente para que a beba, devendo ele ser untado com óleo e tratado com purgativos após a digestão completa das refeições por ele ingeridas conforme recomendado (nos livros médicos). As aderências devem ser consideradas completas após a perfeita cicatrização das úlceras incidentais, enquanto o nariz deve ser novamente escarificado e enfaixado no caso de aderência incompleta ou parcial. O nariz aderido deve ser amarrado e alongado se ficar aquém do seu comprimento anterior, ou deve ser reduzido cirurgicamente ao seu tamanho natural em caso de crescimento anormal da carne recém-formada.

O método de provocar a adesão de lábios cortados é idêntico ao que foi descrito em relação a um nariz cortado, com exceção da inserção de tubos. O cirurgião que conhece bem estes métodos pode ser o único encarregado do tratamento de um rei.

Em 1996, Gunther von Hagens (1945-atualmente), médico e anatomista alemão, reconecta a arte e a anatomia humana em suas criações. Em sua exposição artística *Body Worlds* ("Mundos Corporais", em tradução livre), o anatomista apresenta 200 exemplares, sendo 25 corpos inteiros e 175 estruturas anatômicas individuais, elaborados por meio da plastinização (Figura 38). Resumidamente, essa técnica consiste na preservação das estruturas corporais através da substituição de fluidos e gorduras por um polímero reativo, mantendo a peça preservada e estática com a devida exatidão anatômica. A técnica da plastinização foi elaborada por von Hagens em 1978, durante seus trabalhos no Instituto de Anatomia e Patologia da Universidade de Heidelberg, na Alemanha[76].

Apesar de muito rica, nem tudo são flores na história da estética da face. De fato, alguns episódios fogem bastante às regras da moda e das artes. Em 1895, por exemplo, era publicada a 2ª edição francesa de *L'Homme Criminel* ("Homem Criminoso", em tradução livre), publicada pela primeira vez pelo criminologista italiano Cesare Lombroso (1835-1909) em 1876 (Figura 39). Lombroso postulava em sua obra que algumas características faciais e antropométricas específicas indicavam certa "tendência" dos indivíduos que as apresentavam para o cometimento de alguns crimes específicos[72]. Assim, de acordo com as suas teses, essas características aproximavam esses indivíduos a um determinado grau de atavismo em relação àqueles que não cometiam crimes ou não eram criminosos "em potencial", associando-os, portanto, a um suposto estágio inferior na evolução da espécie humana. As teses de Lombroso acabaram influenciando a criação de um forte instrumento de segregação social que foi muito utilizado, inclusive, durante os tempos da Alemanha nazista para fins de "vigilância sanitária" e eugenia.*

Cesare Lombroso foi muito influenciado pelas teses de Charles Darwin (1809-1882) (Figura 40), ainda que tenha distorcido algumas das ideias do famoso biólogo, geólogo e naturalista britânico ao integrar a infame teoria que ficou conhecida nos anais da história da humanidade como darwinismo social. Independentemente do destino que autores posteriores às suas obras deram aos seus postulados, a contribuição que Darwin deu para aquilo que entendemos hoje por "beleza natural" é irrefutável.

Apesar de suas obras mais difundidas mundialmente serem *On the origins of species by means of natural selection, or the preservation of favoured races in the struggle for life* ("A origem das espécies por meio da seleção natural, ou preservação das raças favorecidas na luta pela vida", em tradução livre), de 1859, e *The voyage of the Beagle* ("A viagem do Beagle", em tradução livre), de 1839, esta última publicada originalmente sob o título de *Diary and notes* ("Diário e anotações", em tradução livre), foi em *The descent of man, and selection in relation to sex* ("A descendência do homem, e seleção em relação ao sexo", em tradução livre), de 1871, e em *The expression of the emotions in man and animals* ("A expressão das emoções nos homens e nos animais", em

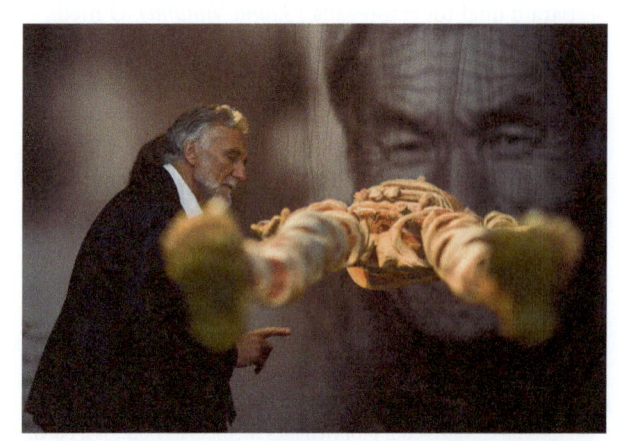

FIGURA 38 Gunther von Hagens em uma exibição artística da *Body Worlds* em 2017.

Fonte: Flickr. Domínio público (CC PDM 1.0)[77].

---

* Eugenia é uma antiga ideia de que é possível "melhorar" os seres humanos permitindo que apenas pessoas específicas tenham filhos, o que a maioria das pessoas agora não aceita ou apoia por causa da conexão da ideia com teorias e ações racistas e nazistas. Portanto, a eugenia é mais uma filosofia do que uma ciência. Havia a preocupação de que o perfil genético pudesse levar a uma forma de eugenia, na qual os pais são informados sobre quais filhos podem trazer ao mundo. As bases do darwinismo social e da eugenia foram gradualmente descreditadas após a década de 1940. Fonte: *Cambridge Dictionary* (tradução livre)[78].

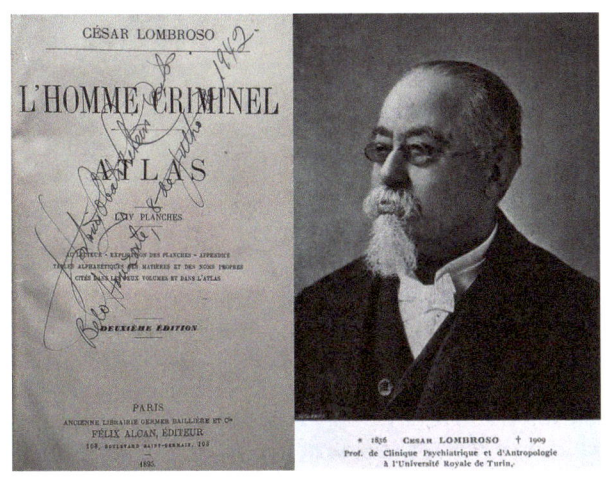

FIGURA 39 A 2ª edição francesa de *L'Homme Criminel* (1895), de Cesare Lombroso (1835-1909). Criador da incomum "Teoria Biológica do Crime" (hoje em desuso), defendia que indivíduos que possuíam certas características faciais e antropométricas estariam mais propensos a cometerem determinados crimes (incendiários, ladrões, pervertidos sexuais, criminosos políticos etc.), seguindo uma espécie de padrão biológico preestabelecido na evolução do ser humano que associava esses indivíduos ao *atavismo*.

Fonte: Lucas Meciano Pereira dos Santos | biblioteca particular (acervo pessoal).

Fonte do retrato: The National Library of Medicine – Images from the History of Medicine (IHM). Domínio público (CC PDM 1.0)[79].

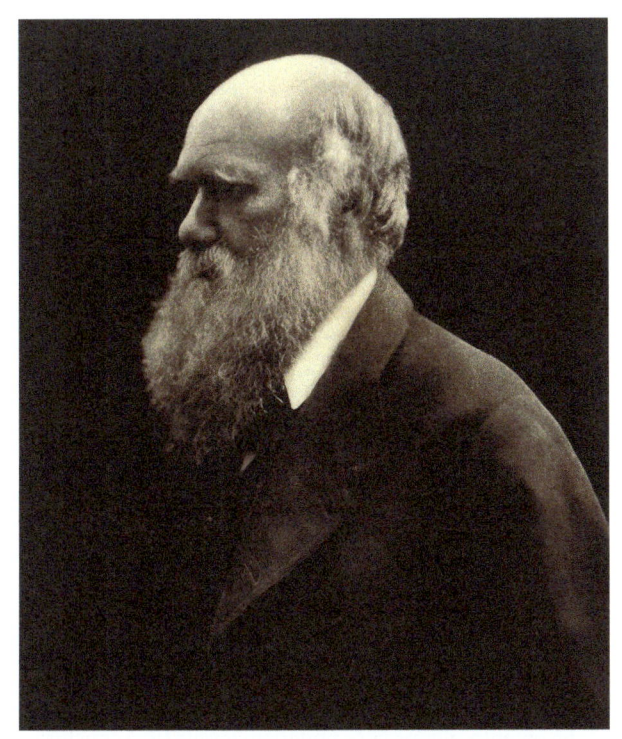

FIGURA 40 Charles Robert Darwin (1809-1882). Entre suas obras mais famosas, estão *A Origem das Espécies* (1859) e *A Viagem do Beagle* (1839).

Fonte: Wellcome Collection. Domínio público (CC PDM 1.0)[80].

tradução livre), de 1872, que Charles Darwin deixou interessantes adendos ao conteúdo de que trata o presente capítulo.

Obra pouco conhecida entre os leitores da literatura clássica (principalmente os brasileiros, infelizmente, dado o apertado número de exemplares traduzidos para a língua portuguesa disponível no país), *A Expressão das Emoções nos Homens e nos Animais* (1872), além do título autoexplicativo, versa sobre a anatomia das expressões faciais e a filosofia que engloba a necessidade de suas *performances* no ser humano, um tema que, ainda que não seja tratado por "filosofia" nos dias atuais, está muito envolvido com procedimentos de harmonização orofacial e a discussão que causam na sociedade de modo geral, tanto pela abstração de sua necessidade estética quanto pela compreensão de sua natureza cosmética, uma vez que acidentes e complicações durante a execução das técnicas em harmonização orofacial podem causar sérios danos ao paciente, normalmente acometendo a dinâmica de suas expressões faciais que, por sua vez, poderá acarretar invariavelmente um quadro depressivo ao paciente, que se voltará com ódio ao profissional e poderá levá-lo às barras do tribunal. Para entendermos melhor a filosofia do pensamento darwinista por trás da importância biológica das expressões faciais, vejamos o seguinte trecho extraído de sua obra (tradução livre)[81]:

> Começarei apresentando os três Princípios, que me parecem explicar a maioria das expressões e gestos usados involuntariamente pelo homem e pelos animais inferiores, sob a influência de várias emoções e sensações. Cheguei, entretanto, a esses três Princípios apenas no final de minhas observações. [...] Cada um poderá assim julgar por si mesmo até que ponto meus três Princípios lançam luz sobre a teoria do assunto. Parece-me que tantas expressões são assim explicadas de maneira bastante satisfatória, que provavelmente todas serão encontradas sob as mesmas cabeças ou semelhantes. Dificilmente preciso de premissas de que movimentos ou mudanças em qualquer parte do corpo – como o abanar do rabo de um cavalo, o encolhimento dos ombros de um homem ou a dilatação dos vasos capilares da pele – podem servir igualmente para expressão. Os três Princípios são os seguintes.
>
> I. *O princípio dos hábitos úteis associados* – certas ações complexas são dirigidas sob certos estados da mente, a fim de aliviar ou gratificar certas sensações, desejos, etc.; e sempre que o mesmo estado de espírito é induzido, embora debilmente, há uma tendência, pela força do hábito e da associação, para que os mesmos movimentos sejam executados, embora possam não ter a menor utilidade. Algumas ações comumente associadas pelo hábito a certos estados da mente podem ser parcialmente reprimidas pela vontade e, em tais casos, os músculos que estão menos sob o controle

separado da vontade são os mais propensos a agir, causando movimentos que reconhecemos como expressivos. Em alguns casos, a verificação de um movimento habitual requer outros movimentos leves; e estes são igualmente expressivos.

II. *O princípio da antítese* – certos estados da mente aprendem a certas ações habituais, que são úteis, conforme nosso primeiro princípio. Agora, quando um estado mental diretamente oposto é induzido, há uma tendência forte e involuntária para a realização de movimentos de natureza diretamente oposta, embora estes sejam inúteis; e tais movimentos são, em alguns casos, altamente expressivos.

III. *O princípio das ações devido à constituição do sistema nervoso, independentemente da força de vontade, e independente até certo ponto do hábito* – quando o sistema sensorial é fortemente excitado, o estímulo nervoso é gerado em excesso e é transmitido em certas direções definitivas, dependendo da conexão das células nervosas, e em parte do hábito: ou o suprimento do estímulo nervoso pode, ao que parece, ser interrompido. Produzem-se assim efeitos que reconhecemos como expressivos. Este terceiro princípio pode, por uma questão de brevidade, ser chamado de ação direta do sistema nervoso.

Já em *A Descendência do Homem* (1871), Darwin foi mais direto ao dissertar sobre a influência da beleza e da estética na evolução biológica das espécies, fundamentando as suas explicações de maneira muito bem elaborada e sustentando-as com base nos conceitos da anatomia comparada (Figura 41). Destacam-se os seguintes trechos (tradução livre)[82-85]:

Senso de beleza – Este sentido foi declarado peculiar ao ser humano. Refiro-me aqui apenas ao prazer proporcionado por certas cores, formas e sons, e que pode ser chamado de senso do belo; com os seres humanos tais sensações são, no entanto, intimamente associadas com ideias complexas e linhas de pensamento. Quando vemos um pássaro macho exibindo elaboradamente suas plumas graciosas ou cores esplêndidas diante da fêmea, enquanto outros pássaros não decorados dessa maneira não fazem tal exibição, é impossível duvidar que ela admire a beleza de seu parceiro masculino. [...] Com a grande maioria dos animais, porém, o gosto pelo belo limita-se, tanto quanto podemos julgar, aos atrativos do sexo oposto. Os doces acordes derramados por muitos pássaros machos durante a estação do amor são certamente admirados pelas fêmeas, das quais evidências serão dadas a seguir. Se as fêmeas fossem incapazes de apreciar as belas cores, os ornamentos e as vozes de seus parceiros masculinos, toda a ansiedade e trabalho dispendido por estes em exibir seus encantos diante das fêmeas teria sido jogado fora; e isso é impossível admitir. Por que certas cores vivas devem

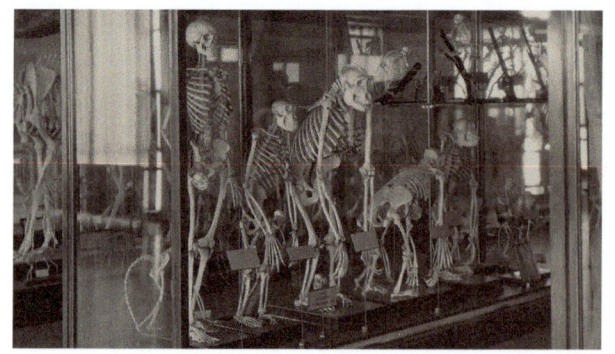

FIGURA 41 As publicações das obras de Darwin causaram um alvoroço na comunidade científica de sua época, situação em que diversos trabalhos abordando os prós e os contras do uso da anatomia comparada em termos do estudo da evolução biológica das espécies foram publicados em massa. Na imagem, uma vista interior das exposições de osteologia e anatomia comparada do Museu Nacional dos Estados Unidos no Edifício de História Natural (atual Museu Nacional de História Natural).
Fonte: Smithsonian Institution Archives Collections. Domínio público (CC0 1.0)[86].

excitar o prazer não pode, eu presumo, ser explicado, assim como por que certos sabores e aromas são agradáveis; mas o hábito tem algo a ver com o resultado, pois o que a princípio é desagradável para nossos sentidos, pode acabar se tornando agradável e os hábitos são herdados. [...] **O mesmo princípio parece entrar em jogo com a visão, já que o olho prefere simetria ou figuras com alguma recorrência regular.**

[...] Muitas das faculdades que têm sido de inestimável serviço ao ser humano para o seu avanço progressivo, tais como os poderes da imaginação, admiração, curiosidade, um senso indefinido de beleza, uma tendência à imitação e o amor pela excitação ou novidade, dificilmente poderiam deixar de levar a mudanças caprichosas de costumes e modas. [...] Não apenas podemos entender parcialmente como é que o ser humano, devido a várias influências conflitantes, se tornou caprichoso, mas como os animais inferiores são, como veremos adiante, igualmente caprichosos em suas afeições, aversões e senso de beleza. Também há motivos para suspeitar que eles adoram uma novidade, por si só.

Qualidades mentais dos pássaros e seu gosto pelo belo – Antes de discutirmos mais a questão de saber se as fêmeas selecionam os machos mais atraentes ou aceitam o primeiro que podem encontrar, será aconselhável considerar brevemente os poderes mentais dos pássaros. Sua razão é geralmente, e talvez justamente, classificada como baixa; no entanto, alguns fatos poderiam levar a uma conclusão oposta. Baixas faculdades de raciocínio, porém, são compatíveis, como vemos na humanidade, com fortes afeições, percepção aguda e gosto pelo belo; e é com essas últimas qualidades que estamos aqui preocupados.

[...] O Sr. Hewitt descreveu os hábitos de alguns patos (recentemente descendentes de pássaros selvagens), que, com a aproximação de um cão ou gato estranho, se precipitavam na água e se exauriam em suas tentativas de escapar; mas eles conheciam os cães e gatos do Sr. Hewitt tão bem que se deitavam e tomavam sol perto deles. Eles sempre se afastavam de um homem estranho, e também da senhora que os atendia, se ela fizesse uma grande mudança em seu vestido. [...]

[...] O Sr. Jenner Weir está convencido de que os pássaros prestam atenção especial às cores de outros pássaros, às vezes por ciúme, às vezes como sinal de parentesco. [...] Por outro lado, ele observou que alguns pássaros, quando introduzidos pela primeira vez, voam em direção às espécies que mais se assemelham a eles em cores e se acomodam ao lado delas.

Como os pássaros machos exibem sua bela plumagem e outros ornamentos com tanto cuidado diante das fêmeas, é obviamente provável que estas apreciem a beleza de seus pretendentes. [...]

[...] Com os mamíferos, não há no momento nenhuma evidência de que os machos se esforçam para exibir seus encantos diante da fêmea; e a maneira elaborada com que isso é feito pelos pássaros machos e outros animais é o argumento mais forte a favor da crença de que as fêmeas admiram ou ficam excitadas com os ornamentos e as cores exibidas diante delas. Existe, no entanto, um paralelismo marcante entre os mamíferos e as aves em todos os seus caracteres sexuais secundários, nomeadamente nas suas armas para lutar com machos rivais, nos seus apêndices ornamentais e nas suas cores. [...] Considerando este paralelismo, pode haver pouca dúvida de que a mesma causa, seja ela qual for, atuou nos mamíferos e nas aves, e o resultado, no que diz respeito aos caracteres ornamentais, é a preferência dos indivíduos do sexo oposto, combinado com o sucesso em deixar um número maior de descendentes para herdar suas atrações superiores.

[...] *A influência da beleza na determinação dos casamentos da humanidade* – Na vida civilizada, o homem está em grande parte, mas não exclusivamente, preocupado com os tempos primitivos, e nosso único meio de formar um julgamento sobre este assunto é estudar os hábitos das nações semicivilizadas e selvagens existentes. [...]

Será bom primeiro mostrar com algum detalhe que os selvagens prestam a maior atenção à sua aparência pessoal. É notório que eles têm paixão pelo ornamento; e um filósofo inglês chega a sustentar que as roupas foram feitas primeiro para ornamento e não para aquecimento. [...] Os selvagens atualmente se enfeitam em toda parte com plumas, colares, braceletes, brincos, etc. Eles se pintam da maneira mais variada. [...]

Em uma parte da África, as pálpebras são coloridas de preto; em outro, as unhas são coloridas de amarelo ou roxo. Em muitos lugares, o cabelo é tingido em várias tonalidades. Em diferentes países, os dentes são manchados de preto, vermelho, azul, etc., e no arquipélago malaio é considerado vergonhoso ter dentes brancos "como os de um cachorro". Nenhum grande país pode ser apontado, desde as regiões polares no norte até a Nova Zelândia no sul, em que os aborígenes não se tatuem. Essa prática foi seguida pelos judeus de antigamente e pelos antigos bretões. Na África, alguns nativos se tatuam, mas é uma prática muito mais comum levantar protuberâncias esfregando sal em incisões feitas em várias partes do corpo; e estas são consideradas pelos habitantes de Cordofão e Darfur como "grandes atrações pessoais". [...] No Velho e no Novo Mundo, a forma do crânio foi anteriormente modificada durante a infância da maneira mais extraordinária, como ainda é o caso em muitos lugares, e tais deformidades são consideradas ornamentais. Por exemplo, os selvagens da Colômbia consideram uma cabeça muito achatada "um ponto essencial de beleza".

O cabelo é tratado com cuidado especial em vários países; é permitido crescer em todo o comprimento, de modo a chegar ao chão, ou é penteado em um "esfregão compacto e crespo, que é o orgulho e a glória do papuásio". No norte da África, um homem precisa de um período de oito a dez anos para aperfeiçoar seu penteado". Com outras nações, a cabeça é raspada, e em partes da América do Sul e da África até mesmo as sobrancelhas e os cílios são erradicados. Os nativos do Alto Nilo arrancam os quatro dentes anteriores, dizendo que não querem parecer brutos.

[...] Em várias partes da África e no arquipélago malaio, os nativos aparam os incisivos em pontas como as de uma serra, ou os atravessam com furos, nos quais inserem pinos. Assim como o rosto entre nós é altamente admirado por sua beleza, entre os selvagens é o principal local de mutilação. Em todos os cantos do mundo, o septo e, mais raramente, as asas do nariz são perfuradas; anéis, paus, penas e outros ornamentos são inseridos nos orifícios. As orelhas são perfuradas em toda parte e ornamentadas de modo semelhante, e com os botocudos e lenguas na América do Sul o buraco é gradualmente tão alargado que a borda inferior toca o ombro. Na América do Norte e do Sul e na África, o lábio superior ou inferior é perfurado; e com os botocudos o buraco no lábio inferior é tão grande que nele é colocado um disco de madeira de quatro polegadas de diâmetro. [...]

Quase nenhuma parte do corpo, que pode ser modificada de forma não natural, escapou. A quantidade de sofrimento assim causado deve ter sido extrema, pois muitas das operações requerem vários anos para serem concluídas, de modo que a ideia de sua necessidade deve ser imperativa. Os motivos são vários; os homens pintam seus corpos para parecerem terríveis em batalha; certas mutilações estão ligadas a ritos religiosos, ou marcam a idade da puberdade, ou a posição do homem, ou servem para distinguir as tribos. [...] Na maioria, mas não em todas as partes do mundo, os homens são mais ornamentados do que as mulheres, e muitas vezes de maneira diferente; às vezes, embora raramente, as mulheres quase não são ornamentadas. [...]

[...] Os seres humanos preferem o que estão acostumados; eles não podem suportar nenhuma grande mudança; mas gostam de variedade e admiram cada característica levada a um extremo moderado. [...] Sem dúvida, características de todos os tipos podem ser desenvolvidas demais para a beleza. Portanto, uma beleza perfeita, que implica muitos caracteres modificados de uma maneira particular, será um prodígio em todos os povos. **Como disse há muito tempo o grande anatomista Bichat, se todos fossem moldados no mesmo molde, não haveria beleza.** Se todas as mulheres se tornassem tão belas quanto a Vênus de Médici, ficaríamos encantados por algum tempo; mas logo devemos desejar variedade; e assim que obtivermos variedade, desejaríamos ver certos caracteres um pouco exagerados além do padrão comum existente.

Charles Darwin, por sua vez, foi muito influenciado por outro autor que dissertou sobre os conceitos de beleza e estética nas artes, na música e na sociedade. Arthur Schopenhauer (1788-1860) (Figura 42) contribui muito ao abordar esses temas não somente com um grau de profundidade que ultrapassa em vários pontos seus pares contemporâneos, especialmente ao contrapor as teses de Georg Wilhelm Friedrich Hegel (1770-1831), mas principalmente ao se debruçar sobre a metafísica do *inverso*, isto é, como esses elementos influenciam o ser humano e quais são os motivos que o levam a *se permitir* ser influenciado por eles.

De acordo com Schopenhauer, em apertada síntese, o ser humano é instigado de modo constante por imagens que estimulam as suas sensações, e essa relação imagem-sensação ele denominou "representação". Entretanto, essas sensações *per se* são frutos de uma força cega e irracional do universo, a qual seria mais irresistível e, talvez, até mesmo inevitável, que as próprias convicções do ser humano, a qual ele chamou de "vontade".

Por exemplo, ao visualizar a imagem de um prato apresentando uma deliciosa culinária, com carnes, verduras e legumes ostentando cores chamativas que aparentemente o deixariam mais saboroso, o indivíduo irá sentir fome. Aqui, a imagem seria a *representação* da fome, e o impulso do indivíduo em comprar aquele prato seria a *vontade*, isto é, um desejo absoluto de consumi-lo ainda que não estivesse sentindo fome de fato ou houvesse a real necessidade de saciá-la com aquele prato específico.

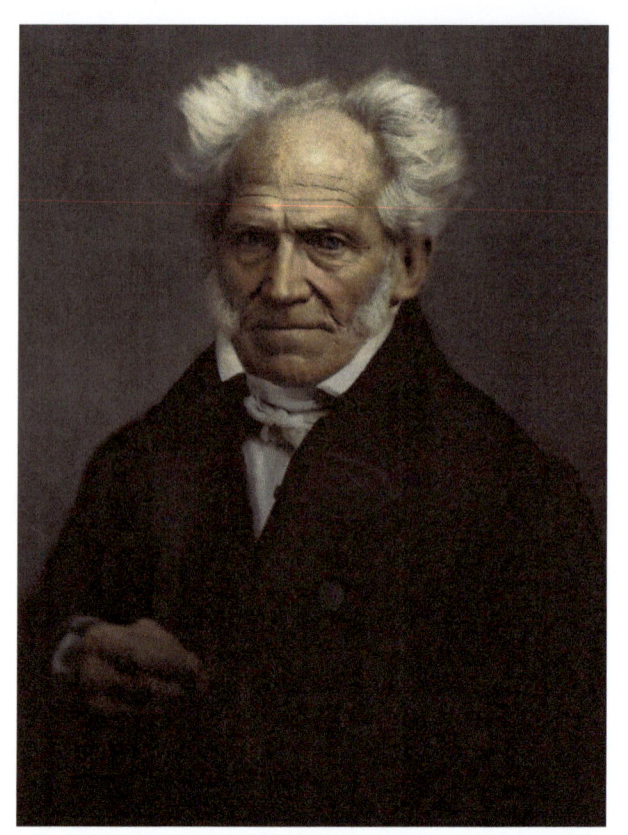

FIGURA 42 Curiosamente, a filosofia de Arthur Schopenhauer (1778-1860), estranhamente classificado como um "filósofo pessimista" por vários autores, ficou conhecida e amplamente divulgada somente após a sua morte, à semelhança de Søren Kierkegaard (1813-1855), este sim um pessimista considerado o "pai do existencialismo". Para se ter uma breve noção de como as ideias de Schopenhauer foram aceitas pela sociedade, o centenário do nascimento de Georg Friedrich Wilhelm Hegel (1770-1831), filósofo tido como autoridade absoluta em seu tempo, foi completamente esquecido em 1870 pelos alemães, tão forte era a disseminação dos postulados de Schopenhauer e Kierkegaard, fortes combatentes da filosofia hegeliana. Fonte: Wikimedia Commons. Domínio público (CC0 1.0)[87].

O mesmo ocorre com o discernimento do ser humano em relação aos elementos que constituem a estruturação individual de beleza e estética. Na concepção da natureza cosmética de procedimentos em harmonização orofacial e sua real necessidade, o indivíduo se depara inevitavelmente com *vontade* e *representação*. Uma propaganda de *marketing* poderá exibir a imagem de uma pessoa, geralmente uma mulher com o rosto "belo e harmônico", indicando algum produto ou técnica de harmonização, onde este indivíduo será estimulado a comprar o produto ou marcar uma consulta com o profissional que realiza a técnica em questão, fundamentado por um desejo de consumo ainda que não houvesse real necessidade. Em outras palavras, ainda que, como visto há pouco em Darwin, o conceito de beleza seja variável para cada indivíduo, a imagem de um rosto harmonizado seria a representação, e o desejo desse indivíduo em ter um rosto harmônico tal qual o da imagem seria a vontade. Assim sendo[88]:

> De fato, o sentimento desempenhará papel crucial no pensamento schopenhaueriano, enquanto o oposto do conceito. Por uma especial intelecção na subjetividade corpórea, constata-se que seu núcleo é vontade, desdobrada em variados movimentos ou emoções. O investigador não é uma "cabeça de anjo alada", mas possui uma interioridade, identificada com o próprio corpo que deseja e em atividade. Todo ato da vontade é ao mesmo tempo ação do corpo: ambos são uma única e mesma coisa, apenas dados "de duas maneiras completamente diferentes", uma vez de imediato, outra na intuição do entendimento. Todo ato imediato da vontade é, num só lance, ação do corpo que aparece; por sua vez, toda ação sobre o corpo é, num só lance, ação sobre a vontade, chamando-se dor ou agrado. Schopenhauer introduz, assim, em seu pensamento, a crucial noção de *objetidade (Objektität)* da vontade, a qual pode ser traduzida dizendo-se que o corpo é a concreção do querer, ambos são unos ou, além de ser representação, o corpo é vontade.
>
> O mundo é minha representação, sim, mas ele também é *minha vontade*. Daí se chega à verdade filosófica *kat exoken, por excelência*, assentada "na relação que uma representação intuitiva, o corpo, tem com aquilo que de modo algum é representação, mas algo diferente dela: a vontade.

Na obra intitulada *Metaphysik des Schönen* ("Metafísica do Belo"), publicada em 1820 a partir da transcrição de algumas palestras ministradas pelo autor na Universidade de Berlim, Schopenhauer dedicou-se a esmiuçar filosoficamente o conceito puro de beleza e sua subjetividade, onde[88-90]:

> Nesse contexto existencial do sofrimento, surge a função do belo como negação do querer. O belo é a forma privilegiada de conhecimento das Ideias, acarretando a quem o frui a neutralização do sofrimento, portanto um apaziguamento do querer. Trata-se do "estado estético", expressão indicativa da fruição do belo tanto na natureza quanto na arte.
>
> [...]
>
> Inserimos a abordagem do sublime e o que a ela pertence, após termos findado, pela *metade*, a elucidação do belo, isto é, segundo seu lado subjetivo, pois justamente uma modificação particular desse lado diferencia o belo do sublime. De fato, toda contemplação estética pressupõe o estado do puro conhecimento destituído de vontade. [...]

Queremos agora desenvolver de maneira filosófica o que propriamente tem de ocorrer em nós quando, após a intuição de um objeto, o nomeamos *belo*. Por aí se tornará claro o que é exatamente o belo. Quando nomeamos um objeto *belo*, dizemos que ele é objeto de nossa consideração estética, a qual envolve *dois* fatores, de um lado, na consideração do objeto não estamos mais conscientes de nós mesmos como indivíduos, mas como puros sujeitos do conhecer destituído de vontade; de outro, no objeto conhecemos não a coisa isolada, mas uma Ideia. Isso, contudo, só pode ocorrer caso nossa consideração não seja entregue ao princípio de razão, não siga a relação com algo exterior (o que em última instância está sempre conectado a uma relação com a vontade), mas repouse no objeto mesmo, considerado independentemente de todas as relações, arrancado de seu nexo causal, concebido meramente em seu íntimo e em suas determinações essenciais, não em seu exterior. Esses dois fatores têm de se dar simultaneamente, quando consideramos algo *belo*.

[...] Eles são comparáveis ao arco-íris e ao sol, que não têm participação alguma na sucessão de gotas que caem incessantemente. Um exemplo: vejo uma árvore *bela*; isso quer dizer que a considerei esteticamente, portanto a vi com olhos artísticos; ora, assim que o objeto considerado não seja mais essa árvore individual, porém a Ideia de sua espécie que se expõe para mim, então essa árvore e eu, durante a intuição, sobrelevamo-nos por todas as relações. Em consequência, é totalmente indiferente e sem significação se a árvore intuída é exatamente essa ou seu ancestral verdejante de milhares de anos atrás.

[...] Uma coisa é *mais bela* que a outra quando facilita aquela pura consideração objetiva, vem-lhe ao encontro, sim, como que compele a isso; então a nomeamos *muito bela*. Esse é o caso, *primeiro*, quando algo isolado exprime de modo puro a Ideia de sua espécie, mediante a proporção bem distinta, puramente determinada, inteiramente significativa de suas partes, reunindo em si todas as exteriorizações possíveis da Ideia de sua espécie, manifestando-a com perfeição. Justamente por essas características a coisa isolada facilita ao espectador a transição para a Ideia, atingindo-se assim o estado da intuição pura. *Segundo*, aquela vantagem da beleza particular de um objeto reside em que a Ideia mesma a exprimir-se é *um grau superior* da objetividade da Vontade e por conseguinte diz muito mais, é mais significativa. Eis por que *o homem,* mais do que qualquer coisa, é belo, e a manifestação de sua essência é o fim supremo da arte. A figura e a expressão do homem são os objetos mais significativos das artes plásticas, assim como suas ações o são da poesia.

[...]

Beleza humana é uma expressão objetiva: ela significa a objetivação mais perfeita da Vontade no grau mais elevado de sua cognoscibilidade: portanto, a Ideia geral de homem plenamente expressa na forma intuída. Nenhum objeto nos atrai tão rápido para a intuição estética quanto a figura e o belo rosto do homem, cuja visão nos arrebata instantaneamente com uma satisfação inexprimível e nos eleva sobre nós mesmos e sobre tudo o que nos atormenta; o que só é possível exatamente porque essa cognoscibilidade mais clara e pura da Vontade também nos coloca de maneira mais fácil e rápida no estado do puro conhecer, no qual nossa personalidade e querer, dos quais se origina todo tormento, distanciam-se da consciência pelo tempo em que a alegria estética se mantiver. Daí advém que o possuidor de forte receptividade para o belo é, em geral, arrebatado pela visão da beleza humana bem mais do que por qualquer outra coisa. O fato de a natureza obter êxito com uma bela figura humana pode ser explicado pelo seguinte: a Vontade, ao objetivar-se nesse grau mais elevado num indivíduo, vence todas as adversidades por meio de circunstâncias favoráveis e de sua própria força, superando a resistência que lhe opunham seus fenômenos mais baixos, como as forças naturais cegas que se exteriorizam em cada matéria segundo leis físicas e químicas. Essas forças primeiro têm de ser vencidas e delas retirada a matéria que lhe pertence. Ademais, os fenômenos da Vontade em seus graus mais elevados têm a adversidade por forma; já a árvore é tão somente um agregado sistemático de um sem-número de fibras repetidas e crescidas. E essa composição de partes diversas aumenta com o grau da Vontade; o corpo humano é um sistema altamente complexo de partes por inteiro diferentes, cada uma das quais possuindo vida subordinada ao todo, porém própria, *vita propria*. Que todas essas partes estejam convenientemente subordinadas entre si e ao todo, que conspirem de forma harmônica para a exposição dele e nada atrofiem nem hipertrofiem – eis as condições raras cujo resultado é a beleza, o caráter da espécie perfeitamente estampado. Assim é a natureza. [...]

ATUALMENTE: LEGADO E NECESSIDADE

Redescoberta pelos artistas contemporâneos, a anatomia tem se mostrado fundamental para a elaboração de ilustrações convencionais e imagens digitais, por exemplo. Reconhecer as estruturas do corpo humano com precisão permite a exploração de diferentes possibilidades, seguindo as formas tradicionais ou reinventando formas[91]. A anatomia comparada, por sua vez, é imprescindível para a criação artística de seres híbridos, como vários deuses mitológicos, cujos corpos são formados pela união de partes humanas e de animais[92]. Os desenhos e animações 3D estão cada vez mais próximos do real com a contribuição dos conhecimentos anatômicos tanto para posições estáticas quanto para representações de movimento, onde inúmeros estudos da dinâmica muscular e das expressões faciais se mostram fundamentais.

Atualmente, a odontologia une à anatomia os conceitos de estética e proporção. Estudos associam a relação de simetria da linha média da face com a configuração dentária visando à entrega de resultados mais individualizados para a realidade de cada paciente, bem como enfatizam a importância analítica de características como a inclinação do eixo axial (o "longo-eixo") dos dentes anteriores, o formato do sorriso (alto, médio ou baixo), a linha interpupilar e a forma da face para a obtenção de um conjunto visivelmente harmônico. Também é observada a relação natural de proporção áurea entre os dentes permanentes anteriores superiores, que seguem os valores numéricos de 1,618 : 1,0 : 0,618[93]. Dessa maneira, considerando um valor "1,618v" para os incisivos centrais, seria ideal que os incisivos laterais apresentassem tamanho "v", enquanto a parte dos caninos aparente no sorriso mediria "0,618v".

A estética é atualmente definida, pelo Dicionário Michaelis, como: "*1. Estudo que determina o caráter do belo nas produções naturais e artísticas. 2. Filosofia das belas-artes. 3. Harmonia das formas e coloridos*". Logo, como visto há pouco em Darwin e Schopenhauer, a concepção de belo está intimamente relacionada com aquilo que é definitivamente natural e harmônico, assim como varia de acordo com aspectos socioculturais de determinada região geográfica e dos povos que nela vivem.

Conforme exposto por Costa e Navi[63], fatores como relações familiares, grupos sociais, bem como idade e época na qual se vive, interferem diretamente no conceito de estética e sua subjetividade. Assim, é recomendável e necessário individualizar os procedimentos de harmonização orofacial buscando elevar a autoestima do indivíduo, sem se abster de preservar a sua saúde.

Tratando-se de autoestima propriamente dita, a estética facial está intimamente relacionada à saúde mental, pois envolve complexos fatores ligados às condições psicológicas e emocionais dos seres humanos. Os profissionais que labutam na área da harmonização orofacial têm significativa importância na correlação entre as finalidades estéticas e terapêuticas de seus procedimentos. A toxina botulínica, por exemplo, apresenta efeitos como o aliviamento de dores orofaciais, ao passo que também é um material reconhecido principalmente por suas propriedades cosméticas de atuação no rejuvenescimento facial[94].

CONCLUSÃO

A anatomia se mantém imprescindível para os procedimentos de harmonização estética, uma vez que é a principal ferramenta de estudo do corpo humano e suas estruturas. O aumento da busca pelo belo na sociedade atual implica o fomento de novos cursos de formação de profissionais que irão atuar na harmonização orofacial, cuja demanda cresce de maneira exponencial. Dessa forma, um conhecimento sólido em anatomia por parte do profissional é a base essencial para o sucesso de qualquer procedimento estético relacionado ao corpo humano, bem como ao tratamento de possíveis acidentes e complicações em intercorrências indesejadas.

REFERÊNCIAS

1. Dangelo JG, Fattini CA. Anatomia humana sistêmica e segmentar, 3. ed. São Paulo: Atheneu; 2007.
2. *The Anatomy Lesson of Dr. Nicolaes Tulp,* de Rembrandt Harmenszoon van Rijn (1606-1669), é uma imagem considerada domínio público pela CC PDM 1.0. Para ver os termos dessa licença, visite: https://creativecommons.org/publicdomain/mark/1.0/ [acesso em abril de 2023]. Disponível em: https://wellcomecollection.org/works/h8kxcypy/images?id=dvwvxtbk
3. Talamoni ACB. No anfiteatro da anatomia: o cadáver e a morte. São Paulo: Cultura Acadêmica; 2012.
4. Melo GM, Cervantes O, Abrahao M, Covolan L, Ferreira ES, Baptista HA. Uma breve história da cirurgia das glândulas salivares. Rev Col Bras Cir. 2017;44(4):403-12.
5. Suenaga C, Lisboa DC, Silva MS, Paula VB. Conceito, beleza e contemporaneidade: fragmentos históricos no decorrer da evolução estética. 18f. Trabalho de Conclusão de Curso (Cosmetologia e Estética) – Universidade do Vale do Itajaí, Florianópolis, 2012.
6. Pertile RA. A história das técnicas médicas a partir de ilustrações em papiros do Egito antigo. Khronos Rev Hist Cien. 2020;10:79-88.
7. *The Edwin Smith Papyrus, the world's oldest surviving surgical document,* de Jeff Dahl, é uma imagem considerada domínio público pela CC PDM 1.0. Para ver os termos dessa licença, visite: https://creativecommons.org/publicdomain/mark/1.0/ [acesso em abril de 2023]. Disponível em: https://commons.wikimedia.org/wiki/File:Edwin_Smith_Papyrus_v2.jpg
8. Mandarim-de-Lacerda CA. Breve história da anatomia. Rio de Janeiro: Universidade do Estado do Rio de Janeiro; 2010.
9. Souza SC. Anatomia: aspectos históricos e evolução. Rev Cien Med Biol. 2011;10(1):3-6.
10. *Maler der Grabkammer der Nefertari,* de The Yorck Project (2002), é uma imagem considerada domínio público pela CC PDM 1.0. Para ver os termos dessa licença, visite: https://creativecommons.org/publicdomain/mark/1.0/. [acesso em abril de 2023]. Disponível em: https://pt.wikipedia.org/wiki/Ficheiro:Maler_der_Grabkammer_der_Nefertari_004.jpg
11. *Büste der Nofretete im Neuen Museum, Berlin,* de Arkadiy Etumyan, é uma imagem sob a licença CC BY-SA 3.0. Para ver os termos, visite: https://creativecommons.org/licenses/by-sa/3.0/deed.pt. [acesso em abril de 2023]. Disponível em: https://pt.wikipedia.org/wiki/Ficheiro:Nefertiti_30-01-2006.jpg
12. Porto MAT, Moreira MFS, Simão MCF. Anatomia e fisiologia na Idade Trágica dos gregos. Revista Mneme. 2001;2(4).
13. Castro F. Pai da taxonomia. Agência FAPESP. [acesso em abril de 2024]. Disponível em: https://agencia.fapesp.br/pai-da-taxonomia/8020/
14. Botter B. O erro de Aristóteles na biologia humana. Synesis. 2016;8(1):35-53.
15. Hiroki J. Corpo em ensaio: as contribuições de Leonardo da Vinci para o ensino de anatomia humana em ciências e biologia. 75f. Trabalho de Conclusão de Curso (Licenciatura em Ciências Biológicas) –Universidade Federal da Fronteira Sul, Realeza, 2016.
16. Porto Editora. Teofrasto na Infopédia. [acesos em abril de 2024]. Disponível em: https://www.infopedia.pt/apoio/artigos/$teofrasto
17. Rodrigues AF, Giacomo LHS. Entre egípcios e romanos: considerações a respeito de tal interação política. Plêthos. 2013;3:70-84.
18. Imbroisi M, Martins S. Renascimento. História das Artes. [website]. [acesso em abril de 2024]. Disponível em: https://www.historiadasartes.com/nomundo/arte-renascentista/renascimento/
19. Fonseca MR. A história da beleza. Marraio. 2013;26:58-64.
20. *Anatomie du corps humain selon Da Vinci DDC_9732,* de Thierry Ehrmann, é uma imagem sob a licença CC BY 2.0. Para ver os termos dessa licença, visite: https://creativecommons.org/licenses/by/2.0/ [acesso em abril de 2023]. Disponível em: https://www.flickr.com/photos/40936370@N00/11963306054
21. *Anatomie du corps humain selon Da Vinci DDC_9736,* de Thierry Ehrmann, é uma imagem sob a licença CC BY 2.0. Para ver os termos dessa licença, visite: https://creativecommons.org/licenses/by/2.0/ [acesso em abril de 2023]. Disponível em: https://www.flickr.com/photos/40936370@N00/11963698106
22. *Leonardo da Vinci skull in profile to right (1645),* de The Metropolitan Museum of Art é uma imagem considerada domínio público pela CC0 1.0. Para ver os termos dessa licença, visite: https://creativecommons.org/publicdomain/zero/1.0/ [acesso em abril de 2023]. Disponível em: https://www.rawpixel.com/image/8765312/image-art-vintage-public-domain
23. *Leonardo da Vinci's studies of the foetus in the womb (circa 1510-1513),* de Wikimedia Commons, é uma imagem considerada domínio público pela CC0 1.0. Para ver os termos dessa licença, visite: https://creativecommons.org/publicdomain/zero/1.0/ [acesso em abril de 2023]. Disponível em: https://www.rawpixel.com/image/3848275/illustration-image-art-vintage
24. *Leonardo da Vinci's Vitruvian Man (circa 1492),* de Wikimedia Commons, é uma imagem considerada domínio público pela CC0 1.0. Para ver os termos dessa licença, visite: https://creativecommons.org/publicdomain/zero/1.0/ [acesso em abril de 2023]. Disponível em: https://www.rawpixel.com/image/7726887/image-art-public-domain-leonardo-vinci
25. Campos JH. Visagism, sexual dimorphism, golden ratio and symmetry as solid bases for image alterations. Aesthet Orofac Sci. 2021;2(2):74-90.
26. *Vitruvian Man / Flower of Life Construction,* de Eric S., é uma imagem sob a licença CC BY-SA 2.0. Para ver os termos dessa licença, visite: https://creativecommons.org/licenses/by-sa/2.0/ [acesso em abril de 2023]. Disponível em: https://www.flickr.com/photos/62026183@N03/7703410046
27. *Cross-section of skull in profile view, showing the intercranial nerves and vessels. Etching by Wenceslaus Hollar after Leonardo da Vinci, 1651,* de Wellcome Collection, é uma imagem considerada domínio público pela CC PDM 1.0. Para ver os termos dessa licença, visite: https://creativecommons.org/publicdomain/mark/1.0/ [acesso em abril de 2023]. Disponível em: https://wellcomecollection.org/works/y6m95uxz
28. *Skull,* de Alan Levine, é uma imagem considerada domínio público pela CC0 1.0. Para ver os termos dessa licença, visite: https://creativecommons.org/publicdomain/zero/1.0/ [acesso em abril de 2023]. Disponível em: https://www.flickr.com/photos/37996646802@N01/3098406068

29. Ferreira RJS. Os estudos anatómicos de Leonardo da Vinci. 2015. 79f. Dissertação (Mestrado em Ciências Farmacêuticas) – Faculdade de Ciências da Saúde da Universidade Fernando Pessoa, Porto, 2015.

30. Nagashima JC, Astrauskas, JP, Gomes IT, Santos MSP, Teruel GM, André F. Uma lição de anatomia na capela sistina. Rev Cient Elet Med Vet. 2009;7(13):1-6.

31. Botton, FF. Michelangelo: Capela Sistina, ut pictura poesis e a condição social do pintor na renascença. Darandina Revisteletrônica. 2010;2(3).

32. *Creation of Man / God Finger / Michelangelo (1508-1512)*, de janeb13, é uma imagem considerada domínio público pela CC0 1.0. Para ver os termos dessa licença, visite: https://creativecommons.org/publicdomain/zero/1.0/ [acesso em abril de 2023]. Disponível em: https://pixabay.com/illustrations/creation-of-man-god-finger-1159966/

33. *Teto da Capela Sistina / Michelangelo (1475-1564)*, de Qypchak, é uma imagem sob a licença CC BY-SA 3.0. Para ver os termos dessa licença, visite: https://creativecommons.org/licenses/by-sa/3.0/ [acesso em abril de 2023]. Disponível em: https://pt.wikipedia.org/wiki/Ficheiro:CAPPELLA_SISTINA_Ceiling.jpg

34. *Diagrama da esquemática dos afrescos de Michelangelo*, de Begoon, é uma imagem sob a licença CC BY-SA 3.0. Para ver os termos dessa licença, visite: https://creativecommons.org/licenses/by-sa/3.0/ [acesso em abril de 2023]. Disponível em: https://pt.wikipedia.org/wiki/Ficheiro:Sistine_Chapel_Ceiling_-_Português.png

35. Franco FJMB. Aproximação facial de quatro crânios da coleção osteológica Luís Lopes. Dissertação (Mestrado em Anatomia Artística/Ilustração Científica) – Faculdade de Belas Artes, Universidade de Lisboa, 2013.

36. *Hierin[n] sind begriffen vier Bücher von menschlicher Proportion and Vier Bücher von menschlicher Proportion / Albrecht Dürer (1471-1528)*, de National Library of Medicine (Digital Collections), é considerada uma obra em domínio pela CC PDM 1.0. Para ver os termos dessa licença, visite: https://creativecommons.org/publicdomain/mark/1.0/ [acesso em abril de 2023]. Disponível em: https://collections.nlm.nih.gov/catalog/nlm:nlmuid-2233015R-bk

37. Kruse MHL. Anatomia: a ordem do corpo. Rev Bras Enf. 2004;57:79-84.

38. *Frontispiece / De humani corporis fabrica (Of the Structure of Human Body)*, de Andreas Vesalius (1514-1564), é uma imagem de uma obra considerada domínio público pela CC0 1.0. Para ver os termos dessa licença, visite: https://creativecommons.org/publicdomain/zero/1.0/ [acesso em abril de 2023]. Disponível em: https://www.metmuseum.org/art/collection/search/358129

39. *214-215 / De humani corporis fabrica (Of the Structure of Human Body)*, de Andreas Vesalius (1514-1565), é uma imagem de uma obra considerada domínio público pela CC0 1.0. Para ver os termos dessa licença, visite: https://creativecommons.org/publicdomain/zero/1.0/ [acesso em abril de 2023]. Disponível em: https://www.metmuseum.org/art/collection/search/358129

40. *482-483 / De humani corporis fabrica (Of the Structure of Human Body)*, de Andreas Vesalius (1514-1564), é uma imagem de uma obra considerada domínio público pela CC0 1.0. Para ver os termos dessa licença, visite: https://creativecommons.org/publicdomain/zero/1.0/ [acesso em abril de 2023]. Disponível em: https://www.metmuseum.org/art/collection/search/358129

41. Kickhöfel EHP. A lição de anatomia de Andreas Vesalius e a ciência moderna. Campinas: Ateliê Editorial; 2003.

42. Assunção MPB. Plataforma digital: método complementar de ensino-aprendizagem da embriologia comparativa. 261f. Tese (Doutorado em Anatomia dos Animais Domésticos e Silvestres) – Faculdade de Medicina Veterinária e Zootecnia da Universidade de São Paulo, 2020.

43. *Frontispiece / 222 / Tabulae anatomicae*, de Bartholomeu Eustachi (1514-1574), são imagens de uma obra considerada domínio público pela CC PDM 1.0. Para ver os termos dessa licença, visite: https://creativecommons.org/publicdomain/mark/1.0/ [acesso em abril de 2023]. Disponível em: https://wellcomecollection.org/works/ny5m3ajp

44. *De osteologieles van Dr. Sebastiaen Egbertsz*, de Nicolaes Eliasz Pickenoy (1588-1653/1656), é uma imagem considerada domínio público pela CC PDM 1.0. Para ver os termos dessa licença, visite: https://creativecommons.org/publicdomain/mark/1.0/ [acesso em abril de 2023]. Disponível em: https://hart.amsterdam/collectie/object/amcollect/38497

45. Alves E, Tubino P. Lições de anatomia – parte II. Jornal Brasileiro de História da Anatomia. 2019.

46. *Anatomische les van Prof. Frederik Ruysch, 1670*, de Adriaen Backer (1635-1684), é uma imagem considerada domínio público. [acesso em abril de 2023]. Disponível em: https://hart.amsterdam/nl/page/26737

47. *Anatomische les van Prof. Petrus Camper*, de Tibout Regters (1710-1768), é uma imagem considerada domínio público pela CC PDM 1.0. Para ver os termos dessa licença, visite: https://creativecommons.org/publicdomain/mark/1.0/ [acesso em abril de 2023]. Disponível em: https://hart.amsterdam/nl/collectie/object/amcollect/38542

48. *Anatomische les van Prof. Petrus Camper (1758)*, de Tibout Regters (1710-1768), é uma imagem considerada domínio público pela CC PDM 1.0. Para ver os termos dessa licença, visite: https://creativecommons.org/publicdomain/mark/1.0/ [acesso em abril de 2023]. Disponível em: https://hart.amsterdam/nl/collectie/object/amcollect/38542

49. *Bildnis des P. Camper*, de Universitätsbibliothek Leipzig, é uma imagem considerada domínio público pela CC PDM 1.0. Para ver os termos dessa licença, visite: https://creativecommons.org/publicdomain/mark/1.0/ [acesso em abril de 2023]. Disponível em: https://www.flickr.com/photos/132294445@N05/17000975626

50. *Glasnegatief, Petrus Campe*, de Ted Potters, é uma imagem considerada domínio público pela CC PDM 1.0. Para ver os termos dessa licença, visite: https://creativecommons.org/publicdomain/mark/1.0/ [acesso em abril de 2023]. Disponível em: https://www.flickr.com/photos/149271704@N02/50388682263

51. *Gaetano zumbo, cera teste*, de sailko, é uma imagem sob a licença CC BY 2.5. Para ver os termos dessa licença, visite: https://creativecommons.org/licenses/by/2.5/ [acesso em abril de 2023]. Disponível em: https://commons.wikimedia.org/w/index.php?curid=6582448

52. Cunha TD, Salgado IO, Costa LC, Galdino TM, Salgado C. Proporção áurea em dentes permanentes anteriores superiores. Rev Int Est Exp. 2013;5:33-8.

53. *Aleijadinho: Anjo, Santuário de Matosinhos, Brasil*, de Tetraktys, é uma imagem considerada domínio público pela CC PDM 1.0. Para ver os termos dessa licença, visite: https://creativecommons.org/publicdomain/mark/1.0/. [acesso em abril de 2023]. Disponível em: https://commons.wikimedia.org/wiki/File:Aleijadinho-anjo.jpg

54. Neves AN, Silva PSP. Bichectomia: indicações e contraindicações. 2019. 32f. Trabalho de Graduação (Bacharelado em Odontologia) – Departamento de Odontologia da Universidade de Taubaté, SP.

55. History of Medicine. National Library of Medicine. [website]. [acesso em abril de 2024]. Disponível em: https://www.nlm.nih.gov/hmd/index.html

56. *Anatomie du gladiateur combattant applicable aux beaux arts; ou Traité des os, des muscles, du mécanisme de mouvemens, de proportions et des caractères du corps humain (Anatomy of the Fighting Gladiator), Paris (Salvage), 1812*, de Jean-Galbert Salvage (1770-1813), é uma imagem considerada domínio público pela CC0 1.0. Para ver os termos dessa

licença, visite: https://creativecommons.org/publicdomain/zero/1.0/. [acesso em abril de 2023]. Disponível em: https://www.metmuseum.org/art/collection/search/343455

57. *Planche 1er - Anatomie du gladiateur combattant applicable aux beaux arts*, de Jean-Galbert Salvage (1770-1813) é uma imagem considerada domínio público pela CC0 1.0. Para ver os termos dessa licença, visite: https://creativecommons.org/publicdomain/zero/1.0/ [acesso em abril de 2023]. Disponível em: https://images.metmuseum.org/CRDImages/dp/original/DP140161.jpg

58. *Planche 2 - Anatomie du gladiateur combattant applicable aux beaux arts*, de Jean-Galbert Salvage (1770-1813), é uma imagem considerada domínio público pela CC0 1.0. Para ver os termos dessa licença, visite: https://creativecommons.org/publicdomain/zero/1.0/. [acesso em abril de 2023]. Disponível em: https://images.metmuseum.org/CRDImages/dp/original/DP140162.jpg

59. *Planche 10 - Anatomie du gladiateur combattant applicable aux beaux arts*, de Jean-Galbert Salvage (1770-1813), é uma imagem considerada domínio público pela CC0 1.0. Para ver os termos dessa licença, visite: https://creativecommons.org/publicdomain/zero/1.0/ [acesso em abril de 2023]. Disponível em: https://images.metmuseum.org/CRDImages/dp/original/DP140163.jpg

60. *Planche 3 - Anatomie du gladiateur combattant applicable aux beaux arts*, de Jean-Galbert Salvage (1770-1813), é uma imagem considerada domínio público pela CC0 1.0. Para ver os termos dessa licença, visite: https://creativecommons.org/publicdomain/zero/1.0/ [acesso em abril de 2023]. Disponível em: https://images.metmuseum.org/CRDImages/dp/original/DP218689.jpg

61. *Planche 4 - Anatomie du gladiateur combattant applicable aux beaux arts*, de Jean-Galbert Salvage (1770-1813), é uma imagem considerada domínio público pela CC0 1.0. Para ver os termos dessa licença, visite: https://creativecommons.org/publicdomain/zero/1.0/ [acesso em abril de 2023]. Disponível em: https://images.metmuseum.org/CRDImages/dp/original/DP218690.jpg

62. Charple JA. Restorating discolored teeth to normal. The Dental Cosmos. 1877;19(9):499.

63. Costa CT, Navi RP. Clareamento dental interno e suas perspectivas para o clínico geral. 55f. Monografia (Graduação em Odontologia) – Universidade São Francisco, Bragança Paulista, 2008.

64. *Baltimore College of Dental Surgery historic marker, Former Mercantile Safe Deposit & Trust Company Building, 2 Hopkins Plaza, Baltimore, MD 21201*, de Baltimore Heritage, é uma imagem considerada domínio público pela CC0 1.0. Para ver os termos dessa licença, visite: https://creativecommons.org/publicdomain/zero/1.0/ [acesso em abril de 2023]. Disponível em: https://www.flickr.com/photos/44034762@N04/46324358902

65. *Horace Wells. Photograph of reproduction of stipple engravin by H. B. Hall*, de Wellcome Collection, é uma imagem sob a licença CC BY 4.0. Para ver os termos dessa licença, visite: https://creativecommons.org/licenses/by/4.0/ [acesso em abril de 2023]. Disponível em: https://wellcomecollection.org/works/qhnbvuc6/images?id=hwdeqn26

66. *M0003192: Portrait of William T. G. Morton (1819-1868)*, de Wellcome Collection, é uma imagem sob a licença CC BY 4.0. Para ver os termos dessa licença, visite: https://creativecommons.org/licenses/by/4.0/. [acesso em abril de 2023]. Disponível em: https://wellcomecollection.org/works/k5q7ufdy/items

67. *M0001848: Reproduction of an oil painting depicting the first use of ether in dental surgery used by dental surgeon William Thomas Green Morton (1819-1868) in 1846, by Ernest Board*, de Wellcome Collection, é uma imagem considerada domínio público pela CC PDM 1.0. Para ver os termos dessa licença, visite: https://creativecommons.org/publicdomain/mark/1.0/ [acesso em abril de 2023]. Disponível em: https://wellcomecollection.org/works/bkjpdbwv

68. *66 – Skull of an adult and infant*, de Qasim Zafar, é uma imagem considerada domínio público pela CC PDM 1.0. Para ver os termos dessa licença, visite: https://creativecommons.org/publicdomain/mark/1.0/ [acesso em abril de 2023]. Disponível em: https://www.flickr.com/photos/133115863@N08/18873988738

69. Carwardine T. The supraesternal bones in man. J Anat Physiol. 1893;27(2):232-4.

70. Thomas P. Hidden identity. In: Talking bones: the science of forensic anthropology. New York: Facts on File Science Sourcebooks; 1995. p. 42-55.

71. Laios K. Rudolf Ulrich Krönlein (1847-1910): an innovative general, thoracic, neuro and ocular surgeon. Surg Innov. 2017;24(6):627-9.

72. Santos LMP, Issa JPM. Conceitos de traumatologia aplicados em balística forense: fundamentos e origens. In: Issa JPM, organizador. Tratado de balística: bases técnico-científicas, médico-legais e aplicações periciais, 1. ed. São Paulo: Santos Publicações; 2023. p. 418-521.

73. *[1] Unique forms of continuity in space (1913)*, de Umberto Boccioni (1882-1916), é uma imagem considerada domínio público pela CC0 1.0. Para ver os termos dessa licença, visite: https://creativecommons.org/publicdomain/zero/1.0/ [acesso em abril de 2023]. Disponível em: https://images.metmuseum.org/CRDImages/ma/original/DT6413.jpg

74. *[2] Unique forms of continuity in space (1913)*, de Umberto Boccioni (1882-1916), é uma imagem considerada domínio público pela CC0 1.0. Para ver os termos dessa licença, visite: https://creativecommons.org/publicdomain/zero/1.0/ [acesso em abril de 2023]. Disponível em: https://images.metmuseum.org/CRDImages/ma/original/DT6411.jpg

75. Choksey KM. Surgery, rhinoplasty, hemorrhage and instruments. In: Dentistry in ancient India. 1. ed. Ahmedabad: N. M. Printing Press; 1953. p. 64-72.

76. Rebollo RA. "De humanis corporis circus" de Gunther von Hagens. Sci Stud. 2003;1(1):101-7.

77. *Gunther von Hagens: Body Worlds Vital*, de NTNU Vitenskapsmuseet, é uma imagem considerada domínio público pela CC PDM 1.0. Para ver os termos dessa licença, visite: https://creativecommons.org/publicdomain/mark/1.0/ [acesso em abril de 2023]. Disponível em: https://www.flickr.com/photos/38254448@N05/34288256174

78. Eugenics. Cambridge Dictionary: Make your words meaningful. [acesso em abril de 2024]. Disponível em: https://dictionary.cambridge.org/pt/dicionario/ingles/eugenics.

79. *Cesar Lombroso*, de Images from the History of Medicine (IHM), é uma imagem considerada domínio público pela CC PDM 1.0. Para ver os termos dessa licença, visite: https://creativecommons.org/publicdomain/mark/1.0/ [acesso em abril de 2023]. Disponível em: http://resource.nlm.nih.gov/101421789

80. *Charles Robert Darwin. Photograph by Julia Margaret Cameron, 1868*, de Wellcome Collection, é uma imagem considerada domínio público pela CC PDM 1.0. Para ver os termos dessa licença, visite: https://creativecommons.org/publicdomain/mark/1.0/ [acesso em abril de 2023]. Disponível em: https://wellcomecollection.org/works/mjj8xwmx

81. Darwin CR. General principles of expression. In: The expression of emotions in man and animals. Londres: Penguin Classics; 2009. p. 37-56.

82. Darwin CR. Comparison of the mental powers of man and the lower animals. In: The descent of man, and selection in relation to sex. Londres: Penguin Classics; 2004. p. 85-119.

83. Darwin CR. Birds – continued. In: The descent of man, and selection in relation to sex. Londres: Penguin Classics; 2004. p. 455-98.

84. Darwin CR. Secondary sexual characters of mammals – continued. In: The descent of man, and selection in relation to sex. Londres: Penguin Classics; 2004. p. 588-619.

85. Darwin CR. Secondary sexual characters of man. In: The descent of man, and selection in relation to sex. Londres: Penguin Classics; 2004. p. 621-50.

86. *Vertebrate Osteology and Comparative Anatomy Exhibits, Natural History Building by United States National Museum Photographic Laboratory*, de Smithsonian Institution Archives, é uma imagem considerada domínio público pela CC0 1.0. Para ver os termos dessa licença, visite: https://creativecommons.org/publicdomain/zero/1.0/ [acesso em abril de 2023]. Disponível em: https://siarchives.si.edu/collections/siris_arc_402425

87. *Portrait photograph of Arthur Schopenhauer by Johann Schäfer, 1859*, de Artistosteles, é uma imagem considerada domínio público pela CC0 1.0. Para ver os termos dessa licença, visite: https://creativecommons.org/publicdomain/zero/1.0/ [acesso em abril de 2023]. Disponível em: https://commons.wikimedia.org/w/index.php?curid=82370176

88. Barboza J. Apresentação: estudo estético e conhecimento. In: Schopenhauer A. Metafísica do belo, 1. ed. trad. São Paulo: Editora UNESP; 2003. p. 7-21.

89. Schopenhauer A. Da parte objetiva da satisfação estética ou da beleza objetiva. In: Metafísica do belo, 1. ed. trad. São Paulo: Editora UNESP; 2003. p. 120-6.

90. Schopenhauer A. Pintura histórica. Também sobre beleza, caráter e graça. In: Metafísica do belo, 1. ed. trad. São Paulo: Editora UNESP; 2003. p. 159-74.

91. Ritto IMDC. As idades da anatomia artística. In: Marques AP, coordenador. As idades do desenho. Lisboa: Faculdade de Belas-Artes (CIEBA); 2015. p. 167-76.

92. Ritto IMDC. O ensino da anatomia em Belas-Artes. In: Pombo O, Nabais CP, Fuentes S, organizadoras. CorpoIMAGEM: representações do corpo na ciência e na arte. Lisboa: Fim de Século; 2019. p. 79-92.

93. Sousa LE, Cunha TRA. Anatomia e arte do mestre Aleijadinho: uma ferramenta metodológica para o ensino de anatomia humana. EDUCERE - Revista da Educação. 2017;17(1):65-78.

94. Silva IKN. Influência da estética do sorriso na autoestima. 2020. 51f. Trabalho de Conclusão de Curso (Bacharel em Odontologia) – Centro Universitário Unifacvest, Lages, 2020.

BIBLIOGRAFIA COMPLEMENTAR

- Haag C. Entre a cátedra e o ateliê. Revista Pesquisa Fapesp. 2012;198:72-7.

- Silva A. Leonardo da Vinci, o desbravador do corpo humano. J Unicamp. 2013. [acesso em julho de 2023]. Disponível em: https://www.unicamp.br/unicamp/ju/568/leonardo-da-vinci-o-desbravador-do-corpo-humano

- Suarez AVG, Labuto MM, Celano LS. A importância da análise facial no planejamento da harmonização orofacial. Cadernos de Odontologia do UNIFESO. 2021;3(1):18-30.

Os processos judiciais na prática clínica da harmonização orofacial e a defesa do cirurgião-dentista

Felipe Maiolo Garmes

Lucas Meciano Pereira dos Santos

João Paulo Mardegan Issa

Rafaela Maiolo Garmes

Os processos judiciais são cada vez mais corriqueiros na vida profissional dos cirurgiões-dentistas. Assim, é necessário analisarmos os pontos que fundamentam os processos judiciais, as obrigações do profissional da saúde e todas as informações que necessitam ser apresentadas dentro deste contexto.

É importante saber que a norma hipotética fundamental, **o princípio da dignidade da pessoa humana**, obriga uma atuação mais protecionista ao profissional, incluindo o respeito da autonomia do paciente em relação à saúde.

A titularidade da liberdade de saúde pertence exclusivamente ao paciente, porém o seu exercício pode ser repassado ao profissional para que este resguarde a saúde do paciente efetuando um procedimento que esteja de acordo com a literatura científica odontológica e com a aceitação expressa e compreendida pelo indivíduo – lembrando que a autonomia apenas será exercida quando o paciente tiver plena consciência do procedimento, bem como de seus riscos e possíveis resultados.

As propagandas exageradas aumentam e reforçam o valor do dever de resultado na medida em que transmitem ao paciente uma ilusão de desfecho que pode não vir a ser o seu caso, uma vez que as condições fisiológicas variam de caso a caso. Torna-se difícil, portanto, para o profissional se esquivar da obrigação de resultado quando parece garantir isso ao paciente, ainda que de maneira indireta. Dessa forma, os processos demonstram ser uma grande problemática a ser enfrentada.

DIREITO CONSTITUCIONAL: O FUNDAMENTO PARA OS DEVERES PROFISSIONAIS

Vivemos em um Estado Democrático de Direito, o qual possui uma Carta Magna promulgada pelo poder constituinte que representa o povo brasileiro. Em outros termos, o Direito Constitucional é um ramo de direito público, o qual é fundamental para a organização e ao funcionamento do Estado. Conforme define Jorge Miranda:

> A parcela da ordem jurídica que rege o próprio Estado, enquanto comunidade e enquanto poder, é o conjunto de normas (disposições e princípios) que recordam o contexto jurídico correspondente à comunidade política como um todo e aí situam os indivíduos e os grupos uns em face dos outros e frente ao Estado-poder e que, ao mesmo tempo, definem a titularidade do poder, os modos de formação e manifestação da vontade política, os órgãos de que esta carece e os atos em que se concretiza.

Conforme exposto anteriormente, o Direito Constitucional tem o viés de organização do Estado, porém, ao passar dos anos, notou-se uma necessidade de o Direito Constitucional ser, além de um fundamento estruturante ao Estado, acima de tudo uma carta de princípios. Assim, nasceu o chamado neoconstitucionalismo, o qual tinha a necessidade de apresentar diversos mandamentos nucleares do sistema pelo qual iria vigorar. Nesse sentido, Eduardo Ribeiro Moreira ensina que:

> Se a limitação dos poderes é pressuposta do constitucionalismo clássico, para o neoconstitucionalismo, a disposição e a defesa de um catálogo de direitos fundamentais, conduzidos por princípios, são seus pressupostos. Todo o desenvolvimento, desde então, trouxe uma importante constatação: a teoria do direito já não é mais descritiva, e sim prática, real, útil, com uma concretude preocupada com a eficácia verificável exposta pela prática, isto é, a *decidibilidade* constitucional, entendida como o conjunto de técnicas de decisão em matéria constitucional e que norteiam a prática forense, com as decisões do STF.

Também, Luiz Alberto David Araújo e Vidal Serrano Nunes Júnior:

> Após a 2ª Guerra Mundial, um movimento vagaroso, detectado sobretudo na jurisprudência das Cortes Constitucionais, foi dando um novo caráter às ordens jurídicas nacionais. Por esse movimento, as Constituições, outrora observadas como repositores de divisão de competências e de definição de programas genéricos a entes públicos, foram sendo alçadas a um novo patamar, qual seja, o de documentos vinculantes dos poderes públicos dotados de efetividade e de aplicabilidade inclusive em relação a particulares.

Desta forma, os princípios assumem um valor altíssimo para o Estado, estando o princípio da dignidade humana acima dos demais, por ser a pedra angular do nosso ordenamento jurídico, como será exposto a seguir.

Conceito de princípio

Para visualizarmos o Direito Constitucional e sua incidência no dia a dia da clínica, precisaremos conceituar o termo "princípio". O vocábulo, derivado do latim *principium*, possui o significado de "começo" ou "início". Ou seja, princípio é o verdadeiro alicerce de um sistema, mandamento nuclear que irá reger todo um Estado e as relações públicas e privadas nele. Em sua melhor conceituação, Celso Antônio Bandeira de Mello:

> Princípio é, por definição, mandamento nuclear de um sistema, verdadeiro alicerce dele, disposição fundamental que se irradia sobre diferentes normas compondo-lhes o espírito e servindo de critério para sua exata compreensão e inteligência, exatamente por definir a lógica e a racionalidade do sistema normativo, no que lhe confere a tônica e lhe dá sentido harmônico [...]. Violar um princípio é muito mais grave que transgredir uma norma qualquer. A desatenção ao princípio implica ofensa não apenas a um específico mandamento obrigatório, mas a todo o sistema de comandos. É a mais grave forma de ilegalidade ou inconstitucionalidade, conforme o escalão do princípio atingido, porque representa insurgência contra todo o sistema, subversão de seus valores fundamentais, contumélia irremissível a seu arcabouço lógico e corrosão de sua estrutura mestra. Isto porque, ao ofendê-lo, abatem-se as vigas que o sustêm e alui-se toda a estrutura nelas esforçada.

Em vista disso, o referido autor conclui asseverando que os princípios devem ser definidos e vistos como o fundamento para o Estado, sendo este mesmo fundamento aquilo que nos obriga a ter diversos deveres na prática profissional.

Correspondência das obrigações dos cirurgiões-dentistas com o princípio da dignidade da pessoa humana

O art. 1º, inciso III, da Constituição Federal traz a dignidade da pessoa humana como um dos fundamentos da República Federativa do Brasil.

> **Art. 1º** A República Federativa do Brasil, formada pela união indissolúvel dos Estados e Municípios e do Distrito Federal, constitui-se em Estado Democrático de Direito e tem como fundamentos:
> I - a soberania;
> II - a cidadania;
> III - a dignidade da pessoa humana;
> IV - os valores sociais do trabalho e da livre iniciativa;
> V - o pluralismo político.
> **Parágrafo único.** Todo o poder emana do povo, que o exerce por meio de representantes eleitos ou diretamente, nos termos desta Constituição.

Convém ressaltar que o poder constituinte o colocou na parte de fundamentos da República Federativa do Brasil, justamente porque ele deve ser considerado um alicerce e objetivo maior da sociedade, ou seja, a **razão de existência do Estado são as pessoas.** Nesse sentido, Antônio Carlos da Ponte conceitua:

> O princípio da dignidade da pessoa humana é considerado o fundamento maior da carta de princípios denominada Constituição Federal [...]. Trabalhando com a ideia de sistema jurídico fechado, propugnada por Hans Kelsen, o princípio da dignidade da pessoa humana seria, como já adiantado, a norma hipotética fundamental – ápice da pirâmide, sob a qual encontrar-se-ia a Constituição Federal, alicerçada em uma série de outros princípios. Abaixo, estariam as leis complementares, delegadas, ordinárias, os decretos, as portarias etc.

Ante o exposto, o princípio da dignidade humana deve ser visualizado como a norma hipotética fundamental de um Estado Democrático de Direito em que todos os seres humanos devem ser respeitados, sem qualquer forma de discriminação.

Aproveitando a oportunidade, ressaltamos o quanto é importante tratar cada paciente com ética e profissionalismo, informando a ele com clareza e de forma leiga tudo aquilo que será realizado no procedimento odontológico, todos os deveres e cuidados que ele necessitará ter para fins de manutenção e vigilância dos resultados obtidos com o tratamento executado, bem como ressaltar as prováveis reações adversas e o impacto delas em sua qualidade de vida. Assim assevera Nehemias Domingos de Mello:

É também em face desse elevado princípio, e em razão da função social do contrato, que o magistrado está autorizado a interpretar as relações negociais que o envolvam e tendo sempre em conta a proteção do ser (enquanto o ser com dignidade), pois o contrato não mais pode servir de instrumento de proteção ao individualismo, com função eminentemente econômica. Deve o contrato buscar o fomento de fins sociais relevantes, voltado para a justiça social e para a dignidade da pessoa humana, este último elemento tido como epicentro de todo nosso ordenamento jurídico. [...] Nesse cenário, a conduta médica assume relevância e deverá ser pautada pelo mais completo respeito à dignidade de seus pacientes no que diz respeito aos seus direitos fundamentais que envolvem, além do direito à vida, o direito à integridade física e psíquica, o respeito à intimidade e à privacidade, bens componentes da dignidade humana.

Toda vez que o magistrado for analisar uma relação negocial que envolva saúde, ele sempre se pautará na proteção do ser humano. Assim, torna-se necessário que o profissional da saúde **demonstre que fez tudo aquilo que era cabível ao caso, sempre munido da boa prática e de procedimentos com comprovação científica.** Para entender melhor esse conceito, basta que façamos uma análise simples. Se o fundamento da Constituição Federal é a dignidade humana, por óbvio o cirurgião-dentista deve ser extremamente profissional e utilizar tratamentos embasados em evidências científicas, pois o dano causado a ele, caso contrário, poderá acarretar um processo judicial de indenização civil, até mesmo um processo criminal.

Princípio da legalidade

Outro princípio muito importante para o nosso estudo é o previsto no art. 5º, inciso II, da Constituição Federal.

Art. 5º Todos são iguais perante a lei, sem distinção de qualquer natureza, garantindo-se aos brasileiros e aos estrangeiros residentes no País a inviolabilidade do direito à vida, à liberdade, à igualdade, à segurança e à propriedade, nos termos seguintes:
[...]
II - ninguém será obrigado a fazer ou deixar de fazer alguma coisa senão em virtude de lei;
[...]

O artigo citado preceitua que *ninguém será obrigado a fazer ou deixar de fazer algo, senão em virtude de Lei.* Para fins explicativos, isso significa que todo Estado Democrático de Direito defende a supremacia da Lei,

ou seja, faz parte da própria ideia de Constitucionalismo, impedindo atos arbitrários do Estado em face dos indivíduos. Nesse sentido, ensina Alexandre de Moraes (2016, p. 42):

Tal princípio visa combater o poder arbitrário do Estado. Só por meio das espécies normativas devidamente elaboradas conforme as regras do processo legislativo constitucional podem-se criar obrigações para o indivíduo, pois são expressão da vontade geral. Com o primado soberano da Lei, cessa o privilégio da vontade caprichosa do detentor do poder em benefício da Lei.

Desta forma, pode-se salientar que a vontade do povo, expressa pelas pessoas eleitas direta ou indiretamente por ele (art. 1º, CF), se sobrepõe às vontades particulares. O primeiro documento a explicitar o princípio da legalidade na História foi a Magna Carta de 1215 (Figura 1), firmada pelo Rei João da Inglaterra (1166-1216) (Figura 2), historicamente conhecido como "João Sem-Terra" (do inglês *John Lackland*, em tradução livre),* que visava limitar os poderes monárquicos, prescrevendo que nenhum homem livre poderia ser preso ou privado de sua propriedade, salvo pela Lei da Terra (Figura 3).

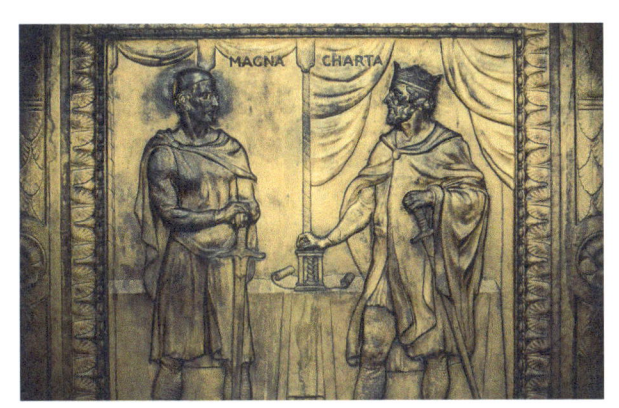

FIGURA 1   O princípio da legalidade apareceu pela primeira vez em um documento histórico oficial na ocasião da elaboração e assinatura da Magna Carta, em 1215.
Fonte: Flickr. Domínio público (CC0 1.0)**.

---

* O Rei João governou a Inglaterra de 1199 até a sua morte, em 1216. Pelo fato de ter perdido o importante Ducado da Normandia e muitas outras de suas posses em 1204 para o Rei Filipe II da França (1165-1223), também chamado de "Dádiva de Deus" ou Filipe Augusto pelos franceses, o Rei João recebeu, então, a alcunha de "João Sem-Terra" pelos ingleses.

** *Magna Carta Relief at the United States Supreme Court*, de Matt Popovich, é uma imagem classificada como domínio público pela CC0 1.0. Para ver os termos dessa licença, visite: https://creative-commons.org/publicdomain/zero/1.0/.

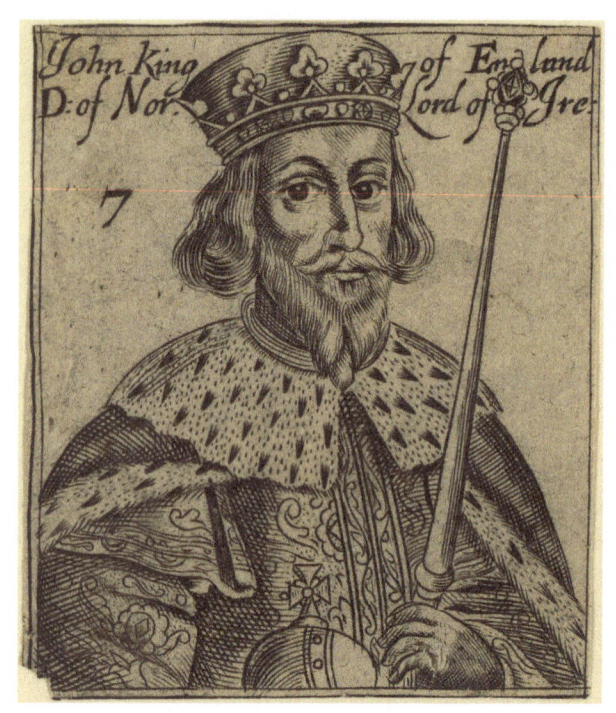

FIGURA 2 Rei João da Inglaterra (1166-1216), popularmente conhecido como "João Sem-Terra".
Fonte: Wikimedia Commons. Domínio público (CC0 1.0)*.

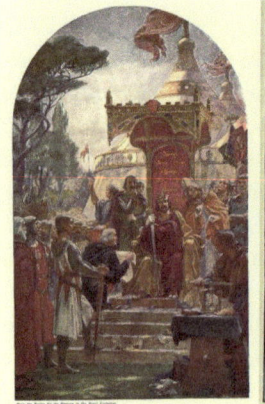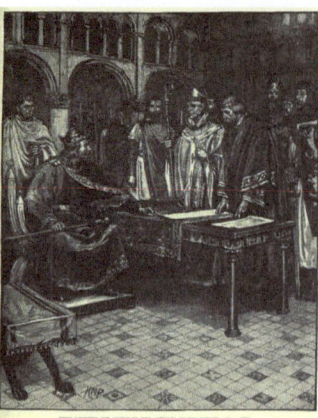

FIGURA 3 A Magna Carta de 1215 garantia ao povo inglês, por meio de seu art. 39, que "*Nenhum homem livre será preso, aprisionado ou privado de uma propriedade, ou tornado fora-da-lei, ou exilado, ou de maneira alguma destruído, nem agiremos contra ele ou mandaremos alguém contra ele, a não ser por julgamento legal dos seus pares, ou pela lei da terra*". Embora tenha assinado e promulgado a Magna Carta com evidente má vontade, o Rei "João Sem-Terra" teve uma participação histórica ao deixar esse legado. A imagem à esquerda é acompanhada pela legenda *King John granting Magna Charta* ("Rei João concedendo a Magna Carta", em tradução livre). A imagem à direita acompanha a legenda *John refusing his assent to the articles of the barons* ("João recusando seu consentimento aos artigos dos barões", em tradução livre).
Fonte (esq.): Flickr. Domínio público (CC PDM 1.0)**.
Fonte (dir.): Flickr. Domínio público (CC PDM 1.0)***.

O princípio da legalidade também aparece no *Bill of Rights*, a Carta de Direitos inglesa elaborada em 1689. Porém, sua verdadeira importância só foi reconhecida a partir do século XVIII, com base no movimento iluminista e na teoria do contrato social, colocando a vontade da Lei como a vontade do povo e que esse seria o ideal central da ordem jurídica.

É importante frisar que o aludido princípio é a maior limitação na atuação do Estado em face do particular, impondo a necessidade de norma jurídica para que se possa intervir nos particulares, nas reuniões entre eles e sua liberdade de expressão. Um exemplo é o Código Penal da Baviera de 1813, de autoria do jurista alemão Paul Johann Anselm Ritter von Feuerbach (1775-1833) (Figura 4), preocupado de demonstrar a importância do princípio da legalidade sob o seu fundamento político e também através da ideia de coação psicológica.

Se analisarmos o princípio da legalidade dentro do neopositivismo, pode-se afirmar que o princípio da codificação, além de derivar-se dele, também garante que o ordenamento jurídico o está utilizando, por razão da própria lógica do direito positivo. Adentrando-se às funções do princípio da legalidade, têm-se a *política* e a *jurídica*. A primeira demonstra a garantia do cidadão frente à violência estatal. Já a função jurídica diz respeito à funcionalidade do sistema jurídico. Deste modo, o princípio da legalidade possui uma relevância muito

---

* *John, King of England*, de British 17th Century, é uma imagem classificada como domínio público pela CC0 1.0. Para ver os termos dessa licença, visite: https://creativecommons.org/publicdomain/zero/1.0/. Disponível em: https://commons.wikimedia.org/w/index.php?curid=81522559. Acesso em: 04 ago. 2023. Nenhuma alteração foi realizada na imagem.

** *Middle Ages - King John granting Magna Carta*, de Patrick Gray, é uma imagem em domínio público pela CC PDM 1.0. Para ver os termos da licença, visite: https://creativecommons.org/publicdomain/mark/1.0/. Disponível em: https://www.flickr.com/photos/136041510@N05/24722953412. Acesso em: 04 ago. 2023. Nenhuma alteração foi realizada na imagem.

*** *Middle Ages – John refusing his ascent*, de Patrick Gray, é uma imagem em domínio público pela CC PDM 1.0. Para ver os termos da licença, visite: https://creativecommons.org/publicdomain/mark/1.0/. Disponível em: https://www.flickr.com/photos/136041510@N05/24473190729/in/photostream/. Acesso em: 04 ago. 2023. nenhuma alteração foi realizada na imagem.

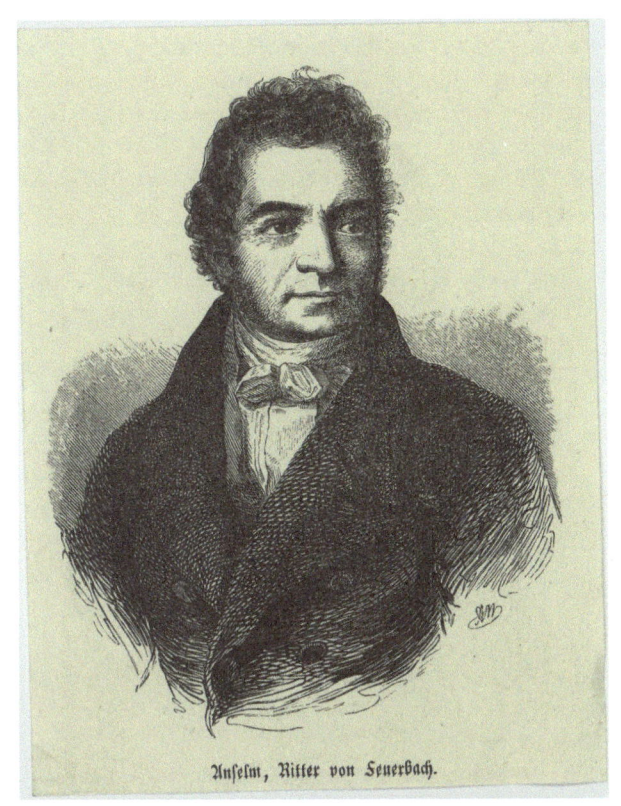

FIGURA 4 P. J. A. Ritter von Feuerbach (1775–1833), famoso por ter sido o autor do Código Penal da Baviera de 1813, o que lhe garantiu posteriormente o título de fundador da doutrina do direito penal da Alemanha moderna.
Fonte: Domínio público (CC PDM 1.0)*.

alta, uma vez que visa à prevenção geral dos delitos e orienta as condutas intersubjetivas, alterando os comportamentos na forma prezada pela sociedade, o qual será a base, portanto, para que se entenda a própria sistemática jurídica. Nilo Batista defende a função constitutiva do princípio da legalidade (1996, p. 68):

> O critério da legalidade não apenas exclui as penas ilegais (função de garantia), mas também constitui a pena legal (função constitutiva).
> É o princípio da legalidade que afirma, tomando-se como exemplo o ordenamento jurídico brasileiro, que o Estado não pode privar a vida do cidadão, mas que pode (e também quando, como e por quanto tempo) privá-lo da sua liberdade.

Também nos orienta Antônio Carlos da Ponte (2008, p. 114):

> O princípio da legalidade pode ser indicado como o mais importante princípio do Direito Penal, posto que é estruturador do princípio da dignidade da pessoa humana e parâmetro indispensável ao sistema jurídico punitivo brasileiro.

Nesse diapasão, indispensável é a jurisprudência contemporânea do Supremo Tribunal Federal brasileiro:

> DIREITO PENAL – REGÊNCIA. O Direito Penal submete-se ao princípio da legalidade estrita. DIREITO PENAL – ANALOGIA. Ante disciplina normativa, descabe a analogia visando beneficiar réu. ESTELIONATO – ENERGIA ELÉTRICA – DANO – REPARAÇÃO – EFEITO. A reparação do dano, no estelionato, repercute na fixação da pena – artigo 16 do Código Penal –, não cabendo a aplicação analógica da disciplina especial do artigo 34 da Lei n. 9.249/1995, relativa aos tributos, incluída a contribuição social.
> (STF - HC: 179808 SP 0035218-39.2019.1.00.0000, Relator: MARCO AURÉLIO, Data de Julgamento: 16/11/2020, Primeira Turma, Data de Publicação: 23/11/2020)

Além das funções expostas, existem cinco importantes desdobramentos do princípio da legalidade, os quais necessitam ser observados em respeito ao preconizado.

O primeiro é o *lege praevia*, ou **irretroatividade**, a qual significa que a conduta tipificada como criminal só passará a valer após a sua vigência, não podendo produzir efeito nas condutas pretéritas (*i.e.*, que ocorreram no passado) por notável violação à legalidade.

O segundo é o *lege scripta*, ou **reserva legal**, o qual proíbe a cominação de crimes e penas em questão de costumes ou conceitos não legislados como típico penal. Essa linha sustenta que não há crime sem lei escrita prescrita na forma penal.

O terceiro é o *lege stricta*, ou **proibição da analogia**, que veda a aplicação da lei penal em casos nos quais o intérprete amplia os limites da lei visando caracterizar determinada conduta como criminosa. Nessa linha, urge recordar os ensinamentos da linguagem prescritiva utilizada pelo Direito Penal, o qual impõe as penas devidas para aqueles que praticarem determinadas condutas. Porém, essa linguagem está presa no direito positivo, não podendo o intérprete ir além da base legal. Inclusive essa fuga pode se afastar da própria exclusividade da proteção do bem jurídico, tornando-se uma decisão política e puramente ideológica.

O quarto é o *lege certa*, ou **taxatividade**, o qual exige clareza na matéria bruta da norma penal, pois o Direito

Penal apenas assumirá o seu caráter pedagógico se as condutas criminosas estiverem devidamente escritas em linguagem acessível à sociedade, evitando-se tipos vagos.

Embora a corrente majoritária da Doutrina não o inclua, entendemos necessária a inclusão do quinto desdobramento. O princípio da **codificação**, assim como a taxatividade, se impõe como base para a observância do princípio da legalidade, na medida em que a codificação incluirá, dentro de uma matéria bruta do direito positivo, o sistema penal com todos os princípios, regras e condutas tipificadas como crime, cumprindo-se o caráter pedagógico do Direito Penal de regular as condutas intersubjetivas da sociedade visando à proteção dos bens jurídicos tutelados.

DIREITO À SAÚDE E AUTONOMIA

É sabido que o ordenamento jurídico contemporâneo relaciona cada vez mais o direito à saúde com a autonomia do paciente, ou seja, não basta que o profissional respeite a saúde do paciente, mas também respeite a sua autonomia, preservando todos os aspectos envolventes. A autonomia advém do próprio direito à saúde, no qual, ao se possuir determinado direito, presume-se a sua disponibilidade.

> **Indenização por danos morais e materiais. Erro médico.** Pedido de reforma da r. sentença, formulado em contrarrazões, pela Autora, que não é conhecido. Autora submetida à cirurgia plástica estética (cirurgia de mamas, para implante de silicone e sustentação da pele). Procedimento que não alcançou o resultado esperado. Autora teve de se submeter a novos procedimentos, que também não apresentaram o resultado esperado. **Obrigação de resultado.** Dever do médico de verificar as condições pessoais da paciente para realização do procedimento. Laudo pericial que restou **inconclusivo**, em razão da documentação médica carreada ao processo conter "caligrafia de difícil compreensão, pois ilegível na maior parte das folhas apresentadas". Ônus da prova que pertence ao Réu, do qual não se desincumbiu. Danos materiais e morais que devem ser reparados. Valor do dano moral em **R$ 50.000,00**, que é adequado ao dano ocasionado na Autora. Verba honorária majorada. Pedido de reforma da r. sentença formulado em contrarrazões pela Autora. Não conhecido e não provido o recurso do Réu. (TJ-SP - AC: 10271099420168260071 SP 1027109-94.2016.8.26.0071, Relator: João Pazine Neto, Data de Julgamento: 07/06/2022, 3ª Câmara de Direito Privado, Data de Publicação: 07/06/2022)

Observa-se que a jurisprudência é pacífica na indispensabilidade do consentimento do paciente. Porém, esse consentimento **não pode ser viciado** (em síntese, consentir em algo que é expressamente contraindicado e/ou danoso, ou que não cabe consentimento, sendo o paciente considerado leigo perante o profissional que o atende) e necessita ser **devidamente esclarecido**. Nesses termos, vejamos, por exemplo, o art. 11, IV e X, do Código de Ética Odontológica, e o art. 6º, III, do Código de Defesa do Consumidor:

> **Código de Ética Odontológica (Resolução CFO nº 118/2012)**
> **Art. 11.** Constitui infração ética:
> [...]
> **IV** - deixar de esclarecer adequadamente os propósitos, riscos, custos e alternativas do tratamento;
> [...]
> **X** - iniciar qualquer procedimento ou tratamento odontológico sem o consentimento prévio do paciente ou do seu responsável legal, exceto em casos de urgência ou emergência;
> [...]

> **Código de Defesa do Consumidor (Lei n. 8.078, de 11 de set. de 1990)**
> **Art. 6º.** São direitos básicos do consumidor:
> [...]
> **III** - a informação adequada e clara sobre os diferentes produtos e serviços, com especificação correta de quantidade, características, composição, qualidade, tributos incidentes e preço, bem como sobre os riscos que apresentem.
> [...]

É óbvio que o consentimento precisa ser externado de forma clara pelo profissional, demandando que o paciente, por sua vez, tenha total ciência de todos os procedimentos, riscos e opções alternativas de tratamento. Termos elaborados em letra ilegível ou com linguagem técnica de difícil compreensão serão descartados pelo juiz, e o paciente será tido como não informado, gerando indenização por dano informacional.

> Apelações – Ação de Indenização (por erro médico) – Sentença de procedência parcial – Relação de consumo – Direito à informação – Art. 6º, III, CDC – **Indispensabilidade do consentimento devidamente informado – Termo de consentimento do paciente elaborado em termos genéricos que não satisfaz o dever de informação dos riscos específicos do procedimento realizado** – Laudo pericial que aponta a existência de nexo causal entre o dano e a cirurgia realizada pela **falta de advertência no termo de consentimento da possibilidade de parestesia permanente** – Culpa do Réu consubstanciada na falta do dever de informação – Dever de indenizar configurado – *Quantum* indenizatório adequado, descabendo a majoração pleiteada pela Autora – Sentença mantida – Recursos improvidos.

(TJ-SP - AC: 10329413720208260114 SP 1032941-37.2020.8.26.0114, Relator: Luiz Antonio Costa, Data de Julgamento: 31/05/2021, 7ª Câmara de Direito Privado, Data de Publicação: 31/05/2021).

Outro ponto que merece destaque em nossa jurisprudência são os termos elaborados de forma genérica e que não exploram a questão enfrentada naquele procedimento. Termos genéricos certamente não irão suprir a necessidade do consentimento esclarecido, tendo esse ato de consentir a derivação do próprio exercício do direito fundamental à saúde e à liberdade. De acordo com Jorge Reis Novaes (2006, p. 232):

> Ora, a titularidade de uma qualquer posição de direito fundamental envolve, em princípio, o poder de disposição sobre todas as possibilidades de ação que dela decorrem, mormente o poder de disposição acerca do se, do quando e como do seu exercício (ou não exercício) fáctico.
>
> Quando dizemos "envolve, em princípio", é porque uma dada posição pode ser constitucionalmente garantida em termos tais que prive o seu titular da livre disponibilidade da sua utilização.

O exercício do direito fundamental só será plenamente exercido se o paciente tiver plena ciência do procedimento em questão, tendo ele optado por tal procedimento dentro de várias opções *cabíveis e possíveis* apresentadas pelo profissional, por exemplo. Do contrário, tem-se um claro vício de consentimento.

RESPONSABILIDADE CIVIL NA HARMONIZAÇÃO OROFACIAL

Analisaremos, agora, a responsabilidade civil no procedimento de harmonização orofacial e como o profissional pode se proteger de um possível processo civil, incluindo a vedação de propagandas mentirosas ou exageradas.

Responsabilidade civil

A jurisprudência já está pacificada em relação à responsabilidade civil dos cirurgiões-dentistas em face de pacientes que fizeram o procedimento de harmonização orofacial:

RECURSO INOMINADO – Procedimento estético – Harmonização facial – Aplicação de ácido hialurônico – Paciente idoso – Apresentação de fotografias para convencimento da eficácia do procedimento – Aquisição de empréstimo para custear o procedimento a evidenciar que houve convencimento do resultado satisfatório do procedi-mento para o paciente – Familiares que não perceberam o resultado do procedimento a demonstrar que houve baixa eficácia por rápida perda de efeito de ao menos parte da aplicação realizada – Sugestão por parte da contratada de aplicação de dose de reforço para maior eficácia do procedimento a igualmente evidenciar a baixa eficácia da aplicação realizada – **Ausência de comprovação pela contratada de que teria informado adequadamente ao paciente que poderia ser necessária uma dose de reforço com custo adicional**, o que no presente caso era de rigor diante da idade do paciente e da extensão das rugas a serem reparadas – **Paciente de baixa renda que, se fosse adequadamente informado da possível necessidade de aplicação de dose de reforço com custo adicional para obtenção do resultado esperado, teria melhores condições para decidir sobre a realização ou não do procedimento** – Falha na prestação do serviço – Dever de restituição de parte do valor cobrado na medida em que o procedimento foi realizado e proporcionou certo resultado, ainda que não o esperado – Danos morais – Não ocorrência – Ausência de lesão a direito da personalidade – Transtornos que não suplantaram os limites do mero aborrecimento – Pedido contraposto improcedente – Recurso parcialmente provido.

(TJ-SP - RI: 00018905620198260309 SP 0001890-56.2019.8.26.0309, Relator: Carlos Agustinho Tagliari, Data de Julgamento: 15/10/2021, Terceira Turma Cível e Criminal, Data de Publicação: 15/10/2021).

Nessa linha da jurisprudência, já podemos extrair diversas questões que precisam ser enfrentadas no presente tópico: a) a condição financeira do paciente sempre será levada em questão para analisar a capacidade de seu consentimento, pois denota-se que pessoas que fazem procedimentos estéticos habitualmente possuem maior conhecimento acerca deles e pessoas que nunca fizeram necessitam de maior instrução por parte do profissional; b) ausência de documentos que comprovem que o profissional teria informado adequadamente ao paciente a necessidade de uma dose de reforço com custo adicional; c) não percepção do resultado por parte dos familiares, demonstrando baixa eficácia do procedimento realizado.

O profissional que trabalha com a harmonização orofacial necessita informar claramente os pacientes que buscam o procedimento sobre possíveis riscos e desvantagens, bem como informar que os resultados variam de acordo com a situação fisiológica do paciente. Além disso, é altamente recomendável ter toda a documentação relativa ao consentimento preenchida, pois pertence ao profissional o ônus de provar que toda a informação foi prestada de forma clara e objetiva e em linguagem leiga.

A falta de provas sempre será prejudicial ao profissional da saúde, uma vez que o paciente tem ao seu favor o

Código de Defesa do Consumidor (Lei n. 8.078, de 11 de setembro de 1990), que garante maior facilidade para o exercício de seus direitos, incluindo a inversão do ônus da prova, conforme o art. 6º, VIII, do referido código:

Art. 6º São direitos básicos do consumidor:
[...]
VIII - a facilitação da defesa de seus direitos, inclusive com a inversão do ônus da prova, a seu favor, no processo civil, quando, a critério do juiz, for verossímil a alegação ou quando for ele hipossuficiente, segundo as regras ordinárias de experiências;
[...]

Outro elemento importante que fundamenta a responsabilidade civil do cirurgião-dentista, o Código de Ética Odontológica (Resolução CFO-118/2012) elucida determinados direitos e deveres profissionais e exige diversos documentos que precisam ser entregues ao paciente, sob pena de infração ética:

Art. 2º. A Odontologia é uma profissão que se exerce em benefício da saúde do ser humano, da coletividade e do meio ambiente, sem discriminação de qualquer forma ou pretexto.
[...]
Art. 5º. Constituem direitos fundamentais dos profissionais inscritos, segundo suas atribuições específicas:
I - diagnosticar, planejar e executar tratamentos, com liberdade de convicção, nos limites de suas atribuições, observados o estado atual da Ciência e sua dignidade profissional;
II - guardar sigilo a respeito das informações adquiridas no desempenho de suas funções;
III - contratar serviços de outros profissionais da Odontologia, por escrito, de acordo com os preceitos deste Código e demais legislações em vigor;
IV - recusar-se a exercer a profissão em âmbito público ou privado onde as condições de trabalho não sejam dignas, seguras e salubres;
V - renunciar ao atendimento do paciente, durante o tratamento, quando da constatação de fatos que, a critério do profissional, prejudiquem o bom relacionamento com o paciente ou o pleno desempenho profissional. Nestes casos tem o profissional o dever de comunicar previamente, por escrito, ao paciente ou seu responsável legal, fornecendo ao cirurgião-dentista que lhe suceder todas as informações necessárias para a continuidade do tratamento;
VI - recusar qualquer disposição estatutária, regimental, de instituição pública ou privada, que limite a escolha dos meios a serem postos em prática para o estabelecimento do diagnóstico e para a execução do tratamento, bem como recusar-se a executar atividades que não sejam de sua competência legal;

VII - decidir, em qualquer circunstância, levando em consideração sua experiência e capacidade profissional, o tempo a ser dedicado ao paciente ou periciado, evitando que o acúmulo de encargos, consultas, perícias ou outras avaliações venham prejudicar o exercício pleno da Odontologia.
[...]
Art. 9º. Constituem deveres fundamentais dos inscritos e sua violação caracteriza infração ética:
I - manter regularizadas suas obrigações financeiras junto ao Conselho Regional;
II - manter seus dados cadastrais atualizados junto ao Conselho Regional;
III - zelar e trabalhar pelo perfeito desempenho ético da Odontologia e pelo prestígio e bom conceito da profissão;
IV - assegurar as condições adequadas para o desempenho ético-profissional da Odontologia, quando investido em função de direção ou responsável técnico;
V - exercer a profissão mantendo comportamento digno;
VI - manter atualizados os conhecimentos profissionais, técnico-científicos e culturais, necessários ao pleno desempenho do exercício profissional;
VII - zelar pela saúde e pela dignidade do paciente;
VIII - resguardar o sigilo profissional;
IX - promover a saúde coletiva no desempenho de suas funções, cargos e cidadania, independentemente de exercer a profissão no setor público ou privado;
X - elaborar e manter atualizados os prontuários na forma das normas em vigor, incluindo os prontuários digitais;
XI - apontar falhas nos regulamentos e nas normas das instituições em que trabalhe, quando as julgar indignas para o exercício da profissão ou prejudiciais ao paciente, devendo dirigir-se, nesses casos, aos órgãos competentes;
[...]
Art. 11. Constitui infração ética:
I - discriminar o ser humano de qualquer forma ou sob qualquer pretexto;
II - aproveitar-se de situações decorrentes da relação profissional/paciente para obter vantagem física, emocional financeira ou política;
III - exagerar em diagnóstico, prognóstico ou terapêutica;
IV - deixar de esclarecer adequadamente os propósitos, riscos, custos e alternativas do tratamento;
V - executar ou propor tratamento desnecessário ou para o qual não esteja capacitado;
VI - abandonar o paciente, salvo por motivo justificável, circunstância em que serão conciliados os honorários e que deverá ser informado ao paciente ou ao seu responsável legal de necessidade da continuidade do tratamento;
VII - deixar de atender paciente que procure cuidados profissionais em caso de urgência, quando não haja outro cirurgião-dentista em condições de fazê-lo;

VIII - desrespeitar ou permitir que seja desrespeitado o paciente;

IX - adotar novas técnicas ou materiais que não tenham efetiva comprovação científica;

X - iniciar qualquer procedimento ou tratamento odontológico sem o consentimento prévio do paciente ou do seu responsável legal, exceto em casos de urgência ou emergência;

XI - delegar a profissionais técnicos ou auxiliares atos ou atribuições exclusivas da profissão de cirurgião-dentista;

XII - opor-se a prestar esclarecimentos e/ou fornecer relatórios sobre diagnósticos e terapêuticas, realizados no paciente, quando solicitados pelo mesmo, por seu representante legal ou nas formas previstas em lei;

XIII - executar procedimentos como técnico em prótese dentária, técnico em saúde bucal, auxiliar em saúde bucal e auxiliar em prótese dentária, além daqueles discriminados na Lei que regulamenta a profissão e nas resoluções do Conselho Federal;

XIV - propor ou executar tratamento fora do âmbito da Odontologia.

[...]

Art. 17. É obrigatória a elaboração e a manutenção de forma legível e atualizada de prontuário e a sua conservação em arquivo próprio, seja de forma física ou digital.

Parágrafo único. Os profissionais da Odontologia deverão manter no prontuário os dados clínicos necessários para a boa condução do caso, sendo preenchido, em cada avaliação, em ordem cronológica com data, hora, nome, assinatura e número de registro do cirurgião-dentista no Conselho Regional de Odontologia.

Art. 18. Constitui infração ética:

I - negar, ao paciente ou periciado, acesso a seu prontuário, deixar de lhe fornecer cópia quando solicitada, bem como deixar de lhe dar explicações necessárias à sua compreensão, salvo quando ocasionem riscos ao próprio paciente ou a terceiros;

II - deixar de atestar atos executados no exercício profissional, quando solicitado pelo paciente ou por seu representante legal;

III - expedir documentos odontológicos: atestados, declarações, relatórios, pareceres técnicos, laudos periciais, auditorias ou de verificação odontolegal, sem ter praticado ato profissional que o justifique, que seja tendencioso ou que não corresponda à verdade;

IV - comercializar atestados odontológicos, recibos, notas fiscais, ou prescrições de especialidades farmacêuticas;

V - usar formulários de instituições públicas para prescrever, encaminhar ou atestar fatos verificados na clínica privada;

VI - deixar de emitir laudo dos exames por imagens realizados em clínicas de radiologia;

VII - receitar, atestar, declarar ou emitir laudos, relatórios e pareceres técnicos de forma secreta ou ilegível, sem a devida identificação, inclusive com o número de registro no Conselho Regional de Odontologia na sua jurisdição, bem como assinar em branco, folhas de receituários, atestados, laudos ou quaisquer outros documentos odontológicos.

Os enunciados prescritivos obrigam o profissional da saúde a agir em conformidade com a lei vigente, e isso será devidamente exigido pelo juiz em um processo civil, devendo o cirurgião-dentista, portanto, comprovar que agiu em conformidade com o Código de Defesa do Consumidor, com o Código de Ética Odontológica e, por óbvio, com a própria Constituição Federal. É importante deixar claro que o resultado em procedimentos estéticos de natureza tal qual a da harmonização orofacial nem sempre será aquele esperado pelo paciente, mas o possível a ser realizado. Nessa linha é a jurisprudência pacífica:

CIVIL. PROCESSO CIVIL. CONSUMIDOR. DUAS DEMANDAS JULGADAS SIMULTANEAMENTE. PROCEDIMENTO DE APLICAÇÃO DE BOTOX. ALEGAÇÃO DE QUE NÃO CHEGOU AO RESULTADO PROMETIDO. FALTA DE PROVAS DO ANTES E DEPOIS. DESCUMPRIMENTO DO CONTRATO. NÃO DEMONSTRAÇÃO. RECURSOS DESPROVIDOS. 1. Como se vê do relato, cuida-se de recursos de apelação em que a recorrente busca a reforma da sentença para que todos os pedidos iniciais sejam julgados procedentes, pois, segundo afirma, não houve a prestação do serviço, conforme acordado. 2. Analisando as mensagens trocadas entre a autora e a requerida, via aparelho celular, não constato o rompimento do contrato de forma unilateral, como assegura a recorrente, nem há informação de que o tratamento não teria se realizado da forma ajustada. 3. Os diálogos travados entre as partes demonstram certa aspereza na conversa, chegando ao ponto de a paciente, ora apelante, afirmar que a médica, ora apelada, teria passado medicamento errado, mesmo com três especializações. 4. Ainda que ao caso, se aplique a teoria do contrato de resultado, não basta a afirmação da parte consumidora para se concluir que, de fato, houve, por parte da médica, essa garantia. **Ademais, o resultado em procedimentos dessa natureza nem sempre é o esperado pela parte, mas o possível.** 5. Também é imperioso destacar que, quanto à afirmação da autora no sentido de que não ocorreu o desaparecimento das manchas de sua pele, o que resultaria na obrigação da médica em devolver os valores pagos por um serviço defeituoso, esclareço que, como dito na sentença, não há provas nos autos que demonstre a situação da pele da autora tanto antes como depois do tratamento. 6. No que diz respeito às reações verificadas após o tratamento, **há expresso consentimento da autora,** mesmo sendo esclarecida que logo após o tratamento poderia ocorrer vermelhidão, inchaço, sensibilidade e uma sensação de coceira e que esses sintomas poderiam desaparecer em 07 (sete) dias. 7. A afirmação da autora de que foi obrigada a assinar o documento redigido pela ré, na esperança de ter seus cheques de volta, não encontra nenhum amparo nas provas documentais acostadas aos autos. 8. As alegações trazidas pela parte autora, em tese, podem ser verdadeiras. Porém, não existem nos autos elementos de provas capazes de constatar a veracidade do alegado. Não custa repetir que, de acordo com o art. 373, I, CPC, é ônus do autor provar o fato constitutivo do seu direito. 9. Recursos desprovidos. (TJ-DF 20140111271484 0030588-30.2014.8.07.0001, Relator: GILBERTO PEREIRA DE OLIVEIRA, Data de Julgamento: 19/04/2017, 3ª TURMA CÍVEL, Data de Publicação: Publicado no DJE: 02/05/2017. Pág.: 502/512)

Desta forma, é de boa prática que a defesa processual do cirurgião-dentista seja pautada em toda documentação fornecida ao paciente (em especial o prontuário odontológico), bem como em demonstrar que o procedimento foi executado de acordo com os ditames da literatura científica odontológica. Apenas assim a defesa do profissional poderá demonstrar ao juiz que foi feito tudo o que era possível dentro de todas as possibilidades que estavam ao seu alcance e, ainda assim, o resultado veio a ocorrer de forma diversa por conta da resposta fisiológica inerente ao próprio paciente, e não por erro exclusivo do cirurgião-dentista.

Propaganda enganosa ou abusiva

É válido destacar que o *marketing* exercido pelo cirurgião-dentista pode prejudicá-lo sobremaneira em sua defesa processual. Basta pensarmos em um exemplo hipotético: a harmonização orofacial surte um efeito no paciente, algo possível dentro de suas condições fisiológicas, porém as redes sociais do profissional são repletas de fotos de antes e depois com resultados muito mais satisfatórios.

Essa dicotomia será muito prejudicial ao profissional em um processo judicial, pois, mesmo que ele consiga demonstrar que as condições fisiológicas do paciente impediram um resultado adequado, suas propagandas foram abusivas caso analisadas nesse contexto. Observa-se que o art. 37, §1º, do CDC abre margem para diversas formas de interpretação, podendo em determinado caso concreto acarretar o questionamento da responsabilidade civil ao profissional da odontologia.

Art. 37. É proibida toda publicidade enganosa ou abusiva.

§ 1º É enganosa qualquer modalidade de informação ou comunicação de caráter publicitário, inteira ou parcialmente falsa, ou, por qualquer outro modo, mesmo por omissão, capaz de induzir em erro o consumidor a respeito da natureza, características, qualidade, quantidade, propriedades, origem, preço e quaisquer outros dados sobre produtos e serviços.
[...]
§ 3º Para os efeitos deste código, a publicidade é enganosa por omissão quando deixar de informar sobre dado essencial do produto ou serviço.

Ainda no âmbito das implicações da publicidade na responsabilidade civil do cirurgião-dentista que atua na área da harmonização orofacial, é sempre bom lembrarmos do art. 38 e do art. 39, IV e VI, do Código de Defesa do Consumidor:
[...]
Art. 38. O ônus da prova da veracidade e correção da informação ou comunicação publicitária cabe a quem as patrocina.

Art. 39. É vedado ao fornecedor de produtos ou serviços, dentre outras práticas abusivas:
[...]
IV - prevalecer-se da fraqueza ou ignorância do consumidor, tendo em vista sua idade, saúde, conhecimento ou condição social, para impingir-lhe seus produtos ou serviços;
[...]
VI - executar serviços sem a prévia elaboração de orçamento e autorização expressa do consumidor, ressalvadas as decorrentes de práticas anteriores entre as partes;
[...]

Assim, a forma como a propaganda é realizada pelo profissional pode auxiliá-lo em um processo judicial ou prejudicá-lo.

CONCLUSÃO

No Estado Democrático de Direito, é imprescindível resguardar todas as garantias fundamentais. A regra sempre será a proteção integral da saúde, e a disposição dessa garantia cabe ao paciente que irá exercê-la com total ciência daquilo que está sendo ofertado. Nessa linha, encontram-se os princípios que fundamentam a dignidade da pessoa humana. Segundo a norma hipotética fundamental, o princípio da dignidade da pessoa humana obriga uma atuação mais protecionista ao profissional, incluindo o respeito da autonomia do paciente em relação à sua saúde.

A titularidade da liberdade de saúde pertence exclusivamente ao paciente, porém o seu exercício pode ser repassado ao profissional para que este resguarde a sua saúde, efetuando um procedimento que esteja de acordo com as regras da literatura científica odontológica e somente após a aceitação expressa e compreendida pelo próprio paciente – lembrando que a autonomia somente será exercida quando o paciente tiver plena consciência dos riscos, benefícios, vantagens, desvantagens e das opções alternativas (se houverem) do procedimento a que está sendo submetido.

Na análise dos processos judiciais e os motivos que os ocasionam, observa-se, como um importante elemento, a alta expectativa dos pacientes em face das propagandas exercidas em um cenário de informação precária ou até mesmo ausente, muito comum às redes sociais.

A jurisprudência é pacífica no sentido de que existe uma obrigação de resultado no que se refere a procedimentos estéticos, porém, este resultado é o possível a ser alcançado para cada caso específico, e não aquele esperado pelo paciente. Para que o profissional consiga demonstrar judicialmente que o resultado obtido era de fato o possível, ele deverá dispor de uma documentação completa e elaborada com linguagem clara, pois apenas dessa forma o juiz saberá analisar a aludida questão à luz dos deveres de informação e consentimento.

A propaganda pode ser prejudicial ao paciente na medida em que o impactar com falsas expectativas acerca do procedimento, o que aumentará o peso do dever de resultado atribuído ao profissional. Isso significa que a forma como a propaganda é empregada pelo profissional é uma faca de dois gumes, pois, se empregada de forma inteligente, pode ser uma excelente ferramenta para atrair clientes e, ao mesmo tempo, não interferir negativamente no dever de resultado do tratamento proposto; porém, se abusiva, poderá ser a principal base do juiz para a condenação do cirurgião-dentista.

Por fim, convém salientar que os processos judiciais na área da harmonização orofacial estão crescendo cada vez mais, o que implica grande preocupação por parte dos profissionais da saúde que atuam na especialidade. Um elemento fundamental que pode ser utilizado, antes de mais nada, para diminuir as chances de processos judiciais, portanto, é o direito preventivo (documentação completa e boa relação com os pacientes), mantendo o risco da responsabilidade civil em nível aceitável e seguro ao profissional.

REFERÊNCIAS

1. Alexy R. Teoria dos direitos fundamentais. Tradução de Virgílio Afonso da Silva. São Paulo: Malheiros; 2008.

2. Araujo LAD, Júnior VSN. Curso de direito constitucional, 16. ed. São Paulo: Verbatim, 2016.

3. Brasil. Constituição (1988). Constituição da República Federativa do Brasil de 1988. Brasília, DF: Presidência da República; 2016. [acesso em setembro de 2022]. Disponível em: http://www.planalto.gov.br/ccivil_03/constituicao/constituicao.htm

4. Brasil. Decreto-Lei n. 2.848/40. Código Penal. Rio de Janeiro: Diário Oficial da União; 1940. [acesso em setembro de 2022]. Disponível em: http://www.planalto.gov.br/ccivil_03/decreto-lei/del2848compilado.htm

5. Brasil. Lei n. 7.170/83. Dispõe sobre os crimes contra a segurança nacional. Brasília, DF: Diário Oficial da União; 1983. [acesso em setembro de 2022]. Disponível em: http://www.planalto.gov.br/ccivil_03/leis/l7170.htm

6. Brasil. Lei n. 14.197/21. Dispõe sobre os crimes contra o Estado Democrático de Direito. Brasília, DF: Diário Oficial da União; 2021. [acesso em setembro de 2022]. Disponível em: http://www.planalto.gov.br/ccivil_03/_ato2019-2022/2021/lei/l14197.htm

7. Brasil. Supremo Tribunal Federal. Ação de descumprimento de preceito fundamental no 187/DF, Relator Ministro Celso de Mello, j. 15/06/2011. Voto do Ministro Relator (Mérito), p. 61-120. [acesso em outubro de 2022]. Disponível em: http://redir.stf.jus.br/paginadorpub/paginador.jsp?docTP=TP&docID=5956195

8. Brasil. Supremo Tribunal Federal. HC 179.808/SP, Relator Marco Aurélio, Primeira Turma. Julgamento em 16 de novembro de 2020. [acesso em setembro de 2022]. Disponível em: https://jurisprudencia.s3.amazonaws.com/STF/attachments/STF_HC_179808_a7230.pdf?AWSAccessKeyId=AKIARMMD5JEAO67SMCVA&Expires=1664996625&Signature=d6Gi8DYWFtjtgwpaRYmXdcIq4t0%3D.

9. Beck U. La sociedad de riesgo: hacia una nueva modernidad. Tradução de Jorge Navarro, Daniel Jiménez e Maria Rosa Borrás. Barcelona: Paidós; 1998.

10. Berlin I. Dois conceitos de liberdade. In: Estudos sobre a humanidade: uma antologia de ensaios. São Paulo: Brasiliense; 1999. p. 226-72.

11. Bonfim EM. Direito penal da sociedade. São Paulo: Oliveira Mendes, Livraria Del Rey Editora; 1997.

12. Dias R, Laurentiis L. Liberdade de reunião e democracia: reflexões a partir das experiências brasileiras e alemãs. Revista Brasileira de Estudos Constitucionais – RBEC. 2014;8(30):649-69.

13. Filho MGF. Curso de direito constitucional, 42. ed. Rio de Janeiro: Forense; 2022.

14. Fiss O. A ironia da liberdade de expressão: estado, regulação e diversidade na esfera pública. Tradução e prefácio de Gustavo Binenbojm e Caio Mario da Silva Pereira Neto. Rio de Janeiro: Renovar; 2005.

15. Franco AS. Crimes hediondos, 1. ed. São Paulo: Revista dos Tribunais; 1991.

16. Foucault M. Vigiar e punir, 20. ed. Petrópolis: Vozes; 1999.

17. Gonçalves AS, Quirino RHR. A norma hipotética fundamental de Hans Kelsen e a regra de reconhecimento de Herbert Hart: semelhanças e diferenças entre os critérios de validade do sistema jurídico. Sequência. 2013;78:91-118.

18. Gonçalves VER. Legislação Penal Especial, 7. ed. São Paulo: Saraiva; 2021.

19. Hassemer W. Crisis y Características del moderno derecho penal. Madri: Actualidad Penal; 1993.

20. Jesus D. Direito Penal: Parte Geral, 35. ed. São Paulo: Saraiva; 2014.

21. Junior AL. Fundamentos do processo penal: introdução crítica. São Paulo: Saraiva; 2019.

22. Junqueira G, Vanzolini P. Manual de direito penal, 8. ed. São Paulo: Saraiva; 2022.

23. Masson C. Direito penal: Parte geral, 16. ed. São Paulo: Método; 2022.

24. Moraes A. Direito constitucional, 38. ed. São Paulo: Atlas; 2022.

25. Moraes ARA. O princípio da codificação e a adequada proteção dos bens jurídicos. Momentum. 2013;1(11):25-36.

26. Moraes ARA, Neto RF. Criminologia, 1. ed. Salvador: Juspodivm; 2019.

27. Médici SO. Teoria dos tipos penais: parte especial do direito penal. São Paulo: Revista dos Tribunais; 2004.

28. Novais JR. Direitos fundamentais: trunfos contra a maioria. Coimbra: Coimbra Editora; 2006. p. 211-82.

29. Piovesan F, Dias R. Liberdade de expressão e constitucionalismo multinível: jurisprudência do STF, diálogos jurisdicionais e desafios contemporâneos. São Paulo: Juspodivm; 2022.

30. Prado LR. Bem jurídico penal e constituição, 8. ed. São Paulo: Forense; 2019.

31. Ponte AC. A Fundamentação constitucional dos crimes eleitorais e o efetivo combate à corrupção eleitoral. (Livre-docência em Direito Penal) – Pontifícia Universidade Católica de São Paulo, 2008. p. 114.

32. Ponte AC. Crimes eleitorais. São Paulo: Saraiva; 2008.

33. Sarlet IW, Marinoni LG, Mitidiero D. Curso de direito constitucional, 11. ed. São Paulo: Saraiva; 2022.

34. Silva JA. Curso de direito constitucional positivo, 44. ed. Salvador: Juspodivm; 2022.

35. Silva VA. O proporcional e o razoável. Revista dos Tribunais. 2002;798:23-50.

36. Veiga M, Souza RO. Criminologia, 2. ed. São Paulo: Método; 2022.

37. Viana E. Criminologia. 9. ed. Salvador: Juspodivm; 2021.

38. Zaffaroni ER. El enemigo en el derecho penal, 1. ed. Buenos Aires: Ediar; 2012.

PARTE II

FUNDAMENTOS ANATÔMICOS PARA A PRÁTICA PROFISSIONAL EM HARMONIZAÇÃO OROFACIAL

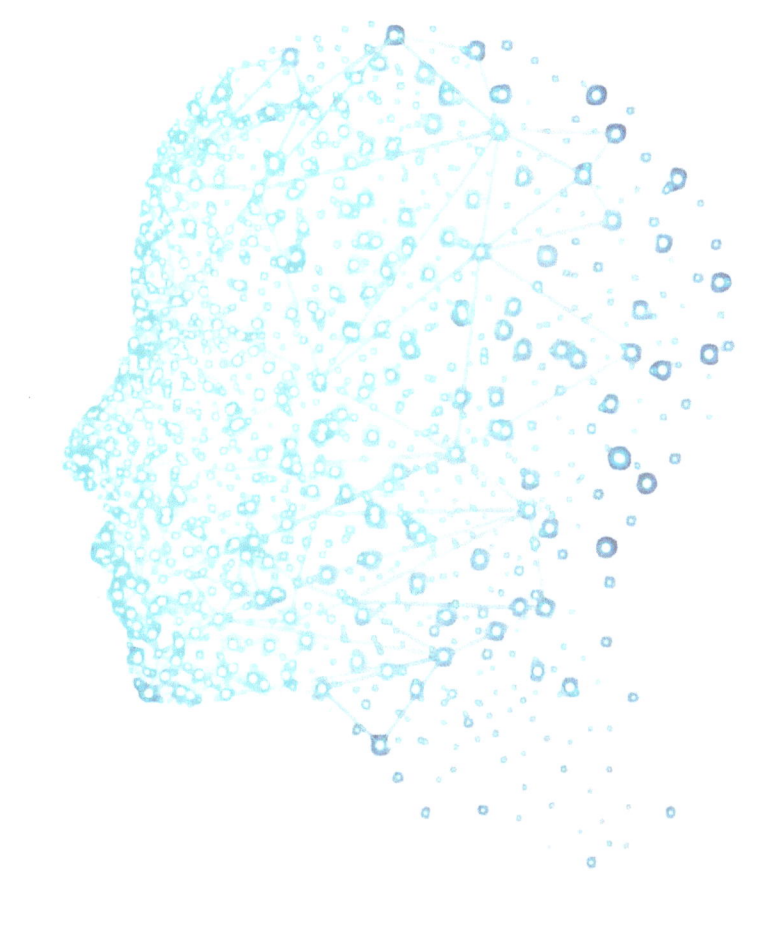

3

Introdução à anatomia e à morfologia do corpo humano

Marina Ribeiro Paulini
Lucas Meciano Pereira dos Santos
Valéria Paula Sassoli Fazan
João Paulo Mardegan Issa

INTRODUÇÃO À HARMONIZAÇÃO FACIAL

O processo de envelhecimento facial é consequência de múltiplos fatores intrínsecos e extrínsecos que interagem entre si, causando alterações estruturais e funcionais nos tecidos orgânicos. Com o passar do tempo, ocorre uma perda de volume devido à diminuição e ao reposicionamento da gordura facial, perda das fibras elásticas e colágenas de sustentação da pele, atrofia muscular, além de remodelamento ósseo, considerados componentes fundamentais do envelhecimento facial.

As manifestações clínicas do envelhecimento apresentam-se como sulcos profundos na pele que comprometem a estética e promovem a busca por procedimentos que venham a manter ou recuperar a aparência mais harmônica. As técnicas de harmonização facial são empregadas por meio do relaxamento muscular e da volumização dos tecidos, obtendo assim a restauração do contorno facial e o bloqueio da movimentação muscular.

A aplicação de toxina botulínica é um procedimento não invasivo comumente utilizado para o rejuvenescimento da face, contribuindo também para tratamento de outras doenças e condições clínicas, como o sorriso gengival na odontologia, a depressão, o câncer, as disfunções dos esfíncteres, o estrabismo, entre outras.

A toxina botulínica é uma endotoxina produzida pela bactéria anaeróbia *Clostridium botulinum*. Essa endotoxina é uma proteína que atua na junção neuromuscular, bloqueando a liberação de acetilcolina, diminuindo a contração da unidade motora. Embora os alvos intracelulares das toxinas sejam variáveis, todos impedem a liberação de acetilcolina ligada à membrana na junção neuromuscular dos músculos estriados e, assim, produzem desnervação química e paralisia dos músculos. A toxina liga-se rápida e de forma irreversível ao neurônio pré-sináptico na junção neuromuscular – essa toxina botulínica é internalizada, e, em seguida, essa ação pode não ser completada por 2 semanas e destrói efetivamente a junção neuromuscular afetada, causando paralisia muscular. Existe uma renovação contínua das junções neuromusculares, porém, isso é intensificado pela exposição à toxina, de modo que a função muscular começa a retornar em cerca de 3 meses e em geral está completa em 6 meses[4].

O uso terapêutico da toxina botulínica tem sido relatado como seguro e bem tolerado. Os efeitos adversos são considerados leves, transitórios e autolimitados. No entanto, como todos os demais procedimentos injetáveis, é suscetível a eventos adversos e complicações. Não há relatos de complicações graves ou fatais decorrentes do uso cosmético da toxina botulínica. As complicações dependem da técnica utilizada, por isso são importantes o conhecimento e o treinamento adequado da técnica de aplicação[5].

Apesar de ser considerada segura, a harmonização facial não está isenta de riscos nem de reações adversas. Esses riscos podem incluir reações inflamatórias, pequenos hematomas, eritema, infecção, formação de nódulos, abscessos nos sítios de aplicação, cicatrizes hipertróficas, necrose tecidual (por injeção intravascular ou compressão da rede vascular adjacente), edema persistente e granulomas. Para evitar complicações, deve-se ter um correto planejamento e um grande conhecimento de anatomia facial.

Algumas complicações e efeitos indesejados com o uso da toxina botulínica são a ptose palpebral ou superciliar e a ptose de sobrancelha. A ptose palpebral ou superciliar é definida como o deslocamento para baixo dessas entidades anatômicas devido a distúrbios nas funções dos músculos agonistas e antagonistas. A ptose da pálpebra superior, que pode variar de milímetros até a oclusão total do olho, ocorre devido ao envolvimento do músculo levantador da pálpebra superior.

A ptose da pálpebra superior também é observada ao injetar a toxina dentro e ao redor da glabela devido à migração da toxina injetada através do septo orbitário, levando ao enfraquecimento do músculo levantador da pálpebra superior. É comumente vista quando a toxina botulínica é injetada próximo à margem óssea supraorbitária na linha pupilar média e quando grandes volumes de toxina diluída são injetados na área. Ferreira et al. (2004) sugerem o uso de colírios agonistas alfa-adrenérgicos, como a apraclonidina, como opção de tratamento para o alargamento da fenda palpebral. Outros colírios da mesma classe podem ser utilizados, como nafazolina ou fenilefrina[6].

A ptose de sobrancelha é uma complicação comum, decorrente do tratamento do músculo frontal para correção de linhas frontais horizontais com toxina botulínica. Pode ser evitada mantendo-se pelo menos 2-3 cm acima da margem supraorbital ou 1,5-2 cm acima da sobrancelha durante a injeção no músculo frontal. Em contraste, a aparência elevada da cauda da sobrancelha pode ocorrer pela falha no bloqueio do músculo frontal lateralmente combinado com o tratamento do músculo medialmente. Para evitar essa complicação, é aconselhável tratar os músculos elevadores e depressores ao mesmo tempo (ex. músculo occipitofrontal e músculo corrugador do supercílio), para evitar a ação sem oposição de um grupo de músculos.

Sethi et al. (2020), em um estudo com pacientes submetidos ao uso de toxina botulínica por indicações cosméticas, relataram a incidência geral de ptose palpebral igual a 0,71% e ptose de sobrancelha de 0,98%[7]. Outra complicação relatada é a assimetria da sobrancelha, que pode ser decorrente da diferença de local e quantidade de aplicação ou de variações anatômicas do paciente. A sobrancelha "Spock" ou "Mephisto" é uma assimetria comum que se apresenta como curvatura lateral da sobrancelha devido ao desequilíbrio decorrente da desativação da região central do músculo frontal e da atividade da região lateral desse músculo, que eleva a cauda da sobrancelha. Essa complicação pode ser corrigida adicionando um pouco mais de toxina botulínica na área ativa do músculo, ou seja, na região lateral.

Outras complicações mais raras podem ocorrer, como a diplopia, que pode ser causada pela difusão da toxina ou pela aplicação na órbita, afetando os músculos extrínsecos do olho, em geral o músculo reto lateral. A lagoftalmia pode ocorrer pela paralisia do músculo orbicular do olho, levando ao enfraquecimento e dificuldade em manter a função muscular adequadamente, causando falta de oclusão completa dos olhos e ressecamento ocular. Deve ser tratada com colírios e géis lubrificantes. O ectrópio palpebral também pode acontecer em pacientes com frouxidão palpebral e injeção na região pré-tarsal próximo à margem das pálpebras inferiores. A proeminência das bolsas palpebrais pode ocorrer devido à maior frouxidão do músculo orbicular do olho e consequente projeção das bolsas de gordura[8].

Outro tratamento amplamente usado na harmonização facial é o uso de bioestimuladores de colágeno, que exercem seu efeito estético promovendo a neocolagênese, isto é, processo de cicatrização e reparação tecidual induzindo a formação de novas fibras colágenas. Esse produto é composto por microesferas de um polímero totalmente bioabsorvível, a policaprolactona. Tal estimulador foi introduzido no mercado cosmético europeu em 2009 e desde então está disponível em mais de 80 países. A segurança do bioestimulador de colágeno foi avaliada ao longo de seu desenvolvimento, investigando a tolerabilidade de seus componentes e do produto final pronto para uso. Biocompatibilidade, biodegradação e biorreabsorção foram extensivamente demonstradas. O bioestimulador gera colágeno tipo I, explicando os resultados sustentados e a baixíssima taxa de efeitos adversos na experiência dos pesquisadores[9]. O estimulador à base de policaprolactona exerce um efeito imediato, subsequentemente prolongado pela produção de colágeno visível de 5 a 8 semanas após o tratamento.

Apesar do grande desenvolvimento dos estudos e tecnologias sobre os produtos usados na harmonização facial, o treinamento adequado dos profissionais é de extrema relevância, incluindo o conhecimento de anatomia da face e pescoço, as técnicas de injeção, com especial atenção às recomendações dos fabricantes em relação aos volumes a serem injetados em diferente áreas e as regiões onde não se deve injetar.

INTRODUÇÃO À ANATOMIA

A palavra "anatomia" deriva do grego *anatome*, no qual seus radicais *ana* (em partes) e *tome* (cortar) significam, juntos, "cortar em partes". Trata-se de uma ciência que estuda macro e microscopicamente o desenvolvimento (crescimento), a forma (contorno) e a estrutura (distribuição e organização celular) dos seres organizados. Seus estudos tiveram início em meados do século V a.C., por meio da dissecação de animais em busca de respostas aos questionamentos sobre o funcionamento e a arquitetura do corpo humano.

Na história da anatomia, muitos nomes tiveram destaque, entre os quais se podem citar Hipócrates, Aristóteles e Galeno. Galeno usou a anatomia e a medicina hipocrática para criar um sistema de patologia e terapêutica de grande complexidade e coerência interna. Seus escritos foram traduzidos para o latim e utilizados até o século XVI.

Andreas Vesalius foi o médico belga que introduziu a anatomia como "ciência". Vesalius é considerado o pai da Anatomia Moderna. Frequentou cemitérios em busca de ossadas, dissecou cadáveres, descreveu estruturas e em 1538 publicou seu primeiro trabalho, as *Tabulae Sex*, um conjunto de seis desenhos de anatomia feitos por ele próprio. Vesalius foi autor de *De Humani Corporis Fabrica Libri Septem* (mais conhecido como *Fábrica*), sua principal obra, concluída em 1543 após inúmeras dissecações de cadáveres humanos. Na era renascentista, foi Leonardo da Vinci quem se tornou referência na arte de dissecar.

Por ser tratar de um assunto muito amplo na ciência, o estudo da anatomia é dividido em subdisciplinas, como a histologia (anatomia microscópica), embriologia (anatomia da formação e desenvolvimento das estruturas do corpo humano), citologia (anatomia das células), patologia (anatomia alterada por doenças) entre outras subespecializações.

A anatomia macroscópica pode ser estudada por meio da anatomia sistêmica ou anatomia topográfica. Na anatomia sistêmica ou descritiva, todos os órgãos e estruturas que trabalham funcionalmente em conjunto são abordados em um mesmo momento, permitindo a correlação entre as estruturas e suas funções. Os sistemas básicos que atuam em conjunto são: tegumentar, esquelético, articular, muscular, respiratório, digestório, circulatório, nervoso, geniturinário e endócrino. Já na anatomia topográfica ou regional, o estudo é baseado nas relações topográficas entre as estruturas anatômicas de uma única região, contemplando o corpo humano em segmentos, como a anatomia topográfica da cabeça e pescoço, que fornece informações detalhadas e focadas dessa região.

Neste capítulo, abordaremos conceitos que permitirão o melhor entendimento da anatomia através de terminologia, posição, eixos e planos anatômicos.

TERMINOLOGIA ANATÔMICA

É necessário utilizar terminologia apropriada que nomeiem as partes, estruturas e regiões do corpo de forma clara, objetiva e única entre profissionais e cientistas do mundo todo. A terminologia anatômica foi baseada em quatro princípios:

- **1º princípio:** a língua oficial adotada é o latim, porém cada país pode traduzir para seu próprio idioma.
- **2º princípio:** os termos adotados devem trazer algumas informações ou descrições sobre formato, tamanho ou função sobre a referida estrutura.
- **3º princípio:** deve-se evitar o uso de epônimos, isto é, termos que incorporam nomes de pessoas (e.g., tubérculo de Carabelli, bola de Bichat etc.).
- **4º princípio:** e cada estrutura deve corresponder a um único nome.

POSIÇÃO ANATÔMICA

Foi adotada mundialmente uma posição-padrão, denominada posição anatômica, que permite a referência precisa das estruturas anatômicas e das partes do corpo. A posição anatômica está descrita a seguir: "*indivíduo em posição ortostática (ereta), a face voltada para frente, o olhar dirigido para o horizonte, membros superiores estendidos ao longo do tronco com as palmas das mãos voltadas para frente, os membros inferiores unidos e os pés paralelos*".

CONCEITOS DE NORMAL, VARIAÇÃO, ANOMALIA E MONSTRUOSIDADE: FATORES GERAIS DE VARIAÇÃO ANATÔMICA

- **Normal**: em anatomia, é um conceito estatístico, ou seja, é o mais frequente, padrão típico (que aparece o maior número de vezes) para determinada estrutura anatômica. É diferente do conceito relacionado às ciências da saúde, que se refere ao indivíduo sadio.
- **Variação**: ocorre quando existe uma alteração na forma, número, origem ou localização da estrutura, porém sem alteração na sua função (e.g., forma dos olhos e do nariz, raízes dentárias supranumerárias etc.).
- **Anomalia**: ocorre quando existe uma alteração na forma, número, origem ou localização da estrutura, porém, diferentemente da variação, há alteração em sua função (e.g., polidactilia, agenesia dentária ou hipodontia, anodontia etc.).
- **Monstruosidade:** ocorre quando a anomalia é extremamente acentuada e de alta gravidade, geralmente incompatível com a vida (e.g., agenesia do encéfalo, diprosopia etc.).

Além dos conceitos apresentados, é preciso levar em consideração que a anatomia humana estuda o indivíduo adulto normal – padrão mais comum. No entanto, ao estudar peças anatômicas ou cadáveres dissecados, é importante salientar alguns fatores gerais de variação, entre eles: o sexo (características de caráter masculino ou feminino), a idade, o grupo étnico e os biótipos (longilíneo, brevilíneo ou mediolíneo).

PLANOS DE DELIMITAÇÃO

Define-se *plano* como qualquer superfície plana limitada, tomada isoladamente ou em relação à outra. Dessa maneira, o corpo humano, em posição anatômica, está delimitado por planos tangentes à sua superfície, denominados planos de delimitação (ou planos de inclusão) (Figuras 1 e 2), sendo eles:

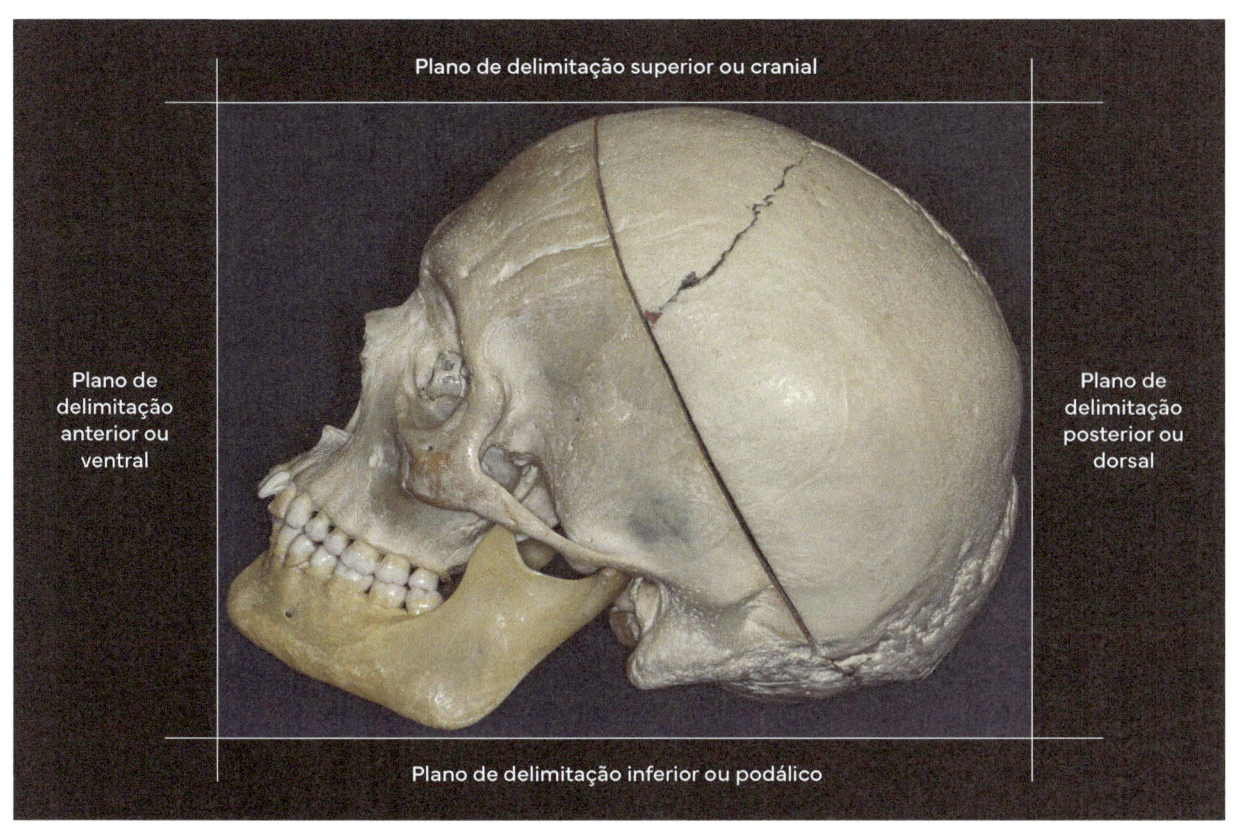

FIGURA 1 Representação dos planos de delimitação (ou inclusão) no crânio ósseo: superior ou cranial; inferior ou podálico; anterior ou ventral; posterior ou dorsal.

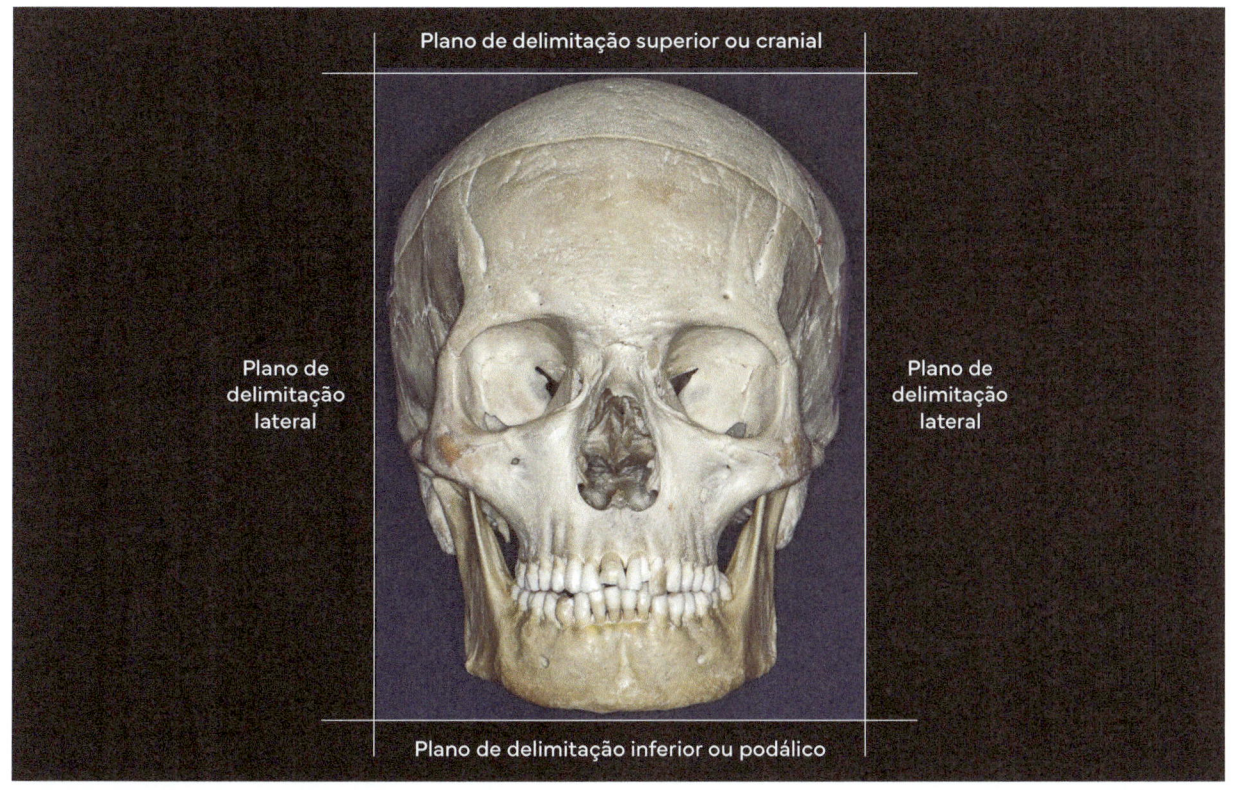

FIGURA 2 Representação dos planos de delimitação (ou inclusão) no crânio ósseo: superior ou cranial; inferior ou podálico; lateral.

- **Plano anterior ou ventral:** plano tangente ao ventre.
- **Plano posterior ou dorsal:** plano tangente ao dorso.
- **Plano cranial ou superior:** plano horizontal e tangente à cabeça.
- **Plano podálico (caudal) ou inferior:** plano horizontal e tangente à planta dos pés.
- **Planos laterais:** planos verticais e tangentes aos lados direito e esquerdo do corpo.

EIXOS DO CORPO HUMANO

Eixo pode ser definido como uma linha reta que passa pelo centro de um corpo qualquer. No corpo humano, o eixo é uma linha imaginária que passa pelo centro de gravidade (aproximadamente 4 cm posteriores à cicatriz umbilical) e atinge o plano da superfície terrestre. Os eixos são importantes porque através deles são estabelecidos os planos de secção do corpo. Os principais eixos seguem três direções:

- **Eixo longitudinal ou craniocaudal:** é o maior no sentido de comprimento, formado pela linha que passa pelo centro de gravidade do corpo e atinge a superfície da Terra, unindo o centro do plano cranial ao centro do plano podálico (ou caudal).
- **Eixo sagital ou anteroposterior:** une o centro do plano ventral ao centro do plano dorsal e é caracterizado pela profundidade.
- **Eixo transversal ou laterolateral:** une o centro do plano lateral direito ao centro do plano lateral esquerdo, tocando porções correspondentes do corpo.

PLANOS DE SECÇÃO

São descritos como planos não tangentes à superfície do corpo. Eles ocorrem pelo deslocamento de um eixo sobre outro, ou seja, pela combinação de dois eixos, assim traçados:

- **Plano sagital mediano:** obtido pelo deslocamento do eixo longitudinal sobre o sagital ou anteroposterior e, consequentemente, divide o corpo humano em duas metades, direita e esquerda. Existem ainda os planos sagitais, definidos como todos os planos paralelos ao plano sagital mediano (cortes sagitais).
- **Plano transversal (ou axial):** obtido pelo deslocamento do eixo sagital sobre o eixo laterolateral. Os planos paralelos ao plano transversal também são denominados dessa forma. No entanto, o plano transversal tangente à superfície mais elevada do crânio é denominado cranial, e o mais tangente à superfície da planta dos pés é denominado plano

caudal. Divide o corpo humano em duas metades, superior e inferior.
- **Plano frontal ou coronal:** obtido pelo deslocamento do eixo longitudinal sobre o laterolateral. Os planos paralelos a ele são denominados frontais. Divide o corpo humano em duas metades, anterior e posterior.

TERMOS DE POSIÇÃO E DIREÇÃO DO CORPO HUMANO

São fundamentais no estudo da anatomia, pois é a partir deles que se descrevem a situação e o posicionamento das estruturas, bem como a relação entre elas. Nessa terminologia, usamos sempre a comparação da posição de uma estrutura em relação a outra, que fica como ponto de referência. Deve-se ressaltar a importância da compreensão dos planos de delimitação e secção do corpo humano, pois os termos de posição e direção são utilizados em função deles. Os termos regularmente usados em anatomia são:

- **Mediano:** estruturas localizadas no plano sagital mediano (Figura 3A).
- **Lateral:** usado para a estrutura, ou parte dela, mais distante do plano sagital mediano, consequentemente mais próxima do plano lateral direito ou esquerdo (Figura 3B).
- **Medial:** usado para a estrutura, ou parte dela, mais próxima do plano sagital mediano (Figura 3D).
- **Intermédio:** usado para a estrutura, ou parte dela, entre outras duas, mas no sentido laterolateral (Figura 3C).
- **Cranial ou superior:** usado para a estrutura, ou parte dela, mais próxima do plano cranial (Figura 3E).
- **Caudal ou inferior:** usado para a estrutura, ou parte dela, localizada mais próxima do plano inferior ou podálico (Figura 3G). Os termos "cranial" e "caudal" são mais utilizados para estruturas localizadas no tronco.
- **Médio:** usado para a estrutura, ou parte dela, entre outras duas, no sentido anteroposterior ou superorinferior (Figuras 3F e 4I).
- **Ventral ou anterior:** usado para a estrutura, ou parte dela, localizada mais próxima do plano anterior ou ventral (Figura 4H).
- **Dorsal ou posterior:** usado para a estrutura, ou parte dela, mais próxima do plano dorsal ou posterior (Figura 4J).
- **Interna:** normalmente usado para descrever a face de órgãos ou estruturas que estão voltadas para a luz de uma cavidade.
- **Externa:** normalmente usado para descrever a face de órgãos ou estruturas que estão opostas à luz da cavidade.

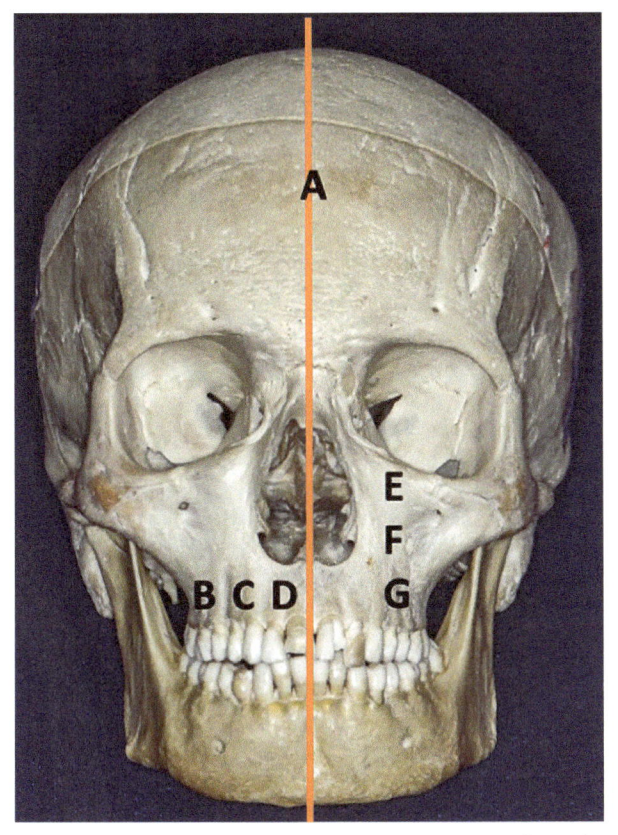

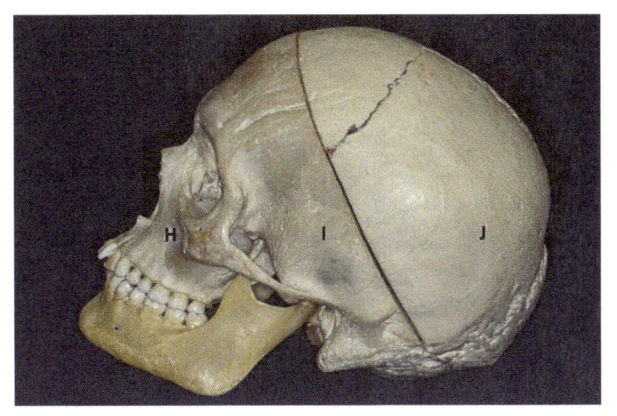

FIGURA 4 Representação dos termos de posição e direção no crânio ósseo: H: anterior ou ventral; I: médio; J: posterior ou dorsal.

- **Proximal:** indica a estrutura, ou parte dela, que está mais próxima da raiz.
- **Distal:** usado para a estrutura, ou parte dela, que está mais distante da raiz. Os termos "proximal" e "distal" são comumente usados para os membros.
- **Superficial:** usado para as estruturas localizadas externamente à fáscia muscular.
- **Profundo:** usado para as estruturas localizadas internamente à fáscia muscular.

A Tabela 1 contém os termos de posição ou direção do corpo humano mais utilizados para o estudo da anatomia corpórea.

FIGURA 3 Representação dos termos de posição e direção no crânio ósseo: a linha laranja representa o plano sagital mediano. A: mediano; B: lateral; C: intermédio; D: medial; E: superior ou cranial; F: médio; G: inferior ou podálico.

TABELA 1 Termos de posição do corpo humano

Termo	Definição	Oposto
Anterior/ventral	Situado na frente de; na parte anterior do corpo do corpo.	Posterior/dorsal
Posterior/dorsal	Situado atrás de; a parte posterior do corpo.	Anterior/ventral
Superior/cranial	Voltado para a cabeça, em posição alta.	Inferior/caudal
Inferior/caudal	Afastado da cabeça, em posição baixa.	Superior/cranial
Proximal	Mais próximo de um ponto de referência qualquer, como a origem de um membro, estrutura ou o centro do corpo.	Distal
Distal	Afastado de um ponto de referência qualquer, como a origem de um membro, estrutura ou o centro do corpo.	Proximal
Lateral	Afastado do plano sagital mediano do corpo.	Medial
Medial	Próximo do plano sagital mediano do corpo.	Lateral
Palmar	Direcionado para a palma da mão.	Dorsal
Plantar	Direcionado para a planta do pé.	Dorsal
Superficial	Localizado próximo ou na superfície do corpo.	Profundo
Profundo	Localizado mais afastado ou profundamente em relação à superfície do corpo.	Superficial

CONCLUSÃO

O estudo da anatomia é o campo da Biologia responsável por estudar a forma e a estrutura do organismo humano, bem como suas partes. Nesta obra iremos associar o estudo da morfologia humana aplicada à área de harmonização facial, com foco principal em anatomia macroscópica, mas também com tópicos de histologia, de maneira que permita ao profissional obter maior conhecimento do local onde serão realizados os procedimentos, a fim de evitar acidentes e complicações e, desse modo, obter maior sucesso na entrega dos resultados estéticos a seus pacientes. Neste capítulo abordamos conceitos universais para o melhor entendimento da anatomia humana por meio de terminologia, posição, eixos e planos anatômicos.

REFERÊNCIAS

1. Polo M. Botulinum Toxin and Smile Design. Dent Clin North Am. 2022;66(3):419-29.
2. Wollmer MA, Magid M, Kruger THC, Finzi E. Treatment of depression with botulinum toxin. Toxins (Basel). 2022;14(6):383.
3. Bort-Martí AR, Rowe FJ, Ruiz Sifre L, Ng SM, Bort-Martí S, Ruiz Garcia V. Botulinum toxin for the treatment of strabismus. Cochrane Database Syst Rev. 2023;3(3):CD006499.
4. Erickson BP, Lee WW, Cohen J, Grunebaum LD. The role of neurotoxins in the periorbital and midfacial areas. Facial Plast Surg Clin North Am. 2015;23(2):24355.
5. Kassir M, Gupta M, Galadari H, Kroumpouzos G, Katsambas A, Lotti T, et al. Complicações da toxina botulínica e preenchimentos: uma revisão narrativa. J Cosmet Dermatol. 2020;19(3):570-3.
6. Ferreira MC, Salles AG, Gimenez R, Soares MFD. Complications with the use of botulinum toxin type a in facial rejuvenation: report of 8 cases. Aesthetic Plast Surg. 2004;28(6):441-4.
7. Sethi N, Singh S, DeBoulle K, Rahman E. A review of complications due to the use of botulinum toxin a for cosmetic indications. Aesth Plast Surg. 2020;45(3):1210-120.
8. Borba A, Matayoshi S, Rodrigues M. Avoiding complications on the upper face treatment with botulinum toxin: a practical guide. Aesthetic Plast Surg. 2022;46(1):385-94.
9. Dangelo JG, Fattini CA. Anatomia humana sistêmica e segmentar, 3. ed. São Paulo: Atheneu; 2007.
10. Figun ME, Garino RR. Anatomia odontológica funcional e aplicada, 2. ed. Porto Alegre: Artmed; 2003.
11. Gardner E, Gray DJ, O' Rahilli R. Anatomia: estudo regional do corpo humano, 4. ed. Rio de Janeiro: Guanabara Koogan; 1988.
12. Mardegan JP, Buchaim RL. Manual de anatomia odontológica, 1. ed. Barueri: Manole; 2018.
13. Moore KL, Dalley AF, Agur AMR. Anatomia orientada para a clínica, 7. ed. Rio de Janeiro: Guanabara Koogan; 2014.
14. Rizzolo RJC, Madeira MC. Anatomia facial com fundamentos de anatomia geral, 5. ed. São Paulo: Sarvier; 2016.
15. Teixeira LMS, Reher P, Reher VGS. Anatomia aplicada à odontologia, 2. ed. Rio de Janeiro: Guanabara Koogan; 2008.

4

Sistema esquelético craniofacial

Marina Ribeiro Paulini
Lucas Meciano Pereira dos Santos
Valéria Paula Sassoli Fazan
João Paulo Mardegan Issa

INTRODUÇÃO

O tecido ósseo é um tecido conjuntivo especializado constituído por tipos celulares e uma matriz extracelular mineralizada, denominada matriz óssea. Corresponde ao principal tecido do esqueleto humano, caracterizado por sua rigidez e dureza. Apresenta funções como alojar e proteger a medula óssea, formar as células do sangue, ser o constituinte principal do esqueleto, servir de suporte para as partes moles e proteger órgãos vitais, como os contidos nas caixas craniana e torácica e no canal raquidiano, além de proporcionar apoio aos músculos esqueléticos, transformando as suas contrações em movimentos úteis. Também funciona como depósitos de cálcio, fosfato e outros íons, armazenando-os ou libertando-os de maneira controlada, para manter constante a concentração desses importantes íons nos líquidos corporais. Suas funções estão sob o controle de fatores sistêmicos (como os hormônios) e locais (como os fatores de crescimento e citocinas).

O tecido ósseo é um tipo especializado de tecido conjuntivo formado por células e material extracelular calcificado, a matriz óssea. A matriz apresenta 50% de parte orgânica e 50% de material mineral. Em relação à parte orgânica, é composta por 95% de colágeno tipo I os demais 5% são compostos por proteoglicanos e glicoproteínas não colágenas. Já a parte inorgânica os íons mais encontrados são o fosfato e o cálcio, que formam cristais de hidroxiapatita.

Em termos morfológicos, anatômica e macroscopicamente, o osso é classificado em compacto e esponjoso. O osso compacto é responsável principalmente pelas funções mecânicas e protetoras do indivíduo. Já o esponjoso é responsável pelas funções metabólicas. Nos ossos longos, as extremidades ou epífises são formadas por osso esponjoso com uma delgada camada superficial compacta. A diáfise (parte cilíndrica) é quase totalmente compacta, com pequena quantidade de osso esponjoso na sua parte profunda, delimitando o canal medular. Principalmente nos ossos longos, o osso compacto é chamado também de osso cortical. Os ossos curtos têm o centro esponjoso, recobertos em toda a sua periferia por uma camada compacta. Nos ossos chatos, que constituem a abóbada craniana, existem duas camadas de osso compacto, as tábuas interna e externa, separadas por osso esponjoso.

HISTOLOGIA DO TECIDO ÓSSEO

O tecido ósseo é classificado na histologia em **osso primário** (ou imaturo) e **osso secundário** (maduro ou lamelar). Os dois tipos possuem as mesmas células e os mesmos constituintes da matriz. O tecido primário é o que aparece primeiro, tanto no desenvolvimento embrionário como na reparação das fraturas, sendo temporário e substituído por tecido secundário. No tecido ósseo primário, as fibras colágenas se dispõem irregularmente, sem orientação definida, porém no tecido ósseo secundário ou lamelar essas fibras se organizam em lamelas que adquirem uma disposição muito peculiar. Em cada osso, o primeiro tecido ósseo que aparece é do tipo primário, substituído gradativamente por tecido ósseo lamelar ou secundário. Deste último tipo fazem parte o osso compacto e o esponjoso.

O tecido ósseo secundário é a variedade encontrada no adulto. Sua principal característica é possuir fibras colágenas organizadas em lamelas que ficam paralelas umas às outras ou se dispõem em camadas concêntricas em torno de canais com vasos, formando os sistemas de Havers. Esses sistemas têm um vaso no eixo do canal de Havers, com lamelas concêntricas e fibras à volta. Os canais comunicam-se entre si, com a cavidade medular e a superfície externa de osso por meio de canais transversos ou oblíquos, que são os canais de Volkmann, os quais se distinguem dos de Havers por não apresentarem lamelas ósseas concêntricas. As lacunas são os locais onde ficam os osteócitos que têm prolongamentos que se comunicam uns com os outros através de complexos de união, que permitem a passagem de íons e pequenas moléculas de um osteócito para o outro. Esses prolongamentos constituem os canalículos ósseos.

O osso é irrigado, mas os metabólitos têm de atravessar a matriz óssea calcificada, quer através das próprias células que se comunicam umas com as outras, quer através dos espaços existentes entre os prolongamentos dos osteócitos e as paredes dos canalículos ósseos. Os sistemas circunferenciais interno e externo são constituídos por lamelas ósseas paralelas entre si, formando duas faixas: uma situada na parte interna do osso, em volta do canal medular, e a outra na parte mais externa, próximo ao periósteo. O sistema circunferencial externo é mais desenvolvido que o interno. Entre os dois sistemas encontram-se inúmeros sistemas de Havers e grupos irregulares de lamelas, as lamelas intersticiais, que provêm de restos de sistemas de Havers que foram destruídos durante o crescimento do osso.

Histogênese do tecido ósseo

O osso forma-se a partir de dois tipos de ossificação: **intramembranosa** e **endocondral**. A ossificação intramembranosa ocorre nos ossos chatos da cavidade craniana, a partir de células mesenquimatosas. Estas diferenciam-se em osteoblastos, que vão começar a formar o centro de ossificação primário, isto é, o blastema ósseo (conjuntos de células que retraem os prolongamentos, de modo que fiquem mais curtos e vão se dividindo para começarem a produzir matriz óssea. Esta vai originar trabéculas de osso com os osteócitos no seu interior e osteoblastos à periferia. Já a ossificação endocondral ocorre nos ossos longos. Aparece o molde de cartilagem hialina, onde surge o centro de ossificação primário, invadido por vasos sanguíneos que trazem células osteoprogenitoras consigo. Estas começam a formar matriz óssea, e os condrócitos da cartilagem hialina sofrem modificações morfológicas até morrerem por apoptose, diminuindo a cartilagem. À medida que se forma a matriz óssea, inicialmente na diáfise do osso através do colar periostal e do centro de ossificação primário, ele progride para a extremidade do osso. Posteriormente, o centro de ossificação secundário é formado nas epífises do osso, permitindo a substituição da cartilagem hialina por tecido ósseo. Toda a cartilagem hialina é substituída por tecido ósseo, exceto a superfície articular e a placa epifisária.

Dessa maneira, o osso se forma a partir de um centro de ossificação primário e um colar periostal (na diáfise) e de um centro de ossificação secundário nas epífises e cresce a partir do disco epifisário. A placa epifisária é a estrutura responsável pelo crescimento do indivíduo em extensão; com o passar dos meses, é substituída por tecido ósseo até o seu fechamento completo, quando cessa o crescimento do indivíduo (Figura 1).

Células do tecido ósseo

Nos processos de formação, reabsorção, manutenção e remodelação óssea, participam três tipos celulares distintos que derivam de duas linhagens: os **osteoblastos** (células relacionadas à formação); os **osteócitos** (células de manutenção óssea); os **osteoclastos** (células de reabsorção óssea). A homeostase do sistema esquelético está na dependência de uma remodelação óssea equilibrada, ou seja, da dinâmica balanceada entre a atividade dos osteoblastos e osteoclastos.

Osteoblastos

São as células responsáveis pela produção da matriz orgânica do osso (Figura 2). Eles sintetizam essa matriz, que é constituída de várias proteínas colágenas e não colágenas, como colágeno tipo I, osteocalcina, osteopontina, proteoglicanas, fosfoproteínas e citocinas. Esses componentes interagem entre si e se organizam, permitindo a deposição de sais minerais[1].

Os osteoblastos também funcionam como receptores e transmissores de sinais para remodelação, pois possuem receptores para hormônios. Secretam fatores de regulação, como a interleucina-6 (IL-6) e fatores de crescimento como TGF-β (fator de crescimento transformador tipo beta) – fatores locais que agem na proliferação, diferenciação e atividade osteoblástica[2].

Além disso, os osteoblastos têm a capacidade de modificar a matriz adjacente, removendo ou alterando as proteoglicanas. Iniciam, dessa maneira, a mineralização da matriz através da secreção de vários reguladores, como IL-6, TGF-β e interferon-γ[3].

Em condições fisiológicas, a apoptose de osteoblastos parece exercer um importante papel no controle do crescimento ósseo. A apoptose é um mecanismo de morte celular programada, portanto responsável pelo equilíbrio populacional de células nos tecidos e em órgãos. Quando desencadeada, ativa uma complexa cascata proteolítica intracelular que coordena todo o processo de morte celular. Como consequência da ativação das proteínas intracelulares promotoras da apoptose, a célula fragmenta-se originando os corpos apoptóticos. Os corpos apoptóticos expressam em sua membrana plasmática, entre outras moléculas, a fosfa-

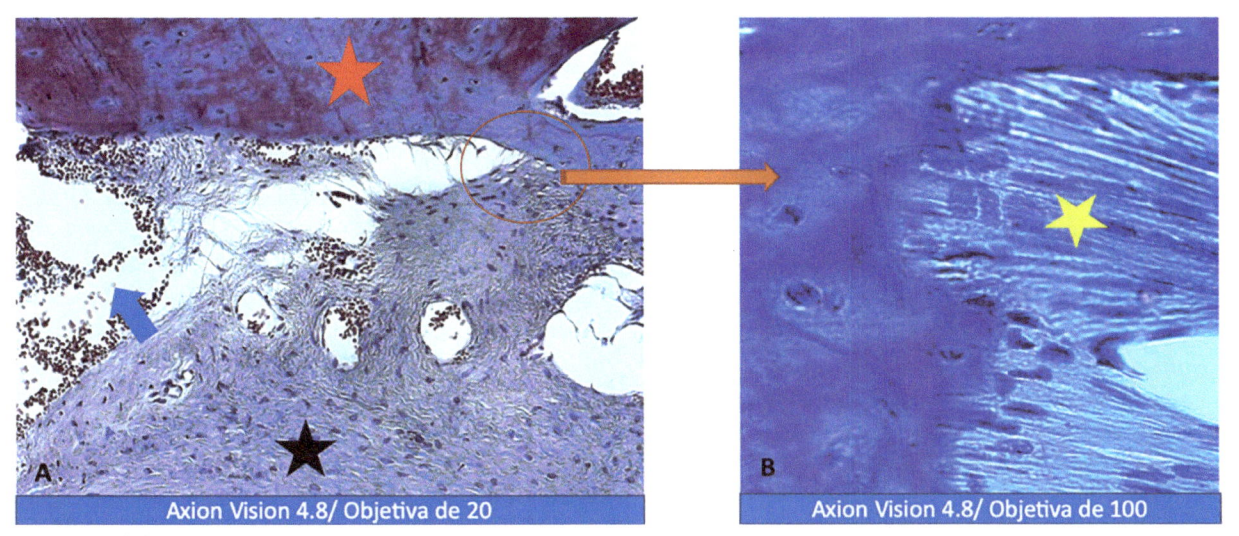

FIGURA 1 (A) Fotomicrografia de uma lâmina histológica corada por tricrômio de Masson ilustrando o tecido ósseo neoformado (estrela preta), e tecido ósseo maduro (estrela vermelha) destacando a presença de vasos sanguíneos (seta azul) e fibras colágenas (laranja). Aumento real de 200 vezes, através de microscópio de luz acoplado a uma câmera digital, Axio Imager Z2 Zeiss e *software* AxioVision 4.8 (Carl Zeiss, Oberkochen, Alemanha). (B) Fotomicrografia de uma lâmina histológica corada por tricrômio de Masson ilustrando fibras colágenas (estrela amarela). Aumento real de 1.000 vezes, através de microscópio de luz acoplado a uma câmera digital, Axio Imager Z2 Zeiss e *software* AxioVision 4.8 (Carl Zeiss, Oberkochen, Alemanha).

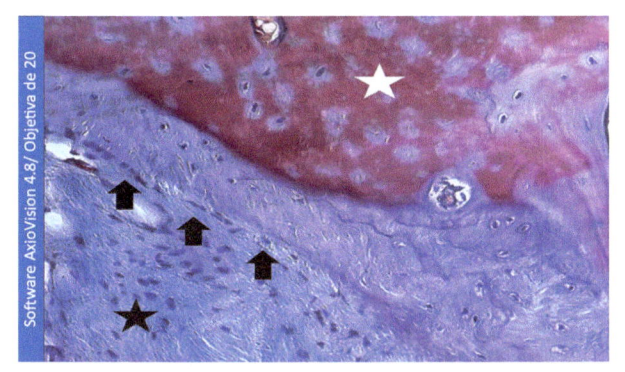

FIGURA 2 Fotomicrografia de uma lâmina histológica corada por tricrômio de Masson ilustrando o tecido ósseo neoformado (estrela preta) e tecido ósseo maduro (estrela branca), destacando a presença de osteoblastos (seta preta). Aumento real de 200 vezes, através de microscópio de luz acoplado a uma câmera digital, Axio Imager Z2 Zeiss e *software* AxioVision 4.8 (Carl Zeiss, Oberkochen, Alemanha).

tidilserina, que atrai os fagócitos, e estes rapidamente internalizam os corpos apoptóticos. Recentemente, foi mostrado que os osteoblastos, além de participar da formação e mineralização da matriz óssea, podem fagocitar os corpos apoptóticos oriundos de osteoblastos e/ou células de revestimento ósseo, durante o início da formação óssea[4].

Osteócitos

Os osteócitos são o tipo celular mais abundante no tecido ósseo. São células elípticas, menores que os osteoblastos, e possuem diversos prolongamentos citoplasmáticos, situados no interior de pequenos canais, denominados canalículos ósseos. Esses prolongamentos citoplasmáticos se estendem em direção aos prolongamentos de outros osteócitos adjacentes, aos dos osteoblastos e células de revestimento ósseo do endósteo e periósteo, estabelecendo junções (tipo *gap*) entre essas células (Figura 3). Essas junções do tipo *gap* entre os prolongamentos dos osteócitos e os prolongamentos dos osteoblastos permitem que mesmo os osteócitos localizados nas porções mais profundas do osso respondam às modificações sistêmicas, bem como às modificações na superfície óssea. Dessa maneira, os canalículos ósseos constituem uma complexa rede que interconecta a superfície óssea às porções mais internas, rede responsável pela manutenção e vitalidade da matriz óssea[1]. Portanto, os osteócitos são considerados essenciais para a manutenção e para a remodelação óssea, uma vez que tem sido sugerido que a apoptose dos osteócitos pode atrair e estimular a atividade dos osteoclastos.

Osteoclastos

Os osteoclastos são responsáveis pela reabsorção óssea, promovendo escavações na superfície óssea. O

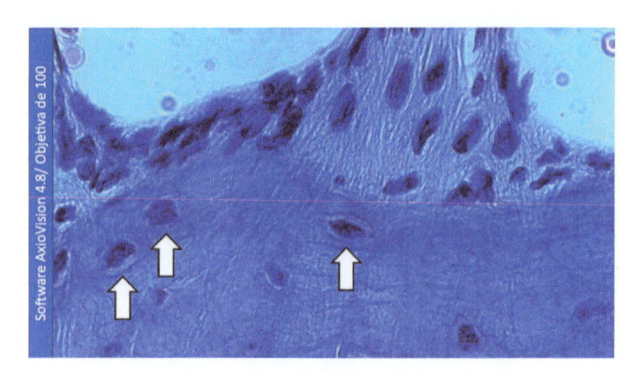

FIGURA 3 Fotomicrografia de uma lâmina histológica corada por tricrômio de Masson destacando a presença osteócitos (seta branca). Aumento real de 1.000 vezes, através de microscópio de luz acoplado a uma câmera digital, Axio Imager Z2 Zeiss e *software* AxioVision 4.8 (Carl Zeiss, Oberkochen, Alemanha).

processo de reabsorção pode ser autorregulável, devido à dissolução mineral que precede a degradação da matriz orgânica, o que significaria o desenvolvimento de uma matriz porosa adjacente à borda em escova do osteoclasto. Essa matriz porosa pode provocar o rompimento da adesão do osteoclasto, resultando em um descolamento deste[5].

Além disso, após a reabsorção, os osteoclastos podem migrar para outros sítios onde o tecido ósseo deve ser reabsorvido, bem como se deslocar da superfície óssea e permanecer como células inativas. Os osteoclastos inativos são células gigantes e multinucleadas, porém não apresentam borda em escova e zona clara, estruturas intimamente relacionadas à atividade reabsortiva dos osteoclastos. O TGF-β e o estrógeno parecem promover a apoptose, enquanto o paratormônio (PTH) e a IL-1 podem agir como supressores da apoptose, prolongando a atividade osteoclástica[6]. Apesar de a função principal do osteoclasto ser promover a desmineralização e a degradação da matriz óssea, evidências têm reforçado a ideia de que os osteoclastos são capazes de internalizar e digerir células e/ou restos celulares. Assim, os osteoclastos podem internalizar osteócitos liberados durante a reabsorção óssea. Tem sido sugerido também que osteoblastos em apoptose podem estimular a migração de osteoclastos para determinados sítios que devem ser reabsorvidos. Os osteoclastos atraídos para o local imediatamente reconhecem e internalizam os osteoblastos e/ou osteócitos em apoptose[7].

Matriz óssea

O osso é constituído de uma parte orgânica e de outra inorgânica. A matriz orgânica é formada de colágeno, principalmente tipo I, proteoglicanas e glicoproteínas adesivas, e a inorgânica por íons fosfato, cálcio e, em menor quantidade, bicarbonato, magnésio, potássio, sódio e citrato. A união do fosfato e do cálcio forma cristais com estrutura de hidroxiapatita que, associados às fibras colágenas, fornecem a resistência e dureza características do tecido ósseo[8].

Algumas proteínas não colágenas, típicas dos tecidos mineralizados, como a osteocalcina e a sialoproteína óssea e osteopontina, que têm distribuição mais generalizada, são liberadas do osso durante a sua desmineralização. Há, ainda, proteínas derivadas do sangue e fluidos teciduais que são concentradas no osso devido à sua afinidade com os cristais minerais, como a albumina e imunoglobulinas[6].

Um importante grupo de glicoproteínas, extraídas da matriz óssea desmineralizada, são as proteínas ósseas morfogenéticas (BMP), responsáveis pela indução óssea. Classificadas como uma subfamília dentro da família dos TGF-β, podem ser encontradas, além do tecido ósseo, em vários tecidos, com papel importante não só no desenvolvimento do esqueleto, como também em processos fisiológicos, durante a embriogênese.

Reparação óssea

A osteogênese em defeitos ósseos é um processo de reconstrução tecidual que demanda tempo. O processo de reparo ósseo inicia-se com a formação de uma ferida, levando a uma cascata inflamatória que ativa o processo de hemostasia. Plaquetas formam uma barreira inicial ao meio externo a essa lesão e secretam fatores de crescimento. Associado a isso, fibrinogênio é convertido em fibrina, proteína insolúvel criando um coágulo sólido, o que promove suporte para outras células inflamatórias. Após isso, vários outros fatores quimiotáticos, como fator de crescimento derivado de plaquetas (PDGF), fator de crescimento epidermal (EGF), histamina e fator von Willebrand, são secretados. Todos esses sinais atraem macrófagos e outros leucócitos, retirando tecidos necróticos e bactérias locais e terminando com a fase inflamatória.

Na fase de proliferação, fatores de crescimento como o de crescimento transformador beta 1 (TGF-β1), fator de crescimento vascular endotelial (VEGF), fator de crescimento insulina-*like*, além de PDGF, são responsáveis pela angiogênese e formação de tecido fibroso, características próprias dessa fase, iniciando a reconstrução da área lesada. Após essa fase, o tecido em reparo passa por um processo de remodelamento e maturação. Inicia-se uma contração da lesão através de miofibroblastos, as fibras colágenas tornam-se mais organizadas, e o epitélio sobre a área é regenerado.

Em um ambiente com condições fisiológicas favoráveis, é comum a cura espontânea desses defeitos, devido à capacidade de regeneração do tecido ósseo local. Entretanto, esse tempo variável para a cura do defeito ósseo pode ser longo, devido à lentidão da formação do novo osso, dependendo do suporte sanguíneo local e dos substratos para fortalecer e amadurecer esse osso neoformado. Somando-se a isso, outras alterações podem ocasionar falha de consolidação, como forças adicionais de estresse aplicado no local, alterações hormonais ou nutricionais e instabilidades biomecânicas. Além dessas alterações, perdas ósseas extensas causam diminuição das propriedades mecânicas, diminuindo a habilidade de formação de calo secundário. Como a maioria das fraturas se consolida através do calo secundário, o estímulo mecânico limitado durante esse período inicial aumenta a formação desorganizada desse calo, ao mesmo tempo que o movimento na mesma área contribui para a não consolidação nas últimas fases de reparo da fratura[9].

Defeitos ósseos de tamanho crítico têm sido definidos nas últimas décadas como defeitos que não se curam espontaneamente ou defeitos com tamanho de 2,5 vezes o raio do osso. Um defeito ósseo crítico constitui um problema significativo para a formação de osso novo e consolidação óssea. Modelos de defeito crítico avaliam a *performance in vivo* de enxertos ou biomateriais utilizados para o seu preenchimento em termos de neoformação óssea, remodelamento, reabsorção do implante e efeitos biológicos locais baseados em estudo radiográfico e histológico. Um modelo de defeito ósseo crítico permite uma avaliação robusta da resposta *in vivo* de um material e se ele pode atingir o objetivo clínico de resolução de um defeito que não cicatriza espontaneamente.

Proteínas ósseas morfogenéticas (BMP)

As BMP são capazes de induzir a formação de osso através de quimiotaxia e diferenciação de células mesenquimais para uma efetiva osteocondução (Quadro 1). O trabalho de Bordukalo-Nikšić T et al.[10] descreve o papel das BMP na regulação da reabsorção de osteoclastos e da remodelação óssea. As BMP são moléculas sinalizadoras secretadas que pertencem à grande família de proteínas composta por mais de 30 ligantes, denominada superfamília do TGF-β, e compreendem uma família evolutivamente conservada de citocinas necessárias a numerosos processos de desenvolvimento. Entre os membros da superfamília TGF-β, a atividade de formação óssea é exclusiva das BMP. Porém, estas têm muitas outras atividades biológicas. Desde o seu isolamento como promotores da formação de osso e cartilagem, as BMP têm sido extensivamente estudadas, e, além de seu papel confirmado no osso e na cartilagem, descobriu-se que possuem múltiplas funções no desenvolvimento embrionário de outros tecidos e sistemas de órgãos,

incluindo vasos sanguíneos, cérebro, fígado, coração, pulmão, intestino, membro, olho, dentes ou rim.

O papel das BMP na formação óssea é bem descrito na literatura. BMP-2, -4, -5, -6, -7 e -9 exibem alta atividade osteogênica. Sabe-se que BMP-2 e -7 aumentam os marcadores de diferenciação osteoblástica e que a sinalização de BMP promove a diferenciação de condrócitos. Ao agir sobre os osteoblastos e condrócitos, as BMP permitem o processo de formação e ossificação do osso endocondral. A perda da função causada pela deleção genética de certos genes e receptores BMP induz múltiplos defeitos esqueléticos em vários modelos genéticos de camundongos. As BMP-2, 6 e 9 parecem ter maior potencial na indução da diferenciação osteoblástica a partir das células mesenquimais progenitoras; a BMP-2, quando injetada localmente sobre a superfície da calvária de ratos, induz formação óssea periosteal, sem a formação prévia de cartilagem. No adulto, as BMP regulam a proliferação e diferenciação, bem como a apoptose de vários tipos de células, como células mesenquimais, osteoblastos, condroblastos, células epiteliais e do tecido nervoso. O alvo final das BMP é a alteração da expressão gênica no núcleo, mudando a atividade celular, incluindo o crescimento, diferenciação e síntese de matriz extracelular[11]. Maekawa et al.[12] fizeram um estudo *in vivo* com a BMP-7 ligada à superfície de implante dentário e observou a diferenciação osteoblástica e o aumento da regeneração óssea. O uso dessa estratégia inovadora na área odontológica em cirurgia com implantes oferece uma opção de tratamento para a osseointegração e o sucesso da reabilitação. Por outro lado, Omi et al.[13] verificaram, em seu estudo com camundongos, as reações adversas das BMP, como a formação de osso heterotópico, aumento da reabsorção óssea e câncer, uma vez que a sinalização das BMP exerce efeito pleiotrópico. Em ossos longos, as BMP não afetaram a massa óssea líquida na fase adulta, fornecendo informações sobre as preocupações clínicas, como altas doses e efeitos colaterais inesperados.

Engenharia tecidual e regeneração de tecido ósseo

Engenharia de tecidos é uma área biotecnológica cujo termo surgiu há aproximadamente 27 anos, para definir um campo de estudos multidisciplinar, que inclui o conhecimento da engenharia de materiais e das ciências biomédicas, ou seja, envolve o conhecimento de várias disciplinas, como física, química e biologia e que visa reconstituir, substituir e/ou regenerar tecidos ou órgãos específicos através da implementação de materiais eficazes e práticos, a fim de manter a estrutura residual existente e permitir o crescimento do tecido,

QUADRO 1 Visão geral da ação das BMP nos osteoclastos

BMP-2	Promove a diferenciação dos osteoclastos
	Estimula osteoclastos na presença de células estromais
	Estimula a reabsorção óssea em osteoclastos cultivados
	Estimula a formação de osteoclastos na presença de IL-1α
BMP-4	Estimula a reabsorção óssea pelos osteoclastos e promove a perda óssea
BMP-5	Efeito estimulador bifásico na geração de osteoclastos, dependendo da concentração
BMP-6	Aumenta o número de células TRAP+ na concentração ideal; em concentrações mais altas, seu efeito estimulatório diminui
	Desacopla o osteoblasto da atividade dos osteoclastos, reduz a reabsorção óssea e aumenta a formação óssea em modelo de rato
	Expressão de BMP-6 aumentada em osteoclastos maduros, ativada para promover diferenciação osteoblástica e formação óssea
BMP-7	Aumenta a formação de osteoclastos *in vitro* em combinação com vitamina D3
	Aumenta o número de células TRAP+ na concentração ideal
	Inibe a diferenciação de osteoclastos em monócitos C14+ cultivados
BMP-9	Promove a diferenciação de osteoclastos *in vitro*
	Aumenta a reabsorção óssea por osteoclastos maduros em cultura

Fonte: adaptado de Bordukalo-Nikšić T et al., 2022.[10]

agindo como suportes que promovem a proliferação de tecidos vivos[14].

Diversos materiais biodegradáveis têm sido desenvolvidos, com grande versatilidade para modificar parâmetros como velocidade de degradação, propriedades mecânicas, porosidade, tamanho dos poros etc., de acordo com as características exigidas para cada aplicação.

As matrizes são desenvolvidas através de biomateriais e têm propriedades biológicas e físicas compatíveis com as condições fisiológicas *in vitro* e *in vivo* do tecido danificado. Em outras palavras, a matriz visa oferecer um suporte temporário com integridade mecânica suficiente para manter a estrutura e então levar à proliferação, diferenciação e biossíntese celular específica do local onde foi implantada. Para isso, deve apresentar propriedades como ser atóxica, biocompatível, biodegradável, promover e reorganizar as células desejadas,

apresentar porosidade adequada para a celularização e estar interligada.

Para serem assim considerados, os biomateriais também devem apresentar propriedades de bioabsorbibilidade e bioatividade dentro de um mesmo material, esta última entendida como tendo a capacidade de induzir, estimular, provocar ou modular determinada ação biológica no tecido receptor. Um material bioativo é aquele que possibilita uma resposta biológica específica em sua interface com os tecidos, favorecendo a ligação de ambos. Também busca a estimulação de diferentes respostas celulares a partir de suas características superficiais, de forma que sua função seja, portanto, temporária, uma vez que o material é chamado para ser reabsorvido assim que a função do tecido é restaurada.

A engenharia tecidual aplicada ao reparo do tecido ósseo deve garantir que os materiais utilizados como matrizes sejam potencialmente **osteoindutores** (capazes de promover a diferenciação das células progenitoras em células osteoblásticas), **osteocondutores** (capazes de induzir o crescimento do osso circundante), viabilizando a osseointegração (integração do material com o tecido ósseo adjacente) com a finalidade de reparar o tecido que está com seu estado biomecânico intacto.

A matriz deve apresentar uma arquitetura na qual as células se organizem, promovendo um perfil biomecânico inicial para a reposição tecidual até que as células produzam uma matriz extracelular adequada e a matriz inicial seja degradada ou metabolizada, produzindo o tecido de novo. Tudo isso deve ser feito no menor tempo possível, evitando complicações por imobilidade e contaminação e reduzindo os custos sociais e de saúde associados.

No caso dos materiais de reparo ósseo, a ideia é criar um material que seja capaz de suportar as cargas iniciais e degrada gradativamente, transferindo as cargas para o novo osso. A taxa de degradação de uma matriz usada na engenharia de tecido ósseo deve ser lenta, a fim de manter a própria resistência mecânica do tecido, até que o tecido ósseo se regenere de novo. Dessa forma, evita-se um segundo procedimento cirúrgico para a retirada do implante. Os materiais devem ter características que estimulem respostas celulares adequadas e sejam substituídos gradativamente pelo novo tecido, de forma que sua função seja temporária.

A área de implantodontia na odontologia está muito ligada a regiões com defeitos ósseos críticos (aqueles que não apresentam capacidade de se regenerar espontaneamente). A presença desses defeitos prejudica o processo de osseointegração do implante na área cirúrgica. Logo, as terapias regenerativas por meio da engenharia tecidual são alternativas promissoras para tratar situações com limitações ósseas.

O trabalho publicado por Paulini et al.[15] descreve o tema de estratégias baseadas em proteínas recombinantes na engenharia de tecidos ósseos, no qual investiga o grande potencial da elastina recombinante como indutor de tecido ósseo. Os recombinâmeros do tipo elastina (ELR – *elastin-like recombinamers*), especialmente estudados no setor biomédico, têm demonstrado grande aplicação e relevância. A própria composição dos ELR, baseada na repetição de alguns peptídeos encontrados na elastina natural, confere ao material uma série de propriedades difíceis de encontrar em outras famílias de polímeros: biocompatibilidade, forte responsividade a estímulos externos e adequadas propriedades mecânicas.

PATOLOGIAS ASSOCIADAS AO TECIDO ÓSSEO

Osteoporose

A osteoporose é definida como uma densidade mineral óssea baixa com deterioração na estrutura da microarquitetura do tecido ósseo, resultando em fragilidade esquelética e aumento do risco de fratura. Estudos anteriores estimaram uma prevalência de 10,3% de osteoporose nos Estados Unidos entre indivíduos com 50 anos ou mais. Essa prevalência aumenta para 46,3% em homens e 77,1% em mulheres com 80 anos ou mais. A osteoporose primária é a osteoporose devida ao estado de envelhecimento e/ou pós-menopausa. Um indivíduo com suspeita de osteoporose, com fratura por fragilidade e/ou baixa densidade mineral óssea, deve ser avaliado para descartar causas secundárias. Portanto, o clínico deve realizar uma avaliação adequada e estudos laboratoriais associados. Causas secundárias de osteoporose consistem em história completa, exame físico e avaliação laboratorial preliminar. A história e o exame físico devem ser direcionados à história da fratura (particularmente número, local, trauma *versus* atraumático, idade de início) e fatores predisponentes para baixa densidade mineral, incluindo exposição genética (histórico familiar) ou ambiental (uso de tabaco, ingestão excessiva de álcool/cafeína, exposição a esteroides ou outros medicamentos prejudiciais aos ossos, má absorção ou nutrição inadequada). Para as mulheres, a idade da menarca e os históricos menstrual, obstétrico e da menopausa, incluindo o uso de hormônios, devem ser investigados.

A terapia da osteoporose consiste em tratamentos **farmacológicos** e **não farmacológicos**. A terapia não farmacológica inclui ingestão adequada de cálcio/vitamina D/proteína, cessação do tabagismo, prevenção de quedas, evitar medicamentos que prejudiquem os ossos (se possível), manter um peso saudável, permanecer ativo com exercícios de sustentação de peso e evitar o excesso de álcool e ingestão de cafeína. A farmacoterapia é classicamente dividida em duas categorias: *antirreabsortiva* ou *anabólica*. Terapias antirreabsortivas (bisfosfonatos, denosumabe, raloxifeno) têm como alvo e bloqueiam a atividade dos osteoclastos para diminuir a reabsorção óssea e a perda óssea. Todas as terapias antirreabsortivas podem causar hipocalcemia e estão associadas à osteonecrose da mandíbula e fratura atípica do fêmur, que ocorrem em menos de 1% dos pacientes. As terapias anabolizantes (por exemplo, teriparatida, abaloparatida) estimulam temporariamente o receptor do hormônio da paratireoide para estimular os osteoblastos e a formação óssea[16].

Osteonecrose dos maxilares

A osteonecrose é mais comumente localizada na mandíbula e é uma condição rara, mas grave, que se manifesta como uma ou mais lesões ósseas necróticas que são expostas ou podem ser sondadas através de uma fístula intraoral ou extraoral na região maxilofacial e persistem por pelo menos 8 semanas sem resposta a tratamentos apropriados. Pode ser acompanhada de dor, inflamação, eritema, supuração e dentes soltos. Na maioria dos casos, é resultado de um procedimento odontológico – por exemplo, extração de dente ou cirurgia oral; infecções dentoalveolares podem preceder o aparecimento de osso necrótico. Inicialmente, a osteonecrose estava relacionada ao uso de bisfosfonatos, porém vários medicamentos usados principalmente em ambiente oncológico também foram associados ao risco.

Sinais e sintomas da osteonecrose associada a medicamentos podem incluir dor local, edema da mucosa, eritema, mobilidade dentária, abscesso dentário, ulceração, sensação alterada devido à compressão dos nervos pela inflamação circundante e até mesmo parestesia ou anestesia do ramo associado do nervo trigêmeo. No entanto, o osso exposto pode permanecer assintomático por muito tempo e manifestar características clínicas apenas quando ocorre inflamação do tecido circundante. Infelizmente, os primeiros sinais incluem dor sinusal inespecífica, odontalgia e alteração da função neurossensorial, o que pode impedir o diagnóstico e requer alto índice de suspeita ao avaliar pacientes em uso de agentes antirreabsortivos e/ou antiangiogênicos.

O tratamento conservador é feito à base dos cuidados para pacientes com osteonecrose: manutenção de higiene bucal ideal, incluindo cuidados pessoais e profissionais regulares; tratamento de qualquer doença dentária e periodontal; enxaguatórios bucais antissépticos; antibioticoterapia sistêmica, se indicada. A terapia conservadora deve ser preferida ao tratamento cirúrgico, a menos que seja observada progressão óbvia da doença ou a dor não seja controlada. O tratamento cirúrgico deve ser realizado por dentistas ou cirurgiões experientes[17].

Osteossarcoma

O osteossarcoma é o tipo mais comum de tumor primário maligno no tecido ósseo, afetando principalmente crianças e adultos jovens. A progressão metastática para o tecido pulmonar e subsequente recidiva do paciente continua sendo a principal causa de mortalidade no cenário clínico para pacientes com a doença. Os tratamentos atuais para aqueles com osteossarcoma geralmente incluem cirurgia em combinação com agentes quimioterápicos adjuvantes e neoadjuvantes. A existência de altos níveis de heterogeneidade celular e a complexidade dos mecanismos moleculares e genéticos associados à osteossarcomagênese tornam extremamente difícil o desenvolvimento de uma abordagem terapêutica singular no cenário clínico. Nos últimos anos, pesquisas sobre os componentes moleculares de sinalização celular envolvidos no osteossarcoma levaram ao interesse em avaliar potenciais alvos terapêuticos para bloquear a progressão da doença. A comunicação entre as células do osteossarcoma e o microambiente tumoral circundante é necessária para o crescimento do tumor e as metástases subsequentes. Um importante componente influente dentro do microambiente tumoral são os macrófagos associados a tumores, que são células imunes envolvidas em respostas inflamatórias e homeostase tecidual. O tratamento atual do osteossarcoma consiste em quimioterapia neoadjuvante com múltiplas drogas, incluindo cisplatina, doxorrubicina, metotrexato e ifosfamida, seguida de cirurgia e quimioterapia pós-operatória. A radioterapia também está incluída, usada para prevenir o crescimento do tumor localizado em áreas de alto risco e como tratamento paliativo para dores ósseas em pacientes pediátricos. A taxa de sobrevida para pacientes com osteossarcoma metastático é atualmente estimada em menos de 5 anos[18].

ESQUELETO HUMANO

O esqueleto humano de um indivíduo adulto pode ser dividido em **axial** e **apendicular**. O esqueleto axial está composto pelos ossos que formam o eixo central do corpo humano, incluindo o crânio, a coluna vertebral, as costelas e o esterno. O esqueleto apendicular é composto pelos ossos que formam o esqueleto dos membros superiores e inferiores, incluindo os ossos do cíngulo desses membros (clavícula e escápula para membros superiores e osso do quadril para membros inferiores). Em um esqueleto humano normal, encontramos 206 ossos constantes (podendo haver variação nesse número em algumas condições), os quais podem ser classificados de acordo com seu tamanho e forma. Dentre essas classificações, o esqueleto do crânio é formado, em sua maioria, por ossos planos e ossos irregulares.

Esqueleto encefálico: crânio ósseo

O crânio apresenta 22 ossos, sem contar os ossículos da audição, e didaticamente divide-se em **neurocrânio** (ossos do crânio) e **viscerocrânio** (ossos da face); esses ossos podem ser pares ou ímpares. Em vista lateral do crânio, esses dois grandes grupos ósseos, neurocrânio e viscerocrânio, podem ser divididos do seguinte modo: traçando-se um plano oblíquo da margem superciliar ao processo mastoide, estruturas ósseas que estiverem acima desse plano pertencem ao neurocrânio; as situadas abaixo, ao viscerocrânio (Figura 4).

Apresenta as funções de alocar e proteger alguns dos órgãos dos sistemas digestório e respiratório, além de órgãos da visão, audição, olfação e equilíbrio. Os ossos do crânio são occipital, frontal, parietal, temporal, esfenoide, etmoide, vômer, lacrimal, nasal, concha nasal inferior, zigomático, palatino, maxila, mandíbula e hioide.

Compondo os ossos ímpares do crânio, têm-se os ossos occipital, frontal, esfenoide, etmoide, vômer e mandíbula; os quatro primeiros pertencem ao neurocrânio e os demais ao viscerocrânio (Figura 4). Integrando os ossos pares do crânio, têm-se os ossos parietais, temporais, lacrimais, nasais, conchas nasais inferiores, zigomático (malar), palatinos e maxilas; os dois primeiros se relacionam ao neurocrânio e os demais ao viscerocrânio (Figura 4). Entre os acidentes anatômicos que se destacam no crânio, podem ser mencionados:

- **Arco:** ponte óssea de morfologia curva.
- **Cabeça óssea:** superfície óssea com morfologia arredondada que se projeta a partir de um colo.
- **Canal:** abertura alongada na estrutura óssea.
- **Côndilo:** proeminência óssea convexa, relacionada especificamente no crânio à articulação temporomandibular.
- **Corno:** projeção óssea em forma de chifre.
- **Crista:** aresta ou borda de uma superfície óssea.
- **Epicôndilo:** proeminência óssea situada acima ou abaixo de um côndilo.
- **Espinha:** elevação relativamente pontiaguda e de pequeno tamanho.
- **Fissura:** fenda ou abertura longitudinal estreita.

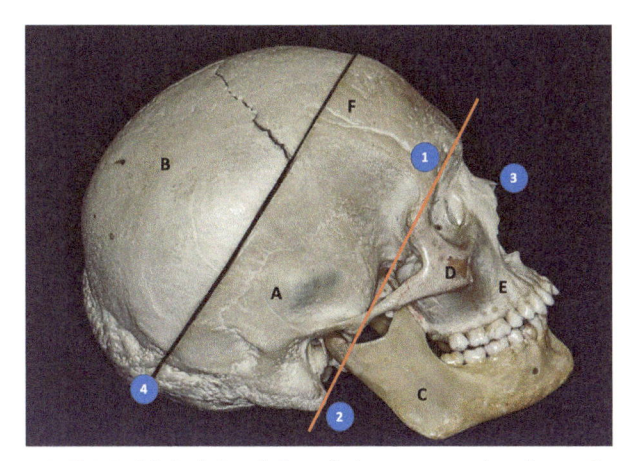

FIGURA 4 Vista lateral do crânio, representando as divisões neurocrânio e viscerocrânio, com o plano orbito-mastóideo traçado pela linha laranja. Linha delimitada: anteriormente o viscerocrânio e, posteriormente, o neurocrânio. 1. Margem superciliar; 2. Processo mastoide do osso temporal; 3. Osso nasal; 4. Osso occipital. A. porção escamosa do osso temporal; B. Osso parietal; C. Mandíbula; D. Osso zigomático; E. Osso maxila; F. Osso frontal.

- **Fossa:** cavidade ou depressão de maior profundidade que pode estar relacionada a uma articulação e pode apresentar variadas funções.
- **Forame:** pequena abertura na estrutura óssea relacionada principalmente à passagem de vasos e nervos.
- **Incisura:** depressão na superfície marginal de um osso.
- **Meato:** canal ósseo.
- **Óstio:** pequena perfuração ou abertura que serve de região de comunicação entre duas cavidades ósseas.
- **Sulco:** rasa depressão na superfície de um osso que define o trajeto de uma artéria ou nervo.
- **Tuberosidade óssea:** elevação oblonga que serve de área para a inserção de músculos e tendões.
- **Tubérculo ou eminência:** proeminência ou nódulo ósseo de aspecto arredondado.

Diferenças morfológicas entre crânios masculinos e femininos

A diferenciação do sexo de um crânio pode ser realizada por critérios baseados na comparação visual dos determinantes morfológicos tradicionais de dimorfismo sexual e através de mensurações nos elementos cranianos. Normalmente os homens tendem a ter crânios maiores, mais robustos – o que significa que seus crânios são mais pesados, mais grossos e têm ligações musculares mais distintas. Os crânios femininos são menores e mais leves comparados aos masculinos, além de as áreas de fixação muscular serem mais bem definidas. Os aciden-

tes anatômicos são mais pronunciados em homens que em mulheres, observando-se que a glabela masculina se apresenta mais saliente que a feminina, as margens supraorbitais é arredondada em crânios masculinos, enquanto em femininos as bordas encontram-se constantes. Quanto à dentição, há diferença significativa de sexo em relação a dimensões de largura, comprimento, separação e erupção dos elementos dentários. Em suma, vale ressaltar que a importância da estimativa sexual do crânio se resume no dimorfismo humano como medida fundamental para determinar tais condições, sendo úteis para fins da antropologia forense. Esses fatores podem ser determinantes em um sujeito único ou em grande número de cadáveres e restos esqueléticos não identificados.

Antropologia forense

A identificação dos ossos é fundamental para o estudo da antropologia forense, tanto no âmbito criminal como para o esclarecimento de fatos de interesse jurídico-social, caráter humanitário e social. Dentre todos os ossos do corpo humano, a análise do crânio constitui ferramenta importante na identificação, pois, através dele pode ser estimado o sexo, a ancestralidade e a idade do indivíduo, além de outras características individuais. Para realizar a identificação humana, os métodos primários como a papiloscopia, a genética, a odontologia e a comparação do número de série de componentes protéticos em prontuários médicos são preferidos, uma vez que permitem aplicações forenses com níveis seguros de objetividade e desempenho técnico, embora em algumas circunstâncias esses métodos não possam ser utilizados devido à destruição tecidual, carbonização ou decomposição do cadáver; nessas situações, torna-se imprescindível a utilização de técnicas que possam fazer a identificação através da análise do esqueleto ou partes dele. Saber reconhecer as partes ou fragmentos do esqueleto humano é um fator de forte relevância forense, pois em muitos casos o especialista irá dispor somente dessas estruturas para realizar a identificação

Com relação à idade, são analisadas as suturas cranianas, determinando em cada sutura seu grau de soldadura. No nascimento, as articulações dos ossos do crânio são formadas por tecido conjuntivo fibroso. Em alguns pontos onde dois ou mais ossos se encontram, são formados espaços denominados de fontanelas, que com o tempo são substituídas por tecido ósseo, formando as suturas. Nos indivíduos jovens, as suturas possuem aspecto de linhas irregulares e com o avançar da idade começa o processo de obliteração, por consequência da fusão óssea.

Para a estimativa do sexo duas técnicas são muito utilizadas, a **craniometria** e a **cranioscopia**. A craniometria consiste na análise das dimensões dos ossos cranianos, sendo o crânio dividido em planos que delimitam suas porções superior, inferior, anterior, posterior, esquerda e direita. A partir dessas divisões, são determinados pontos específicos e padronizados, para que sejam feitas as medições de altura, comprimento, largura, arcos, ângulos e cordas. As medidas são comparadas a um banco de dados. A cranioscopia, por sua vez, é uma técnica baseada no dimorfismo sexual, onde a inspeção visual das características morfológicas presentes nos ossos do crânio é realizada. No geral, o crânio masculino é maior e mais pesado que o feminino e possui estruturas mais grosseiras, devido ao fato de as inserções musculares serem mais fortes, com os dentes seguindo a mesma tendência.

Algumas das principais diferenças morfológicas do crânio masculino e feminino são as seguintes:

- Os processos mastoides são mais proeminentes no crânio masculino. Assim, este, quando colocado em uma superfície plana, terá sua base apoiada nos processos mastoides, enquanto o feminino se apoiará nos côndilos occipitais.
- A glabela no crânio masculino é mais proeminente do que no feminino.
- O arco superciliar no crânio masculino é mais proeminente do que no feminino.
- A curva nasofrontal é mais suave no crânio feminino e mais angulosa no masculino.
- A fronte é mais inclinada para trás no crânio masculino, enquanto no crânio feminino tende à verticalização.
- As inserções musculares no osso occipital são mais marcadas ou ásperas no crânio masculino e mais apagadas ou lisas no feminino.
- De modo geral, a mandíbula é maior e mais robusta no crânio masculino e menor e mais discreta no crânio feminino.
- Os côndilos mandibulares são maiores e mais robustos no crânio masculino e menores e mais discretos no feminino.
- A forma do arco anterior no corpo mandibular é mais retangular no crânio masculino, enquanto no crânio feminino é mais arredondada ou triangular.
- As inserções musculares massetéricas na região óssea mandibular são dotadas de maior aspereza no crânio masculino e mais apagadas ou lisas no feminino.
- O processo coronoide é mais largo no crânio masculino e menos largo e mais baixo no feminino.

Vistas do crânio e suas identificações

Para que o crânio possa ser mais bem estudado e compreendido, é necessário que esteja posicionado corretamente. Para tanto, utilizamos um plano horizontal imaginário que passa pela borda inferior da órbita e pela borda superior do meato acústico externo (plano orbitomeático) lateralmente, como referência para posicionamento do crânio no espaço e, assim, definir as diferentes normas cranianas.

- **Norma lateral:** lateralmente, são identificados os ossos frontal, parietal, occipital, temporal, esfenoide, mandíbula, maxila, nasal, lacrimal e etmoide.
- **Norma vertical:** em vista superior, é possível identificar o osso frontal, parietais e occipital; além das regiões suturais do neurocrânio, suturas sagital, coronal e lambdoide.
- **Norma inferior:** inferiormente, são observados os ossos maxila, vômer, esfenoide, zigomático, temporal e occipital.
- **Norma anterior:** anteriormente, são visíveis os ossos frontal, etmoide, vômer, esfenoide, mandíbula, lacrimais, nasais, conchas nasais inferiores, zigomáticos e maxilas (Figura 5).

Cavidade orbital

Vários ossos formam a cavidade orbital, por isso são identificados como lâmina orbital do osso a que se referem. Assim, têm-se lâminas orbitais dos ossos frontal (parede superior), etmoide e lacrimal (porção medial), maxila (parede inferior), zigomático (porção anterolateral) e face orbital da asa maior do osso esfenoide (região posterolateral). A cavidade orbital apresenta-se estruturalmente como pirâmide irregular, de quatro lados, com ângulos levemente arredondados e tem como função primária alocar e proteger o bulbo do olho.

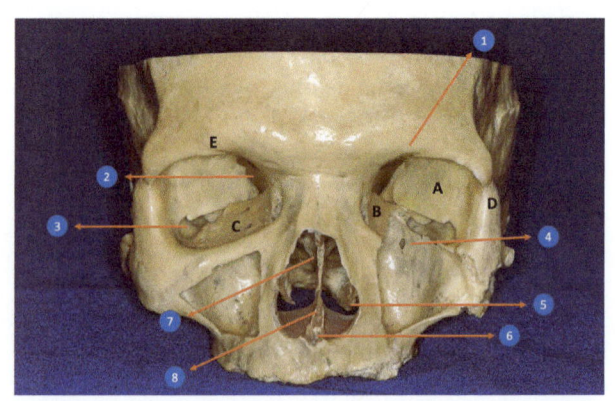

FIGURA 5 Vista anterior do viscerocrânio. A: asa maior do osso esfenoide; B. Lâmina orbital do osso etmoide; C. Face orbital da maxila; D. Processo frontal do osso zigomático; E. Margem superciliar. 1. Forame supraorbital; 2. Fissura orbital superior; 3. Fissura orbital inferior; 4. Forame infraorbital; 5. Concha nasal inferior; 6. Espinha nasal anterior; 7. Lâmina perpendicular do osso etmoide; 8. Septo ósseo nasal.

Essa cavidade é constituída em sua base pela asa menor do osso esfenoide e inferiormente pelo osso palatino. Uma abertura arredondada, denominada canal óptico, é encontrada entre as duas origens da asa menor do osso esfenoide e serve de passagem para o nervo óptico e a artéria oftálmica. São encontradas as fissuras orbitais superior e inferior. A primeira é uma fenda curva e alongada presente entre as asas maior (abaixo) e menor (acima) do osso esfenoide, lateralmente ao canal óptico e que serve de passagem aos nervos oculomotor, troclear, abducente, oftálmico (ramo V1 do trigêmeo) e veias oftálmicas superiores. A fissura orbital inferior situa-se entre a asa maior do osso esfenoide, margem orbital do osso maxilar e, como limite lateral, o osso zigomático. A fissura orbital inferior permite a comunicação da região orbital com as fossas infratemporal e pterigopalatina e serve de passagem para os nervos infraorbital e zigomático, artéria infraorbital e veia oftálmica inferior, para se unir ao plexo pterigóideo posteriormente.

Cavidade nasal

A cavidade nasal situa-se no terço médio da face e assume o aspecto de uma pirâmide triangular de base inferior, também chamada de morfologia piriforme em sua porção anterior. A região dorsal do nariz é constituída pelos ossos nasais e lateralmente pelas maxilas. Essa cavidade é separada medianamente pelo septo nasal, que, em sua porção anterior, é formado pela cartilagem do septo na região inferior e pela lâmina perpendicular do osso etmoide na região superior. Posteriormente, o septo nasal é composto por uma placa do osso vômer.

Na vista lateral são encontradas três projeções mediais, que se iniciam da maxila e são chamadas conchas nasais, que de cranial para caudal são chamadas, respectivamente, de conchas nasais superiores, médias e inferiores. Abaixo de cada concha nasal, situa-se um espaço denominado meato nasal, também denominados superior, médio e inferior, dependendo da relação com as conchas nasais respectivas. As conchas nasais superiores e médias fazem parte do osso etmoide, já a concha nasal inferior constitui um dos ossos do viscerocrânio.

Suturas

As suturas unem ou articulam os ossos do crânio que são praticamente imóveis, com exceção da mandíbula. Essas suturas representam um tipo de articulação fibrosa em que esse tecido se interpõe entre os sulcos das superfícies ósseas contactantes, permitindo o crescimento da calota craniana em função do desenvolvimento encefálico. O processo de calcificação dessas suturas é conhecido como **sinostose**.

As suturas cranianas são: sutura sagital; sutura lambdoide; sutura escamosa; sutura zigomático-temporal; sutura palatina. A **sutura sagital** é a que se interpõe entre os dois ossos parietais; a **sutura coronal** é aquela situada entre o osso frontal e os parietais; a sutura **lambdoide** é encontrada na interposição entre os parietais e o osso occipital; a **sutura escamosa** se interpõe entre os temporais e parietais; a **sutura zigomático-temporal** é aquela definida entre os malares e os temporais; a **sutura palatina mediana** se encontra entre os processos palatinos da maxila, e a **palatina transversa**, entre os processos palatinos da maxila e a lâmina horizontal do osso palatino.

O ponto de união entre as regiões suturais é considerado **zona de fragilidade craniana**. Na calvária, na região anterior é chamada de **fontículo anterior** ou *bregma*, sendo o resultado da união da sutura sagital com a coronal. Posteriormente, encontra-se o **fontículo posterior** ou *lambda*, resultante da união da sutura sagital com a lambdoide (Figura 6). Na lateral do crânio ainda encontramos o *ptério* anteriormente, que é o ponto de união entre os ossos parietal, frontal, asa maior do esfenoide e temporal. Na parte posterior, temos o *astério*, que é o ponto de encontro entre os ossos occipital, parietal e temporal.

Fossas cranianas

Podem ser divididas em **internas** e **externas**. As internas são definidas na superfície interna da base do crânio após a remoção da calota craniana (ou calvária) com a passagem de um plano horizontal que tem como referência anterior a região da glabela e, posteriormente, a região de maior protuberância externa. Elas são denominadas fossas anterior, média e posterior. A **fossa craniana anterior** tem como limite anterior o osso frontal e como limite posterior a asa menor do osso esfenoide. Na fossa craniana anterior são encontrados os seguintes acidentes anatômicos: o forame cego, a lâmina crivosa do osso etmoide e o canal óptico. A fossa craniana média é formada principalmente pelos ossos esfenoide e temporais, tendo como limites a borda posterior da asa menor do osso esfenoide e a borda superior da porção petrosa dos temporais. Na fossa craniana média são encontrados os acidentes anatômicos: a fissura orbital superior, os forames redondo, oval, espinhoso, lacerado e o canal carótico. Já a **fossa craniana posterior** é formada principalmente pelos ossos occipital e temporais, sendo delimitada pela borda superior do osso temporal à lâmina interna do osso occipital. Nessa fossa estão presentes os acidentes anatômicos: o meato acústico interno, o forame jugular, o canal do hipoglosso, o canal condilar e o forame magno (Figura 7).

As fossas externas representam três pares de depressões na superfície externa do crânio, que são importantes pontos de referência para identificação de origens e inser-

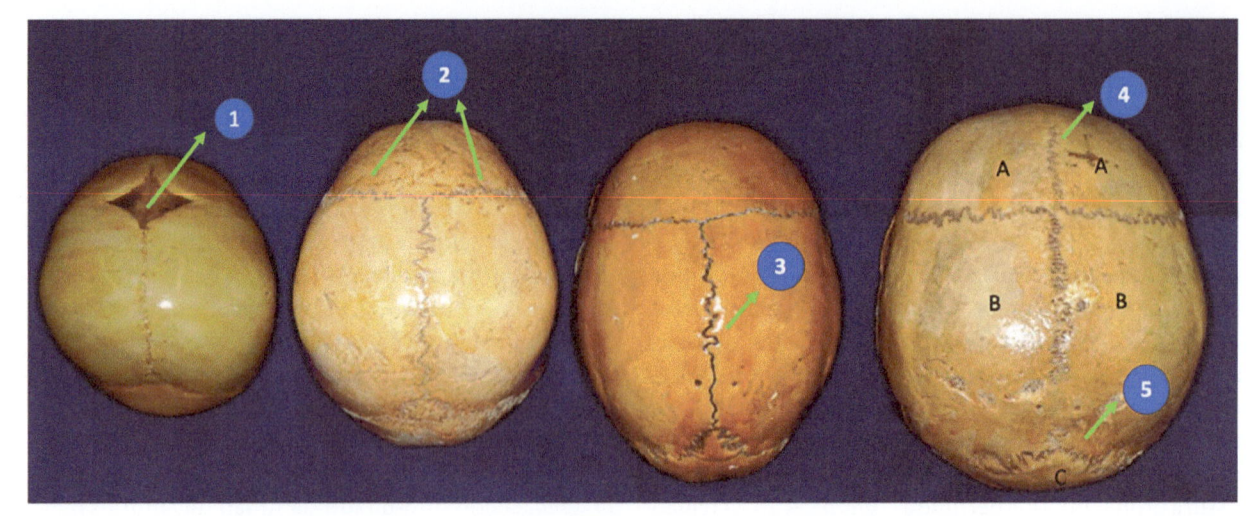

FIGURA 6 Vista superior da abóbada craniana (calvária em fase de crescimento): 1. Fontículo anterior; 2. Sutura coronal; 3. Sutura sagital mediana; 4. Sutura frontal (variação anatômica); 5. Sutura lambdoide. A. Osso frontal; B. Ossos parietais; C. Osso occipital.

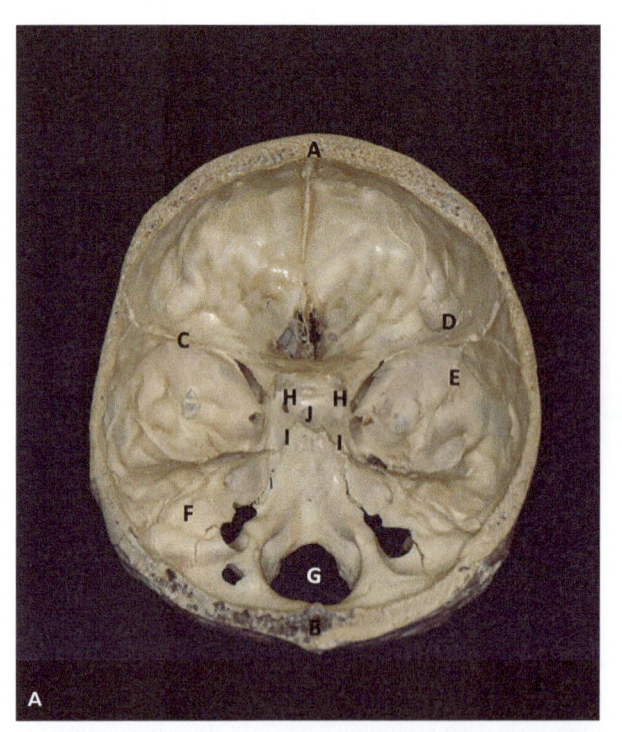
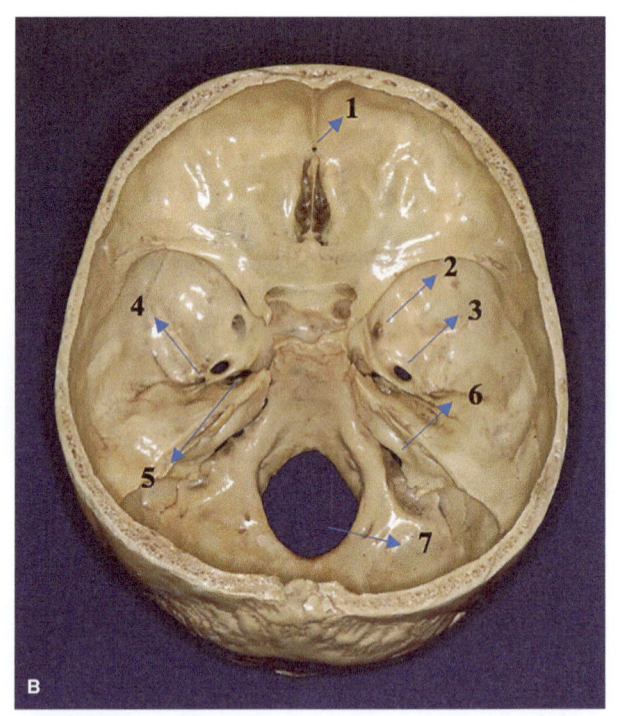

FIGURA 7 (A) Vista interna superior do crânio, visualizando as fossas cranianas. A. Crista frontal; B. Protuberância occipital interna; C. Sutura esfenofrontal; D. Asa menor do osso esfenoide; E. Asa maior do osso esfenoide; F. Fossa cerebelar; G. Forame magno; H. Processo clinoide anterior; I. Processo clinoide posterior; J. Fossa hipofisária ou hipofisal. (B) Vista interna superior do crânio, com identificação dos principais forames das fossas cranianas. 1. Forame cego; 2. Forame redondo; 3. Forame oval; 4. Forame espinhoso; 5. Forame lacerado; 6. Forame jugular; 7. Forame magno.

ções de músculo e/ou trajeto de vasos sanguíneos e nervos. Elas são denominadas fossa temporal, infratemporal e pterigopalatina. A **fossa temporal** é uma depressão de aspecto plano e em forma de leque encontrada no osso temporal que serve de origem para o músculo temporal, por onde passam a artéria e veia temporal superficial e o nervo auriculotemporal. Essa fossa é delimitada anteriormente pela face temporal do osso zigomático; posteriormente, pela crista supramastóidea; lateralmente, pelo arco zigomático; medialmente, pela porção escamosa do osso temporal, porção externa do osso parietal, porção temporal do osso frontal e região temporal da asa maior do osso esfenoide; superiormente, pela linha temporal superior; inferiormente, pelo plano horizontal que se direciona pela região de abertura delimitada parcialmente pelo arco zigomático (Figura 8). A **fossa infratemporal** é uma depressão localizada inferiormente à região anterior da fossa temporal, separando-se dela pela crista infratemporal do osso esfenoide e que pode ser visualizada em uma vista inferior do crânio após a remoção da mandíbula. Seu limite anterior é formado pela tuberosidade da maxila; medialmente, pela face lateral da lâmina lateral do processo pterigoide do osso esfenoide; lateralmente, pela face medial do ramo da mandíbula; superiormente, por um plano horizontal que se orienta pela abertura delimitada parcialmente pelo arco zigomático; inferiormente, por um plano horizontal que tangencia a base da mandíbula. Na fossa infratemporal são encontrados os músculos pterigóideos, o plexo pterigóideo, ramos da segunda porção da artéria maxilar e nervos alveolar inferior e lingual (Figura 8). A **fossa pterigopalatina** é definida morfologicamente como apresentando aspecto de cone ou gota, situando-se profundamente à fossa infratemporal, especificamente entre o processo pterigoide do osso esfenoide e a tuberosidade da maxila. Essa fossa tem como limites, anteriormente, a tuberosidade da maxila; posteriormente, o processo pterigoide do osso esfenoide; medialmente a borda externa da lâmina vertical do osso palatino; lateralmente, a fissura pterigomaxilar; superiormente, a asa maior do osso esfenoide; inferiormente, a área de junção dos ossos maxila, palatino e esfenoide. Nessa fossa são encontrados o gânglio pterigopalatino e seus ramos, o nervo maxilar, e os ramos da terceira porção da artéria maxilar.

Seios paranasais

Os seios paranasais são cavidades pequenas e estão localizados próximos à região do nariz. A terminologia "seio" provém do latim *sinus*, que significa "estrutura cavitária vazia". Os seios paranasais são cavidades pneumáticas ou espaços aerados presentes em alguns ossos do crânio e face e que se comunicam com a cavidade nasal, por pequenas aberturas em sua porção lateral. No indivíduo vivo, essas cavidades estão revestidas por uma membrana mucosa altamente vascularizada, chamada de membrana sinusal. Os seios paranasais encontrados são o seio frontal, o seio maxilar (maior de todos) e os seios esfenoide e etmoide (Figura 9).

A cavidade nasal e os seios paranasais têm algumas funções, entre as quais podemos destacar: ajudar a filtrar o ar que respiramos; aquecer e umidificar o ar que chega aos pulmões; dar ressonância à voz; aliviar o peso do crânio; e fornecer a estrutura óssea para o rosto e olhos.

Normalmente, essas cavidades são preenchidas por ar. Quando o paciente tem um resfriado ou sinusite, essas

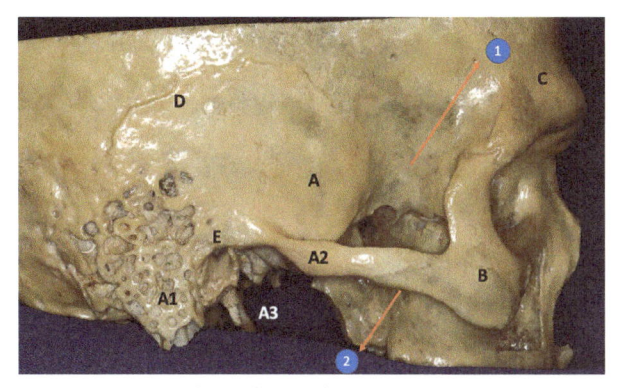

FIGURA 8 Vista lateral do crânio, com identificação das fossas cranianas externas e estruturas relacionadas. A. Osso temporal; A1. Processo mastoide do osso temporal (preparado para identificação das células aéreas); A2. Tubérculo articular; A3: Processo estilóide; B. Osso zigomático; C. Osso frontal; D. Osso parietal; E. Meato acústico externo; 1. Região da fossa temporal; 2. Região da fossa infratemporal.

cavidades podem ser preenchidas por muco ou pus, muitas vezes ficando obstruída e provocando sintomas desconfortáveis. Nesse quadro, há uma interrupção da permeabilidade das aberturas dos óstios, de forma que a drenagem das secreções nasais é prejudicada. Clinicamente, a sinusite maxilar aguda é definida por congestão da mucosa, sensação de peso ou dor na face e presença de secreção serosa ou mucosa abundante.

Outra situação clínica que também acomete em maior escala os seios maxilares é a comunicação bucossinusal, quadro definido por uma região de comunicação entre a cavidade bucal e o seio paranasal, na maior parte das vezes traumática, decorrente de intervenções cirúrgicas. Os procedimentos mais envolvidos nessa condição referem-se à remoção de molares superiores, especialmente o segundo molar superior, com raízes longas e/ou divergentes, em pacientes com seios maxilares hiperpneumatizados, envolvendo o uso impróprio de instrumentos cirúrgicos ou força excessiva.

Os seios frontais estão situados profundamente aos arcos superciliares no osso frontal, imediatamente acima da cavidade nasal. São de morfologia simétrica ou assimétrica, variando de indivíduo para indivíduo, cada um deles medindo aproximadamente 2 a 3 cm em um indivíduo adulto, separados por um septo ósseo mediano. A comunicação dos seios frontais com a cavidade nasal se dá pelo ducto frontonasal, canalículo que se abre no meato nasal médio.

O seio maxilar está presente desde o primeiro ano de vida, situado entre a órbita e o germe dos dentes caninos e o primeiro molar decíduo, completando sua formação por volta dos 16 a 18 anos de idade. Esse seio está localizado no terço médio da face e é o maior, em tamanho, dos seios paranasais, de dimensão variável,

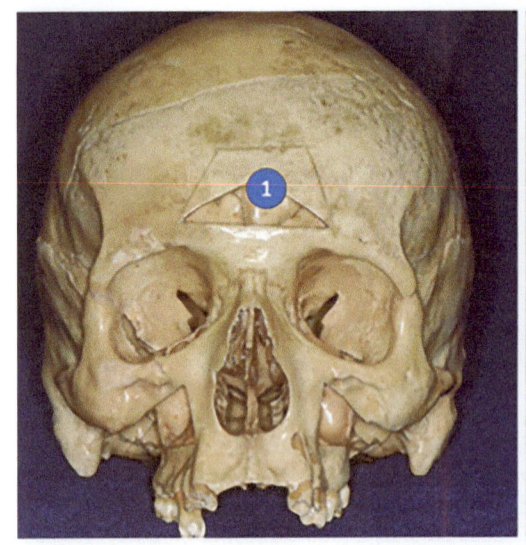
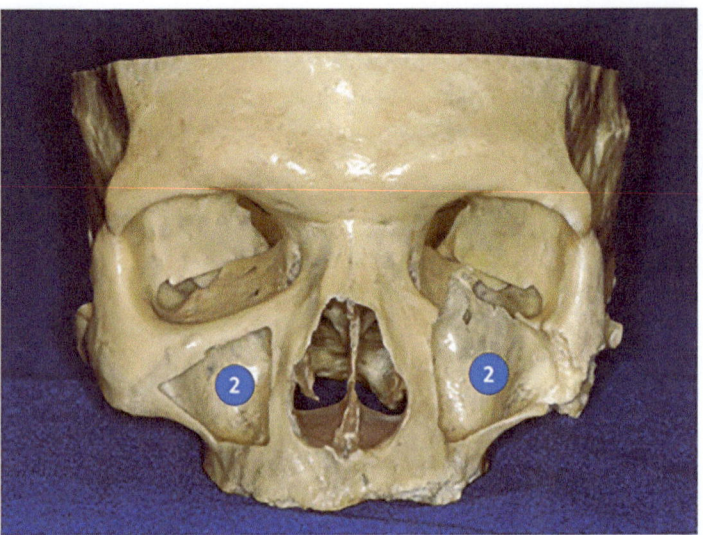
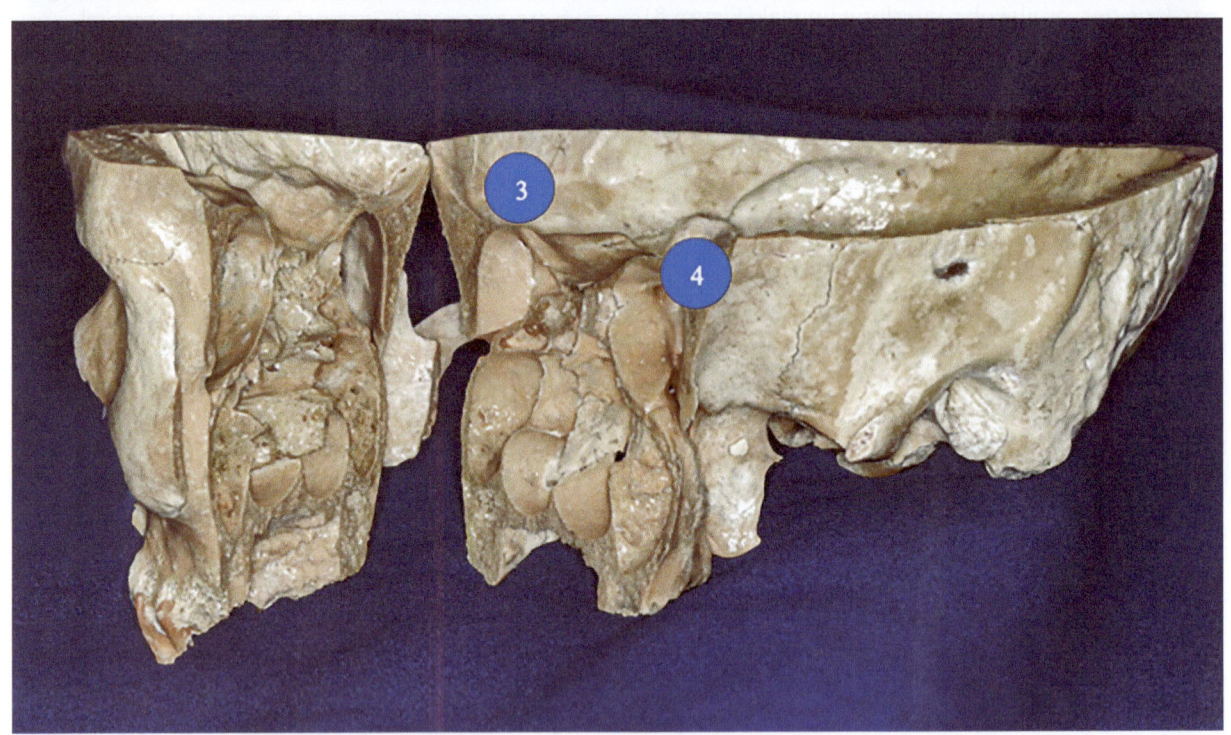

FIGURA 9   Visão frontal de crânios preparados especialmente para visualização dos seios paranasais: 1. Seio frontal; 2. Seio maxilar. Visão lateral de crânios preparados especialmente para visualização dos seios paranasais: 3. Seio esfenoidal; 4. Seio etmoidal.

dependendo de aspectos morfológicos individuais, da idade e de ausências dentais. O seio maxilar possui morfologia piramidal quadrangular, localizando-se posteriormente aos caninos e pré-molares. Seu aspecto piramidal é caracterizado por apresentar um ápice, três paredes, um soalho e um teto, inclusive identificável radiograficamente em exames de imagem odontológicos da região dos dentes posteriores.

A região apical corresponde à união do processo zigomático da maxila com o osso zigomático, localizando-se

a cerca de 2,5 cm de distância da região basal. Morfologicamente, as faces dessa pirâmide correspondem às faces da maxila, sendo o teto do seio a região orbital da maxila; a região anterior, formada pela face anterior da maxila; a posterior representa a porção infratemporal da maxila; a base inferior é representada pelo processo alveolar da maxila.

Os seios esfenoidais representam estruturas cavitadas de número e tamanho variados e que estão contidas internamente no corpo do osso esfenoide. Essas cavidades medem em torno de 1,5 a 2,5 cm e estabelecem comunicação com a cavidade do nariz por meio de uma abertura localizada superiormente à concha nasal superior, denominada recesso esfenoetmoidal. A literatura aponta que o conhecimento anatômico desse seio muitas vezes não é levado em conta, o que pode levar a graves complicações em função de estruturas anatômicas vitais adjacentes a essa região.

Os seios etmoidais são compostos por pequenas estruturas cavitadas, chamadas de células etmoidais, presentes nas superfícies laterais do osso etmoide. Entre os seios paranasais, as células etmoidais representam provavelmente as estruturas mais complexas e que estão associadas a um maior número de variações da normalidade, envolvendo o padrão de pneumatização dessas células, classificadas em intra ou extramurais. As primeiras são definidas como aquelas que em seu desenvolvimento mantêm íntima conexão com o labirinto etmoidal, e as extramurais as que se desenvolvem isoladamente. Anatomicamente, essas células são chamadas de anteriores, médias e posteriores – estas últimas se abrem no meato superior da cavidade nasal e as médias e anteriores no meato médio.

ANATOMIA DOS OSSOS

Os ossos do neurocrânio são occipital, frontal, parietais, temporais, esfenoide e etmoide. Já os ossos do viscerocrânio são vômer, lacrimais, nasais, conchas nasais inferiores, zigomático, maxilas, palatinos e mandíbula. Em sequência, descreveremos detalhadamente cada osso e seus acidentes anatômicos (Figura 10).

Osso mandíbula

A mandíbula apresenta o maior volume e robustez dos ossos encontrados no crânio. Ímpar, é um osso em forma de ferradura. Ao contrário dos demais ossos do crânio, a mandíbula não se articula com os ossos adjacentes através de suturas, mas por uma articulação sinovial chamada de articulação temporomandibular. Essa articulação permite que a mandíbula permaneça ligada ao crânio e ao mesmo tempo vários movimentos de translação e rotação. Esses movimentos permitem ações complexas, como a mastigação e a fala. A mandíbula possui um corpo e dois ramos. Essas partes possuem vários marcos anatômicos que participam de importantes funções da mandíbula, como abrigar os dentes e fornecer passagem para estruturas neurovasculares (Figura 11).

Na odontologia, é um osso de extrema importância clínica para as áreas de cirurgia e reabilitação oral. Os conceitos de reabsorção óssea interferem no sucesso dos tratamentos cirúrgicos como implante dentário. O desenvolvimento de biomateriais e tecnologias para facilitar a indução óssea ao redor dos implantes e sua fixação é um tema cada vez mais explorado na literatura. Dessa maneira, existe um grande desenvolvimento nas abordagens terapêuticas para o tratamento de defeitos ósseos através de estudos que incluem enxertos ósseos e materiais artificiais produzidos pela engenharia tecidual em busca da osseointegração. Já na área voltada para prótese, observa-se a importância da falta de osso em

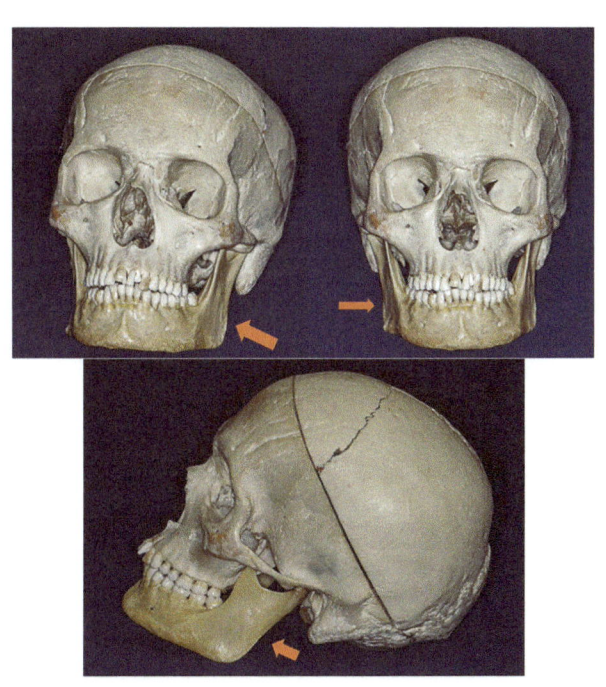

FIGURA 11 Osso mandibular (ou mandíbula) indicado pela seta na vista frontal e lateral.

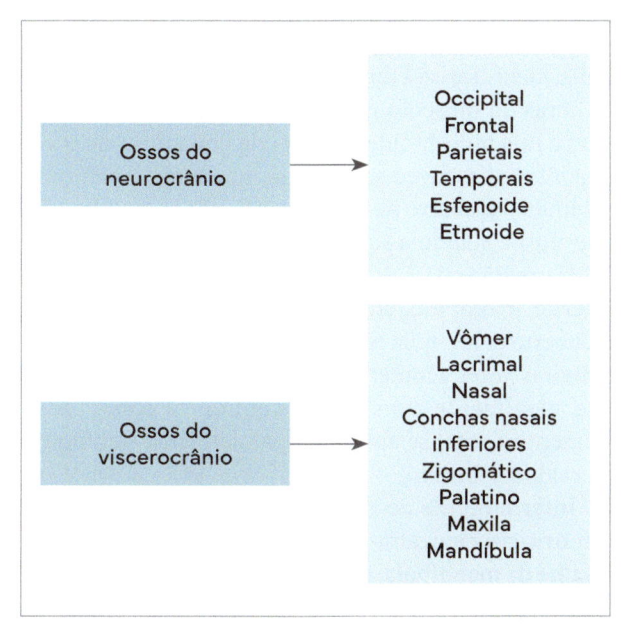

FIGURA 10 Anatomia dos ossos.

rebordos alveolares podendo gerar um grande problema na recuperação estético-funcional em pacientes que tenham sofrido traumatismos dentoalveolares, extrações dentárias traumáticas, ausência dentária congênita, patologias que envolvam a maxila e a mandíbula, além de infecções e colocação de implantes. A perda óssea pode ocorrer também por doença periodontal, cirurgias traumáticas, até mesmo por razões fisiológicas devido à falta de função do rebordo ou carga protética inadequada. Outra patologia muito comum no osso da mandíbula é o hábito parafuncional de apertar ou ranger os dentes, conhecido como bruxismo, o qual desgasta a articulação temporomandibular (ATM), causando as disfunções temporomandibulares (DTM). Esse hábito pode estar associado a ansiedade, estresse ou má oclusão, e o tratamento corresponde ao uso correto de placas miofuncionais com a supervisão do profissional cirurgião-dentista, além de tratamentos paliativos, como a aplicação de *laser*.

Na área de harmonização facial, um procedimento estético a fim de melhorar os contornos faciais é o preenchimento de mandíbula por meio do ácido hialurônico. Técnicas corretas com profissionais especializados permite o uso do preenchedor nessa região, a fim de definir e moldar o formato do face, contribuindo para a formação de ângulos e até mesmo afinar o rosto. Além disso, o preenchedor pode ser usado para a projeção do mento, na região central da mandíbula, em pacientes com classe II, com o objetivo principal de remodelar o queixo, melhorando a aparência estética sem a necessidade de um tratamento mais invasivo como a ortognática.

Quanto aos acidentes anatômicos do osso da mandíbula em vista anterior, observa-se uma elevação óssea na porção média do corpo mandibular, imediatamente abaixo dos incisivos inferiores, denominada protuberância mentual. Essa protuberância é bem saliente em indivíduos do sexo masculino, sendo que medianamente nessa estrutura identifica-se a sínfise mandibular, local preenchido por fibrocartilagem e que representa o ponto de união das duas hemimandíbulas nas idades mais precoces.

Ainda em vista anterior, mas seguindo para a posterior, especificamente entre as raízes do primeiro e segundo pré-molares, encontra-se o forame mentual que permite a passagem de vasos e nervos. Esse acidente anatômico tem grande importância clínico-cirúrgica em procedimentos mais invasivos no arco inferior. Assim, dependendo do procedimento a ser executado, há necessidade de realizar avaliações através de exames de imagem para correta localização dessa estrutura.

A estrutura do corpo mandibular apresenta-se bem desenvolvida para poder alocar as raízes dos elementos dentais do arco inferior, principalmente em crianças, em que é necessário espaço para alocar a dentição permanente. Além disso, a organização morfológica da estrutura óssea depende do acometimento de algum distúrbio osteometabólico, e a densidade óssea variável pode determinar vias de propagação de infecções dentárias, determinando a formação de fístulas e abscessos.

O ramo da mandíbula corresponde à porção ascendente da porção posterior do corpo dessa estrutura, configurando uma zona de inserção de diferentes músculos, que serão descritos em outros capítulos. A margem anterior é de aspecto afilado e ascendentemente finaliza-se no processo coronoide. Partindo da região apical do processo coronoide, medialmente à porção anterior do ramo, destaca-se a crista temporal, que representa importante estrutura anatômica para anestesia do nervo alveolar inferior. Imediatamente abaixo do processo anteriormente descrito, encontra-se a linha oblíqua, que permite a união do corpo ao ramo da mandíbula.

A estrutura óssea na região posterior do ramo da mandíbula apresenta-se mais espessa, compreendendo inferiormente o ângulo da mandíbula até superiormente o processo condilar. Na região do ângulo da mandíbula, encontra-se uma elevação óssea denominada tuberosidade massetérica, região submetida a grande demanda funcional por ser a zona de inserção do feixe superficial do músculo masseter. O processo condilar é formado pelo colo e pela cabeça da mandíbula, e a borda curva que se situa entre o processo condilar e coronoide denomina-se incisura mandibular. Uma concavidade triangular é encontrada inferiormente à cabeça da mandíbula, denominada fóvea pterigóidea.

Medialmente, na face interna e mediana do corpo da mandíbula, identificam-se as espinhas genianas que configuram uma zona de origem dos músculos gênio-hióideo e genioglosso. Na face interna do corpo mandibular, identifica-se a linha milo-hióidea, de onde partem as fibras do músculo milo-hióideo em direção central para a rafe milo-hióidea. Acima da linha milo-hióidea, encontra-se a fóvea sublingual, que aloja a glândula sublingual e, abaixo dessa linha, a fóvea submandibular, que aloja a glândula submandibular.

Na região mais distal, posterior ao último molar inferior irrompido, encontra-se o trígono retromolar, recoberto pela papila retromolar no vivente. Essa região é muitas vezes acometida por quadros de pericoronarite, geralmente em situações em que a coroa desse elemento dental se apresenta parcialmente irrompida na cavidade bucal.

Internamente ao ramo mandibular, encontra-se um orifício centralmente posicionado, denominado forame da mandíbula, por onde passam o nervo e vasos alveolares inferiores. Esse orifício representa a porta de entrada do canal alveolar que seguirá por todo o corpo da mandíbula, tendo uma trajetória mais medial em seu início e mais lateralizada ao longo desse percurso. A entrada desse canal é protegida por uma projeção óssea denominada língula da mandíbula, onde o ligamento esfenomandibular está inserido. Um pequeno sulco, denominado sulco milo-hióideo, orienta-se anterior e inferiormente a partir do forame da mandíbula, também percorrido pelos vasos e nervo milo-hióideo.

A Figura 12 evidencia os acidentes anatômicos encontrados no osso da mandíbula.

Estruturalmente, a mandíbula é mais bem adaptada a suportar as cargas incidentes, com duas estruturas corticais espessas e um trabeculado bem organizado, em função das cargas oclusais incidentes, além da ação da articulação temporomandibular e muscular, especialmente os músculos da mastigação. As trajetórias mandibulares que correspondem às zonas de maior resistência da mandíbula são: mentual, basilar, alveolar e temporal.

- **Trajetória mentual:** essa trajetória busca resistir às forças posicionadas nos ramos mandibulares em relação ao centro mandibular. Desse modo, o mento torna-se uma região reforçada por trabéculas com o mínimo espaçamento e osso cortical bem rígido (Figura 13).
- **Trajetória basilar:** seu nome deve-se ao fato de ela se estender do mento até o côndilo mandibular, passando anteriormente pelo ramo da mandíbula. Essa trajetória justifica a densa espessura do corpo mandibular, permitindo anular as forças compressoras incidentes na mandíbula.
- **Trajetória alveolar:** na verdade, apresenta-se no plural, como trajetórias alveolares. São divididas em dois tipos, de acordo com os acidentes anatômicos, nos quais são encontradas a trajetória oblíqua e a trajetória milo-hióidea. As forças oclusais são transmitidas ao osso alveolar através de uma articulação tipo gonfose, representada pelo ligamento periodon-

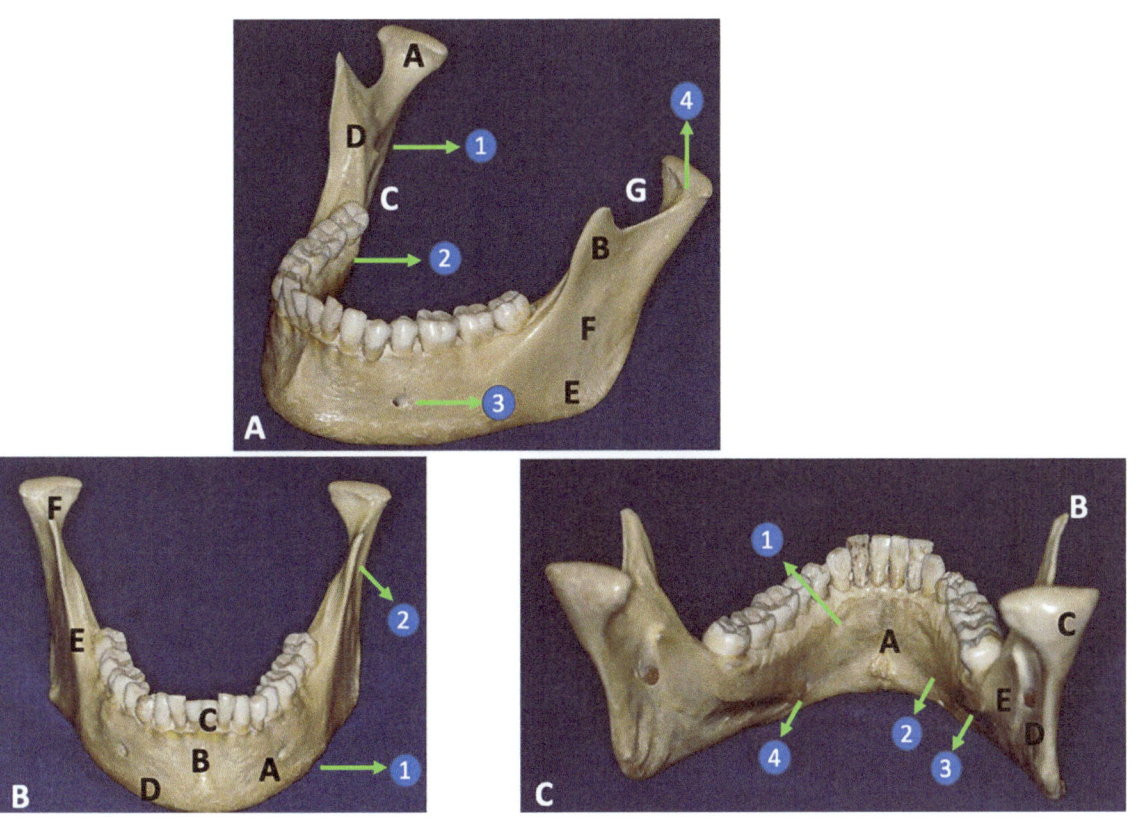

FIGURA 12 (A) Vista laterossuperior da mandíbula. A. Fóvea pterigóidea; B. Processo coronoide; C. Sulco milo-hióidea; D. Língula mandibular; E. Ângulo da mandíbula; F. Ramo da mandíbula; G. Incisura mandibular; 1. Forame mandibular; 2. Porção alvéolo mandibular; 3. Forame mentual; 4. Cabeça da mandíbula. (B) Vista anterior da mandíbula. A. Forame mentual; B. Protuberância mentual; C. Eminências alveolares; D. Tubérculo mentual; E. Linha oblíqua da mandíbula; F. Cabeça da mandíbula; 1. Ângulo da mandíbula; 2. Processo coronoide da mandíbula. (C) Vista posterossuperior da mandíbula. A. Processo geniano ou espinhas genianas; B. Processo coronoide; C. Processo condilar; D. Colo mandibular; E. Forame mandibular; 1. Linha milo-hióidea; 2. Fóvea sublingual; 3. Trígono retromolar; 4. Fóvea sublingual.

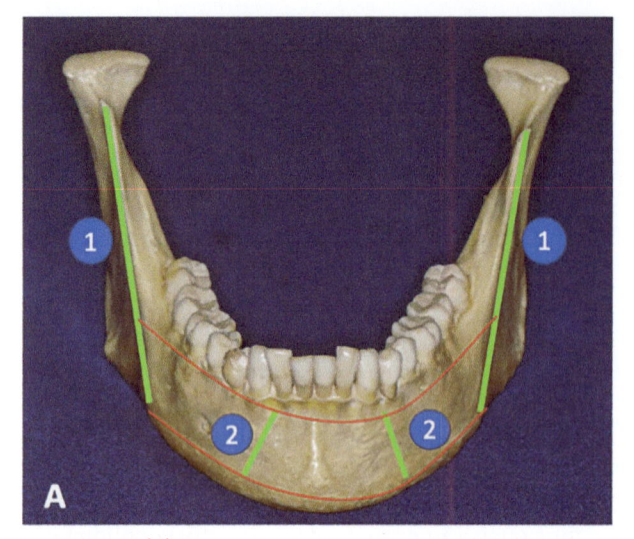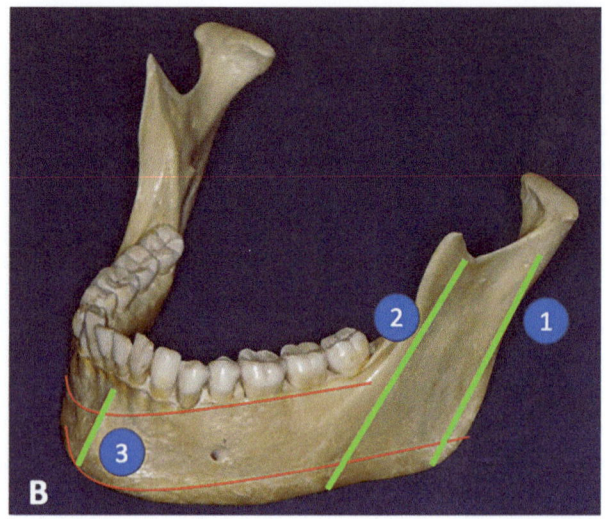

FIGURA 13 (A) Zonas de maior resistência da mandíbula em vista anterior. 1. Trajetória temporal; 2. Zona de reforço do mento (trajetória mentual). As linhas vermelhas definem a região de reforço horizontal de união das trajetórias temporal e mentual. (B) Zonas de maior resistência da mandíbula em vista lateral. 1. Trajetória basilar; 2. Trajetória temporal; 3. Trajetória mentual. As linhas vermelhas definem a região de reforço horizontal de união das trajetórias temporal, basilar e mentual.

tal. Esse direcionamento da força incidente ao osso alveolar desloca um vetor de força em direção externa, representado pela trajetória oblíqua e outro vetor de força de direção interna, representado pela trajetória milo-hióidea. Ambas as trajetórias se finalizam no côndilo mandibular (Figura 13A e B).

- **Trajetória temporal:** essa trajetória, como o nome indica, é definida pela tração do músculo temporal. O espessamento da estrutura óssea inicia-se do processo coronoide e prolonga-se anteriormente e para baixo até o corpo mandibular (Figura 13).

Estruturalmente, a mandíbula apresenta-se mais fortificada quando comparada com a maxila, mas apresenta as zonas de menor resistência na mandíbula que são pontos de maior fragilidade, geralmente perpendiculares às linhas de força encontradas. Como zonas de fragilidade, podem ser apontados o colo mandibular, região dos forames mentuais, e próximo à região dos dentes caninos e região do ângulo mandibular.

O colo mandibular tende a uma fratura, principalmente por conta das forças traumáticas verticalizadas advindas do mento. A região de mento, com presença de vasos e nervos transitando em seus canais no corpo mandibular, representa uma zona de fragilidade dessa estrutura óssea. Associado a isso, tem-se a presença da raiz longa dos caninos inferiores. A região do ângulo mandibular apresenta certa fragilidade, pois representa uma zona de transição da porção dental do corpo para o ramo da mandíbula.

Osso maxila

A maxila é uma estrutura vital do viscerocrânio. Está envolvida na formação da órbita, nariz e palato, sustenta os dentes superiores e desempenha um papel importante na mastigação e na comunicação. O osso é composto por cinco partes principais, o corpo e quatro projeções, denominadas processos (frontal, zigomático, palatino e alveolares). A maxila é um osso duplo e de morfologia irregular que se une pela sutura palatina mediana, centralmente posicionada na porção média da face e escavada pelo maior dos seios paranasais, o seio maxilar. Os demais limites da maxila são representados por suas articulações com os diversos ossos do viscerocrânio (Figura 14).

A maxila consiste em um corpo e quatro projeções, sendo elas o processo frontal, processo zigomático, processo palatino e os processos alveolares. Articulam-se com os ossos nasal, palatino, etmoide, frontal, zigomático, lacrimal, vômer, esfenoide e concha nasal inferior.

Em relação aos acidentes anatômicos, o corpo da maxila é a maior parte do osso e possui formato de pirâmide. Ele contribui para a formação da margem anterior e assoalho da órbita, da parede anterior da cavidade nasal e da parte inferior da fossa infratemporal. Contém os seios maxilares, que se estendem até os processos alveolares e drenam para o meato médio da cavidade nasal. O forame infraorbital está localizado abaixo da cavidade orbitária e serve como um trajeto para o nervo e os vasos infraorbitais. Os processos alveolares

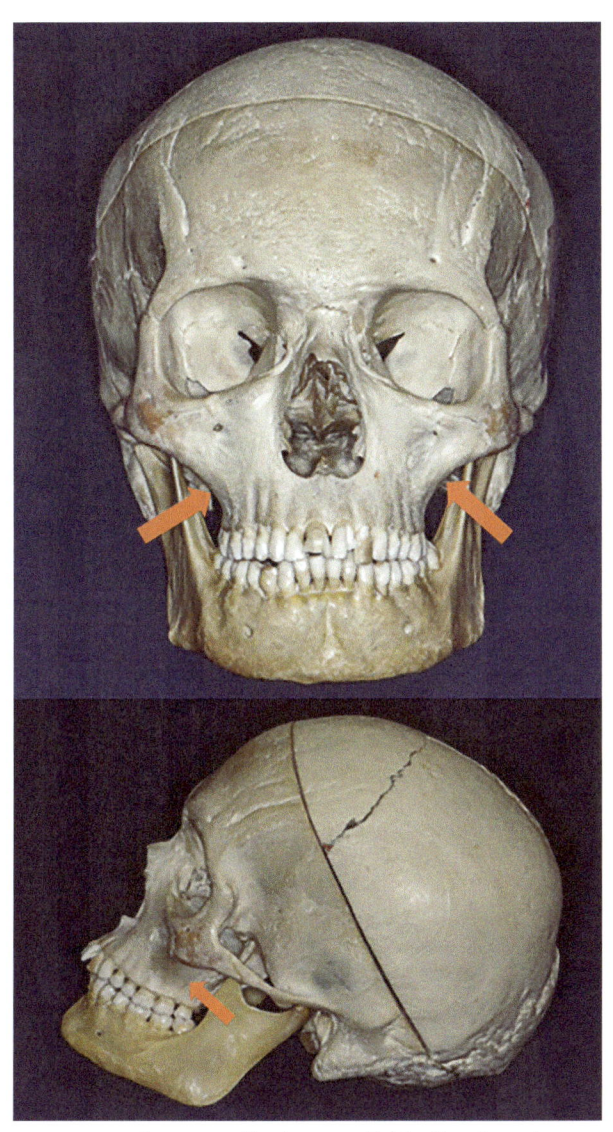

FIGURA 14   Osso maxilar (ou maxila) indicado pela seta na vista frontal e lateral.

são extensões inferiores da maxila, com uma estrutura relativamente porosa. Eles formam a arcada dentária superior, contendo oito cavidades de cada lado, onde se sustentam os dentes superiores. O processo frontal possui uma crista vertical que constitui o limite medial da órbita (crista lacrimal anterior). Posteriormente ele forma o sulco lacrimal, juntamente com o osso lacrimal. Superior e medialmente ele se encontra em íntimo contato com as células etmoidais anteriores. O processo zigomático da maxila cresce lateralmente e se encontra com o osso zigomático. Finalmente, o processo palatino é uma extensão horizontal na face medial do osso, constituindo a maior parte do teto da cavidade oral e o assoalho da cavidade nasal. Ele forma o palato duro, em conjunto com o osso palatino. Anteriormente, o processo palatino da maxila possui uma pequena pro-

tuberância, a espinha nasal anterior. O forame incisivo pode ser encontrado na linha média, logo posterior aos dentes incisivos, onde o nervo nasopalatino e os vasos palatinos maiores cursam.

O corpo desse osso, no qual está situada a cavidade pneumática, projeta-se para outros ossos, por meio de seus processos de acordo com o osso com o qual se articula, sendo eles o frontal, o zigomático, o palatino e o alveolar. Ainda pode ser considerado um processo orbital, que participa da formação da órbita. A sutura palatina transversa separa o processo palatino da maxila da lâmina horizontal do osso palatino. No palato ósseo são encontrados o forame incisivo, pelo qual passam o nervo nasopalatino e vasos associados, e os forames palatinos maior e menor, pelos quais passam, respectivamente, os nervos palatinos maior e menor. No indivíduo vivo, o processo palatino da maxila e lâmina horizontal do osso palatino compõem o palato duro, apresentando uma fibromucosa firmemente aderida a essa estrutura óssea, com implicações clínicas, como a difusão do anestésico durante procedimentos anestesiológicos nessa região. O forame incisivo no vivente apresenta-se recoberto pela papila incisiva, devendo ser aliviada na confecção de próteses totais superiores para não causar dor ao paciente. No corpo da maxila é encontrado o forame infraorbital, pelo qual passam os vasos e nervos infraorbitais e representa um importante acidente anatômico para a anestesia por bloqueio do nervo infraorbital. Imediatamente abaixo ao forame infraorbital e posterior e superiormente aos caninos superiores, encontra-se uma depressão de forma ovoide, denominada fossa canina. A estruturação óssea da maxila, em linhas gerais, apresenta aspecto morfológico menos denso ao da mandíbula, facilitando a administração de anestesias locais do tipo infiltrativa e extrações dentais quando comparadas às do arco inferior. A maxila também apresenta diferentes densidades de acordo com a região analisada, o que determina as diferentes vias de propagação de infecções dentárias. Na região posterior do corpo da maxila, a face infratemporal, encontra-se elevação posterior ao último molar irrompido, denominada tuberosidade maxilar. Esta tuberosidade é fenestrada, o que permite a passagem de nervos e vasos alveolares superiores posteriores, servindo como ponto de referência anatômico para a anestesia do nervo alveolar superior posterior. Em ambos os arcos, são encontradas irregularidades na estrutura óssea, definidas pelas elevações das raízes dentais, alteração mais acentuada na raiz dos caninos superiores, denominada eminência canina (Figura 15).

Como a maxila é o osso central da face, ela pode se fraturar devido a vários acidentes. A classificação de Le Fort diz a respeito aos diferentes tipos de fratura da

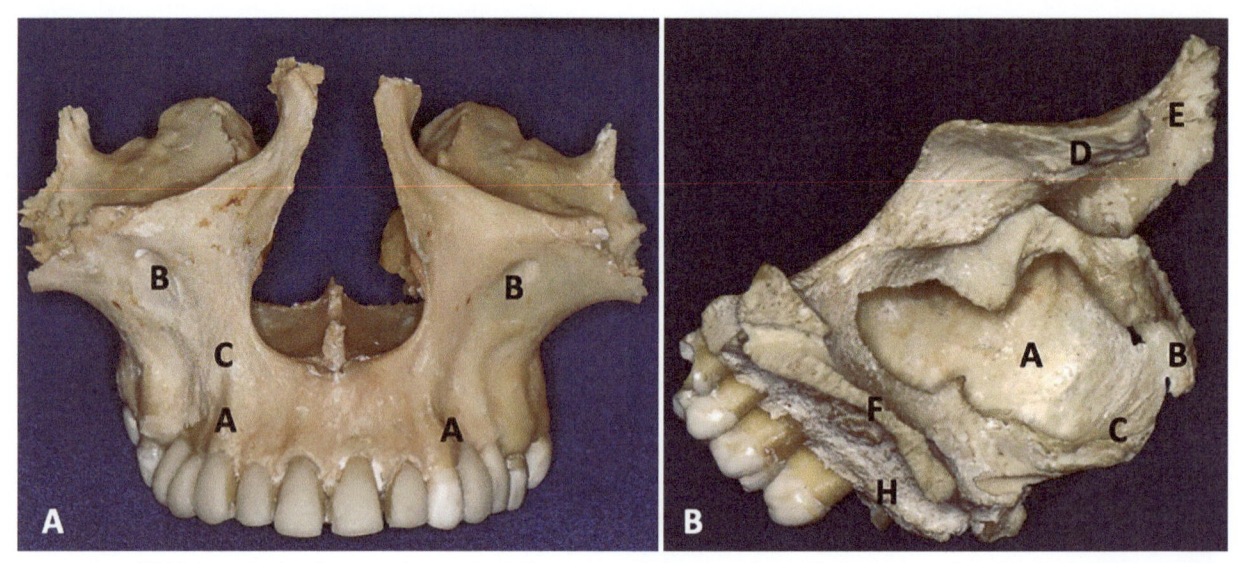

FIGURA 15 (A) Vista anterior do osso da maxila. A. Dentes caninos superiores; B. Forames infraorbitais; C. Fossa canina. (B) Vista medial do osso da maxila. A. Seio paranasal da maxila. B. Sulco lacrimal. C. Corpo da maxila. D. Espinha nasal anterior. E. Forame incisivo; F. Processo palatino; H. Processo alveolar.

maxila, correspondendo às zonas de menor resistência da maxila. Na maioria dos casos, as zonas de menor resistência são perpendiculares às de maior resistência, no crânio, elas envolvem vários ossos. Em 1901, Renné Le Fort estudou cabeças intactas de cadáveres, aplicando forças de magnitudes e direções variadas, e concluiu que as fraturas poderiam ser classificadas em três tipos: Le Fort I, II e III.

- **Fratura Le Fort I:** de padrão horizontalizado, estende-se imediatamente acima do ápice dos dentes até o processo pterigoide do osso esfenoide, fraturando os três pilares anteriormente descritos. Ocorre a fratura dos ossos vómer, palatinos e processos pterigóideos. Deixa o paciente com a arcada superior móvel.
- **Fratura Le Fort II (fratura piramidal):** assemelha-se à fratura Le Fort I nas regiões laterais e posterior; contudo, na região anterior, ela ascende fraturando a margem inferior da órbita, separando o viscerocrânio do neurocrânio. Nela, os três pilares também são fraturados. Nesse caso, toda a face do paciente se torna móvel.
- **Fratura Le Fort III:** mais cranial em relação às demais, por isso é também chamada de disjunção craniofacial, pois o viscerocrânio é separado do neurocrânio. Ocorre fratura dos pilares da maxila, com comprometimento das paredes lateral e medial da órbita, trajetando-se pela sutura frontozigomática. Toda a maxila e ossos nasais se desprendem do crânio, deixando a face inteiramente suspensa pelos tecidos faciais.

Porém, também são encontradas as zonas de maior resistência na maxila. No esqueleto facial são encontradas três zonas de maior resistência, ou seja, o osso trabecular é menos trabeculado, e o compacto é ainda mais compacto, sendo essas regiões denominadas pilar canino, pilar zigomático e pilar pterigóideo. Cada um desses pilares está unido por barras ou arcos ósseos de sustentação horizontal, garantindo o suporte necessário da estrutura.

- **Pilar canino:** como o próprio nome diz, tem início na região alveolar do canino e assume trajetória ascendente, contornando lateralmente a abertura piriforme, seguindo entre as paredes do seio maxilar e cavidade nasal até a região de processo frontal da maxila, e finaliza-se na porção medial da margem supraorbital. Os pilares de sustentação horizontal dos pilares caninos são dados pelos arcos nasais, um mais superior e outro mais inferior à região de abertura piriforme.
- **Pilar zigomático:** este pilar também recebe a denominação de acordo com a origem do arco zigomático, iniciando-se na região alveolar do primeiro molar superior e caminhando pela crista infrazigomática, processo zigomático da maxila, corpo do osso zigomático, processo frontal do osso zigomático, e finaliza-se no processo zigomático do osso frontal. Ele une-se ao pilar canino, por meio das bordas supra e infraorbital, e à base do crânio pelo arco zigomático.
- **Pilar pterigoide:** seu nome advém do fato de ser praticamente constituído pelo processo pterigoide

do osso esfenoide. Inicia-se no alvéolo do terceiro molar superior, passando na sequência pelo processo pterigoide do osso esfenoide, por meio do processo piramidal do osso palatino, e, por fim, conecta-se à base do crânio. Esses três pilares de sustentação finalizam-se no palato duro, que representa uma viga horizontal de sustentação óssea desses três pilares bilateralmente (Figura 16).

Osso palatino

O palato duro separa as cavidades oral e nasal, limitando a cavidade oral superiormente e formando o teto da boca e o assoalho da cavidade nasal, inferiormente. Essa estrutura óssea é constituída de três ossos do crânio, a maxila e o par de ossos palatinos. O processo (apófise) palatino da maxila situa-se anteriormente,

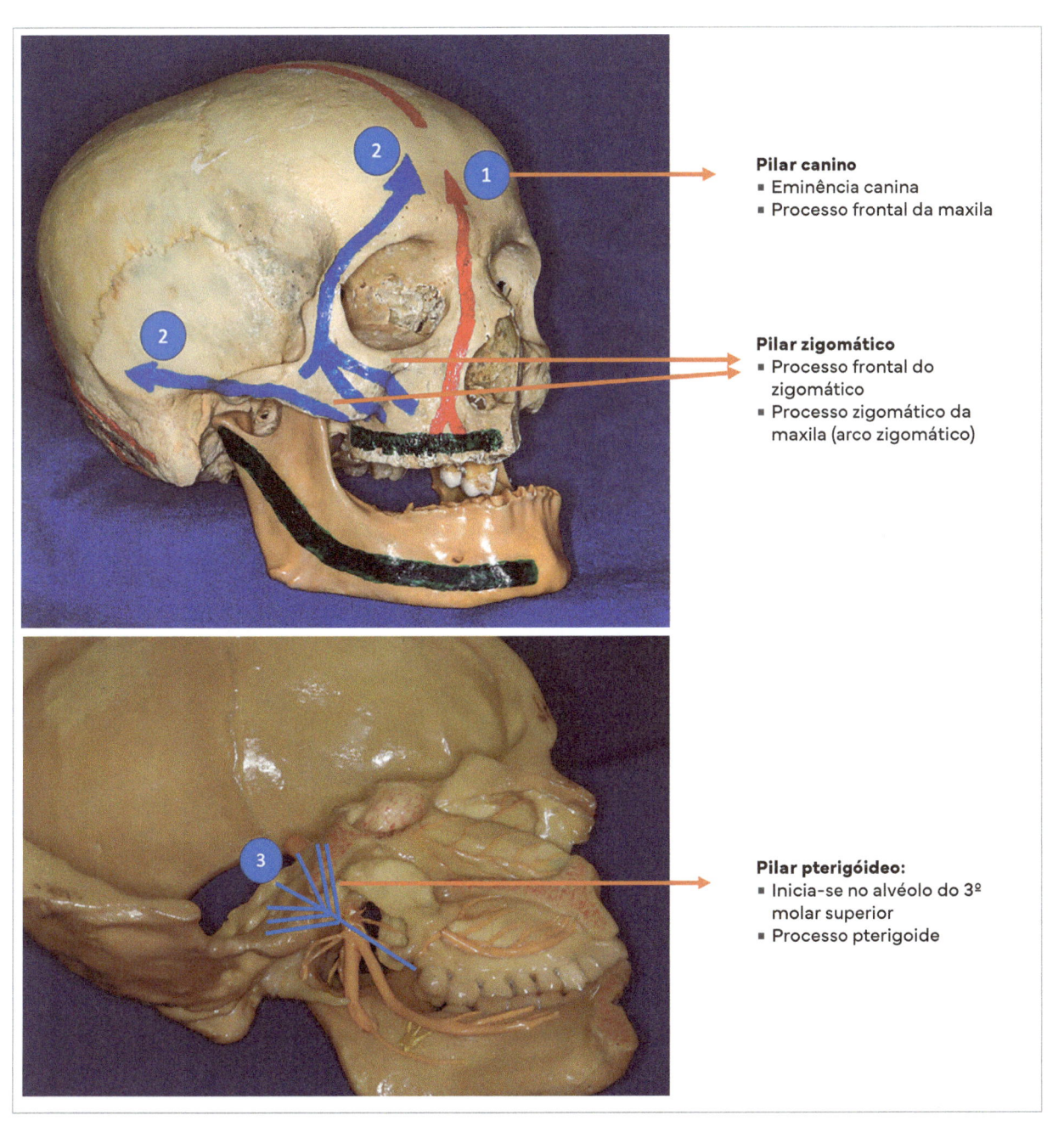

Pilar canino
- Eminência canina
- Processo frontal da maxila

Pilar zigomático
- Processo frontal do zigomático
- Processo zigomático da maxila (arco zigomático)

Pilar pterigóideo:
- Inicia-se no alvéolo do 3º molar superior
- Processo pterigoide

FIGURA 16   Zona de maior resistência da maxila. 1. Pilar canino; 2. Pilar zigomático; 3. Pilar pterigóideo.

cobrindo a área entre os dois lados da arcada dentária maxilar (superior), até que posteriormente se encontre com os dois processos (apófises) palatinos horizontais, que se fundem ao longo da linha média, como as duas prateleiras palatinas embriológicas da maxila. Na linha média anterior, o forame incisivo pode ser encontrado, situando-se logo abaixo da papila incisiva, que é uma convexidade na mucosa do palato. Esse forame transmite os ramos terminais do nervo nasopalatino e das artérias e veias esfenopalatinas. Ele está situado aproximadamente 1 cm posteriormente aos incisivos maxilares mesiais. Posterolateralmente, 1 cm medial ao segundo molar maxilar, os forames palatinos maior e menor podem ser encontrados. O forame maior situa-se anteriormente ao forame menor. Eles transmitem os nervos e vasos palatinos maior e menor, respectivamente. Uma vez que o palato é fundido a cada lado durante o desenvolvimento embriológico, logo posteriormente à papila incisiva existe uma espessa rafe palatina, que continua posteriormente ao longo da linha média como um remanescente, com rugas transversais que são as cristas laterais transversais da mucosa, irradiando-se para fora. Essas rugas são mais aparentes anteriormente. Profundamente na mucosa do palato existem milhares de glândulas salivares mucosas secretoras. A porção anterior do palato é limitada anterior e lateralmente pelos dentes maxilares. Superiormente ele é coberto pelo epitélio respiratório da cavidade nasal, e inferiormente, pelo epitélio mastigatório da cavidade oral. Posteriormente o palato duro está conectado ao palato mole, estrutura puramente muscular limitada por uma espessa aponeurose tendínea dos músculos tensores do véu palatino em ambos os lados, conhecida como placa aponeurótica.

A função do palato duro inclui tanto a alimentação quanto a fala. Antes que as cirurgias modernas fossem desenvolvidas, crianças com palatos defeituosos não eram capazes de mamar e frequentemente não sobreviviam. A estrutura é utilizada para criar um vácuo que força o líquido para o interior da boca, de forma a que possa ser ingerido. Ele também é essencial, juntamente com a língua, para criar certos sons fonéticos. Quando uma pessoa possui uma fenda palatina, por exemplo, elas são incapazes de pronunciar esses sons ou os pronunciam com uma vibração nasal distinta, que torna a sua dicção pouco clara (Figura 17).

Na linha média anterior, o forame (buraco) incisivo pode ser encontrado, situando-se logo abaixo da papila incisiva, convexidade na mucosa do palato. Esse forame (buraco) transmite os ramos terminais do nervo nasopalatino e das artérias e veias esfenopalatinas. Ele está situado aproximadamente 1 cm posteriormente aos incisivos maxilares mesiais. Posterolateralmente, 1 cm medial ao segundo molar maxilar, os forames palatinos

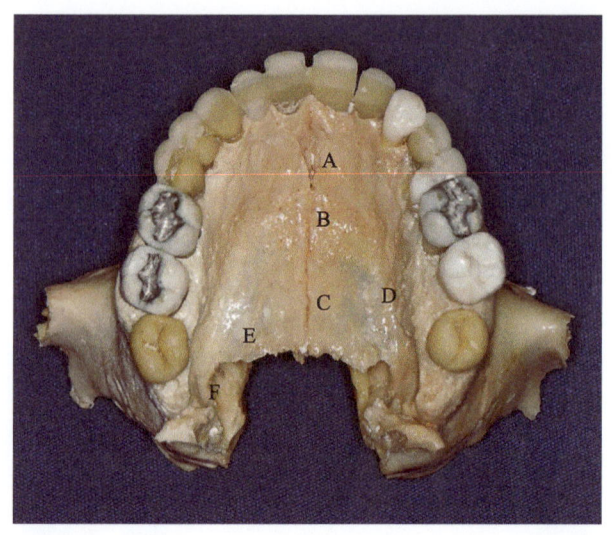

FIGURA 17 A. Forame incisivo; B. Rafe palatina; C. Sutura palatina mediana; D. Espinhas palatinas; E. Sutura palatina transversa; F. Forame palatino maior e menor (não é possível a identificação perfeita dos forames, porém fica nessa localização).

maior e menor podem ser encontrados. O forame maior situa-se anteriormente ao forame menor. Eles transmitem os nervos e vasos palatinos maior e menor, respectivamente. Uma vez que o palato é fundido a cada lado durante o desenvolvimento embriológico, logo posteriormente à papila incisiva existe uma espessa rafe palatina, que continua posteriormente ao longo da linha média como remanescente, com rugas transversais que são as cristas laterais transversais da mucosa, se irradiando para fora. Essas rugas são mais aparentes anteriormente. Profundamente na mucosa do palato existem milhares de glândulas salivares mucosas secretoras.

Um defeito congênito comum que afeta o palato duro é conhecido como fenda palatina. Essa anormalidade ocorre durante o desenvolvimento embriológico e as prateleiras palatinas da maxila não se fundem corretamente, deixando um espaço no palato duro e, em casos severos, uma conexão entre as cavidades oral e nasal. O tratamento para esse tipo de deformidade é bastante extenso e invasivo. Geralmente são necessárias múltiplas cirurgias, juntamente com fonoterapia, tratamento ortodôntico e uso crônico de próteses.

A fenda palatina é uma abertura na parte superior do céu boca, o palato, que causa uma abertura anômala para dentro do nariz. O lábio leporino (separação do lábio superior, normalmente logo abaixo do nariz) e a fenda palatina frequentemente ocorrem ao mesmo tempo. Eles são os defeitos congênitos mais comuns do crânio e da face, afetando dois em cada mil bebês. Tanto fatores ambientais como genéticos podem estar envolvidos na formação de lábio leporino ou fenda palatina. Esta surge devido a uma malformação fetal que ocorre quando os dois lados do rosto se unem, por volta das 16 semanas de gestação. As causas não são totalmente conhecidas, no entanto acredita-se que alguns fatores podem aumentar a chance de o bebê ter a fenda palatina, como uso de antibióticos, anticonvulsivantes, antifúngicos ou broncodilatadores durante a gestação sem a recomendação médica; consumo de drogas ilícitas e/ou álcool e tabagismo durante a gestação; deficiências nutricionais durante a gravidez; ausência de suplementação de ácido fólico na gravidez, quando havia indicação; diabetes não controlada na gravidez; fatores genéticos. O tratamento para fenda palatina é feito por meio de cirurgia, que tem como objetivo fechar o céu da boca. A cirurgia para corrigir a fenda no palato mole deve ser feita entre 3 e 6 meses de idade, enquanto a do palato duro deve ser feita entre 15 e 18 meses. A cirurgia é rápida e relativamente simples e traz ótimos resultados.

Osso occipital

O occipital é um osso ímpar localizado na face posterior do crânio e forma grande parte da porção basilar do neurocrânio. Ele é formado por ossificação mista, especificamente pela fusão de quatro elementos endocondrais e um elemento membranoso. Esse osso está situado na porção mais posterior do crânio, articulando-se com os ossos temporais anterolateralmente, parietais superiormente e esfenoide anteroinferiormente (Figura 18).

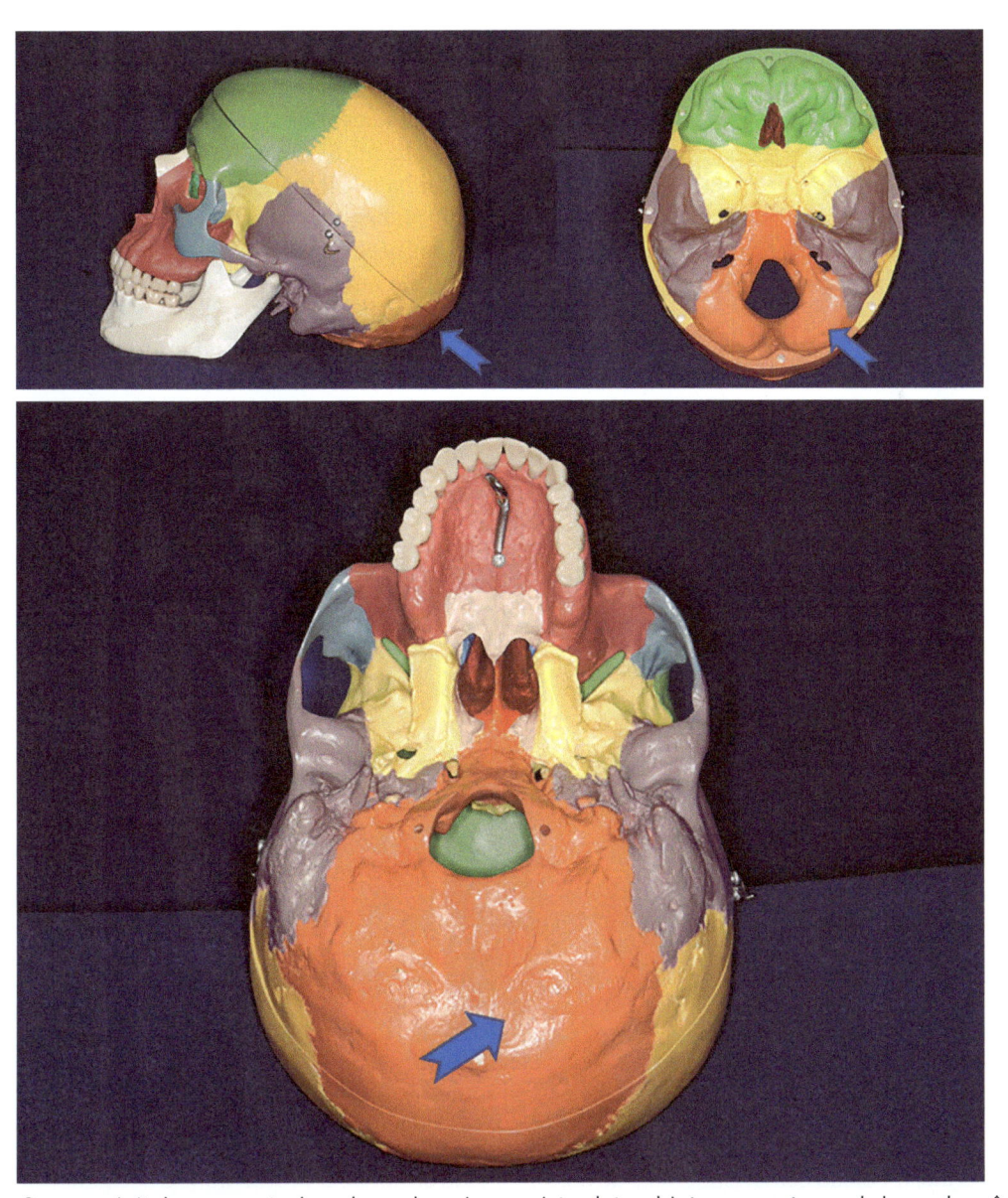

FIGURA 18 Osso occipital representado pela cor laranja nas vistas lateral, interna e externa da base do crânio.

Os acidentes anatômicos do osso occipital pela face externa são: forame magno, protuberância occipital externa, crista occipital externa, linha nucal superior, linha muscular, linha nucal inferior, côndilo, tubérculo faríngeo, processo jugular, forame condilar e canal do hipoglosso (Figura 19A). Já os acidentes anatômicos do osso occipital internamente são: forame magno, sulco sagital, fossa occipital superior, sulco transversal, crista occipital interna, sulco sigmoide, processo jugular, canal do hipoglosso, forame condilar, protuberância occipital interna e fossa occipital inferior (Figura 19B). Na região anterior desse osso, é encontrada a sincondrose esfeno-occipital, articulação cartilaginosa que permite o crescimento anteroposterior do crânio e que se ossifica por volta dos 16 a 20 anos de idade.

Acidentes anatômicos do osso occipital

- **Forame magno:** grande abertura na superfície inferior por onde a medula espinal passa.
- **Básio:** ponto limítrofe da margem anterior do forame magno.
- **Opístio:** ponto limítrofe da margem posterior do forame magno.
- **Côndilos:** processos arredondados situados anterolateralmente nas margens do forame magno.
- Parte basilar.
- Tubérculo faríngeo.
- Partes laterais.
- Escama occipital.
- Margem lambdoide.
- Margem mastóidea.
- **Canal condilar:** canal inconstante para a veia emissária localizado posteriormente aos côndilos, na fossa condilar posterior.
- **Canal do nervo hipoglosso:** situado superior e medialmente a cada côndilo, na fossa condilar anterior. É por onde passa o nervo hipoglosso.
- **Fossa condilar anterior:** anterior aos côndilos. O canal do nervo hipoglosso se abre em seu fundo.
- **Fossa condilar posterior:** depressão posterior aos côndilos. Seu assoalho é às vezes perfurado pelo canal condilar.
- Tubérculo jugular.
- Incisura jugular.
- Processo jugular.
- Processo intrajugular.
- Protuberância occipital externa.
- Linha nucal suprema.
- Linha nucal superior.
- Linha nucal inferior.
- Protuberância occipital interna.
- Eminência cruciforme.
- Plano nucal.
- Plano occipital.
- Sulco do seio sagital superior.
- Sulco do seio transverso.

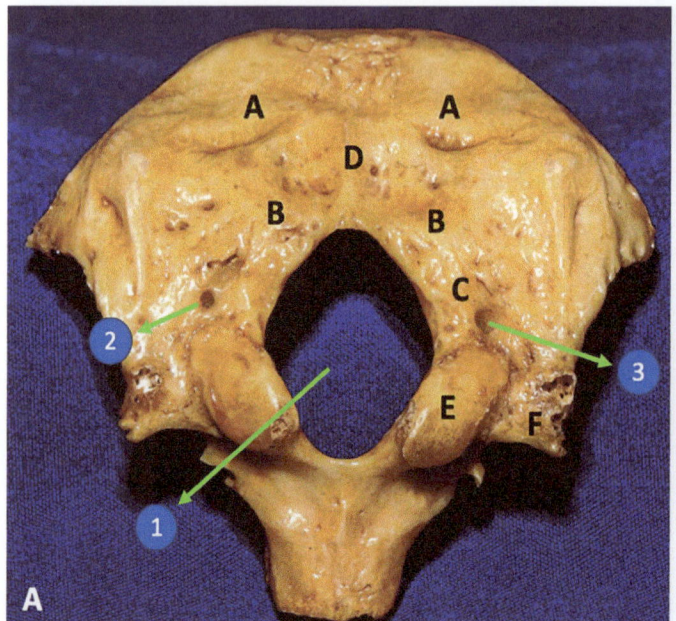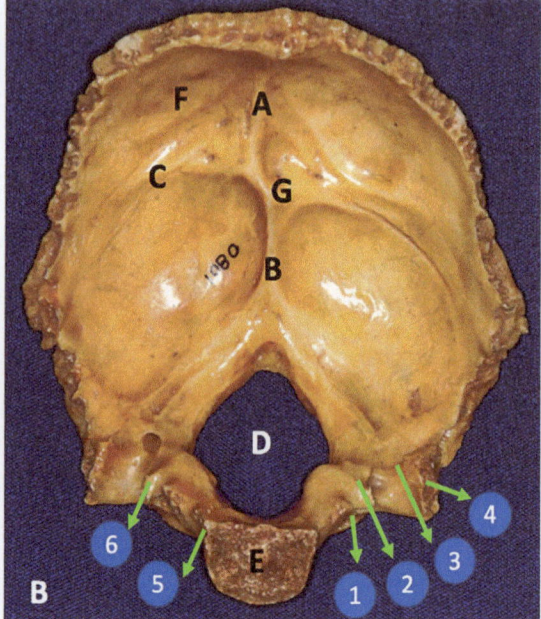

FIGURA 19 (A) Osso occipital, face externa. A. Linha nucal suprema; B. Linha nucal superior; C. Linha nucal inferior; D. Protuberância occipital externa; E. Côndilo occipital; F. Processo jugular; 1. Forame magno; 2 e 3. Canal do hipoglosso. (B) Osso occipital, face interna. A. Sulco do seio sagital superior; B. Crista occipital interna; C. Sulco sagital transverso; D. Forame magno; E. Porção basilar (superfície de corte); F. Fossa occipital; G. Protuberância occipital interna; 1. Sulco do seio petroso; 2. Tubérculo jugular; 3. Sulco do seio sigmoide; 4. Processo jugular; 5. Côndilo occipital; 6. Incisura jugular.

- Sulco do seio sigmoide.
- Sulco do seio occipital.
- Sulco do seio marginal.
- Fossa cerebral.
- Fossa cerebelar.
- Crista occipital interna.
- Crista occipital externa.
- Osso interparietal.
- Processo paramastóideo.

Osso frontal

O osso frontal é um osso ímpar, mediano, simétrico e chato localizado na região anterior e média da calvária. É localizado no terço superior do crânio, na região média e anterior da calota craniana. Forma a parede anterior da abóbada craniana, apresentando duas lâminas ósseas horizontais que formam o teto das órbitas. Articula-se com os ossos parietais (através da sutura coronal), zigomático (através da sutura front zigomáticas), etmoide (através da sutura frontoetmoidal), lacrimais (através da sutura frontolacrimal), esfenoide (através da sutura esfenofrontal), nasais (através da sutura frontonasal) e maxila (através da sutura frontomaxilar) (Figura 20).

Os acidentes anatômicos do osso frontal são:

- **Anteriormente:** destaca-se a identificação das margens supraorbitais, que representam uma proeminência da estrutura óssea acima da região orbital e que são mais proeminentes nos indivíduos do sexo masculino adultos. A incisura supraorbital é um acidente anatômico encontrado na porção medial da margem supraorbital e é por onde passam a artéria e o nervo supraorbitais.
- **Medialmente:** encontra-se a glabela, acidente anatômico caracterizado morfologicamente como uma proeminência lisa e arredondada e que se apresenta mais acentuada em indivíduos adultos do sexo masculino.
- **Internamente:** é encontrada a fossa da glândula lacrimal, que aloca essa glândula, a responsável pela produção de lágrimas, drenada para a cavidade nasal via ducto nasolacrimal (Figura 21).

Acidentes anatômicos do osso frontal

- **Margem parietal:** margem posterior do frontal que se articula com os parietais através da sutura coronal.
- **Margem nasal:** margem inferior serrada da parte nasal, que se liga aos ossos nasais e maxila através da sutura frontonasal.
- **Margem esfenoidal:** margem que se une à asa maior do osso esfenoide através da sutura esfenofrontal.
- **Margem supraorbital:** margem espessada que forma o limite superior da órbita, sob as sobrancelhas.
- **Glabela:** pequena depressão entre os arcos superciliares, na face externa.
- **Incisura (forame) supraorbital:** sobre a margem supraorbital de cada órbita. É o ponto de penetração do ramo lateral do nervo supraorbital e da artéria supraorbital.
- **Forame (incisura) frontal:** estrutura inconstante localizada na margem supraorbital, medialmente

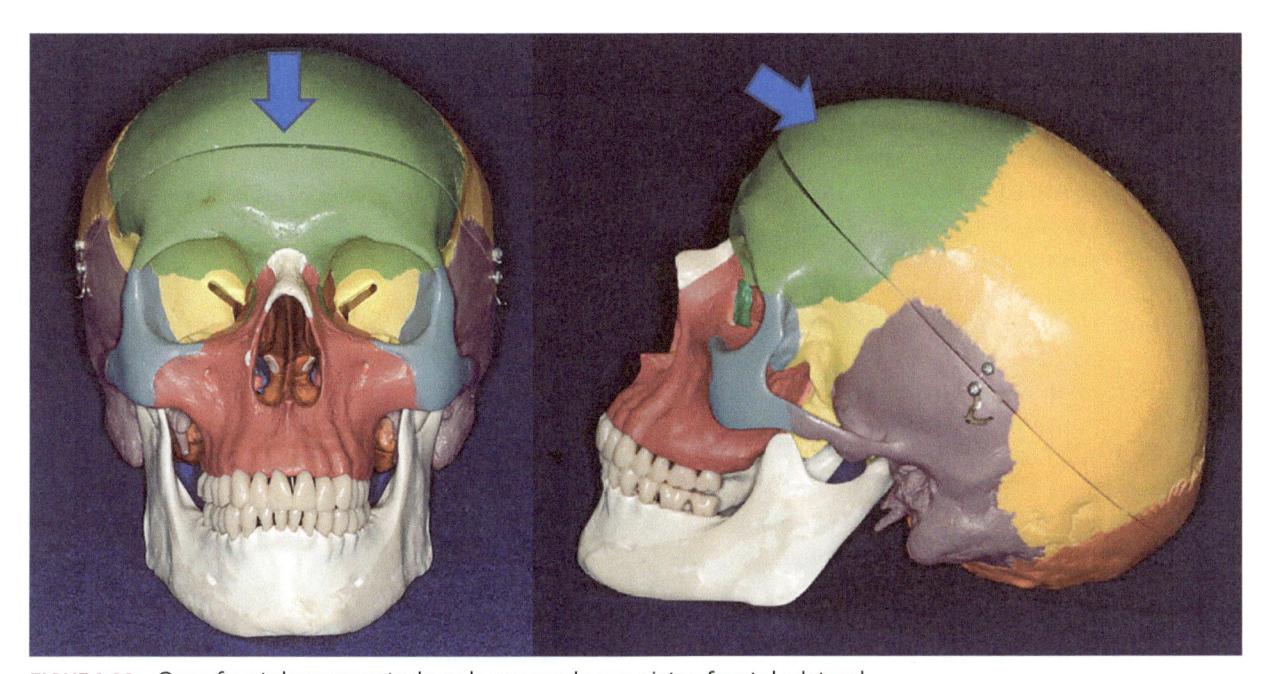

FIGURA 20 Osso frontal representado pela cor verde nas vistas frontal e lateral.

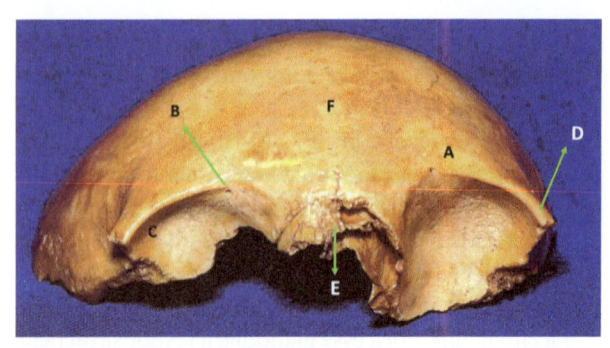

FIGURA 21   Vista anterior/inferior do osso frontal. A. Margem supraorbital; B. Forame/incisura supraorbital (local de trajeto da artéria e nervo supraorbital); C. Fossa da glândula lacrimal; D. Processo zigomático do osso frontal; E. Espinha nasal; F. Osso frontal (escama frontal).

à incisura (forame) supraorbital. Constitui uma abertura por onde passam o ramo medial do nervo supraorbital e a artéria supratroclear.

- **Crista frontal:** localizada na face interna, trata-se de uma pequena eminência óssea, em forma de cunha, que percorre verticalmente a linha mediana da face interna da escama frontal até a fossa craniana anterior, anterior ao forame cego. Serve como fixação para a foice do cérebro.
- **Espinha nasal:** situada na porção orbitonasal, trata-se de uma eminência pontiaguda encontrada no centro da parte anterior da incisura etmoidal.
- **Seios:** cavidades encontradas internamente na escama, de cada lado da linha mediana e laterais à glabela.
- **Septo dos seios frontais:** parede localizada entre os seios frontais, dividindo-os.
- **Túber (eminência):** na face externa, é uma convexidade arredondada pronunciada acima de cada órbita.
- **Arco superciliar:** elevação um pouco abaixo do túber e acima da margem supraorbital.
- **Processo zigomático:** localizado na face externa, forma a margem lateral da órbita.
- **Linha temporal:** crista curva que atravessa lateralmente o osso frontal, marcando o limite da fossa temporal. Trata-se da continuação da linha formada pela união das linhas temporais superior e inferior do osso parietal.
- **Sutura frontal:** divide o osso frontal em dois, dispondo-se no sentido vertical, no centro dele. É visualizável na face externa, mas, na maioria dos casos, desaparece na infância.
- **Espinha troclear:** estrutura pequena e inconstante. Localiza-se anterossuperiormente no ângulo medial da órbita, sendo o ponto de fixação do músculo oblíquo superior.
- **Fóvea troclear:** depressão onde se fixa a alça fibrosa do músculo oblíquo superior.

- **Fossa da glândula lacrimal:** no ângulo lateral da órbita, é uma depressão onde se situa a glândula lacrimal.

Harmonização facial na região frontal

No terço superior da face, são amplamente utilizados os procedimentos estéticos para tratamento de rugas faciais dinâmicas através de injeções de toxina botulínica. A aplicação correta do produto permite a paralisação dos músculos fronto-occipital, prócero, orbicular dos olhos e os corrugadores dos supercílios. A aplicação excessiva do produto nessa região pode causar a ptose, levando a mudança na posição da sobrancelha. Esse evento adverso ocorre quando o segmento de elevação da sobrancelha do músculo frontal é afetado, o que resulta em uma incapacidade de elevar a sobrancelha e de agir como um antagonista para os depressores da sobrancelha em repouso. Embora a ptose de sobrancelha não seja duradoura, pode causar insatisfação significativa do paciente.

Osso parietal

Os ossos parietais são um par de ossos retangulares (osso par) e achatados que ocupam a parte lateral e superior da calota craniana, protegendo o lobo parietal do cérebro formando a maior parte desta. Estão posteriores ao osso frontal, superiores ao osso temporal e anterior ao osso occipital (Figuras 22 e 23).

Cada osso parietal possui forame parietal por onde passam as veias emissárias, que são vasos que permitem a comunicação do meio externo (couro cabeludo) com o meio interno (encéfalo), permitindo o fluxo sanguíneo em duplo sentido, ou seja, tanto fora como dentro da cavidade craniana. Nos ossos da calvária, por serem do tipo plano (laminar), a substância esponjosa situa-se entre duas camadas de substância compacta.

Cada osso parietal articula-se com cinco ossos cranianos: o frontal, o occipital, o temporal, o esfenoide e o parietal oposto. As articulações feitas entre os ossos do crânio são as suturas, que fazem parte das articulações fibrosas – onde há interposição do tecido fibroso sobre os ossos.

- **Sutura coronal:** acontece a partir da articulação de um osso parietal com o osso frontal.
- **Sutura lambdoide:** articulação entre o osso parietal e o occipital.
- **Sutura sagital:** quando os ossos parietais se articulam entre si.
- **Sutura escamosa:** articulação entre o osso parietal e o temporal.

A articulação entre mais de uma sutura se chama fontanela. A junção entre as suturas sagital e coronal se

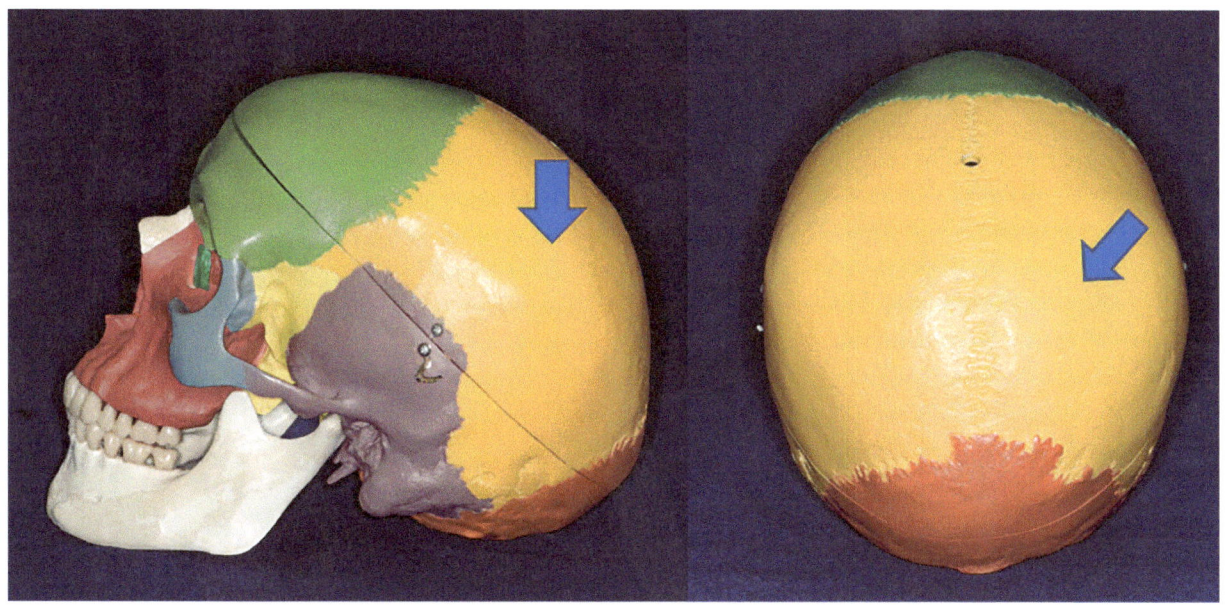

FIGURA 22 Osso parietal representado pela cor amarela nas vistas lateral e superior.

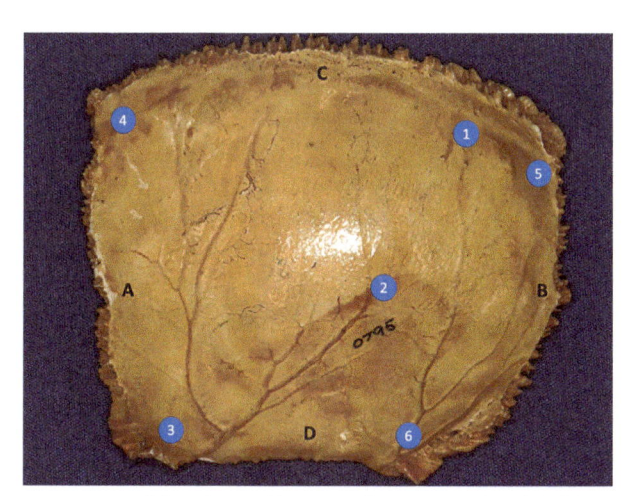

FIGURA 23 Vista lateral interna do osso parietal. A. Margem da sutura do osso frontal; B. Margem occipital ou sutura lambdoide; C. Margem com sutura sagital; D. Margem escamosa com o osso temporal; 1. Forame parietal; 2. Túber parietal; 3. Ângulo esfenoidal; 4. Ângulo frontal; 5. Ângulo occipital; 6. Ângulo mastóideo.

chama bregma, enquanto a lambda é a junção entre as suturas sagital e a lambdoide. A Figura 6 demonstra vista superior da abóbada craniana e suas respectivas suturas.

Acidentes anatômicos do osso parietal

- Os ossos parietais apresentam 2 faces, 4 bordas e 4 ângulos, cada.
- **Faces:** a face externa é convexa, lisa e lateral. A face interna é côncava e medial, apresentando sulcos anteriores que correspondem aos ramos da artéria meníngea média.
- **Bordas:** superior/sagital/parietal; anterior/frontal/coronal; posterior/occipital/lambdoide; inferior/escamosa/temporal.
- **Ângulos:** frontal, esfenoidal, mastóideo e occipital.

Osso temporal

Os ossos temporais são um par de ossos bilaterais que constituem uma grande porção da parede lateral e da base do crânio (Figura 24). É um osso em forma de leque que se desenvolve pela fusão de três porções distintas, possíveis de serem identificadas isoladamente no período fetal. Didaticamente, é dividido em: porção escamosa, que corresponde à estrutura em forma de leque, acima do pavilhão auditivo e relaciona-se à fossa cerebral média; porção timpânica, pequena região de aspecto irregular que se relaciona ao meato acústico externo e anteriormente com a ATM; e porção petrosa, inferiormente posicionada, que constitui parte da base do crânio, assoalho da fossa cerebral média.

Acidentes anatômicos encontrados em cada região do osso temporal:

- **Porção escamosa:** constituída por processo zigomático e fossa mandibular. O primeiro é uma projeção óssea que se inicia na porção inferior da escama. A fossa mandibular é uma depressão óssea que se articula com a cabeça da mandíbula.
- **Porção petrosa:** porção que se assemelha a uma pirâmide, na qual são encontrados os processos estiloide e mastoide, forame estilomastoide, canal carótico e fossa jugular, na face externa. O processo estiloide

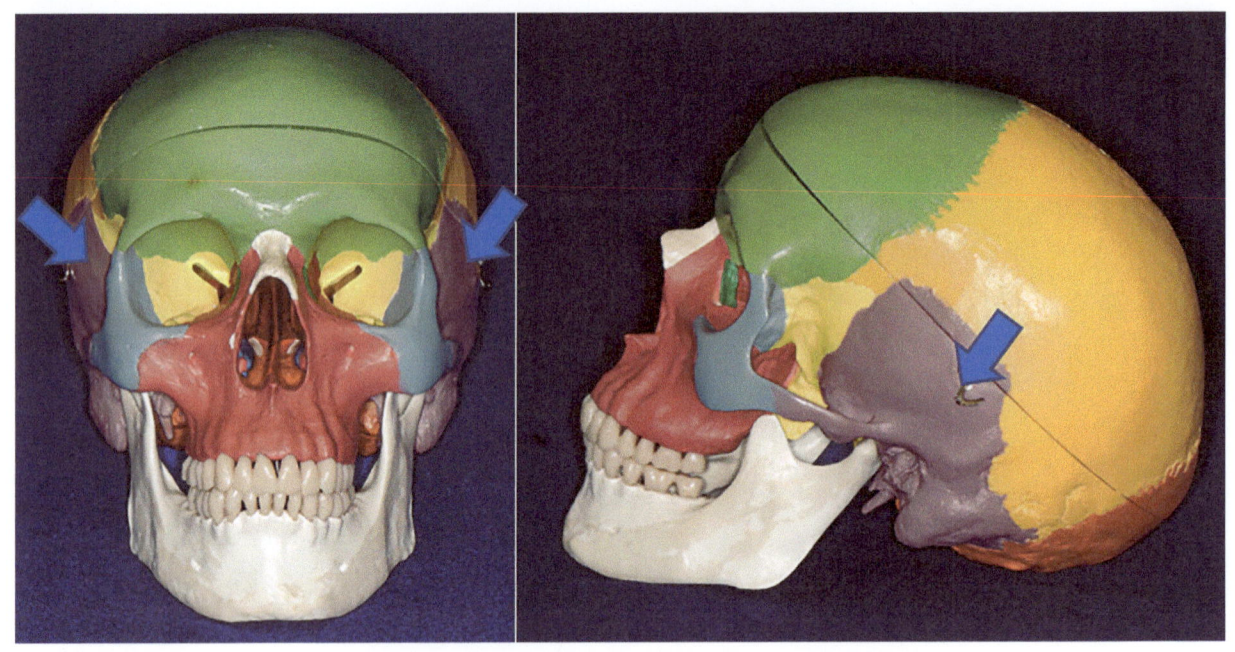

FIGURA 24 Osso temporal representado pela cor roxa nas vistas frontal e lateral.

corresponde a uma projeção óssea fina e alongada, que se orienta da face inferior do osso temporal para a região inferior. Nos casos em que o processo estiloide se encontra alongado e calcificado, acompanhado de sintomatologia dolorosa, caracteriza-se uma doença conhecida como síndrome de Eagle. O processo mastoide corresponde a uma projeção óssea arredondada que se diferencia morfologicamente, dependendo da idade e do gênero do indivíduo. O forame estilomastoide é o canal ósseo existente entre o processo estiloide e o processo mastoide, por onde passa o nervo facial (VII par de nervo craniano). O canal carótico serve de passagem para a artéria carótida interna após a divisão da artéria carótida comum entre interna e externa, seguindo para irrigar com sangue rico em oxigênio e nutrientes as regiões encefálica e oftálmica.

Na face interna da porção petrosa do osso temporal, identificamos o meato acústico interno, que dá passagens aos nervos cranianos VII e VIII, e a eminência arqueada (saliência em forma de acro, que se relaciona internamente com o canal semicircular superior, do labirinto ósseo). O forame jugular é o acidente anatômico delimitado anteriormente pela porção petrosa do osso temporal e posteriormente pelo osso occipital, servindo de passagem dos nervos glossofaríngeo, vago e acessório e da veia jugular interna. A parte timpânica é representada pelo meato acústico externo, que tem a função de transmitir os sons captados pela orelha para o tímpano, servindo como região amplificadora de sons (Figura 25).

Acidentes anatômicos do osso temporal

- **Parte escamosa:** processo zigomático e fossa mandibular.
- **Parte petrosa:** processo estiloide, processo mastoide, meato acústico interno, forame estilomastoide, canal carotídeo, forame jugular.
- **Parte timpânica:** meato acústico externo.
- Sutura occipitomastóidea.
- Sutura escamosa.
- Sutura esfenoescamosa.
- Sutura zigomático-temporal.
- ATM (sinovial).
- **Fixação muscular:** fossa temporal, apófise mastoide e estiloide.
- Canal carotídeo.
- **Meato acústico interno:** nervos cranianos VIII e VIII facial.
- **Forame jugular:** veia jugular interna, nervos glossofaríngeo, vago e acessório.
- Tubérculo articular.
- Fossa mandibular.
- Fissura petrotimpânica.
- Processo estiloide.
- Meato acústico externo.
- Processo mastoide.
- Canal do nervo facial.

Harmonização facial no osso temporal

À medida que a idade avança, a região temporal também é atingida pelo processo de mudanças e passa a apresentar sinais de envelhecimento bastante expres-

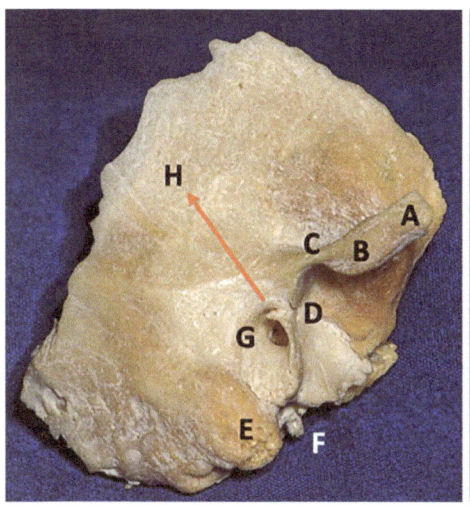
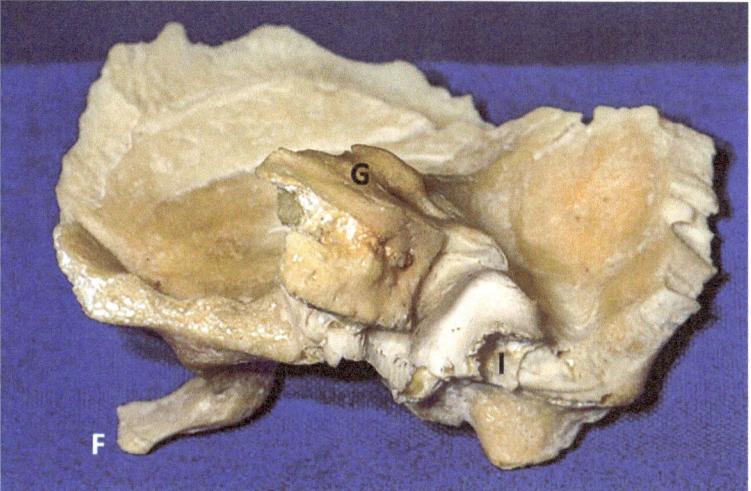

FIGURA 25 Osso temporal. A. Processo zigomático do osso temporal; B. Tubérculo articular; C. Fossa mandibular; D. Fissura petrotimpânica; E. Ápice da parte petrosa do osso temporal; F. Processo estiloide; G. Meato acústico externo; H. Fissura timpanomastoide; I. Canal do nervo facial.

sivos que incluem perda de volume temporal, aumento da visibilidade da crista óssea temporal, aumento da vascularização temporal, evidenciação do rebordo ósseo lateral e do arco zigomático, o que confere à pessoa um aspecto "esqueletizado". É possível realizar o preenchimento com ácido hialurônico nessa região, causando um volume mais estético e potencializando o efeito de *lifting* facial.

Osso esfenoide

O osso esfenoide é um dos ossos mais complexos do corpo humano e possui um formato único, que lembra um morcego. Ele forma parte da base do crânio, contribuindo para a formação do assoalho da fossa craniana média (Figura 26). Algumas estruturas formadas por tecidos moles, como os nervos cranianos e partes do encéfalo, estão intimamente associadas ao osso esfenoide. A principal função desse osso é permitir a passagem de estruturas neurovasculares para dentro e fora do crânio, através dos seus forames e canais.

Esse osso é constituído de um corpo e três pares de processos, sendo eles a asa maior, a asa menor e o processo pterigoide. O corpo do osso esfenoide corresponde à porção mediana, que se articula anteriormente com o osso etmoide e posteriormente com a base do osso occipital, formando o clivo da fossa posterior do crânio. No corpo, está situado um dos seios paranasais, o seio esfenoide. A asa menor forma a base do ápice da região orbital e participa do limite posterior da fossa anterior do crânio; a asa maior é composta pela porção posterolateral do osso esfenoide e forma grande parte da fossa média do crânio. O processo pterigoide encon-

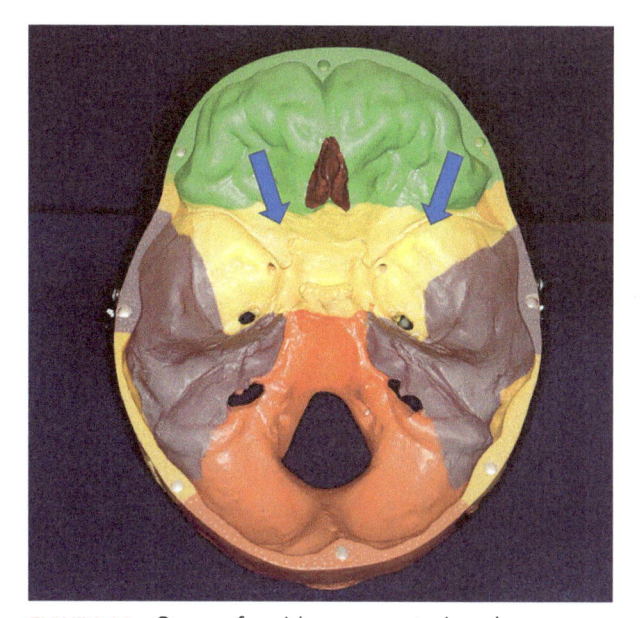

FIGURA 26 Osso esfenoide representado pela cor amarela na vista axial.

tra-se inferiormente à asa maior, no qual se originam alguns músculos da mastigação. O processo pterigóideo é constituído por lâmina medial, lâmina lateral e fossa pterigoide entre essas duas lâminas. A projeção óssea inferior da lâmina medial, de forma curva e delgada, é chamada de hâmulo pterigoide. O hâmulo pterigoide tem grande importância clínica e cirúrgica para a extração de terceiros molares superiores, pois movimentos inadequados podem provocar a fratura dessa estrutura e ter como consequência a queda do palato mole do lado fraturado, pela relação que ele estabelece com o músculo tensor do véu palatino. Posteriormente, na região angular da asa maior do osso esfenoide, é encontrada uma projeção óssea pontiaguda denominada espinha do osso esfenoide. No osso esfenoide, são encontrados os seguintes acidentes anatômicos: canal óptico, pelo qual trajeta o nervo óptico e artéria oftálmica; forame redondo, pelo qual passa o nervo maxilar, segunda divisão do nervo trigêmeo; forame oval, pelo qual passa o nervo mandibular, terceira divisão do nervo trigêmeo; forame espinhoso, pelo qual transita a artéria meníngea média. Ao se unir com o osso frontal, o osso esfenoide delimita a fissura orbital superior. Pela fissura orbital superior passam os nervos cranianos oculomotor, troclear, abducente, ramo oftálmico do trigêmeo e a veia oftálmica superior. A união da asa maior do osso esfenoide com a maxila e a porção orbital dos ossos palatinos forma a fissura orbital inferior, que abriga a divisão maxilar do nervo trigêmeo, o nervo zigomático e os vasos infraorbitários (Figura 27).

Acidentes anatômicos do osso esfenoide

- **Estrutura:** corpo, asa maior, asa menor e processos pterigoides.
- **Limites:** sutura esfenofrontal, esfenoparietal, esfenoescamosa, esfeno-occipital.
- **Canal óptico:** nervo óptico e artéria oftálmica.
- **Forame redondo:** nervo maxilar.
- **Forame oval:** nervo mandibular e artéria meníngea acessória.
- **Forame espinhoso:** artéria meníngea média.
- Canal pterigóideo.
- **Juntamente com o osso frontal:** fissura orbitária superior – nervos oculomotor (III), troclear (IV) abducente (VI) e ramo oftálmico do trigêmeo, artéria oftálmica e veia oftálmica; fissura orbitária inferior – nervo maxilar (segunda divisão do nervo trigêmeo), artéria infraorbital e veio infraorbital.

Osso etmoide

O osso etmoide é um osso ímpar e mediano que, junto com o frontal, os parietais, os temporais, o occipital e o esfenoide, contribui para formar a cavidade craniana e a cavidade nasal (Figura 28).

Morfologicamente, é composto pela lâmina perpendicular do osso etmoide, pela lâmina crivosa ou cribriforme do osso etmoide, e pelas células aéreas do osso etmoide. A lâmina perpendicular contribui para a formação do septo ósseo nasal, juntamente com o osso vômer e a cartilagem do septo nasal. A porção mais superior da lâmina perpendicular do osso etmoide forma a *crista-galli*, local que se fixa às lâminas de tecido conjuntivo chamadas de meninges, que envolvem o encéfalo. Estruturalmente, a lâmina cribriforme forma a porção média do assoalho da fossa craniana anterior. Pela lâmina cribriforme, toda perfurada por diversos forames, passam os filetes do nervo olfatório, par I de nervo craniano, da cavidade nasal para a região craniana, para adentrar no bulbo olfatório. Lateralmente nesse osso são encontrados os seios etmoidais que representam cavidades aéreas de diversos tamanhos, em número variável e que contribuem para a pneumatização do crânio. O osso etmoide se ossifica completamente por ossificação endocondral. Em recém-nascidos, os labirintos são relativamente pequenos, e tanto a lâmina perpendicular quanto a placa cribriforme consistem principalmente em cartilagem.

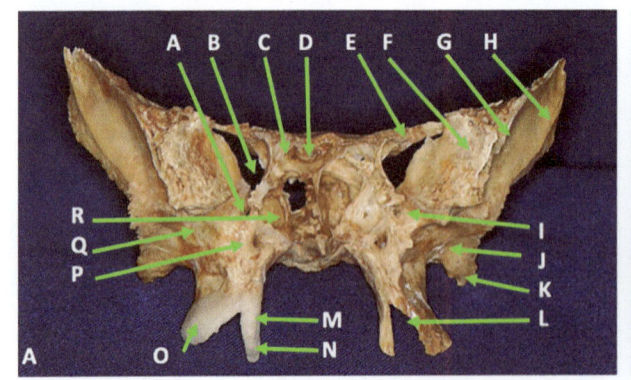 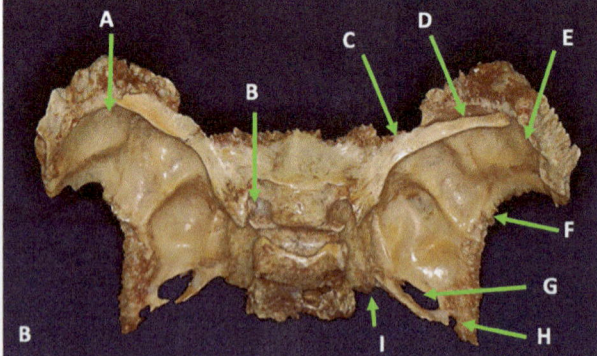

FIGURA 27 (A) Osso esfenoide – vista posterior. A. Forame redondo; B. Fissura orbital superior; C. Canal óptico; D. Corpo do osso esfenoide; E. Asa menor do osso esfenoide; F. Asa maior do osso esfenoide; G. Sulco da artéria meníngea média; H. Margem parietal; I. Forame oval; J. Margem petrosa; K. Espinha do osso esfenoide; L. Fóvea pterigóidea; M. Lâmina medial do processo pterigoide; N. Sulco do hâmulo pterigóideo; O. Lâmina lateral do processo pterigóideo; P. Canal pterigóideo; Q. Sulco da tuba auditiva; R. Sulco carótico. (B) Osso esfenoide – vista anterior. A. Margem zigomática do osso esfenoide; B. Canal pterigóideo; C. Forame redondo; D. Face orbital do osso esfenoide (asa maior); E. Face temporal do osso esfenoide; F. Crista infratemporal; G. Forame oval; H. Lâmina lateral do processo pterigoide; I. Lâmina medial do processo pterigoide.

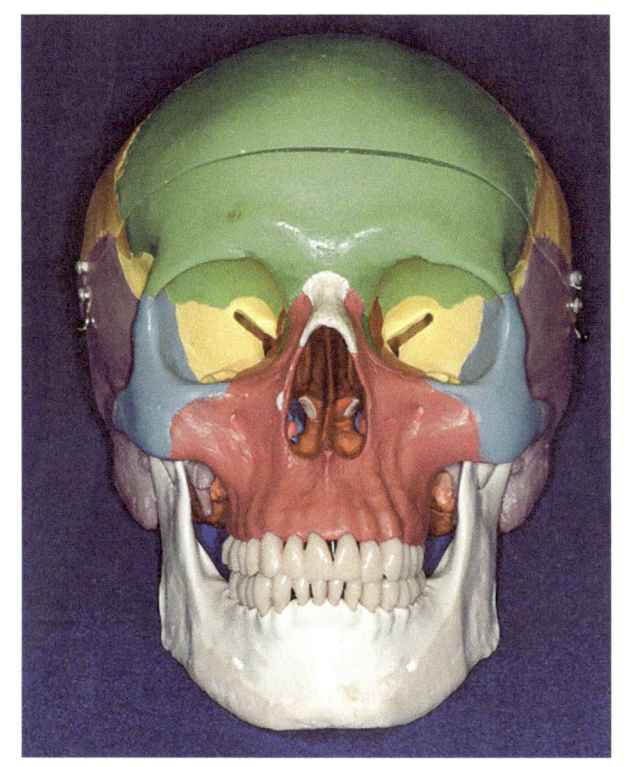

FIGURA 28 Osso etmoide representado pela cor vermelha na vista frontal.

A última começa a se ossificar no primeiro ano de vida
e se funde com os labirintos aos 2 anos de idade para
formar um único osso etmoide (Figura 29).

Acidentes anatômicos do osso etmoide

- **Lâmina perpendicular:** lâmina fina que corre horizontalmente a partir da placa cribriforme e faz parte
do septo nasal.
- **Dois labirintos etmoidais:** partes que são todas
ligadas superiormente à placa cribriforme. Eles
contêm numerosas pequenas cavidades com células
etmoidais que são referidas como o seio etmoidal.
- **Placa cribriforme:** compreende numerosas aberturas
através das quais as fibras olfativas da cavidade nasal
passam para a fossa craniana anterior.

O osso etmoide também possui vários limites, sendo
os mais importantes:

- **Lobo frontal:** anteriormente.
- **Osso esfenoide:** posteriormente.
- **Concha nasal inferior + vômer:** inferiormente.

Osso vômer

É um osso ímpar e fino, pentagonal, mediano e que
forma as porções posterior e inferior do septo nasal ós-

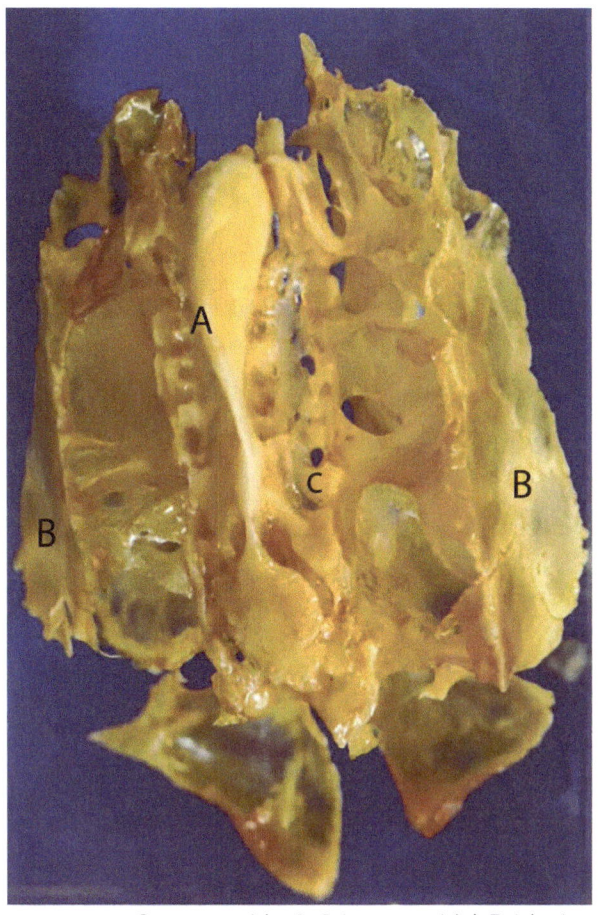

FIGURA 29 Osso etmoide. A. Crista etmoidal; B. Lâmina
orbital; C. Lâmina crivosa.

seo. As articulações são observadas em uma vista lateral
com os ossos etmoide, esfenoide, maxilares e palatinos.
Com o etmoide, articula-se anterossuperiormente;
anteriormente, articula-se com a cartilagem do septo
nasal; inferiormente, articula-se com os ossos palatinos
e maxila; com o osso esfenoide, articula-se através de
sua borda posterossuperior; posteroinferiormente, o
osso vômer não se articula com nenhum outro osso, e
uma particularidade desse osso é que ele não apresenta
nenhuma inserção muscular (Figura 30).

Osso lacrimal

Osso par, definido como o menor e mais delicado
dos ossos da face. Corresponde a uma fina lâmina óssea,
de morfologia quadrangular, situado anteromedialmente na porção interna da cavidade orbital. Articula-se
com os ossos maxila, etmoide e frontal. Medialmente,
é composto pelo canal lacrimal; superiormente, articula-se com o osso frontal; dorsalmente, é composto
pelo gancho lacrimal da órbita. Anteroinferiormente
neste osso, aloja-se a fossa lacrimal, que *in vivo* será

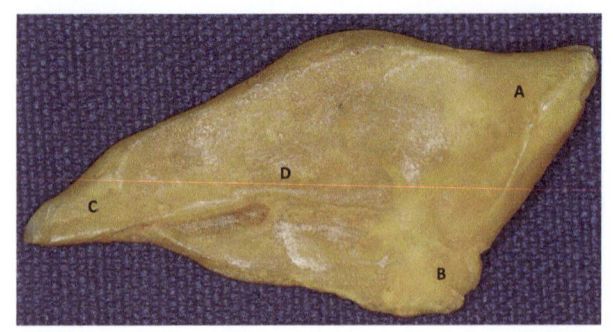

FIGURA 30 Osso vômer – vista lateral. A: Asa do osso vômer; B. Crista coanal do vômer; C. Parte cuneiforme do vômer; D. Sulco do vômer.

recoberta pela membrana lacrimal, responsável pelo armazenamento do fluido lacrimal (Figura 31).

Osso nasal

Os dois ossos nasais estão situados entre os dois processos frontais das maxilas, de morfologia quadrilátera irregular, compondo o dorso do nariz. Esses ossos têm duas superfícies e quatro bordas, articulando-se com os ossos frontal, etmoidal, maxilas e cartilagens nasais. Esses ossos apresentam grandes diferenças em seu aspecto morfológico dependendo da idade, do tipo racial e do gênero, além disso são muito acometidos em casos de fraturas, por apresentarem-se projetados anteriormente (Figura 31).

Concha nasal inferior

A concha nasal inferior é definida como uma placa oval, mais arredondada em seu limite anterior e mais afilada em seu limite posterior, estendendo-se horizontalmente ao longo da parede lateral da cavidade nasal. Morfologicamente, apresenta uma face medial convexa e uma lateral côncava e articula-se em sua borda superior com quatro ossos, o etmoide, a maxila, o lacrimal e o palatino, sendo sua borda inferior livre. Cada concha nasal inferior é um osso do viscerocrânio (Figura 32).

Osso zigomático

O osso zigomático (também conhecido como osso malar) é um osso par, com quatro ângulos e quatro bordas, que se articula com os ossos temporal, maxila, esfenoide e frontal (Figura 33). A lâmina orbital do processo frontal do osso zigomático compõe a parede lateral da órbita. O arco zigomático, por sua vez, é composto pelo processo temporal do osso zigomático, articulado com o processo zigomático do osso temporal.

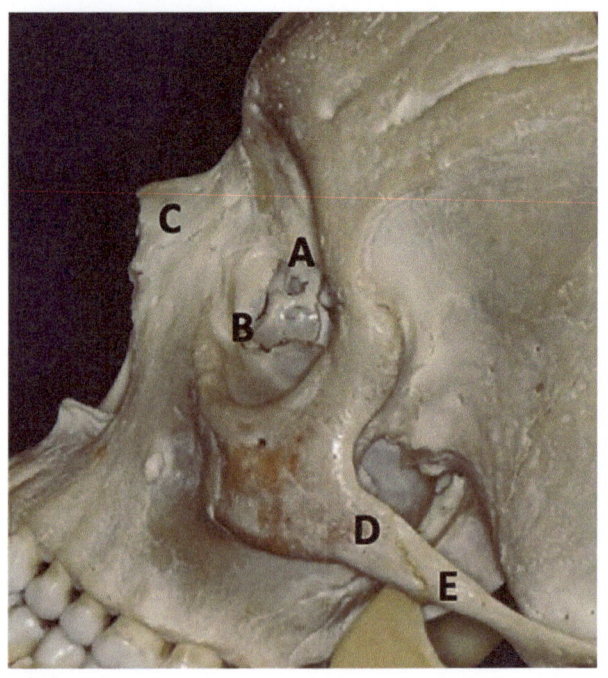

FIGURA 31 Vista lateral do crânio, com aproximação da órbita e do nariz. A. Osso lacrimal; B. Fossa do osso lacrimal; C. Osso nasal; D. Processo temporal do osso zigomático; E. Processo zigomático do osso temporal.

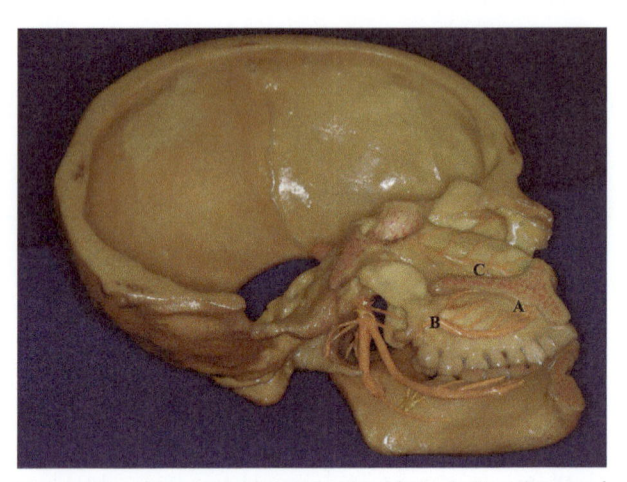

FIGURA 32 Vista lateral interna do crânio. A. Concha nasal inferior; B. Hâmulo pterigoide; C. Espinha nasal posterior.

A lâmina orbital do processo maxilar do osso zigomático compõe parte da margem infraorbital e parte anterior da parede lateral da órbita. Nos canais presentes nesse osso transitam o nervo zigomático e seus dois ramos, o zigomaticofacial e o zigomaticotemporal (Figura 34).

Osso hioide

O osso hioide está localizado na região do pescoço, na altura da terceira vértebra cervical, portanto, não faz parte do crânio. Ele se desenvolve a partir do segundo

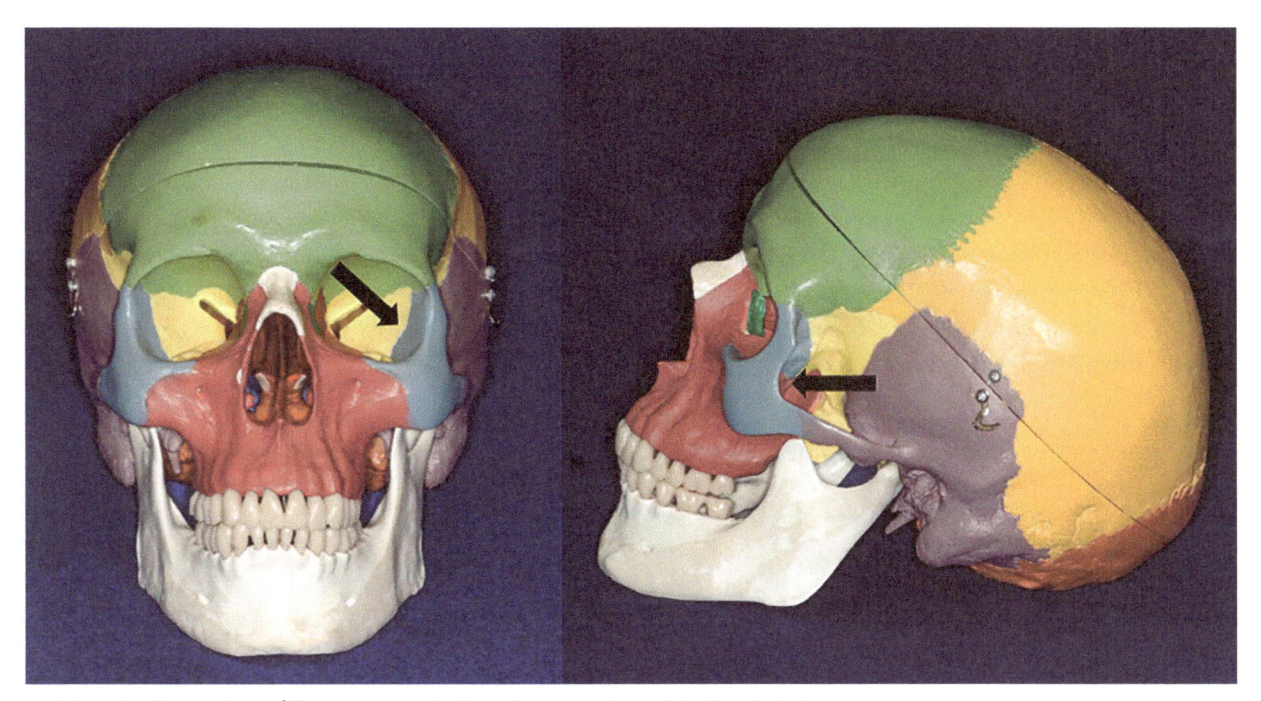

FIGURA 33 Osso zigomático representado pela cor azul na vista frontal e lateral.

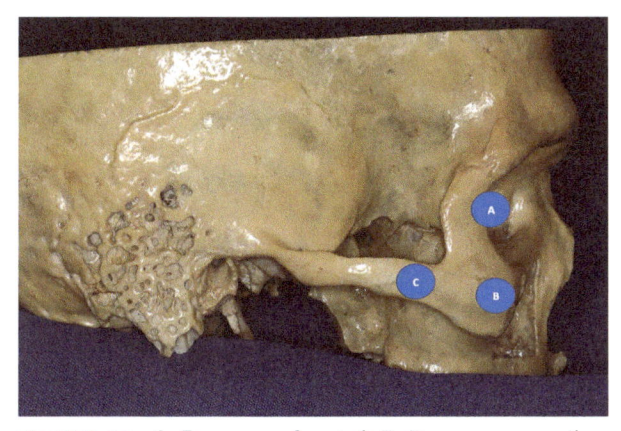

FIGURA 34 A. Processo frontal; B. Processo maxilar; C. Processo temporal.

arco faríngeo, com início na 4ª semana gestacional, e não se articula com nenhum outro osso, preso ao crânio apenas por músculos e ligamentos. Morfologicamente, o osso hioide é composto por três porções: corpo, corno maior e corno menor.

O corpo do hioide corresponde a uma projeção óssea recurva e retangular, com face anterior convexa e posterior côncava; na região anterior inserem-se os músculos milo-hióideo, gênio-hióideo, esterno-hióideo, omo-hióideo, tíreo-hióideo e estilo-hióideo.

O corno maior representa uma extensão óssea bilateral que se projeta para trás, para cima e lateralmente auxiliando, na sustentação da laringe. Nessa região estão inseridos o músculo constritor médio da faringe e o músculo extrínseco da língua (denominado hioglosso).

O corno menor corresponde a duas projeções ósseas pequenas e cônicas presentes na junção do corpo com os cornos maiores. O músculo constritor médio da faringe está fixado à face posterior e lateral dos cornos menores. Os ligamentos estilo-hióideos estão fixados no ápice desses cornos menores e se ossificam à medida que a idade avança.

VASOS E NERVOS ASSOCIADOS ÀS ABERTURAS CRANIANAS

Osso occipital

Apresenta o forame magno, que serve de passagem para a medula espinal, além das artérias vertebrais e o XI par de nervo craniano (nervo acessório, raiz espinal). O XII par de nervos cranianos (nervo hipoglosso) passa no canal do hipoglosso.

Ossos occipital e temporal

Na união entre essas duas estruturas, encontra-se o forame jugular, que permite a passagem da veia jugular interna e o nono, X e XI par de nervos cranianos (nervos glossofaríngeo, vago e acessório, respectivamente).

Osso temporal

O canal carótico permite a passagem da artéria carótida interna. O meato acústico externo serve de abertura para a cavidade timpânica. O forame lacerado, na união entre os ossos esfenoide, occipital e temporal, é preenchido por cartilagem. O meato acústico interno serve de passagem ao VII e ao VIII pares de nervos cranianos (nervos facial e vestibulococlear, respectivamente). Na fissura petro-timpânica, passa o nervo corda do tímpano e, no forame estilomastóideo, o VII par de nervos cranianos (nervo facial) deixa o osso temporal em direção à face.

Osso esfenoide

O forame oval serve de passagem para o nervo mandibular, terceira divisão do nervo trigêmeo. O forame redondo serve de passagem para o nervo maxilar, a segunda divisão do nervo trigêmeo, e o forame espinhoso serve de passagem para a artéria meníngea média. O canal óptico serve de passagem para o nervo óptico e a artéria oftálmica. A fissura orbital superior serve para a passagem do terceiro, quarto e sexto pares de nervos cranianos (nervos oculomotor, troclear e abducente, respectivamente), nervo oftálmico (primeira divisão do nervo trigêmeo) e veia oftálmica superior. No canal pterigóideo passam o nervo e a artéria do canal pterigóideo.

Osso esfenoide e maxila

Entre os ossos esfenoide e maxila encontra-se a fissura infraorbital inferior, por onde passam os nervos infraorbital e zigomático, artéria infraorbital e veia oftálmica inferior.

Osso maxila

O nervo nasopalatino e os ramos da artéria esfenopalatina passam pelos forames incisivos. Pelo canal infraorbital passam o nervo infraorbital e os vasos infraorbitais, que se exteriorizam pelo forame infraorbital.

Osso mandíbula

Pelo forame mandibular passam o nervo alveolar inferior e os vasos alveolares inferiores, que percorrem um trajeto pelo canal mandibular e se exteriorizam pelo forame mentual, como nervo e vasos mentuais.

Osso palatino

Pelos forames palatinos menores passam o nervo palatino menor e os vasos palatinos menores, enquanto pelo forame palatino maior passam o nervo palatino maior e os vasos palatinos maiores.

Osso etmoide

Pela lâmina crivosa do osso etmoide, passam os filetes do nervo olfatório.

CONCLUSÃO

O osso é um tecido conjuntivo especializado, vascularizado e dinâmico que se modifica ao longo da vida do organismo. Na área médico-odontológica, têm sido realizadas diferentes pesquisas em busca da regeneração e reparação óssea para o sucesso de tratamentos como osteoporose, osteonecrose e osteossarcoma. Em específico na odontologia, a perda óssea pode ocorrer por doença periodontal, cirurgias traumáticas, razões fisiológicas devido à falta de função do rebordo ou carga protética inadequada e está associada ao fracasso da osseointegração de implantes dentários. Dessa maneira, devido à sua importância, existe um grande desenvolvimento nas abordagens terapêuticas para o tratamento de defeitos ósseos através de biomateriais para enxerto ósseo por meio da engenharia de tecidos, além de associação da parte histológica de suas células (osteoclastos, osteoblastos e osteócitos) e sua matriz celular com diferentes tipos de citocinas e proteínas morfogênicas (BMP), por exemplo. É de grande importância o conhecimento e domínio da área anatômica dos ossos, pois isso irá contribuir em diferentes áreas de estudo, como a identificação humana através da antropologia forense, mapeamento de processos fisiopatológicos, técnicas de anestesia odontológica, abordagens de reconstrução cirúrgica, avaliação de desordens tempo-romandibulares, reconstruções de dimensão vertical de oclusão (DVO), entre outras. Quanto à harmonização facial, o conhecimento anatômico dos ossos contribui para o correto planejamento dos casos e, dessa maneira, além de possibilitar resultados estéticos, evitará possíveis riscos e complicações. Logo, corresponde a um estudo amplo e de grande interesse à comunidade científica em constante evolução e sempre em busca de maior sucesso nas abordagens terapêuticas.

FONTE DAS IMAGENS

- Imagens macroscópicas do Laboratório de Anatomia, obtidas pela professora Valeria Paula Sassoli Fazan, da Faculdade de Medicina de Ribeirão Preto da Universidade de São Paulo (FMRP-USP).
- Imagens histológicas do Laboratório de Pesquisas Morfológicas, obtidas pelo professor João Paulo Mardegan Issa, da FMRP-USP.

REFERÊNCIAS

1. Raisz LG, Rodan GA. Embryology and cellular biology of bone. In: Avioli LV, Krane SM, editores. Metabolic bone disease and clinically related disorders. Academic Press; 1998. p. 1-22.

2. Arana-Chavez VE, Massa LF. Odontoblasts: the cells forming and maintaining dentine. Int J Biochem Cell Biol. 2004;36(8):1367-73.

3. Ruggieri INC, Cícero AM, Issa JPM, Feldman S. Bone fracture healing: perspectives according to molecular basis. J Bone Miner Metab. 2021;39(3):311-31.

4. Palumbo C, Ferretti M, De Pol A. Apoptosis during intramembranous ossification. J Anat. 2003;203(6):589-98.

5. Ten Cate AR. Histologia bucal: desenvolvimento, estrutura e função. Rio de Janeiro: Guanabara Koogan; 1988.

6. Sodek KL, Tupy LJH, Sodek J, Grynpas MD. Relationships between bone protein and mineral in developing porcine long bone and calvaria. Bone. 2000;26(2):189-98.

7. Cerri PS, Boabaid F, Katchburian E. Combined TUNEL and TRAP methods suggest that apoptotic bone cells are inside vacuoles of alveolar bone osteoclasts in young rats. J Periodontal Res. 2003;38(2):223-6.

8. Junqueira LC, Carneiro J. Histologia básica, 10. ed. Rio de Janeiro: Guanabara Koogan; 2017.

9. Gaston MS, Simpson AHRW. Inhibition of fracture healing. J Bone Joint Surg Br. 2007;89(12):1553-60.

10. Bordukalo-Nikšić T, Kufner V, Vukičević S. The role of BMPs in the regulation of osteoclasts resorption and bone remodeling: from experimental models to clinical applications. Front Immunol. 2022;13:869422.

11. Issa JPM, Gonzaga M, Kotake BG, Lucia C, Ervolino E, Iyomasa M. Bone repair of critical size defects treated with autogenic, allogenic, or xenogenic bone grafts alone or in combination with rh BMP-2. Clin Oral Implants Res. 2019;27(5):558-66.

12. Maekawa S, Cho YD, Kauffmann F, Yao Y, Sugai JV, Zhong X, et al. BMP Gene-immobilization to dental implants enhances bone regeneration. Adv Mater Interfaces. 2022;9(22):2200531.

13. Omi M, Koneru T, Lyu Y, Haraguchi A, Kamiya N, Mishina Y. Increased BMP-Smad signaling does not affect net bone mass in long bones. Front Physiol. 2023;14:1145763.

14. Wintermantel E, Mayer J, Blum J, Eckert KL, Lüscher P, Mathey M. Tissue engineering scaffolds using superstructures. Biomaterials. 1996;17(2):83-91.

15. Paulini M, Camal Ruggieri IN, Ramallo M, Alonso M, Rodriguez-Cabello JC, et al. Recombinant proteins-based strategies in bone tissue engineering. Biomolecules. 2022;12(1):3.

16. Sabri SA, Chavarria JC, Ackert-Bicknell C, Swanson C, Burger E. Osteoporosis: an update on screening, Diagnosis, Evaluation, and Treatment. Orthopedics. 2023;46(1):e20-e26.

17. Anastasilakis AD, Pepe J, Napoli N, Palermo A, Magopoulos C, Khan AA, et al. Osteonecrosis of the jaw and antiresorptive agents in benign and malignant diseases: a critical review organized by the ECTS. J Clin Endocrinol Metab. 2022;107(5):1441-60.

18. Cersosimo F, Lonardi S, Bernardini G, Telfer B, Mandelli GE, Santucci A, et al. Tumor-associated macrophages in osteosarcoma: from mechanisms to therapy. Int J Mol Sci. 2020;21(15):5207.

19. Rizzolo RJC, Madeira MC. Anatomia facial com fundamentos de anatomia sistêmica geral, 5. ed. São Paulo: Sarvier; 2016.

20. Teixeira LMS, Reher P, Reher VGS. Anatomia aplicada à odontologia, 2. ed. Rio de Janeiro: Guanabara Koogan; 2008.

5

Músculos da face e da mastigação

Daniela Mizusaki Iyomasa

Maria Inês Meira Dolfini

Ana Clara Campagnolo Gonçalves Toledo

Ana Cláudia de Souza Fortaleza Marques

Roselaine Palhares Alves

Valéria Paula Sassoli Fazan

A face é uma estrutura bastante complexa, composta por pele, gordura, ossos, músculos, vasos sanguíneos e linfáticos, além da inervação sensitiva e motora. Nessa região, é possível observar a disposição dos tecidos moles em cinco camadas organizadas, da mais profunda à mais superficial: periósteo (ou fáscia profunda), camada areolar frouxa, camada musculoaponeurótica, gordura subcutânea e pele[1], as quais se entrelaçam em diferentes regiões e profundidades. A face é responsável por nossa identidade como seres humanos, além de ser essencial na nossa comunicação. A forma como expressamos nossas emoções, opiniões e interagimos com outras pessoas é resultado da ação dos pequenos músculos da face. Charles Darwin, em 1872[2], em seu livro *A expressão das emoções no homem e nos animais*, já descrevia a importância das expressões faciais, um século antes de as pesquisas na área terem início. Ele demonstrou que o reconhecimento das emoções manifestas por meio das expressões faciais é importante para a adaptação do indivíduo frente aos estímulos e situações ambientais[3]. Além dos músculos responsáveis pela mímica facial, estão presentes na face os músculos mastigatórios que conectam osso a osso e influenciam os movimentos da mandíbula.

Os músculos da face são diferentes daqueles das demais regiões do corpo: não apresentam fáscia e ocorre sobreposição de alguns deles. Na verdade, estão diretamente associados à derme da pele, por meio do sistema musculoaponeurótico superficial, que consiste em uma rede fibrosa contendo fibras colágenas e elásticas e tecido gorduroso. Dessa forma, durante as expressões faciais, a contração muscular estira e o relaxamento desses músculos afrouxa a pele.

Assim, essa relação dos músculos com a pele faz com que a contração muscular resulte ao longo dos anos nas linhas de expressão. A pele, a gordura superficial e as camadas musculares estão firmemente ligadas umas às outras, e a contração muscular dá origem a rugas na pele, perpendicular à direção das fibras musculares. Essas rugas são transitórias na juventude, mas tornam-se permanentes devido a fatores como atrofia, perda de gordura superficial em algumas áreas e hiperatividade muscular.

A melhor compreensão do processo de envelhecimento do rosto e a disponibilidade de técnicas mais modernas possibilitam o tratamento global da face de modo minimamente invasivo e com mínimo desconforto. A harmonização facial não apenas ameniza sulcos e linhas de expressão, restaurando volume e possibilitando rejuvenescimento, mas também permite novos contornos ao rosto.

A realização da harmonização facial exige o conhecimento da anatomia da face, incluindo a constituição da epiderme, derme e tecido subcutâneo, limites dos segmentos faciais e ossos da face, assim como da musculatura, vascularização, inervação sensitiva e motora e drenagem linfática da face. Esse conhecimento é fundamental para proporcionar tanto resultados mais seguros e eficazes quanto mais naturais e harmônicos. Erros nos procedimentos estéticos podem levar a assimetrias, hematomas, ptoses, paresias, embolias, cegueira e até morte tecidual[4-7].

MÚSCULOS DA FACE (MÚSCULOS CUTÂNEOS)

Podemos dizer muito com apenas um sorriso e isso nos faz totalmente especiais...

Os músculos da face diferem da maioria dos demais músculos, pois na face não há camadas distintas de fáscia muscular. Dessa forma, parte de músculos que estão ligados ao esqueleto facial insere-se diretamente na pele, motivo pelo qual já foram conhecidos como músculos cutâneos. Esses músculos aparecem ao redor das cavidades da face, dilatando ou contraindo essas aberturas (ex.: músculo nasal), auxiliando na mastigação (ex.: músculo bucinador), fonação (ex.: músculo orbicular dos lábios) e transmitindo emoções (ex.: músculo risório). Os músculos desse grupo apresentam algumas características em comum:

- Inervados pelo nervo facial (VII par de nervo craniano).
- Superficiais.
- Inserção em pele.
- Não apresentam fáscia muscular (exceção do músculo bucinador), o que propicia o entrelaçamento de fibras entre os músculos adjacentes.

> **Nota clínica:** o entrelaçamento entre as fibras de músculos adjacentes faz com que, ao movimentarmos um músculo, outros acompanhem o movimento. Fator importante para ser considerado em atuações com finalidades estéticas.

Didaticamente, podem ser divididos em grupos, de acordo com a região da face em que atuam:

- Couro cabeludo.
- Ao redor da cavidade orbital.
- Ao redor do nariz.
- Ao redor da boca.
- Auriculares.
- Pescoço (superficial).

Músculo occipitofrontal (Figuras 1 e 2)

Músculo considerado couro cabeludo, que recobre a calvária (calota craniana). É constituído por dois ventres musculares (dois ventres frontais: parte anterior; dois ventres occipitais: parte posterior) conectados pela aponeurose epicraniana.

Ventre occipital – parte posterior
- Origem: linha nucal superior (terço lateral) e processo mastoide do osso temporal.
- Inserção: aponeurose epicraniana (gálea aponeurótica ou aponeurose do couro cabeludo).
- Ação:
  - Aumenta o tônus da parte posterior do couro cabeludo.
  - O ventre occipital fixo permite o movimento de elevação da pele do supercílio.

Ventre frontal – parte anterior
- Origem: fáscia superficial da fronte e supercílio (a fibra entrelaça com as fibras do músculo orbicular do olho).
- Inserção: aponeurose epicraniana.
- Ação:
  - Eleva os supercílios.
  - Produz linhas transversais na fronte.
  - O músculo occipitofrontal antagoniza a ação do músculo orbicular dos olhos.

> Expressão de surpresa, dúvida, medo.

Músculos que atuam nos supercílios (sobrancelhas)

- Celha: cada filamento que constitui o cílio.
- Músculo occipitofrontal.
- Músculo corrugador do supercílio.
- Músculo prócero.

> Pelos nas diferentes áreas da face: cílios: pálpebra superior; sobrancelha: arco superciliar; bigode: lábio superior; barba: lábio inferior.

Músculo corrugador do supercílio (Figuras 1 e 2)
- Origem: extremidade medial do arco superciliar.
- Inserção: as fibras se entrelaçam com as fibras do músculo orbicular dos olhos.

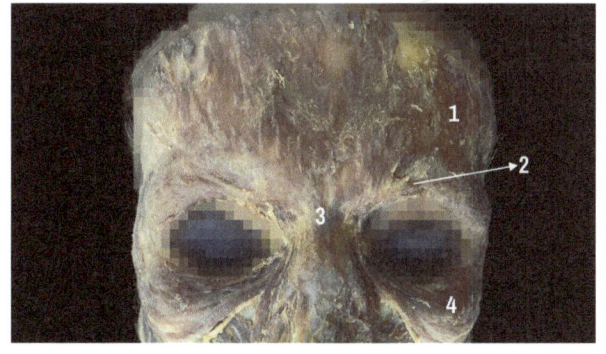

FIGURA 1 Vista anterior, evidenciando os músculos do terço superior da face: 1. M. occipitofrontal; 2. M. corrugador do supercílio; 3. M. prócero; 4. M. orbicular do olho.
Fonte: foto cedida pelo acervo do Departamento de Morfologia da Faculdade de Medicina de Presidente Prudente/Universidade do Oeste Paulista – FAMEPP/Unoeste.

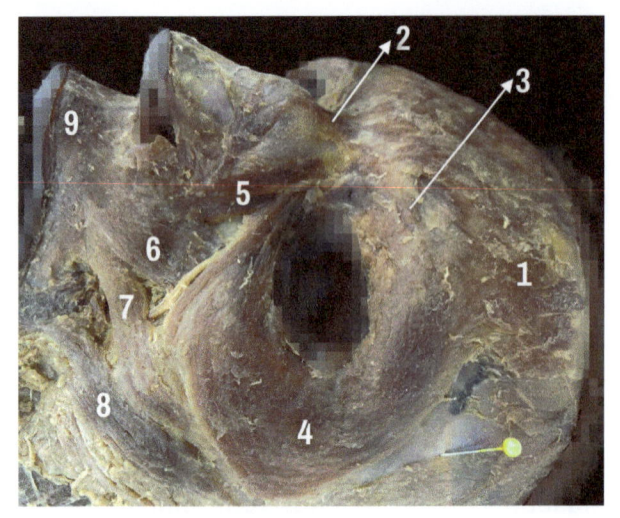

FIGURA 2 Vista lateral esquerda dos terços superior e médio da face: 1. M. occipitofrontal; 2. M. prócero; 3. M. corrugador do supercílio; 4. M. orbicular do olho; 5. M. levantador do lábio superior e asa do nariz; 6. M. levantador do lábio superior; 7. M. zigomático menor; 8. M. zigomático maior; 9. M. orbicular da boca.

Fonte: foto cedida pelo acervo do Departamento de Morfologia da Faculdade de Medicina de Presidente Prudente/Universidade do Oeste Paulista – FAMEPP/Unoeste.

- Ação:
  - Aduz o supercílio, aproximando-os e tracionando-os para baixo (produz rugas verticais entre os supercílios).
  - Com o tempo, essas rugas podem ficar profundas e marcadas.

> Expressão brava, desconfiada.

Músculo prócero (Figuras 1 e 2)

- Origem: parte inferior do osso nasal.
- Inserção:
  - Pele na parte inferior da fronte (mediana),
  - As fibras se entrelaçam com as do ventre frontal do músculo occipitofrontal.
- Ação: tracionam inferiormente a parte medial do supercílio (produz rugas transversais na raiz do nariz).

> Expressão de desdém, desprezo, aborrecimento.

Músculo orbicular do olho (Figuras 1, 2 e 13)

Constituído por três partes: orbital, palpebral e profunda (lacrimal). Esta última parte não tem atuação na expressão facial.

Parte orbital

As fibras se originam, contornam a cavidade orbital e voltam para o ligamento palpebral. Enquanto fazem esse trajeto, se ancoram, ou seja, se inserem na pele.

- Origem:
  - Ligamento palpebral medial (superior).
  - Parte medial da órbita.
- Inserção: osso maxila e osso frontal (ligamento palpebral medial e inferior).
- Ação: auxilia a porção palpebral, permitindo uma proteção maior a luz intensa, vento, tracionando a pele que circunda toda a pálpebra superior e inferior.

Parte palpebral

- Origem: ligamento palpebral medial (constitui a própria pálpebra e está anterior à placa tarsal).
- Inserção: ligamento palpebral lateral. Parte extremamente delgada. As fibras musculares da parte palpebral formam nas extremidades um tendão único nos ligamentos palpebral medial e lateral, que se prendem, respectivamente, na maxila/frontal e no osso zigomático (processo frontal).
- Ação: movimenta as pálpebras, aproximando-as e fechando a cavidade orbitária. Movimento natural, com pouco gasto de energia, distribui a lágrima, umidificando o olho, e protege de luz durante o sono.

Parte profunda (anteriormente conhecida como parte lacrimal)

- Origem: osso lacrimal.
- Inserção: placas tarsais de cada pálpebra.
- Ação: contrai o saco lacrimal.

> Enruga toda a pele do ângulo lateral da cavidade orbitária ("pés-de-galinha").

> **Nota clínica:** como consequência da paralisia facial ou do envelhecimento, pode aparecer o ectrópio e a pálpebra inferior perde o tônus, permitindo a exposição da córnea e o extravasamento de lágrimas.

Músculo nasal (Figuras 3 e 4)

É constituído de duas partes:

- Parte transversa (compressor do nariz).
- Parte alar (dilatador do nariz).
- Origem:
  - Eminências caninas (osso maxila).

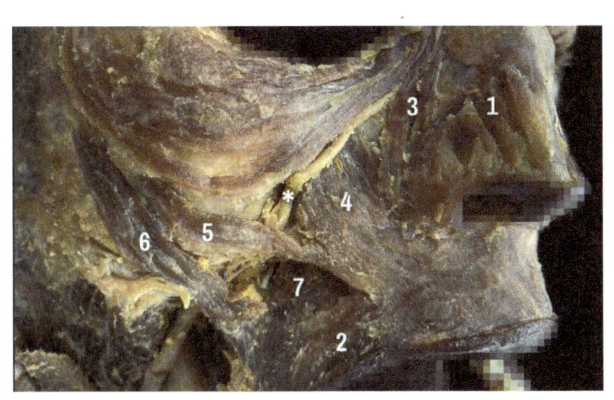

FIGURA 3 Vista lateral direita do terço médio da face: 1. M. nasal; 2. M. orbicular da boca; 3. M. levantador do lábio superior e asa do nariz; 4. M. levantador do lábio superior; 5. M. zigomático menor; 6. M. zigomático maior; 7. M. levantador do ângulo da boca. Em destaque o trajeto da veia facial (*).
Fonte: foto cedida pelo acervo do Departamento de Morfologia da Faculdade de Medicina de Presidente Prudente/Universidade do Oeste Paulista – FAMEPP/Unoeste.

- – Placa muscular continua com a do lado oposto, sobre o nariz.
- Inserção: pele do dorso e asa do nariz.
- Ação:
  - – Comprime a narina (parte transversa).
  - – Dilata a narina (parte alar).

Músculo abaixador do septo nasal

- Origem: fossa incisiva (osso maxila).
- Inserção: pele do septo nasal.
- Ação: deprime o septo e muda o formato das narinas.

Músculos que atuam na região da boca

Estes músculos podem ser divididos de acordo com a região da boca em que atuam:

- Sobre o lábio superior.
- Sobre o lábio inferior.
- Na comissura bucal.

> Todos os músculos fazem aumentar a rima, com exceção do músculo orbicular da boca, que diminui a rima ou aproxima o lábio superior do inferior.

Músculo orbicular da boca (Figuras 2, 3, 4, 5 e 13)

As fibras musculares se prendem obliquamente na pele e envolvem completamente a boca, circundando-a. A apreensão de qualquer objeto pelos lábios permite visualizar a ação desse músculo no conjunto.

- Origem: entrelaçamento das fibras circundantes à rima labial.
- Inserção: pele circundante à rima labial.
- Ação:
  - – Diminui a rima labial.
  - – Protrai e encurtar as fibras projetando um bico.

Músculos que atuam no lábio superior

São quatro feixes musculares, que atuam em conjunto ou independentes.

Músculo levantador do lábio superior e da asa do nariz (Figuras 2, 3, 4 e 13)

- Origem: processo frontal da maxila.
- Inserção: pele do lábio superior e da asa do nariz.
- Ação: eleva o lábio superior e auxilia na dilatação da asa do nariz.

Músculo levantador do lábio superior (Figuras 2, 3, 4 e 13)

- Origem: margem orbital inferior.
- Inserção: pele do lábio superior.
- Ação: eleva o lábio superior.

Músculo zigomático menor (Figuras 2, 3 e 4)

- Origem:
  - – Face lateral do osso zigomático.
  - – Lateral ao músculo zigomático menor.
- Inserção: pele do lábio superior e da comissura bucal.
- Ação:
  - – Eleva o ângulo da boca.
  - – Auxiliar do músculo zigomático maior.

> Acentua o sulco nasolabial.

Músculo zigomático maior (Figuras 2, 3, 4, 5 e 11)

- Origem: face lateral do osso zigomático.
- Inserção: pele do lábio superior e da comissura bucal.
- Ação: eleva lateralmente a comissura bucal.

> Sorriso verdadeiro. A ação sinergista dessas quatro faixas intensifica a ação do sorriso.

Músculo levantador do ângulo da boca (músculo canino) (Figura 3)

- Origem: fossa canina (osso maxila).
- Inserção: pele do lábio superior.
- Ação: eleva o ângulo da boca.

> Expressão agressiva quando atua sozinho.

Músculo risório

- Origem: fáscia parotídea.
- Inserção: pele do ângulo da boca.
- Ação: repuxa lateral e horizontalmente o ângulo da boca.

> Sorriso "amarelo", forçado.

Músculo bucinador (Figuras 4, 6, 11, 13 e 16)

- Origem:
  - Superior/inferior: parte lateral do processo alveolar da maxila e da mandíbula (região dos molares),
  - Posterior: ligamento pterigomandibular ou tendão bucinatofaríngeo separando o músculo constritor superior da faringe.
- Inserção: pele da comissura bucal, do lábio superior e inferior.
- Ação: apresenta duas funções fundamentais:
  - Manter as bochechas tensas, o suficiente para impedir que sejam danificadas durante a mastigação.
  - Juntamente com o músculo orbicular dos lábios, concentra o ar, permitindo que seja liberado continuadamente.

> **Modíolo:** ponto de cruzamento das fibras musculares de diversos músculos, determinando a formação de uma pequena faceta pelo repuxamento da pele.

Músculo abaixador do ângulo da boca (Figuras 4 e 5)

- Origem: linha oblíqua da mandíbula.
- Inserção: pele do ângulo bucal.
- Ação: puxa o ângulo bucal para lateral e inferior.

> Aspecto de profunda tristeza, descontentamento.

Músculo abaixador do lábio inferior (Figuras 4, 5 e 6)

- Origem: linha oblíqua da mandíbula.
- Inserção: pele do lábio inferior. Situa-se profunda e medialmente ao músculo depressor do ângulo da boca, atuando em conjunto.
- Ação: deprime o lábio inferior.

Músculo mentual (Figura 5)

- Origem: fossa incisiva da mandíbula.
- Inserção: pele do mento.
- Ação: protrai o lábio inferior.

> "Bico" evertido feito no choro.

> Quando contraído, pode fixar-se fortemente contra a face vestibular dos incisivos inferiores, dificultando sua manipulação durante o tratamento dentário.

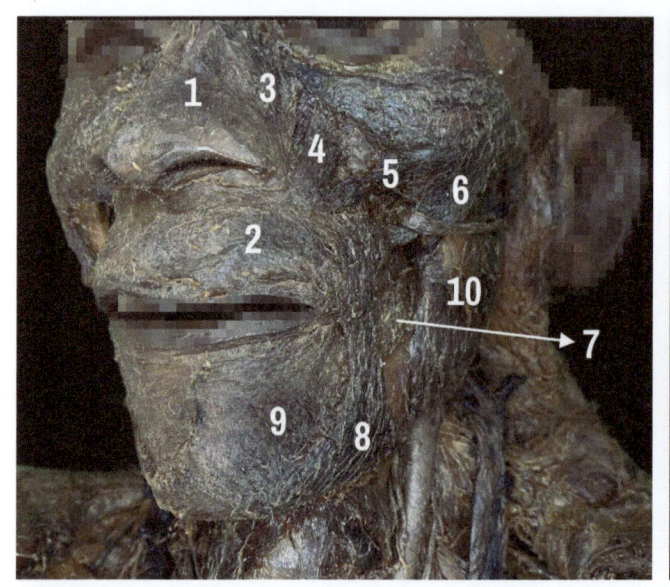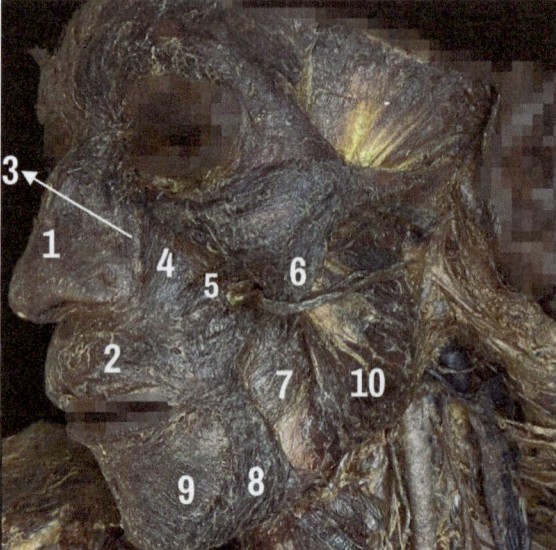

FIGURA 4 Vista anterolateral esquerda (imagem à esquerda) e vista lateral esquerda (imagem à direita) da face. Em destaque: 1. M. nasal; 2. M. orbicular da boca; 3. M. levantador do lábio superior e asa do nariz; 4. M. levantador do lábio superior; 5. M. zigomático menor; 6. M. zigomático maior; 7. M. bucinador; 8. M. abaixador do ângulo da boca; 9. M. abaixador do lábio inferior; 10. M. masseter.

Fonte: foto cedida pelo acervo do Departamento de Morfologia da Faculdade de Medicina de Presidente Prudente/Universidade do Oeste Paulista – FAMEPP/Unoeste.

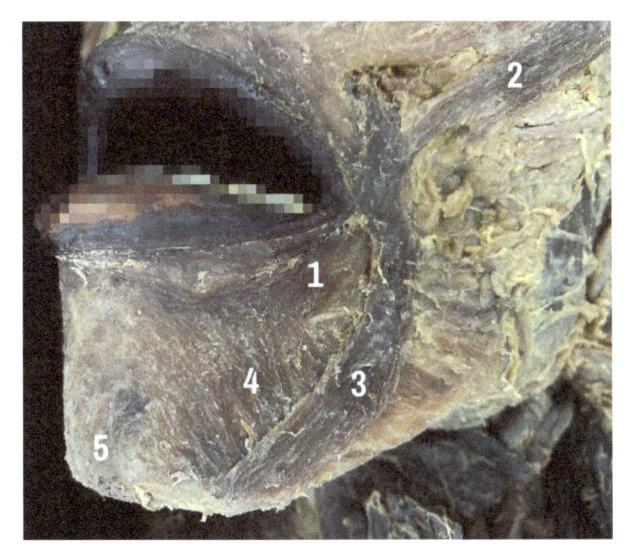

FIGURA 5 Vista lateral esquerda do terço inferior da face: 1. M. orbicular da boca; 2. M. zigomático maior; 3. M. abaixador do ângulo da boca; 4. M. abaixador do lábio inferior; 5. M. mentual.

Fonte: foto cedida pelo acervo do Departamento de Morfologia da Faculdade de Medicina de Presidente Prudente/Universidade do Oeste Paulista – FAMEPP/Unoeste.

Músculo platisma (Figura 6)

É um músculo longo, delicado e o mais superficial do pescoço, situado logo em contato com o tegumento.

- Origem: parte da escápula e da clavícula.
- Inserção:
  - Osso mandíbula.
  - Pele e músculos da região de comissura bucal.
- Ação: repuxa a pele do pescoço e a comissura bucal inferiormente.

> Os homens precisam "esticar" o platisma (pescoço) para poderem fazer correr a lâmina de barbear. Com contração intensa, pode dar o aspecto de repulsa ou nojo.

MÚSCULOS DA MASTIGAÇÃO

"Mastigação é uma função neuromuscular, durante a qual todos os componentes do aparato estomatognático estão envolvidos, principalmente os músculos da mastigação."

Lewin[8] (1985) apud Ayoub et al. (2020)

São considerados, como músculos da mastigação, quatro músculos, dois deles superficiais (masseter e temporal) e dois profundos (pterigóideos medial e lateral). Estes músculos são importantes não somente na

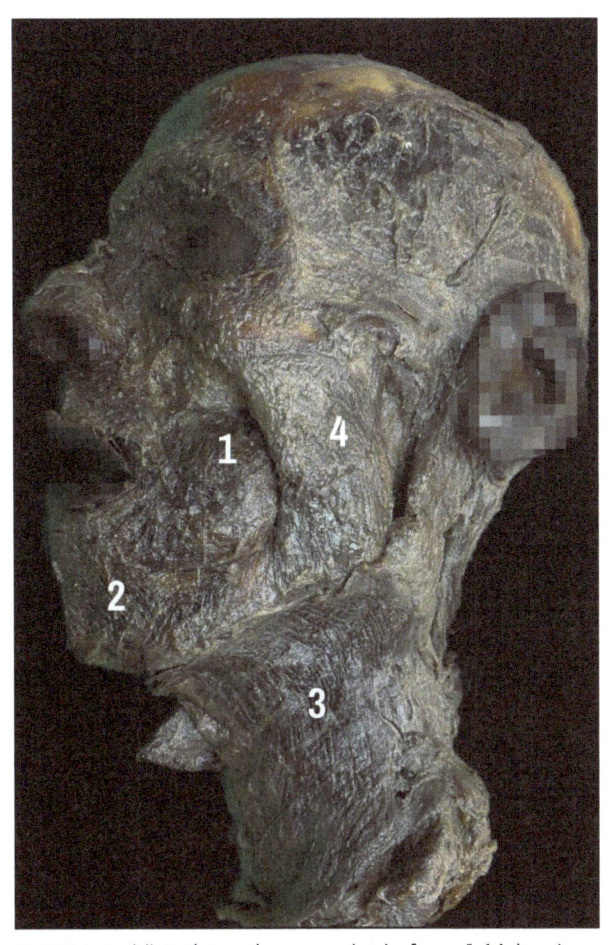

FIGURA 6 Vista lateral esquerda da face: 1. M. bucinador; 2. M. abaixador do lábio inferior; 3. M. platisma; 4. M. masseter.

Fonte: foto cedida pelo acervo do Departamento de Morfologia da Faculdade de Medicina de Presidente Prudente/Universidade do Oeste Paulista – FAMEPP/Unoeste.

mastigação, mas também na execução de funções como fala articulada[9]. Uma vez que todos esses músculos ligam a mandíbula ao crânio na mastigação, atuam sobre a mandíbula, sendo as ações principais:

- Elevação (músculos masseter, temporal e pterigóideo medial).
- Protrusão (músculo pterigóideo lateral).
- Lateralidade.
- Em comum, todos são:
- Inervados pelo nervo mandibular (V_3), uma das divisões do nervo trigêmeo (V par de nervo craniano).
- Derivados do primeiro arco faríngeo.

Músculo masseter (Figuras 4, 6, 10, 11 e 16)

É um músculo quadrilátero, revestido pela fáscia massetérica, espesso e forte (nota clínica: Hipertrofia benigna do músculo masseter), que recobre quase completamente o ramo da mandíbula. É constituído de duas partes (superficial e profunda), com fibras dispostas em sentidos distintos, sendo a parte superficial, anterior e com fibras inclinadas e a profunda, posterior e verticais[10]. Entretanto, na literatura uma terceira e até mesmo uma quarta parte são descritas[9,11].

Estabelece relações importantes em sua superfície com os ramos do nervo facial (VII par craniano), artéria facial transversa, ducto parotídeo (Figuras 10 e 16), glândula parótida (Figuras 10 e 15) e corpo adiposo da bochecha. A glândula parótida encontra-se sobreposta à sua margem posterior. Sua margem anterior é atravessada pela veia facial. O corpo adiposo da bochecha (nota clínica: Bichectomia) separa a margem anterior do músculo masseter do músculo bucinador.

- Origem:
  - Parte superficial: margem inferior dos dois terços anteriores do arco zigomático.
  - Parte profunda: margem inferior do terço posterior e da face medial do arco zigomático.
- Inserção: ambas as partes se inserem nos dois terços inferiores da face lateral do ramo da mandíbula.
- Ação:
  - Elevação da mandíbula.
  - A parte superficial desloca a mandíbula para a frente, auxiliando na oclusão dos dentes.
  - A parte profunda atua na manutenção da oclusão.
  - Auxilia na lateralidade da mandíbula.

Nota clínica:

Hipertrofia benigna do músculo masseter: o contorno da mandíbula tem sido associado à força exercida pelos músculos da mastigação[12]. A hipertrofia benigna do músculo masseter caracteriza-se por um edema macio próximo ao ângulo da mandíbula, associado ou não à dor, podendo, se proeminente o suficiente, ser considerado esteticamente desarmonioso[13]. De etiologia incerta, essa condição pode ser unilateral ou bilateral, e a toxina botulínica tem sido uma opção no tratamento dessa condição por paralisar os nervos motores. Apesar de evidências da efetividade do tratamento da hipertrofia do músculo masseter com o uso da toxina botulínica[14], estudos têm advertido sobre a importância do esclarecimento ao paciente sobre a possibilidade da diminuição da qualidade cortical óssea mandibular como efeito colateral à injeção[15,16], especialmente em mulheres pós-menopausa[16].

Bichectomia: diversas pessoas buscam em procedimentos cirúrgicos alcançar o contorno facial perfeito, com contorno da bochecha bem definido. Dessa forma, a lipectomia bucal ou bichectomia tem se tornado popular. Esse procedimento cirúrgico remove parcialmente o corpo adiposo da bochecha com o intuito de reduzir o volume do terço inferior da face, definindo seu contorno e angulação, tornando a face esteticamente mais harmônica[17]. O corpo adiposo da bochecha, também conhecido como coxim adiposo de Bichat ou bola de Bichat, é um coxim adiposo encapsulado por membrana conjuntiva com formato esférico em sua superfície. Possui a particularidade de não ser metabolizada mesmo em situação de emagrecimento severo, apesar de diminuir de tamanho com o crescimento infantil. Por muito tempo considerada uma estrutura sem função, atualmente se sabe que desempenha importante papel na função mastigatória por auxiliar na movimentação entre os músculos e para crianças durante a amamentação[18].

Músculo temporal (Figuras 7 e 11)

É um músculo superficial que ocupa a fossa temporal, coberto por densa fáscia temporal que o recobre, contém e protege, além de lhe oferecer inserção. As fibras inclinam-se da posição vertical (fibras anteriores), tornam-se oblíquas (fibras médias) até ficarem quase completamente horizontalizadas (fibras posteriores), como um leque aberto, como observado na Figura 7.

- Origem: fossa temporal ao longo da linha temporal inferior e da fáscia temporal.
- Inserção: suas fibras se convergem e descem em um tendão em direção à fossa infratemporal para se fixar no processo coronoide da mandíbula e borda anterior do ramo mandibular até o nível do 3º molar.
- Ação:
  - Elevação da mandíbula.
  - Retração (fibras posteriores) da mandíbula.
  - Auxílio na lateralidade da mandíbula.

Músculo pterigóideo medial (Figura 8)

É um músculo quadrilátero, com características semelhantes, porém menor em dimensões que o músculo masseter, atuando como seu sinergista. Distinguem-se nele duas cabeças: uma superficial e outra profunda[19].

- Origem:
  - Cabeça superficial: túber da maxila.
  - Cabeça profunda: fossa pterigóidea.
- Inserção: face medial do ramo e ângulo da mandíbula.
- Ação:
  - Elevação da mandíbula.
  - Protrusão da mandíbula.
  - Lateralidade da mandíbula.

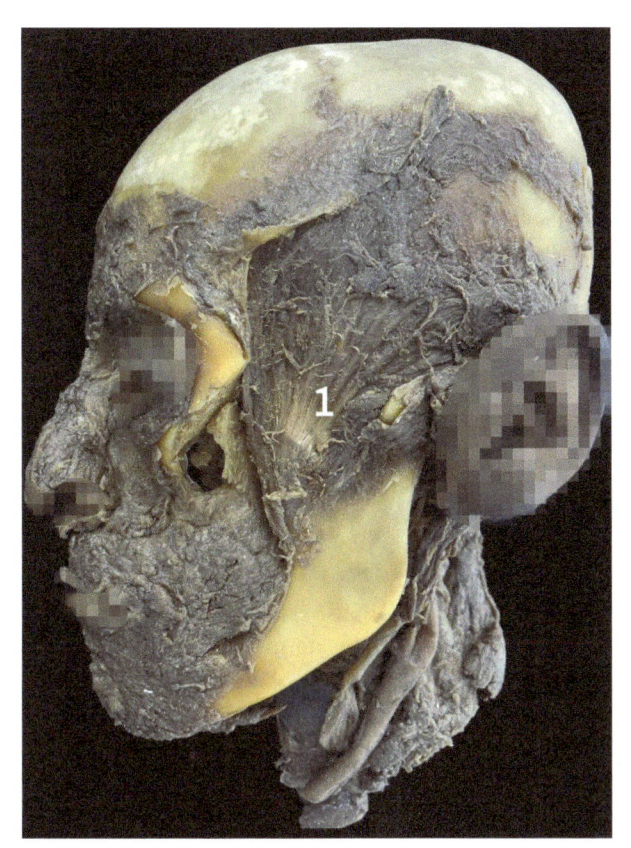

FIGURA 7 Vista lateral esquerda da face: 1. M. temporal em que se evidencia sua inserção no processo coronoide da mandíbula e borda anterior do ramo mandibular.

Fonte: foto cedida pelo acervo do Departamento de Morfologia da Faculdade de Medicina de Presidente Prudente/Universidade do Oeste Paulista – FAMEPP/Unoeste.

Músculo pterigóideo lateral (Figuras 8 e 13)

Entre os músculos da mastigação, o pterigóideo lateral apresenta certa particularidade funcional, uma vez que é o único que se relaciona diretamente com a articulação temporomandibular (ATM) (nota clínica: Músculo pterigóideo lateral e articulação temporomandibular) e possui disposição horizontal. É um músculo curto e espesso, constituído de duas cabeças: uma superior (menor) e outra inferior (maior). Possui relação importante com o nervo bucal e a artéria maxilar, que passam entre as cabeças desse músculo.

- Origem:
  - Cabeça superior: superfície infratemporal da asa maior do osso esfenoide, inferior à crista infratemporal.
  - Cabeça inferior: face lateral da lâmina lateral do processo pterigóideo.
- Inserção:
  - Cabeça superior: disco e cápsula da ATM.
  - Cabeça inferior: fóvea pterigóidea do colo da mandíbula.
- Ação:
  - Protrusão da mandíbula (contração simultânea dos dois músculos).
  - Abaixamento da mandíbula (em associação aos músculos supra-hióideos).
  - Lateralidade da mandíbula (contração unilateral).

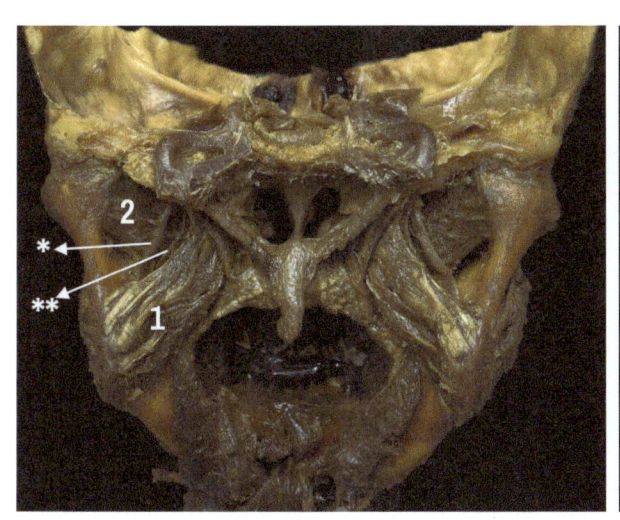
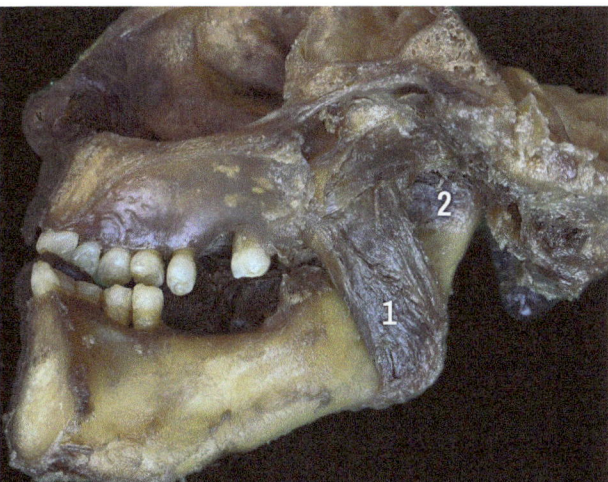

FIGURA 8 Vista posterior (imagem à esquerda) e vista interna direita (imagem à direita) da cavidade oral. É possível observar a relação topográfica dos nervos alveolar inferior (*) e lingual (**), ramos do nervo mandibular (V3), com os músculos pterigóideo medial (1) e pterigóideo lateral (2).

Fonte: foto cedida pelo acervo do Departamento de Morfologia da Faculdade de Medicina de Presidente Prudente/Universidade do Oeste Paulista – FAMEPP/Unoeste.

> **Nota clínica**
> Músculo pterigóideo lateral e ATM: devido à sua relação de inserção com a ATM, o músculo pterigóideo lateral desperta interesse entre os pesquisadores que avaliam as desordens temporomandibulares[20]. Apesar de sua controversa participação nessa patologia[21,22], propõem que certos tipos de fixação desse músculo podem facilitar a perpetuação e/ou a progressão do deslocamento do disco articular na ATM.

VASCULARIZAÇÃO SANGUÍNEA DOS MÚSCULOS DA FACE E DA MASTIGAÇÃO E DRENAGEM LINFÁTICA DA CABEÇA E PESCOÇO

Em procedimentos estéticos e cirurgias plásticas de face, o conhecimento da topografia dos vasos na região da face é fundamental, uma vez que danos em vasos podem reduzir a irrigação sanguínea, prejudicando o procedimento, bem como outras complicações, como hematomas e inclusive necrose em retalhos cirúrgicos[6,23].

O conhecimento anatômico da disposição dos vasos sanguíneos na face acarreta risco potencialmente menor de eventos vasculares, com resultados estéticos superiores e maior segurança, ainda que haja alta variabilidade no padrão de ramificação das artérias, o que impossibilita a garantia absoluta de segurança em procedimentos minimamente invasivos[24].

Desse modo, tendo a vista a crescente busca por procedimentos estéticos e a superficialidade de alguns desses vasos, cabe ao profissional compreender o trajeto e relações desses vasos para melhor atender seu paciente. Nesta seção e naquela que se refere à inervação desses músculos, os trajetos e relações serão descritos, e um resumo do conteúdo pode ser visualizado nos Quadros 1 e 2.

IRRIGAÇÃO DOS MÚSCULOS DA FACE E DA MASTIGAÇÃO

Os músculos da face e da mastigação são ricamente irrigados, principalmente por ramos ou derivados de ramos da artéria carótida externa (Figura 9). Esta, por sua vez, é ramo terminal da artéria carótida comum (Figura 9), surgindo no nível da margem superior da cartilagem tireóidea, no trígono carótico. Com trajeto ascendente, localiza-se medialmente e mais superficial ao outro ramo terminal da artéria carótida comum, a artéria carótida interna (Figura 9), cuja descrição em detalhes pode ser encontrada em livros de neuroanatomia e anatomia geral, uma vez que irriga principalmente estruturas intracranianas, bulbo ocular e formações anexas, não

sendo estas foco da presente obra. Entretanto, um de seus ramos, a artéria oftálmica garante pequena contribuição na irrigação da face, pois supre os dois terços superiores do nariz e a região central da fronte[25].

Em seu percurso, a artéria carótida externa emite os ramos (Figura 9): tireóidea superior, faríngea ascendente, lingual, facial, occipital, auricular posterior, temporal superficial e maxilar. Neste capítulo, abordaremos aqueles relacionados com a irrigação dos músculos da face e da mastigação: artérias facial, temporal superficial e maxilar.

A irrigação da face é majoritariamente suprida pela artéria facial (Figuras 9 e 10). É uma artéria tortuosa em seu trajeto. Origina-se superiormente à artéria lingual e dirige-se profundamente ao ventre posterior do músculo digástrico e músculo estilo-hióideo, dirigindo-se para cima e para frente, no sulco da face posterior da glândula submandibular, dando origem ao ramo submentual. Dirige-se superiormente sobre o corpo da mandíbula à frente da borda anterior do músculo masseter (nota clínica: Pulso da artéria facial). Ascende obliquamente e cruza a bochecha até o ângulo da boca, dando origem às artérias labiais superior e inferior (Figura 10), profundamente ao músculo orbicular da boca. Nesta região, seu trajeto é bastante tortuoso adaptando-se à mobilidade dos lábios. A artéria facial situa-se profundamente aos músculos zigomático maior e levantador do lábio superior e continua seu trajeto ao lado do nariz, acompanhando o trajeto do sulco nasolabial, onde origina o ramo nasal lateral. Termina como artéria angular no ângulo medial do olho.

> **Nota clínica**
> Pulso da artéria facial: neste ponto, a artéria facial é superficial, coberta apenas por pele, tela subcutânea e músculo platisma, portanto pode ser facilmente palpada. Nessa região, é acompanhada pela veia facial e o ramo marginal da mandíbula do nervo facial os cruza superficialmente. Especial atenção deve ser dada para evitar lesões dessas estruturas.

O menor dos dois ramos terminais da artéria carótida externa é a artéria temporal superficial, responsável pela irrigação da pele e músculos da região lateral da face e couro cabeludo. Origina-se na glândula parótida, no nível do colo da mandíbula. Antes de emergir da glândula, dá origem à artéria facial transversa, a qual segue sentido transverso na glândula parótida, cruza o músculo masseter, inferior ao arco zigomático imediatamente superior ao ducto parotídeo, tendo relação com ramos do nervo facial (VII par de nervo craniano). Após emergir da glândula parótida, entre a ATM e o meato acústico externo, é possível a aferição do pulso da artéria temporal superficial, pois nesse ponto a artéria é bastante

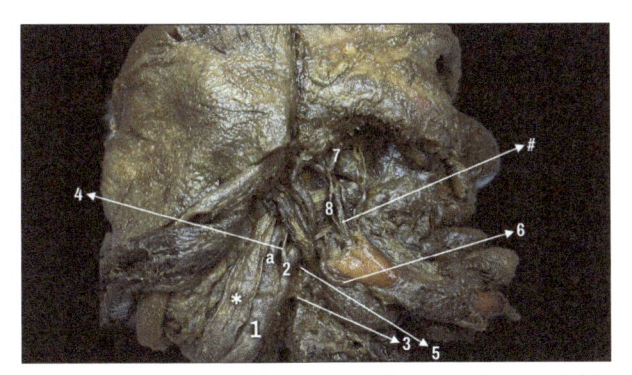

FIGURA 9 Vista lateral direita da face. Artéria carótida comum (1) e seus ramos. Ênfase aos ramos da artéria carótida externa (2): 3. A. tireóidea superior; 4. A. faríngea ascendente; 5. A. lingual; 6. A. facial; 7. A. maxilar; 8. A. alveolar inferior; A. carótida interna. * Veia jugular interna. # N. alveolar inferior.

Fonte: foto cedida pelo acervo do Departamento de Morfologia da Faculdade de Medicina de Presidente Prudente/Universidade do Oeste Paulista – FAMEPP/Unoeste.

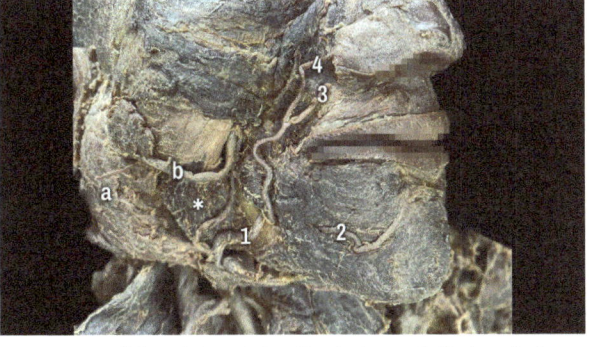

FIGURA 10 Vista lateral direita do terço inferior da face. Ramos da artéria facial (1): 2. A. labial inferior; 3. A. labial superior; 4. A. nasal lateral. a Glândula parótida; b Ducto parotídeo; * M. masseter.

Fonte: foto cedida pelo acervo do Departamento de Morfologia da Faculdade de Medicina de Presidente Prudente/Universidade do Oeste Paulista – FAMEPP/Unoeste.

superficial. Bifurca-se nos ramos frontal e parietal, os quais se direcionam às regiões correspondentes.

As regiões profundas da face, incluindo os músculos da mastigação, são supridos pela artéria maxilar (Figura 9), o maior ramo terminal da artéria carótida externa. No nível do colo da mandíbula, penetra a fossa infratemporal, cruzando-a horizontalmente, e curva-se para penetrar na fossa pterigopalatina. Devido aos seus inúmeros ramos (classicamente, 14 ramos colaterais e um ramo terminal), a artéria maxilar é dividida em três partes: mandibular, pterigóidea e pterigopalatina[26]. A parte pterigóidea (ou segunda parte) merece destaque, visto que dá origem a ramos musculares que irrigam os músculos da mastigação e bucinador, objetos de estudo deste capítulo. Essa parte segue trajeto adjacente (superficial ou profunda) ao músculo pterigóideo lateral e ascende obliquamente em sentido anterossuperior, medial ao músculo temporal, dando origem aos seguintes ramos: artéria massetérica, artérias temporais profundas, ramos pterigóideos e artéria bucal.

DRENAGEM DOS MÚSCULOS DA FACE E DA MASTIGAÇÃO

As veias na região superficial da face sofrem muitas variações, mas em sua maioria, acompanham artérias da face, porém com fluxo sanguíneo contrário. De maneira complementar à ação das veias, o sistema linfático, por meio de seus linfonodos, capilares, vasos e ductos linfáticos, otimiza o processo de circulação de retorno ao coração, permitindo o equilíbrio fisiológico da microcirculação, por meio do retorno do ultrafiltrado capilar e das proteínas plasmáticas extravasadas para a circulação central, mantendo os volumes normais dos fluidos teciduais[27].

Sistema venoso de cabeça e pescoço

A principal veia da face, a facial (Figuras 3 e 11) origina-se próximo ao ângulo medial do olho com o nome de veia angular. Percorre a face em sentido oblíquo e inferior, profundo aos músculos zigomático maior, risório e platisma. Cruza o corpo da mandíbula a superfície da glândula submandibular, e na região do pescoço aprofunda-se para desembocar na veia jugular interna (Figuras 9 e 11). A veia facial conecta-se ao seio cavernoso (um dos seios da dura-máter) por meio da veia oftálmica superior, apresentando importante repercussão clínica[28] (nota clínica: Triângulo perigoso da face).

Na drenagem da região do couro cabeludo, destacam-se as veias supraorbital, supratroclear, temporais superficiais, auriculares posteriores e occipital. A veia temporal superficial acompanha a artéria de mesmo nome, cruza posteriormente o arco zigomático à frente do trago e penetra a glândula parótida para formar a veia retromandibular ao unir-se a veia maxilar.

A veia retromandibular (Figura 11) possui trajeto descendente no interior da mandíbula, próximo à artéria carótida externa. Ao emergir dessa glândula, normalmente divide-se em uma divisão anterior que se une à veia facial para formar para veia jugular comum, a qual drena para a veia jugular interna. A divisão posterior une-se à veia auricular posterior para formar a veia jugular externa.

A veia maxilar origina-se da confluência de várias veias do plexo pterigóideo e não acompanha a artéria

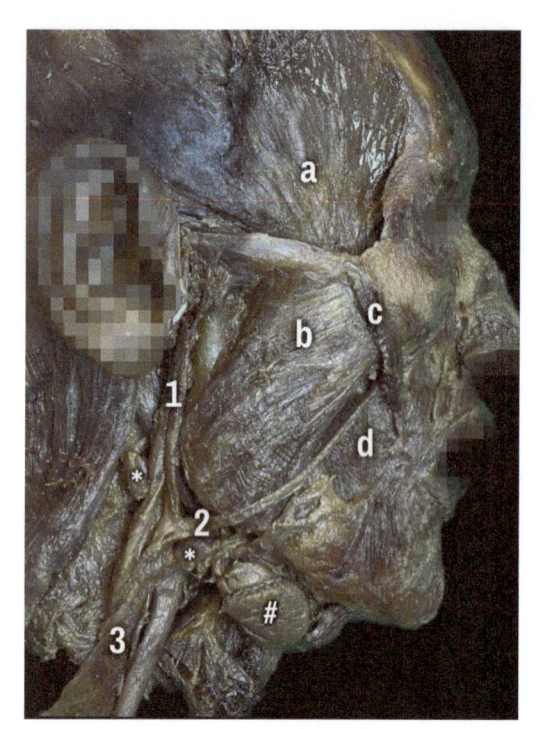

FIGURA 11 Vista lateral direita da face, com glândula parótida removida. É possível observar a drenagem das veias retromandibular (1) e facial (2) para a veia jugular interna (3) e a relação com estruturas adjacentes. a M. temporal; b M. masseter; c M. zigomático maior; d M. bucinador; * linfonodos cervicais profundos; # Glândula submandibular.

Fonte: foto cedida pelo acervo do Departamento de Morfologia da Faculdade de Medicina de Presidente Prudente/Universidade do Oeste Paulista – FAMEPP/Unoeste.

maxilar por todo o seu trajeto, apenas sua primeira parte. Essa veia é formada por um curto tronco que drena as regiões profundas da face.

O plexo pterigóideo é formado por um emaranhado de veias, que se localizam próximo aos músculos pterigóideos medial e lateral, daí a origem de seu nome. As tributárias desse plexo drenam os músculos da mastigação, cavidade nasal, palato, dentes. O plexo se comunica com as veias da face por meio da veia facial profunda e com o seio cavernoso, dentre outras, por meio da veia oftálmica inferior.

pelas veias faciais via plexo pterigóideo pode desembocar no seio cavernoso por meio das veias oftálmicas superior e inferior[30]. Infecções de diferentes origens, como na região da face, bem como de origem odontogênica[29,30], podem se deslocar a longas distâncias e alcançar o interior do crânio, atingindo o seio cavernoso e desenvolver patologias graves como trombose, tromboflebite ou mesmo meningite.

Sistema linfático de cabeça e pescoço

Localizados inicialmente entre a derme e a fáscia muscular subjacente, os capilares linfáticos superficiais são responsáveis pela reabsorção da maioria do excedente do líquido intersticial para a formação da linfa. Esses capilares irão desembocar nos vasos transportadores denominados pré ou pós-coletores, que alcançarão nos vasos coletores que apresentam maior calibre. Em sequência, a linfa será filtrada pelos linfonodos e direcionada para vasos linfáticos ainda de calibres maiores até seus respectivos ductos, linfático direito ou torácico, para atingir o sistema venoso e, assim, retornar ao coração[27].

Apesar de pouco incidente, o edema prolongado após a ritidectomia pode ser uma complicação que gera frustração e descontentamento ao paciente. Dessa forma, compreender a distribuição dos vasos linfáticos pode auxiliar os profissionais a evitarem danos e prevenirem edemas[30]. Assim, o mapeamento linfático na região da cabeça e pescoço foi atualizado de maneira mais acurada por Pan et al., 2011[30], pelo rastreamento radiográfico desse sistema por meio de uma preparação de óxido de chumbo radiopaco. Foi observado que os vasos linfáticos coletores da cabeça e do pescoço surgem na derme e na camada da gálea dos tecidos subcutâneos ao redor dos cantos das pálpebras, na lateral do nariz, no canto da boca, próximo à linha média no couro cabeludo e nos tecidos superficiais da face anterior e raiz do pescoço. De maneira didática, os tecidos superficiais da cabeça e pescoço foram subdivididos em três seções: couro cabeludo, face e região cervical[30]:

- Couro cabeludo:
  - Vasos linfáticos densos.
  - Surgem de pré-coletores a cerca de 2 cm da linha média e correm obliquamente para baixo e para trás para alcançar seus linfonodos de primeira camada.
- Face:
  - Vasos linfáticos esparsos.
  - Trafegam em direção radial de medial para lateral em direção aos linfonodos profundos no tecido

subcutâneo, entre a sobrancelha e a borda inferior da mandíbula.
- Quatro principais ramos foram identificados: palpebrais, nasais, orais e mentuais.
- Região cervical:
  - Vasos linfáticos divididos em ramos anterior, lateral e posterior.
  - Vasos linfáticos densos na região lateral do pescoço.
  - Vasos linfáticos esparsos na região posterior e anterior, sendo nesta última observadas duas camadas de vasos cursando para diferentes direções.

Nesse contexto, considerando a anatomia da cabeça e do pescoço, os vasos linfáticos superficiais drenam a maior parte da face e couro cabeludo por meio dos linfonodos submentuais, submandibulares, parotídeos, mastóideos e occipitais; já os vasos linfáticos profundos direcionam a linfa para os linfonodos cervicais profundos (Figura 11). Além disso, é importante destacar que, por esses linfonodos serem bilaterais, aqueles localizados na hemiface direita desembocam a sua linfa drenada nessa região para o ducto linfáticos direito, e em contrapartida os linfonodos localizados na hemiface esquerda encaminham sua linfa para o ducto torácico[31,32].

INERVAÇÃO DOS MÚSCULOS DA FACE E DA MASTIGAÇÃO

Dos doze pares de nervos cranianos, dois se destacam na inervação dos músculos da face e da mastigação, sendo eles os nervos facial e trigêmeo, respectivamente.

O nervo trigêmeo, V par de nervo craniano, recebe essa denominação porque possui três ramos calibrosos: nervo oftálmico (V_1), nervo maxilar (V_2) e nervo mandibular (V_3) que se distribuem pela face (Figura 12). O nervo trigêmeo é um nervo misto, ou seja, contém componentes motores e sensitivos. Dessa forma, a sensibilidade somática geral, isto é, a sensação de tato, dor, temperatura, pressão na pele da face pode ser mapeada em três regiões curvas, baseada nos nervos periféricos associados aos ramos do nervo trigêmeo, sendo a região frontonasal associada ao ramo oftálmico, a região maxilar ao ramo maxilar e a região mandibular ao ramo mandibular[11]. Os ramos cutâneos do nervo oftálmico supratroclear, supraorbital, lacrimal e infratroclear nasal externo são responsáveis pela inervação da pele da fronte, pálpebra superior, superfície externa do nariz e a conjuntiva. Os ramos cutâneos do nervo maxilar zigomático-temporal, zigomático facial e infraorbital (Figura 13) inervam a pele da pálpebra inferior, bochecha, parte alar do nariz, parte da região temporal e lábio superior. Os ramos cutâneos do nervo mandibular (Figura 14) bucal, mentual e auriculotemporal inervam pele da parte inferior da face, lábio inferior, pele da região temporal e parte auricular da orelha.

Como um nervo misto, o nervo trigêmeo possui também uma raiz motora, que trafega com a divisão mandibular controlando os músculos da mastigação. O nervo mandibular é a maior divisão do nervo trigêmeo. Exterioriza-se da cavidade craniana pelo forame oval (Figura 12) e emite o nervo pterigóideo medial, que inerva o músculo de mesmo nome antes de se dividir em troncos anterior e posterior. É do tronco anterior que

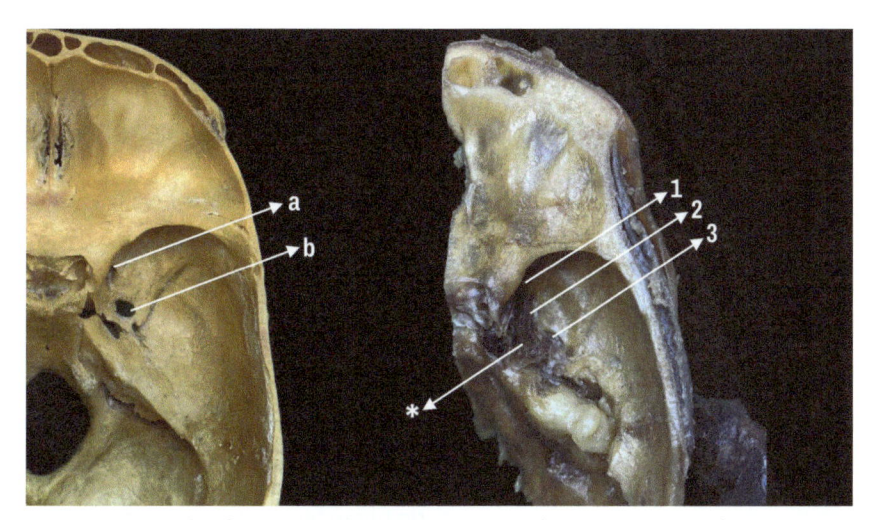

FIGURA 12 Vista superior direita das fossas cranianas anterior e média. Na imagem à direita, observar a localização do gânglio trigeminal (*) e as três divisões do nervo trigêmeo (V): 1. N. oftálmico (V1); 2. N. maxilar (V2); 3. N. mandibular (V3). Na imagem à esquerda, no crânio, são evidenciadas as origens aparentes dos nervos maxilar (V2) e mandibular (V3): forame redondo (a) e forame oval (b), respectivamente.

Fonte: foto cedida pelo acervo do Departamento de Morfologia da Faculdade de Medicina de Presidente Prudente/Universidade do Oeste Paulista – FAMEPP/Unoeste.

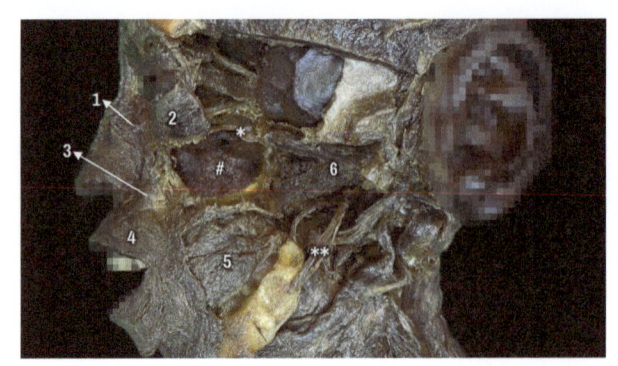

FIGURA 13   Vista lateral esquerda da face para evidenciar o nervo infraorbital (*), ramo do nervo maxilar (V2 - responsável pela inervação sensitiva do terço médio da face) e n. alveolar inferior (**), ramo do nervo mandibular (V3 - responsável pela inervação do terço inferior da face). Arco zigomático removido. Observar a relação topográfica desse nervo com o seio maxilar (#). Músculos da face: 1. M. levantador do lábio superior e asa do nariz; 2. M. orbicular do olho; 3. M. levantador do lábio superior; 4. M. orbicular da boca; 5. M. bucinador. Ramo da mandíbula removido para visualização do m. pterigóideo lateral (6).
Fonte: foto cedida pelo acervo do Departamento de Morfologia da Faculdade de Medicina de Presidente Prudente/Universidade do Oeste Paulista – FAMEPP/Unoeste.

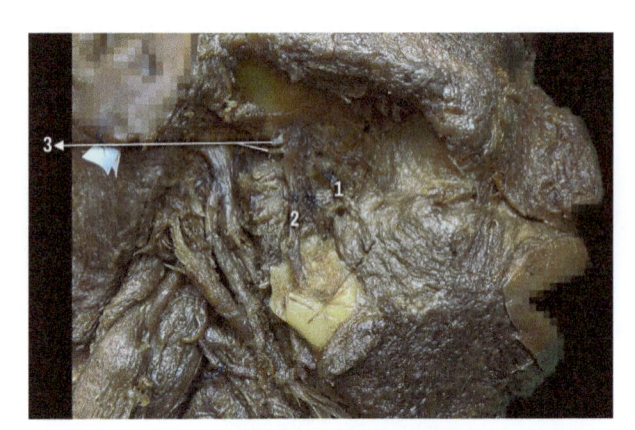

FIGURA 14   Vista lateral direita da face, com remoção do arco zigomático e parcialmente da mandíbula. Ramos do n. mandibular (V3): 1. N. bucal; 2. N. alveolar inferior; 3. N. auriculotemporal.
Fonte: foto cedida pelo acervo do Departamento de Morfologia da Faculdade de Medicina de Presidente Prudente/Universidade do Oeste Paulista – FAMEPP/Unoeste.

se originam os ramos massetérico, temporal profundo e pterigóideo lateral, que inervam, respectivamente, os músculos masseter, temporal e pterigóideo lateral. Deve-se ressaltar a importância da distinção entre a inervação dos músculos da mastigação pelo nervo trigêmeo, da inervação motora dos músculos da face controlada pelo nervo facial e da inervação sensitiva da face, de responsabilidade também do nervo trigêmeo.

O nervo facial, VII par de nervo craniano (Figura 16), também um nervo misto, é composto de duas raízes: o nervo facial propriamente dito e o nervo intermédio. O nervo facial propriamente dito, que compõe a maior porção do nervo facial, tem como principal função motora a inervação dos músculos da face[25]. O nervo emerge do crânio por meio do forame estilomastóideo, penetra a glândula parótida e cruza superficialmente a veia retromandibular. Dessa forma, assim como a artéria carótida externa e veia retromandibular, possui importante relação com a glândula parótida por atravessá-la ou emitir ramos em seu interior. Nesse caso, dentro da glândula, o nervo se divide em dois troncos: superior e inferior que se intercomunicam para formar o plexo intraparotídeo[33]. O tronco superior dá origem aos ramos terminais temporais e zigomáticos. O ramo bucal recebe a contribuição dos troncos superior e inferior, e os ramos marginal da mandíbula e cervical derivam do tronco inferior[25].

O ramo temporal (Figura 15) supre a parte frontal do músculo occipitofrontal, músculos orbicular do olho e corrugador do supercílio. O ramo zigomático (Figuras 15 e 16) cruza o osso zigomático para suprir o músculo orbicular do olho. O ramo bucal (Figuras 15 e 16) se relaciona normalmente abaixo do ducto parotídeo. Inerva os músculos levantador do ângulo da boca, zigomático menor, levantador do lábio superior e asa do nariz, nasal, bucinador e orbicular da boca. O ramo marginal da mandíbula (Figura 15) possui trajeto descendente e, no nível do ângulo da mandíbula, cruza seu corpo, mantendo relação importante com a margem inferior da mandíbula. Supre os músculos risório, mental, abaixador do lábio inferior e abaixador do ângulo da boca. Finalmente, o ramo cervical trafega profundamente o platisma para inervá-lo.

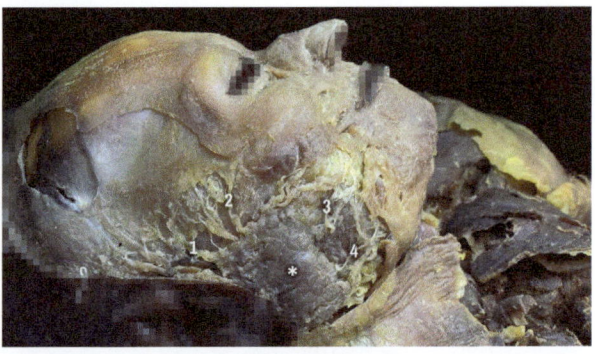

FIGURA 15   Vista lateral direita da face, expondo os ramos do nervo facial (VII) ao emergirem da glândula parótida (*): 1. Ramos temporais; 2. Ramos zigomáticos; 3. Ramos bucais; 4. Ramo marginal da mandíbula.
Fonte: foto cedida pelo acervo do Departamento de Morfologia da Faculdade de Medicina de Presidente Prudente/Universidade do Oeste Paulista – FAMEPP/Unoeste.

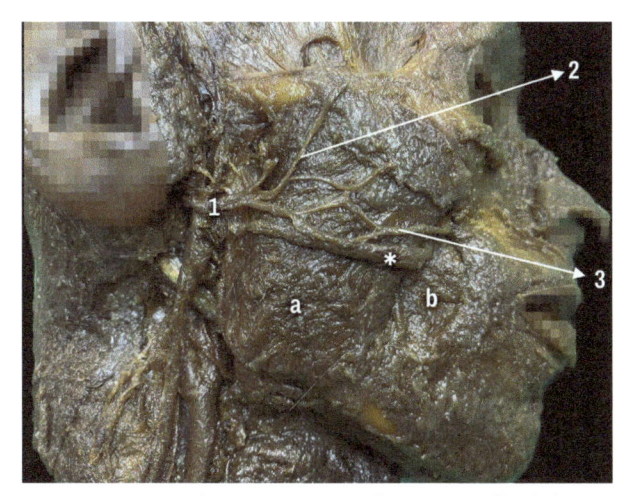

FIGURA 16 Vista lateral direita da face, com glândula parótida removida, porém preservado o ducto parotídeo (*) para evidenciar ramos do nervo facial (VII; 1): 2. Ramos zigomáticos; 3. Ramos bucais. Observar os músculos: a. M. masseter e b. M. bucinador.

Fonte: foto cedida pelo acervo do Departamento de Morfologia da Faculdade de Medicina de Presidente Prudente/Universidade do Oeste Paulista – FAMEPP/Unoeste.

Nota clínica

Lifting facial: em procedimentos estéticos como a ritidoplastia (*lifting* facial), podem ocorrer lesões temporárias ou permanentes em nervos da face, comprometendo a sensibilidade e/ou motricidade[6]. No campo motor, os nervos mais comumente afetados são os ramos temporal, marginal da mandíbula e cervical do nervo facial[6]. Essas lesões acarretam fraqueza e/ou paralisia em músculos da face que comprometem a autoestima e qualidade de vida dos pacientes. Felizmente, o nervo facial se regenera melhor do que qualquer outro nervo do corpo, e, sob tratamento, a recuperação, na maioria das lesões, ocorre em torno de 2 a 3 meses[4,6,10].

Cuidados na aplicação de ácido hialurônico para a redefinição não cirúrgica do queixo e mandíbula: visando minimizar os aspectos do envelhecimento na face, a redefinição da forma da linha da mandíbula e queixo têm sido o foco dos tratamentos não invasivos, com injeções de ácido hialurônico para homens e mulheres. Sobretudo nessa região, ao longo do procedimento deve-se estar atento a evitar estruturas como o nervo e artéria facial e a glândula parótida[34,35]. Na modelagem do ângulo posterior da mandíbula, o nervo facial e a glândula parótidas localizam-se de maneira profunda, assim podem ser evitadas injetando no plano subdérmico. Já, ao injetar na região do corpo da mandíbula, a atenção deve estar voltada em localizar a artéria facial e sua veia acompanhante, as quais podem ser evitadas também aplicando a injeção de ácido hialurônico de maneira sub endodérmica[34,36]. Entre homens e mulheres, existem diferenças entre os objetivos desse tratamento, pois as mulheres buscam melhorar a linha da mandíbula para amenizar o aspecto da papada e da linha da marionete, enquanto os homens buscam acentuar os traços mandibulares em busca de um queixo quadrado e proeminente e um maxilar mais largo, pois essa parte do rosto é central para a percepção de atração[33].

QUADRO 1 Resumo dos músculos da face e da mastigação

Grupo	Músculo	Origem	Inserção	Ação
Couro cabeludo	Occipitofrontal	**Ventre occipital:** linha nucal superior (terço lateral) e processo mastoide do osso temporal **Ventre frontal:** fáscia superficial da fronte e supercílio (a fibra se entrelaça com as fibras do m. orbicular do olho)	**Ventres occipital e frontal:** aponeurose epicraniana	**Ventre occipital:** aumenta o tônus da parte posterior do couro cabeludo. O ventre occipital fixo permite o movimento de elevação da pele do supercílio **Ventre frontal:** eleva os supercílios, produz linhas transversais na fronte, o músculo occipitofrontal antagoniza a ação do músculo orbicular dos olhos
Órbita	Corrugador do supercílio	Extremidade medial do arco superciliar	Fibras se entrelaçam com as fibras do músculo orbicular dos olhos	Aduz o supercílio, aproximando-os e tracionando-os para baixo (produz rugas verticais entre os supercílios). Com o tempo essas rugas podem ficar profundas e marcadas

(continua)

QUADRO 1 Resumo dos músculos da face e da mastigação (*continuação*)

Grupo	Músculo	Origem	Inserção	Ação
Órbita	Orbicular do olho	**Parte orbital:** lig. palpebral medial (superior) e parte medial da órbita **Parte palpebral:** lig. palpebral medial (constitui a própria pálpebra, está anterior à placa tarsal) **Parte profunda:** o. lacrimal	**Parte orbital:** ossos maxila e frontal (lig. palpebral medial e inferior) **Parte palpebral:** ligamento palpebral lateral. Nas extremidades, formam um tendão único nos lig. palpebral medial e lateral, que se prendem, respectivamente, a maxila/frontal e osso zigomático (processo frontal) **Parte profunda:** placas tarsais de cada pálpebra	**Parte orbital:** auxilia a porção palpebral, permitindo uma proteção maior à luz intensa, vento, tracionando a pele que circunda toda a pálpebra superior e inferior **Parte palpebral:** movimenta as pálpebras, aproximando-as e fechando a cavidade orbitária. Movimento natural, com pouco gasto de energia, distribui a lágrima, umidificando o olho, protege de luz durante o sono **Parte profunda:** contrai o saco lacrimal
Supercílio/nariz	Prócero	Parte inferior do osso nasal	Pele na parte inferior da fronte (mediana), as fibras entrelaçam-se com as do ventre frontal do músculo occipitofrontal	Tracionam inferiormente a parte medial do supercílio (produz rugas transversais na raiz do nariz)
Nariz	Nasal	Eminências caninas (osso maxila). Placa muscular continua com a do lado oposto, sobre o nariz	Pele do dorso e asa do nariz	Comprime a narina (parte transversa). Dilata a narina (parte alar)
Nariz	Abaixador do septo nasal	Fossa incisiva (osso maxila)	Pele do septo nasal	Deprime o septo e muda o formato das narinas
Boca	Orbicular da boca	Entrelaçamento das fibras circundantes a rima labial	Pele circundante a rima labial	Diminui a rima labial. Protrai e encurta as fibras projetando um bico
Boca	Levantador do lábio superior e asa do nariz	Processo frontal da maxila	Pele do lábio superior e da asa do nariz	Eleva o lábio superior e auxilia na dilatação da asa do nariz
Boca	Levantador do lábio superior	Margem orbital inferior	Pele do lábio superior	Eleva o lábio superior
Boca	Zigomático menor	Face lateral do o. zigomático	Pele do lábio superior e da comissura bucal	Eleva o ângulo da boca. Auxiliar do m. zigomático maior
Boca	Zigomático maior	Face lateral do o. zigomático. Lateral ao m. zigomático menor	Pele do lábio superior e da comissura bucal	Eleva lateralmente a comissura bucal
Boca	Levantador do ângulo da boca	Fossa craniana (o. maxila)	Pele do lábio superior	Eleva o ângulo da boca
Boca	Risório	Fáscia parotídea	Pele do ângulo da boca	Repuxa lateral e horizontalmente o ângulo da boca

(continua)

QUADRO 1 Resumo dos músculos da face e da mastigação (*continuação*)

Grupo	Músculo	Origem	Inserção	Ação
Boca	Bucinador	**Superior e inferior:** parte lateral do processo alveolar da maxila e da mandíbula **Posterior:** ligamento pterigomandibular	Pele da comissura bucal, do lábio superior e inferior	Manter as bochechas tensas, o suficiente para impedir que possam ser danificadas durante a mastigação. Juntamente com o músculo orbicular dos lábios, concentra o ar, permitindo que ele seja liberado continuadamente
Boca	Abaixador do ângulo da boca	Linha oblíqua da mandíbula	Pele do ângulo bucal	Puxa o ângulo bucal para lateral e inferior
Boca	Abaixador do lábio inferior	Linha oblíqua da mandíbula	Pele do lábio inferior. Situa-se profunda e medialmente ao músculo depressor do ângulo da boca, atuando em conjunto	Deprime o lábio inferior
Boca	Mentual	Fossa incisiva da mandíbula	Pele do mento	Protrai o lábio inferior
Pescoço	Platisma	Parte da escápula e da clavícula	Osso mandíbula Pele e músculos da região de comissura bucal	Repuxa a pele do pescoço e a comissura bucal inferiormente
Mastigação	Masseter	**Parte superficial:** margem inferior dos dois terços anteriores do arco zigomático **Parte profunda:** margem inferior do terço posterior e da face medial do arco zigomático	Ambas as partes inserem nos dois terços inferiores da face lateral do ramo da mandíbula	Elevação da mandíbula **Parte superficial:** protrui a mandíbula, auxiliando na oclusão dos dentes **Parte profunda:** atua na manutenção da oclusão. Auxilia na lateralidade da mandíbula
Mastigação	Temporal	Fossa temporal ao longo da linha temporal inferior e da fáscia temporal	Processo coronoide da mandíbula e borda anterior do ramo da mandíbula	Elevação da mandíbula Retração (fibras posteriores) da mandíbula Auxilia na lateralidade da mandíbula
Mastigação	Pterigóideo lateral	**Cabeça superior:** superfície infratemporal da asa maior do osso esfenoide, inferior à crista infratemporal **Cabeça inferior:** face lateral da lâmina lateral do processo pterigóideo	**Cabeça superior:** disco e cápsula da articulação temporomandibular **Cabeça inferior:** fóvea pterigóidea do colo da mandíbula	Protrusão da mandíbula Abaixamento da mandíbula Lateralidade da mandíbula
Mastigação	Pterigóideo medial	**Cabeça superficial:** túber da maxila **Cabeça profunda:** fossa pterigóidea	Face medial do ramo e ângulo da mandíbula	Elevação da mandíbula Protração da mandíbula Lateralidade da mandíbula

QUADRO 2 Resumo da irrigação e inervação dos músculos da face e da mastigação

Grupo	Músculo	Artéria	Nervo
Couro cabeludo	Occipitofrontal	Ramos das artérias temporal superficial, oftálmica, auricular posterior e occipital	**Ventre occipital:** ramo auricular posterior do n. facial **Ventre frontal:** ramo temporal do n. facial
Órbita	Corrugador do supercílio	Ramos adjacentes das artérias temporal superficial e oftálmica	Ramo temporal do n. facial
Órbita	Orbicular do olho	Ramos da a. facial, temporal superficial, maxilar e oftálmica	Ramos temporal e zigomático do n. facial
Supercílio/nariz	Prócero	Ramos da a. facial	Ramo temporal (pode também ser suprido pelo zigomático do n. facial)
Nariz	Nasal	Ramos da a. facial e ramo infraorbital da a. maxilar	Ramos bucal e zigomático do n. facial
Nariz	Abaixador do septo nasal	Ramo labial superior da a. facial	Ramo bucal (as vezes zigomático) do n. facial
Boca	Orbicular da boca	Ramos labial superior e inferior da a. facial, ramos mentual e infraorbital da a. maxilar e ramo facial transverso da a. temporal superficial	Ramos bucal e mandibular do n. facial
Boca	Levantador do lábio superior e asa do nariz	A. facial e ramo infraorbital da a. maxilar	Ramos zigomático e bucal superior do n. facial
Boca	Levantador do lábio superior	A. facial e ramo infraorbital da a. maxilar	Ramos zigomático e bucal do n. facial
Boca	Zigomático menor	Ramo labial superior da a. facial	Ramos zigomático e bucal do n. facial
Boca	Zigomático maior	Ramos labial superior da a. facial	Ramos zigomático e bucal do n. facial
Boca	Levantador do ângulo da boca	Ramo labial superior da a. facial e ramo infraorbital da a. maxilar	Ramos zigomático e bucal do n. facial
Boca	Risório	Ramo labial superior da a. facial	Ramo bucal do n. facial
Boca	Bucinador	Ramos da a. facial e ramo bucal da a. maxilar	Ramo bucal do n. facial
Boca	Abaixador do ângulo da boca	Ramo labial inferior da a. facial e ramo mentual da a. maxilar	Ramos bucal e mandibular do n. facial
Boca	Abaixador do lábio inferior	Ramo labial inferior da a. facial e ramo mentual da a. maxilar	Ramo mandibular do n. facial
Boca	Mentual	Ramo labial inferior da a. facial e ramo mentual da a. maxilar	Ramo mandibular do n. facial
Pescoço	Platisma	Ramo submental da a. facial e ramo supraescapular do tronco tireocervical)	Ramo cervical do n. facial
Mastigação	Masseter	Ramos massetéricos da a. maxilar, a. facial e ramos facial transverso da a. temporal superficial	Ramos massetéricos do tronco anterior do n. mandibular
Mastigação	Temporal	Ramos temporais profundos (anterior e posterior) da a. maxilar, ramos temporais médios da a. temporal superficial	Ramos temporais profundos (anterior, médio e posterior) do tronco anterior do nervo mandibular
Mastigação	Pterigóideo lateral	Ramos pterigóideos da artéria maxilar e ramo palatino ascendente da artéria facial	Ramos do tronco anterior do nervo mandibular, ramos do nervo bucal
Mastigação	Pterigóideo medial	Ramos pterigóideos da artéria maxilar	Ramo pterigóideo medial do nervo mandibular

REFERÊNCIAS

1. Wong CH, Hsieh MKH, Mendelson B. Asian Face Lift with the Composite Face Lift Technique. Plast Reconstr Surg. 2022;149(1):59-69.

2. Darwin C. Expression of the emotions in man and animals, 3rd ed with an introduction, afterword and commentaries by Paul Ekman ; essay on the history of the illustrations by Phillip Prodger. Londres: HarperCollins; 1998. 472 p.

3. Simic G, Tkalcic M, VukicV, Mulc D, Spanic E, Sagud M, et al. Understanding emotions: origins and roles of the amygdala. Biomolecules. 2021;11(6):823.

4. Li YL, Li ZH, Chen XY, Xing WS, Hu JT. Facial Thread Lifting Complications in China: Analysis and Treatment. Plast Reconstr Surg Glob Open. 2021;9(9):e3820.

5. Moyer JS, Baker SR. Complications of rhytidectomy. Facial Plast Surg Clin North Am. 2005;13(3):469-78.

6. Bloom JD, Immerman SB, Rosenberg DB. Face-lift complications. Facial Plast Surg. 2012;28(3):260-72.

7. Park T-H, Seo S-W, Kim J-K, Chang C-H. Clinical experience with hyaluronic acid-filler complications. J Plast Reconstr Aesthet Surg. 2011;64(7):892-6.

8. Lewin ARG. Electrognathographics : atlas of diagnostic procedures and interpretation. Chicago: Quintessence Pub. Co.; 1985.

9. Akita K, Sakaguchi-Kuma T, Fukino K, Ono T. Masticatory muscles and branches of mandibular nerve: positional relationships between various muscle bundles and their innervating branches. Anat Rec (Hoboken). 2019;302(4):609-19.

10. Madeira MC, Rizzolo RJC. Anatomia facial com fundamentos de anatomia geral, 5. ed. São Paulo: Sarvier; 2016.

11. Standring S. Gray's Anatomy: The anatomical basis of clinical practice, 41. ed. Philadelphia: Elsevier, 2016.

12. Sella-Tunis T, Pokhojaev A, Sarig R, O'Higgins P, May H. Human mandibular shape is associated with masticatory muscle force. Sci Rep. 2018;8(1):6042.

13. Fedorowicz Z, Van Zuuren EJ, Schoones J. Botulinum toxin for masseter hypertrophy. Cochrane Database Syst Rev. 2013;2013(9):CD007510.

14. Almukhtar RM, Fabi SG. The masseter muscle and its role in facial contouring, aging, and quality of life: a literature review. Plast Reconstr Surg. 2019;143(1):39e-48e.

15. Balanta-Melo J, Toro-Ibacache V, Kupczik K, Buvinic S. Mandibular bone loss after masticatory muscles intervention with botulinum toxin: an approach from basic research to clinical findings. Toxins (Basel). 2019;11(2):84.

16. Hong SW, Kang JH. Decreased mandibular cortical bone quality after botulinum toxin injections in masticatory muscles in female adults. Sci Rep. 2020;10(1):3623.

17. Alcântara MT, Ribeiro NR, Abreu DF. Complications associated with bichectomy surgery: a literature review. Minerva Dent Oral Sci. 2021;70(4):155-60.

18. Traboulsi-Garet B, Camps-Font O, Traboulsi-Garet M, Gay-Escoda C. Buccal fat pad excision for cheek refinement: A systematic review. Med Oral Patol Oral Cir Bucal. 2021;26(4):e474-e481.

19. Bhojwani V, Ghabriel MN, Mihailidis S, Townsend GC. The human medial pterygoid muscle: Attachments and distribution of muscle spindles. Clin Anat. 2017;30(8):1064-71.

20. Murray GM, Bhutada M, Peck CC, Phanachet I, Sae-Lee D, Whittle T. The human lateral pterygoid muscle. Arch Oral Biol. 2007;52(4):377-80.

21. Litko M, Szkutnik J, Berger M, Różyło-Kalinowska I. Correlation between the lateral pterygoid muscle attachment type and temporomandibular joint disc position in magnetic resonance imaging. Dentomaxillofac Radiol. 2016;45(8):20160229.

22. Soydan Çabuk D, Etöz M, Akgün IE, Dogan S, Öztürk E, Cosgunarslan A. The evaluation of lateral pterygoid signal intensity changes related to temporomandibular joint anterior disc displacement. Oral Radiol. 2021;37(1):7479.

23. Koziej M, Polak J, Wnuk J, Trybus M, Walocha J, Chrapusta A, et al. The transverse facial artery anatomy: Implications for plastic surgery procedures. PLoS One. 2019;14(2):e0211974.

24. Cotofana S, Lachman N. Arteries of the face and their relevance for minimally invasive facial procedures: an anatomical review. Plast Reconstr Surg. 2019;143(2):416-26.

25. Marur T, Tuna Y, Demirci, S. Facial anatomy. Clin Dermatol. 2014;32(1):14-23.

26. Ottone NE, Sandoval C, Cid-Gutierrez P, Vásquez-Balboa ML, Tubbs RS, Fuentes R. Systematic review and meta-analysis of the anatomy of the maxillary artery using the Anatomical Quality Assurance (AQUA) checklist. Surg Radiol Anat. 2021;43(11):1875-86.

27. Breslin JW, Yang Y, Scallan JP, Sweat RS, Adderley SP, Murfee WL. Lymphatic vessel network structure and physiology. Compr Physiol. 2018;9(1):207-99.

28. Pannu AK, Saroch A, Sharma N. Danger triangle of face and septic cavernous sinus thrombosis. J Emerg Med. 2017;53(1):137-8.

29. Aljanabi KSK, Almaqbali T, Alkilidar AAH. A covid-19 patient with cavernous sinus thrombosis post dental extraction a diagnostic dilemma. Indian J Otolaryngol Head Neck Surg. 2022;74(Suppl 2):2887-90.

30. Pan WR, LE Roux CM, Briggs CA. Variations in the lymphatic drainage pattern of the head and neck: further anatomic studies and clinical implications. Plast Reconstr Surg. 2011;127(2):611-20.

31. Moore KL, Dalley AF, Agur AMR. Anatomia orientada para a clínica, 8. ed. Rio de Janeiro: Guanabara Koogan; 2022.

32. Dângelo JG, Fattini CA. Anatomia humana sistêmica e segmentar. São Paulo: Atheneu; 2011.

33. Gordin E, Lee TS, Ducic Y, Arnaoutakis D. Facial nerve trauma: evaluation and considerations in management. Craniomaxillofac Trauma Reconstr. 2015;8(1):1-13.

34. Mastroluca E, Patalano M, Bertossi D. Minimally invasive aesthetic treatment of male patients: The importance of consultation and the lower third of the face. J Cosmet Dermatol. 2021;20(7):2086-92.

35. Hong JY, Jeong GJ, Kwon T-R, Kim JH, Li K, Kim BJ. Efficacy and safety of a novel botulinum toxin a for masseter reduction: a randomized, double-blind, placebo-controlled, optimal dose-finding study. Dermatol Surg. 2021;47(1):e5-e9.

36. Bertossi D, Robiony M, Lazzarotto A, Giampaoli G, Nocini R, Nocini PF. Nonsurgical redefinition of the chin and jawline of younger adults with a hyaluronic acid filler: results evaluated with a grid system approach. Aesthet Surg J. 2021;41(9):1068-76.

6

Músculos anteriores do pescoço

José Aderval Aragão
Francisco Prado Reis
Felipe Matheus Sant'Anna Aragão
Iapunira Catarina Sant'Anna Aragão
Lucimario de Carvalho Barros
João Paulo Mardegan Issa

Os músculos esqueléticos apresentam duas porções: uma carnosa (vermelha no vivente), que recebe o nome de ventre muscular e que é a parte contrátil, e outra composta de tecido conjuntivo fibroso, rico em colágeno (esbranquiçado e brilhante) e que pode se apresentar em uma forma cilíndrica, denominada tendão, ou laminar, denominada aponeurose – responsáveis pela fixação do músculo ao esqueleto. Os músculos podem ainda ser fixados em cartilagens, cápsulas articulares ou na derme. É de conhecimento que o músculo realize sua ação, deslocando dois ossos entre si, cruzando ao menos uma articulação, e que o músculo deve estar fixado em suas extremidades por tendões ou aponeuroses em ao menos dois ossos.

O pescoço é a região que une a cabeça com o tronco e os membros superiores. Seu limite superior é formado pela borda inferior da mandíbula, o processo mastóideo e a linha nucal superior. O limite inferior é demarcado, na região anterior, pela porção superior do manúbrio do esterno, clavículas e o acrômio. No sentido posterior, é delimitado por uma linha imaginária entre o acrômio, de cada lado, e o processo espinhoso da sétima vertebra cervical (C7).

Os músculos do pescoço são músculos que cobrem a área do pescoço. Eles são os principais responsáveis pelo movimento da cabeça em todas as direções. Com base em sua posição no pescoço, há três grupos principais de músculos: anteriores, laterais e posteriores. A musculatura do pescoço é dividida em grupos mais específicos, com base em vários determinantes, incluindo profundidade, localização precisa e função.

A posição de um músculo ou grupo de músculos no pescoço geralmente está relacionada à função dos músculos. Por exemplo, os da região posterior do pescoço são responsáveis por sua extensão. Os músculos do pescoço estão intimamente relacionados às várias estruturas importantes que passam entre o tórax e a cabeça, incluindo os principais vasos sanguíneos, nervos e elementos dos sistemas respiratório e gastrintestinal.

Os músculos anteriores do pescoço são um grupo de músculos que cobrem a face anterior do pescoço. Eles são divididos em três subgrupos:

- Os mais superficiais na região anterior do pescoço incluem o platisma e o esternocleidomastóideo.
- Os supra-hióideos, como o nome sugere, são encontrados superiores ao osso hioide e incluem o digástrico, milo-hióideo, gênio-hióideo e estilo-hióideo.
- Os infra-hióideos são encontrados abaixo do osso hioide e consistem no esterno-hióideo, omo-hióideo, esternotireóideo e tíreo-hióideo.

Os músculos da região anterior do pescoço e faringe são importantes no processo da deglutição. Esse processo começa quando a língua e os músculos bucinadores empurram os alimentos em direção posterior, ou seja, em direção à faringe.

MÚSCULOS SUPERFICIAIS

Platisma

O platisma (Figura 1), também chamado de cutâneo do pescoço, é um músculo em forma de folha que se encontra dentro do tecido subcutâneo do pescoço anterior, superficial à camada de revestimento da fáscia cervical profunda. Origina-se da pele e fáscia que recobrem a região da clavícula e passa superiormente ao longo do pescoço. Ele repousa sobre a fáscia que cobre a parte superior dos músculos peitoral maior e deltoide, depois sobe em uma direção ligeiramente oblíqua para se inserir na borda inferior da mandíbula, na pele e no tecido subcutâneo da porção inferior da face.

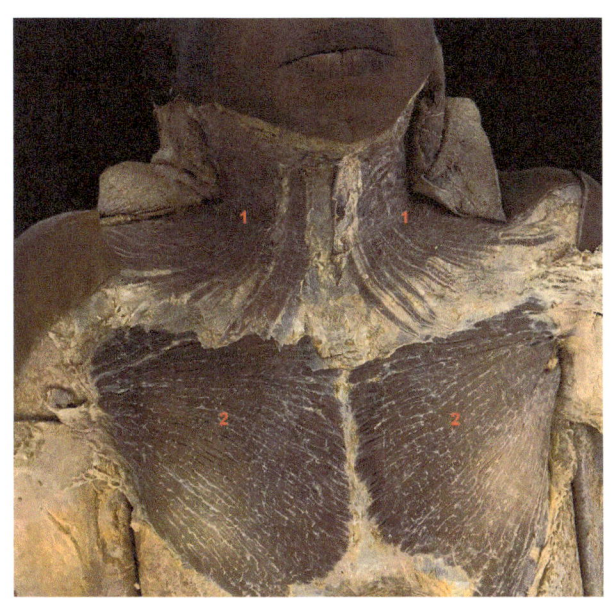

FIGURA 1   Músculo platisma: 1. Músculo platisma; 2. Músculo peitoral maior.

- **Função:** ao tomar como um ponto fixo sua inserção proximal, o músculo tenciona a pele do pescoço (durante o barbear dos homens). Quando esse ponto fixo é sua inserção distal, atua como um músculo da expressão facial, deprimindo a mandíbula, as comissuras labiais e a pele do queixo, abrindo parcialmente a boca (expressão de tristeza, espanto).
- **Inervação:** ramo cervical do nervo facial (VII par de nervo craniano).
- **Observação:** a lesão do ramo cervical do nervo facial levará a paralisia do músculo platisma, produzindo uma queda da pele da região cervical, formando pregas. Por isso, em cirurgias de cabeça e pescoço, esse ramo cervical deve ser cuidadosamente dissecado para evitar essa paralisia.
- **Irrigação:** a principal artéria que supre o platisma é o ramo submentoniano da artéria facial. Além disso, outros vasos fornecem suprimento sanguíneo para o músculo: ramos da artéria cervical transversa inferiormente, ramos das artérias occipital e auricular posterior, posteriormente e ramos da artéria tireóidea superior, anteriormente.
- **Variação:** a maior parte das variações do músculo se refere a seu volume, sua extensão e ao número de fascículos constituídos, ou seja, apresenta fascículos extranumerários que excedem a descrição clássica ou reduzem o número dos seus fascículos, podendo desaparecer por completo[1].

Esternocleidomastóideo

O músculo esternocleidomastóideo está localizado na região lateral do pescoço (Figura 2) e está coberto pelo músculo platisma. Em regra, tem origem no manúbrio do esterno, por um tendão de forma arredondada (cabeça esternal), bem como na parte superior do terço médio da clavícula através de um tendão espesso e carnudo (cabeça clavicular). Essas duas cabeças estão separadas por um pequeno espaço triangular, a fossa supraclavicular menor. A fixação da cabeça esternal está inserida na metade lateral da linha nucal superior do osso occipital, e a cabeça clavicular insere-se na superfície lateral do processo mastoide do osso temporal. Esse músculo pode estar duplicado, quadruplicado ou ausente, podendo ocorrer bilateralmente.

- **Função:** sua contração unilateral inclina a cabeça para o ombro do mesmo lado (inclinação lateral do pescoço), gira a cabeça para o lado oposto e aproxima a orelha do ombro ipsilateral. Já sua contração

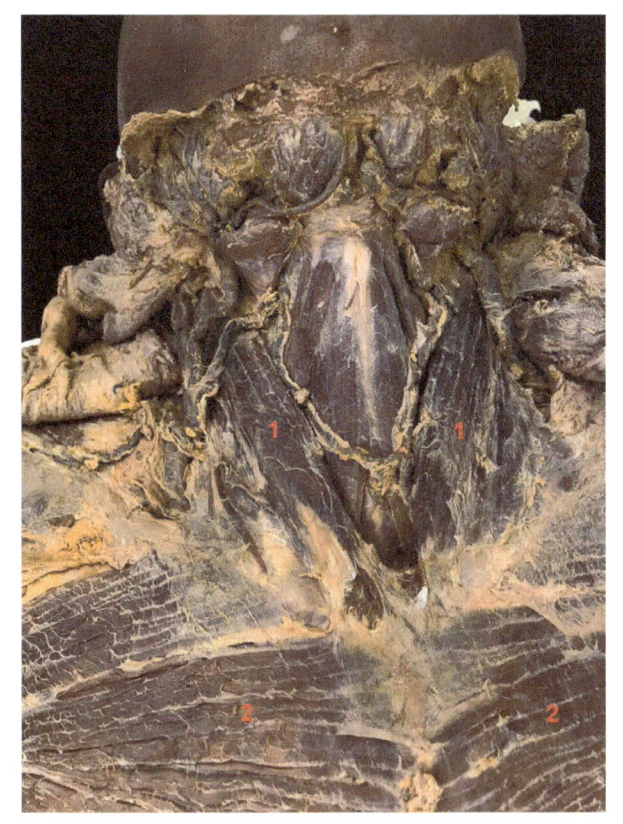

FIGURA 2   Músculo esternocleidomastóideo: 1. Músculo esternocleidomastóideo; 2. Músculo peitoral maior.

bilateral produz a flexão da coluna cervical e estende a cabeça ao nível das articulações atlanto-occipitais.

- **Inervação:** inervado pelo nervo acessório (XI par de nervo craniano) e ramos dos nervos cervicais anteriores de C2 a C3, encarregados da nocicepção e propriocepção.
- **Irrigação:** é fornecido principalmente pela artéria esternocleidomastóidea, ramo da artéria tireoide superior ou diretamente da artéria carótida externa.
- **Variação:** as cabeças do músculo esternocleidomastóideo são independentes ou distintas em 86,6% dos casos[2]. Variações anatômicas múltiplas desse músculo são comuns, incluindo uma ou mais cabeças acessórias, em continuidade com o músculo trapézio ou ausentes[3-5]. Essas variantes podem ser problemáticas durante as abordagens cirúrgicas da parte superior do pescoço e do occipital, portanto devem ser apreciadas não só pelos cirurgiões que atuam na área, mas também pelos imaginologistas.

MÚSCULOS SUPRA-HIÓIDEOS

Os músculos supra-hióideos são quatro músculos localizados acima do osso hioide. Eles conectam o osso hioide à mandíbula e à base do crânio e formam o assoalho da cavidade oral. Incluem os músculos digástrico, milo-hióideo, gênio-hióideo e estilo-hióideo.

Geralmente, a principal função desses músculos é o posicionamento do osso hioide e a coordenação dos movimentos do assoalho da boca e do osso hioide durante a deglutição ou vocalização. Atuam na laringe, elevando-a superior e anteriormente, sob a proteção da cartilagem epiglote, e consequentemente no fechamento da passagem de ar da laringe, de modo que o alimento não seja aspirado para os pulmões. Ao tracionarem anteriormente o osso hioide, os supra-hióideos também alargam a faringe para receber o alimento. Assim, os músculos constritores da faringe comprimem os alimentos inferiormente, em direção ao esôfago. A deglutição também inclui mecanismos que evitam que o alimento penetre na cavidade nasal.

Digástrico

O músculo digástrico (Figura 3) é um pequeno músculo situado abaixo da mandíbula, que se estende desde o processo mastoide do osso temporal até o queixo. O músculo é composto por um ventre posterior e um anterior, conectados por um tendão intermediário, que representa seu ponto de inserção comum. Esse tendão está ancorado na face superior do corpo do osso hioide por meio de uma alça de tecido conjuntivo fibroso proveniente da fáscia cervical, onde passa entre

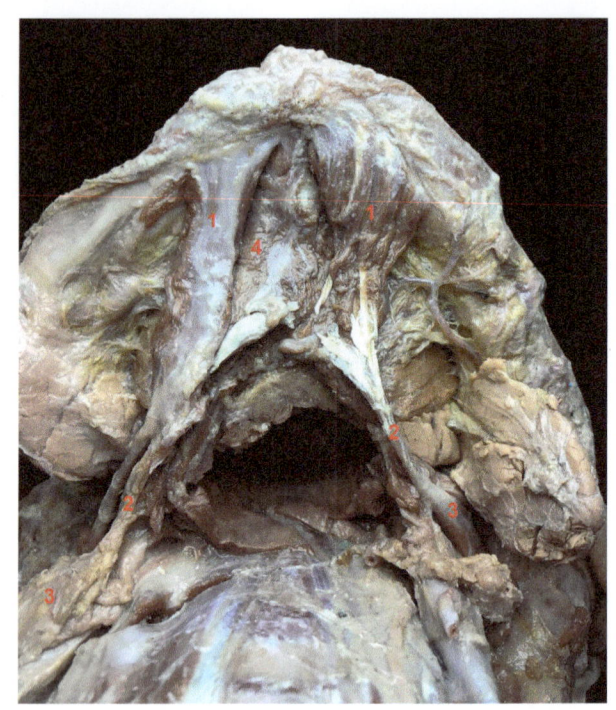

FIGURA 3 Músculo digástrico: 1. Ventre anterior do músculo digástrico; 2. Tendão intermediário; 3. Ventre posterior do músculo digástrico; 4. Músculo milo-hióideo.

as duas guias de fixação do músculo estilo-hióideo e é coberto pela glândula submandibular. O ventre anterior mais curto se dirige obliquamente para se fixar na fossa digástrica da face posteroinferior da mandíbula, próximo à sua sínfise. O ventre posterior, mais longo, se origina da incisura mastóidea do osso temporal e se dirige anteroinferiormente para o osso hioide.

- **Função:** abaixa a mandíbula (abre a boca) quando toma o osso hioide como ponto fixo, com a ajuda dos músculos infra-hióideos; agindo juntos, o músculo digástrico eleva o osso hioide e o fixa durante a deglutição e a fala. O ventre anterior traciona o osso hioide para frente e o posterior puxa para trás.
- **Inervação:** o ventre anterior do músculo digástrico é inervado pelo ramo milo-hióideo do nervo alveolar inferior, ramo mandibular do nervo trigêmeo (V par de nervo craniano). O ventre posterior é inervado pelo nervo digástrico, ramo do nervo facial (VII par de nervo craniano).
- **Irrigação:** o ventre anterior do músculo digástrico recebe seu suprimento arterial principalmente da artéria submentoniana, ramo da artéria facial, e o ventre posterior do músculo digástrico recebe seu suprimento arterial das artérias auricular posterior e occipital, ramos da artéria carótida externa.
- **Variação:** existem inúmeras variações morfológicas do músculo digástrico descritas na literatura,

quase todas relacionadas com o ventre anterior do músculo digástrico. Variações do ventre anterior do digástrico ocorrem em 5,9-65,8% da população. Dos relatados, é muito mais provável que tenha variantes unilaterais do que bilaterais. Muitas dessas variantes são ventres musculares acessórios com origens e inserções variadas[6-11]. As variações anatômicas podem afetar os procedimentos diagnósticos e terapêuticos na região de cabeça e pescoço. Com o advento de técnicas modernas de tomografia computadorizada (TC) e ressonância magnética (RM), aumentou a importância de identificar com precisão as variações normais e as anomalias no assoalho da boca.

Estilo-hióideo

O estilo-hióideo é um músculo delgado e alongado, localizado abaixo do ângulo da mandíbula, anterior, superior e paralelo ao ventre posterior do músculo digástrico (Figura 4). Com origem na face posterior e lateral do processo estiloide, próximo à sua base, desce oblíqua e inferiormente, para se inserir no osso hioide na junção entre o corpo e o corno maior, logo acima do músculo omo-hióideo. Próximo à sua inserção, o músculo estilo-hióideo é perfurado pelo tendão intermediário do músculo digástrico (Figura 5).

- **Função:** eleva e retrai o osso hioide, alongando o assoalho da boca durante a deglutição.
- **Inervação:** é inervado pelo ramo estilo-hióideo do nervo facial (VII par de nervo craniano).
- **Irrigação:** o músculo estilo-hióideo recebe seu suprimento vascular de ramos da artéria carótida externa, e do ramo da artéria occipital.
- **Variação:** o músculo estilo-hióideo pode estar ausente ou duplo. Pode inserir-se nos músculos milo-hióideo ou no omo-hióideo e, às vezes, encontrado medial à carótida externa[12]. Para Mori[2], o músculo passa pelo lado medial do tendão intermediário do músculo digástrico em 70,1%; em 27,9%, o tendão final se divide em duas partes para permitir a passagem do tendão intermediário do músculo digástrico, ou pode passar do lado lateral do tendão intermediário do músculo digástrico em 1,9%.

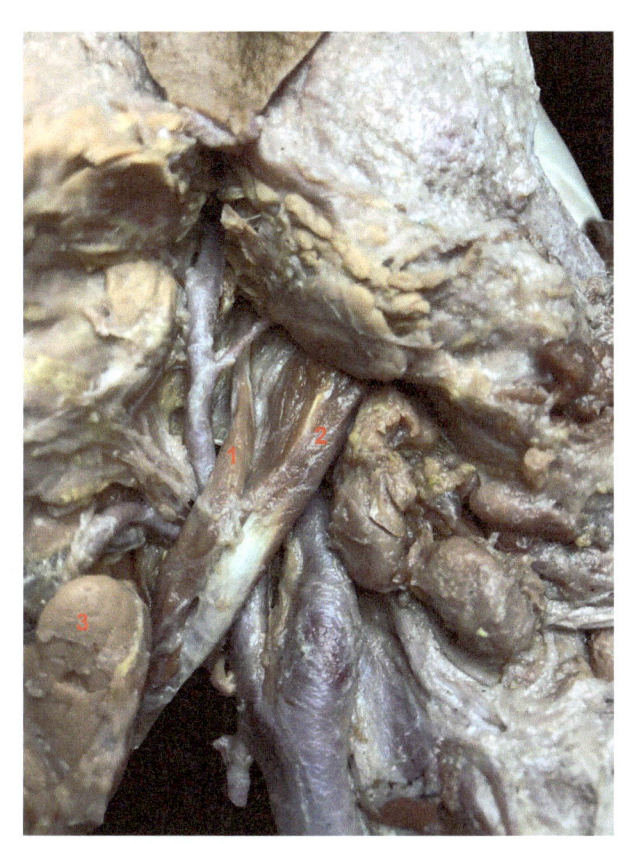

FIGURA 4 Músculo estilo-hióideo: 1. Músculo estilo-hióideo; 2. Ventre posterior do músculo digástrico; 3. Glândula submandibular.

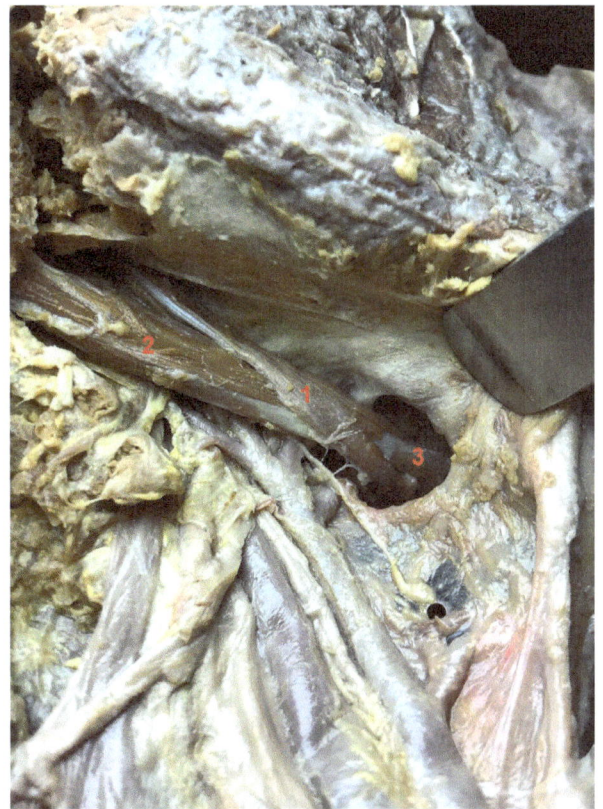

FIGURA 5 Músculo estilo-hióideo: 1. Músculo estilo-hióideo perfurado pelo tendão intermediário do músculo digástrico; 2. Ventre posterior do músculo digástrico; 3. Tendão intermediário do músculo digástrico.

Milo-hióideo

Músculo plano e triangular acima do ventre anterior do músculo digástrico, onde forma a face inferior do assoalho da cavidade oral (Figura 6), junto com músculo gênio-hióideo. Separa o assoalho da boca da região supra-hióidea e da porção lateral da glândula submandibular. Suas fibras anteriores e médias se originam na linha milo-hióidea, na face medial da mandíbula, que vai desde o último dente molar até a sínfise mentual. Essas fibras musculares se dirigem medialmente, onde terminam em uma rafe tendínea mediana (Figura 7). Sua inserção se faz na face superior do corpo do osso hioide, através de suas fibras posteriores, que se dirigem ligeiramente para baixo.

- **Função:** a função do milo-hióideo depende de seu ponto de ação. Se a mandíbula estiver fixa, o milo-hióideo eleva o osso hioide e o assoalho da boca, o que auxilia o ato de deglutição ao pressionar a língua contra o palato duro. Se o osso hioide estiver fixo, o músculo deprime a mandíbula e auxilia na abertura da boca.

- **Inervação:** a inervação do milo-hióideo vem do nervo milo-hióideo, ramo do nervo alveolar inferior (ramo mandibular do nervo trigêmeo).
- **Irrigação:** a irrigação do músculo milo-hióideo se faz pela artéria submentoniana, ramo da artéria facial.
- **Variação:** o músculo milo-hióideo pode não se estender até o osso hioide; fundir-se com os músculos vizinhos; com o desaparecimento da rafe e fusão dos dois ventres em um único ventre. Raramente está ausente. Os milo-hióideos podem também ser divididos em feixes distintos pelos lobos da glândula submandibular[13].

Gênio-hióideo

O gênio-hióideo (Figura 8) é um músculo curto e estreito, situado profundamente ao músculo milo-hióideo e pelo ventre anterior do músculo digástrico. Insere-se na espinha mentoniana inferior, na face posterior do corpo da mandíbula, onde se dirige posterior e inferiormente para se inserir no corpo do hioide.

- **Função:** a principal função do gênio-hióideo é semelhante à de outros músculos supra-hióideos. Se

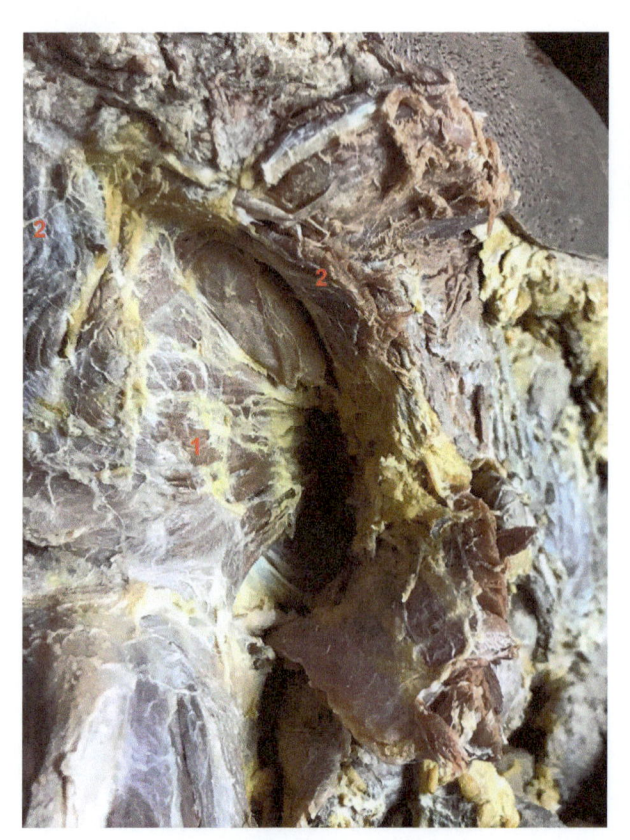

FIGURA 6   Músculo milo-hióideo: 1. Músculo milo-hióideo; 2. Ventre anterior do músculo digástrico.

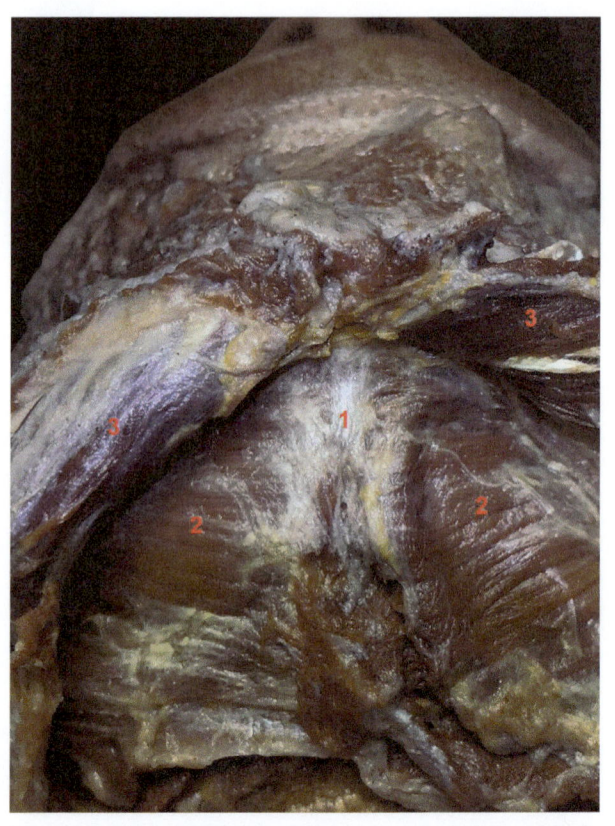

FIGURA 7   Rafe tendínea mediana do milo-hióideo: 1. Rafe tendínea mediana; 2. Músculo milo-hióideo; 3. Ventre anterior do músculo digástrico.

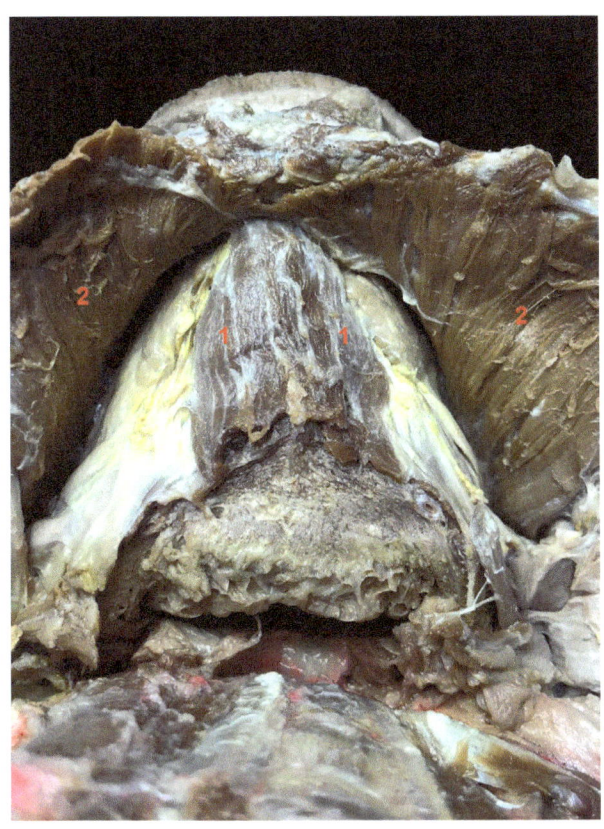
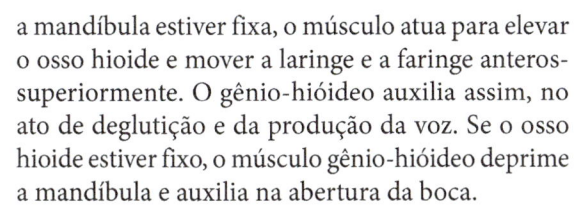

FIGURA 8   Músculo gênio-hióideo: 1. Músculo gênio-hiói-deo; 2. Músculo milo-hióideo.

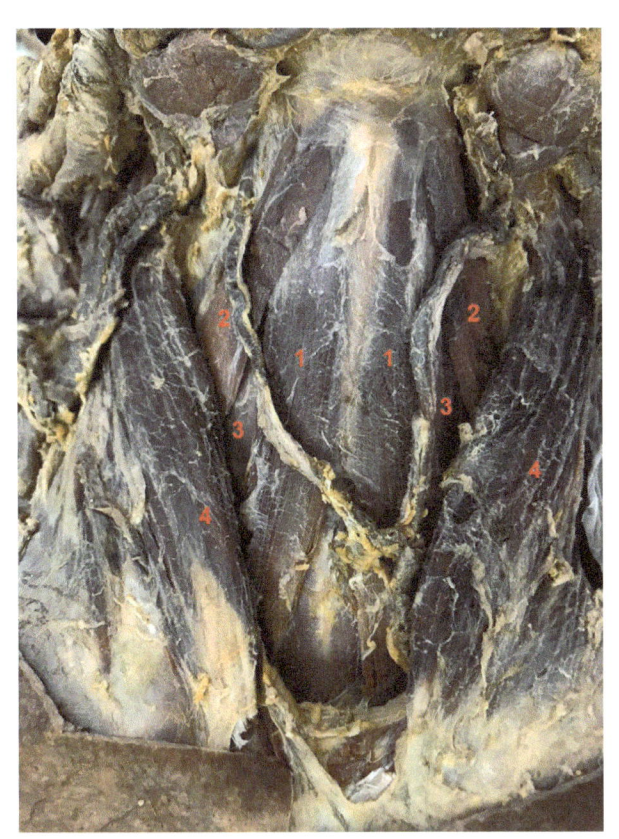

FIGURA 9   Músculos infra-hióideos: 1. Músculo esterno--hióideo; 2. Músculo omo-hióideo; 3. Músculo esternoti-reóideo; 4. Músculo esternocleidomastóideo.

a mandíbula estiver fixa, o músculo atua para elevar o osso hioide e mover a laringe e a faringe anteros-superiormente. O gênio-hióideo auxilia assim, no ato de deglutição e da produção da voz. Se o osso hioide estiver fixo, o músculo gênio-hióideo deprime a mandíbula e auxilia na abertura da boca.

- **Inervação:** a inervação do gênio-hióideo vem do ramo anterior do primeiro nervo cervical (C1), através da alça cervical do nervo hipoglosso.
- **Irrigação:** sua vascularização se faz através de um ou dois dos ramos da artéria lingual.
- **Variação:** o músculo pode se conectar com os músculos gênio-hióideo e hioglosso, podendo ocorrer a fusão com o do lado oposto ou ocorrer a presença de um ventre acessório[1].

MÚSCULOS INFRA-HIÓIDEOS

Os músculos infra-hióideos são quatro músculos localizados inferiormente ao osso hioide (Figura 9), que o conectam à laringe, ao esterno e à escápula. Incluem os músculos esterno-hióideo, omo-hióideo, esternotireóideo e tíreo-hióideo. Se inserem no osso hioide e se dirigem inferiormente em dois planos: um superficial (esterno-hióideo e omo-hióideo) e outro profundo (esternotireoide e tíreo-hióideo). Têm forma de fitas, e, geralmente, a principal função desses músculos é o posicionamento do osso hioide e o movimento da cartilagem tireoide da laringe durante a vocalização, deglutição e mastigação.

Esterno-hióideo

O músculo esterno-hióideo (Figura 10) é superficial (exceto inferiormente, onde é coberto pelo esternoclei-domastóideo), semelhante a uma cinta, se encontra no triângulo muscular do pescoço, plano e delgado, e é o mais medial do pescoço. Origina-se da face posterior e superior do manúbrio do osso esterno e da superfície posterior da extremidade medial da clavícula e do liga-mento esternoclavicular posterior, e segue superiormente para se inserir no bordo inferior do corpo do hioide.

- **Função:** a função do músculo esterno-hióideo é deprimir o osso hioide e a laringe após ele ter sido elevado pelos músculos supra-hióideos. Essa ação abre novamente as vias aéreas e restabelece a respi-ração após a deglutição.

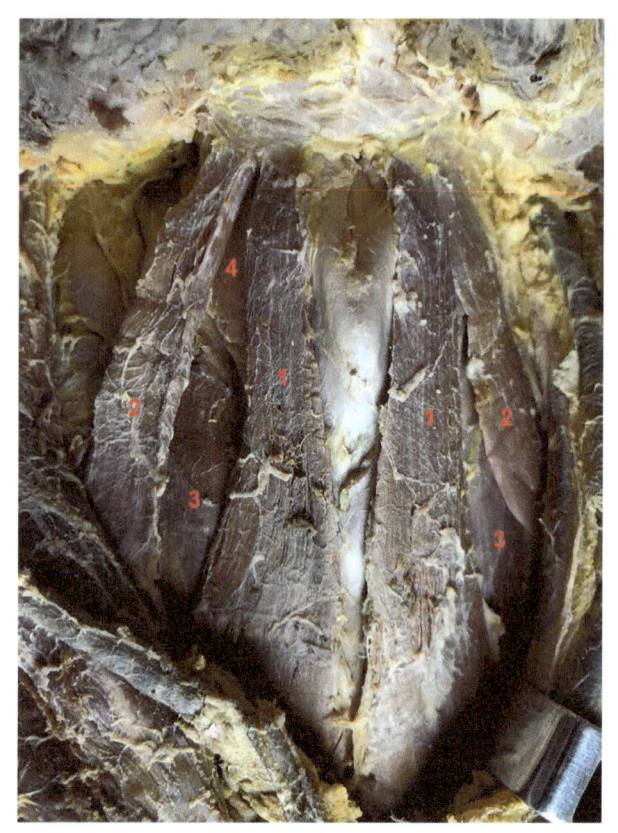

FIGURA 10   Músculo esterno-hióideo: 1. Músculo esterno-hióideo; 2. Ventre superior do músculo omo-hióideo; 3. Músculo esternotireóideo; 4. Músculo tíreo-hióideo.

- **Inervação:** sua inervação é feita pelo ramo da alça cervical do hipoglosso contendo fibras do segundo e terceiro nervos cervicais (C1-C2).
- **Irrigação:** é vascularizado pelo ramo tireoidiano superior da artéria carótida externa.
- **Variação:** em alguns casos, o músculo esterno-hióideo está ausente; quando presente, pode ser duplicado ou dividido. Além disso, pode surgir da clavícula e não do esterno; surgir do ligamento esternoclavicular posterior ou próximo à cartilagem costal da primeira costela; ser confundido com o músculo cleido-hióideo e se conectar com o ventre superior do músculo omo-hióideo[13].

Omo-hióideo

O omo-hióideo (Figura 11) é um músculo estreito que conecta a escápula ao osso hioide. O músculo é composto por dois ventres (superior e inferior), conectados por um tendão intermediário, semelhante ao músculo digástrico, e está situado lateralmente ao músculo esterno-hióideo. O ventre inferior tem origem do bordo superior da escápula, medialmente à incisura superior da escapular e ocasionalmente no ligamento transverso

superior da escápula, depois sobe anterossuperiormente (coberto pelo músculo esternocleidomastóideo e superficialmente à veia jugular interna) para continuar com o tendão intermédio (prende-se inferiormente por uma faixa fibrosa ao manúbrio do osso esterno, primeira cartilagem costal e na extremidade medial da clavícula) e depois, com o ventre superior, para se inserir no bordo inferior do corpo do osso hioide. O ventre inferior do músculo omo-hióideo, por sua vez, divide a região cervical lateral em dois trígonos: um triângulo occipital (maior e mais superior) e um triângulo omoclavicular (menor e inferior). Já seu ventre superior, juntamente com o músculo digástrico, divide o trígono cervical anterior em quatro trígonos: submandibular, submentual, carotídeo e muscular.

- **Função:** o omo-hióideo funciona para deprimir o osso hioide e a laringe para reabrir a entrada laríngea após a deglutição. Além disso, como o tendão intermediário do omo-hióideo está conectado à bainha carotídea, quando o músculo se contrai, ele puxa a bainha e diminui a pressão na veia jugular interna. Essa ação é conveniente, pois aumenta o

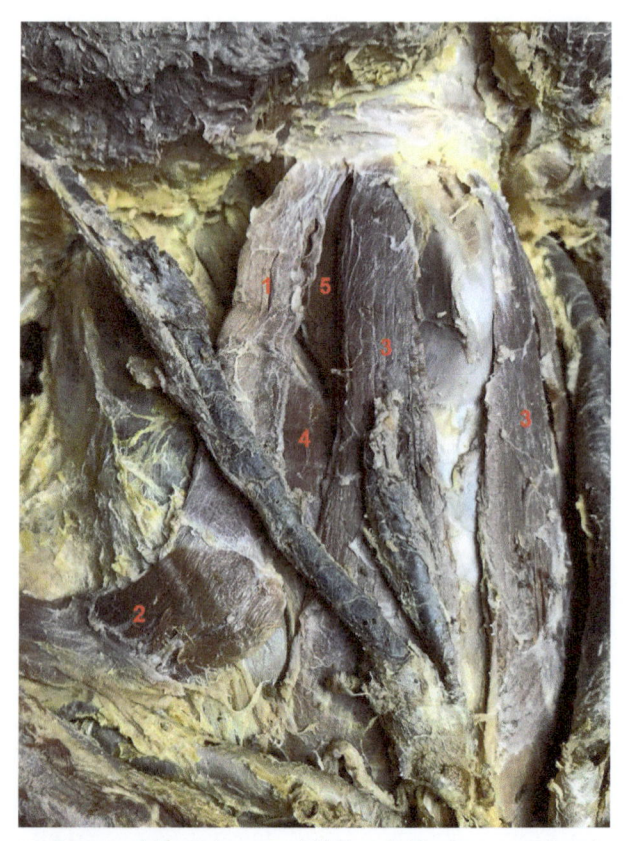

FIGURA 11   Músculo omo-hióideo: 1. Ventre superior do músculo omo-hióideo; 2. Ventre inferior do músculo omo-hióideo; 3. Músculo esterno-hióideo; 4. Músculo esternotireóideo; 5. Músculo tíreo-hióideo.

retorno venoso da cabeça para a veia cava superior. Sua principal ação é tracionar caudalmente, retrair e estabilizar o hioide.

- **Inervação:** sua inervação é feita pelo ramo da alça cervical do nervo hipoglosso contendo fibras do segundo e terceiro nervos cervicais (C1-C2).
- **Irrigação:** o ventre superior é suprido pela artéria tireóidea superior e seu ventre inferior pelos ramos da artéria supraescapular.
- **Variação:** o conhecimento das variações desse músculo é importante para minimizar as complicações durante os procedimentos cirúrgicos da região cervical, pois é um marco importante na cirurgia de esvaziamento cervical radical. O músculo omo-hióideo pode estar ausente, ser duplicado ou raramente se originar do processo transverso de C6, terminar na clavícula ou se unir ao esterno-hióideo[14-16].

Esternotireóideo

O músculo esternotireóideo (Figura 12) é mais curto e mais largo que o esterno-hióideo, está situado posteriormente a ele e cobre a glândula tireoide. Origina-se

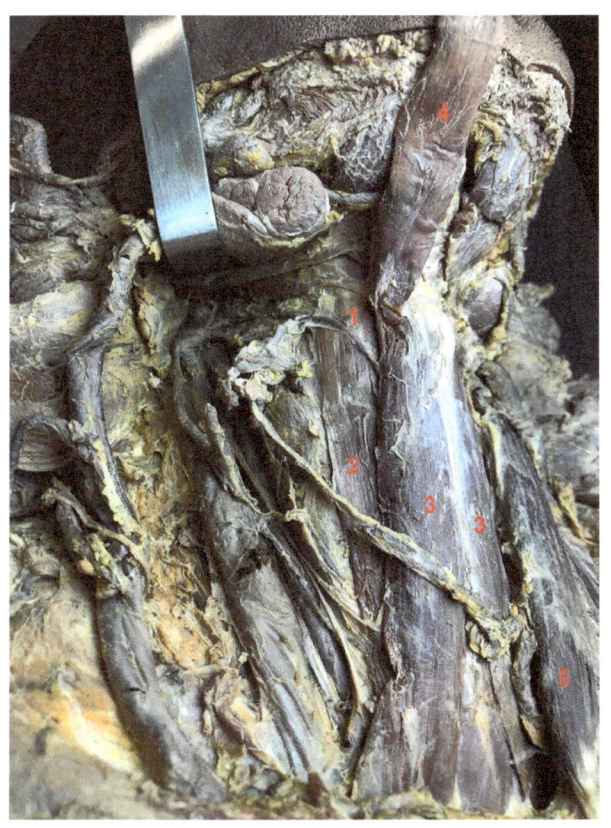

FIGURA 12 Músculo esternotireóideo: 1. Músculo tíreo-hióideo; 2. Músculo esternotireóideo; 3. Músculo esterno-hióideo; 4. Ventre superior do músculo omo-hióideo; 5. Músculo esternocleidomastóideo.

da face posterior do manúbrio do esterno (caudalmente ao esterno-hióideo) e da primeira cartilagem costal, e às vezes, com origem na segunda cartilagem costal, sobe verticalmente até se inserir na linha oblíqua da lâmina cartilagem tireoide.

- **Função:** coletivamente com os outros músculos infra-hióideos, o esternotireóideo puxa o hioide e a laringe para baixo para suas posições de repouso. Esse processo reabre a entrada laríngea após a deglutição para que a respiração possa ser retomada. Esse movimento descendente também é importante ao cantar notas baixas. Ao agir sozinho, o músculo esternotireóideo afasta a lâmina da cartilagem tireóidea do osso hioide, abrindo a entrada laríngea. Isso é particularmente benéfico durante a inspiração forçada para que o ar entre nas vias aéreas inferiores.
- **Inervação:** os ramos anteriores dos três primeiros nervos espinhais cervicais (C1-3) fornecem inervação motora ao esternotireóideo por meio da alça cervical.
- **Irrigação:** sua irrigação é feita pelos ramos das artérias lingual e tireóidea superior.
- **Variação:** os fascículos podem estar ausentes na primeira cartilagem costal ou estender-se até a segunda cartilagem costal, podem ser reforçados pelos fascículos que têm origem na clavícula ou estar fundidos na linha média com o do lado oposto, formando um padrão cruzado, ou o fascículo lateral pode terminar na fáscia cervical[17].

Tíreo-hióideo

O músculo tíreo-hióideo (Figura 13) é um músculo quadrilátero localizado no triângulo muscular do pescoço. Origina-se da linha oblíqua da lâmina da cartilagem tireoide e segue superiormente para se inserir na borda inferior do corno maior e no corpo adjacente do osso hioide. Coberto pelo músculo esterno-hióideo, está situado anteriormente à membrana tíreo-hióidea.

- **Função:** em conjunto com outros músculos infra-hióideos, o tíreo-hióideo funciona para deprimir o osso hioide após sua elevação durante o ato da deglutição e vocalização. No entanto, o tíreo-hióideo tem uma função adicional quando o osso hioide é fixado, no qual eleva a laringe. Essa ação é importante para pessoas que precisam alcançar notas altas, como vocalistas sopranas.
- **Inervação:** o músculo tíreo-hióideo é inervado pelos ramos anteriores do primeiro nervo espinhal cervical (C1) através do nervo hipoglosso (NC XII).
- **Irrigação:** se faz através dos ramos hióideos da artéria lingual e da artéria tireóidea superior.

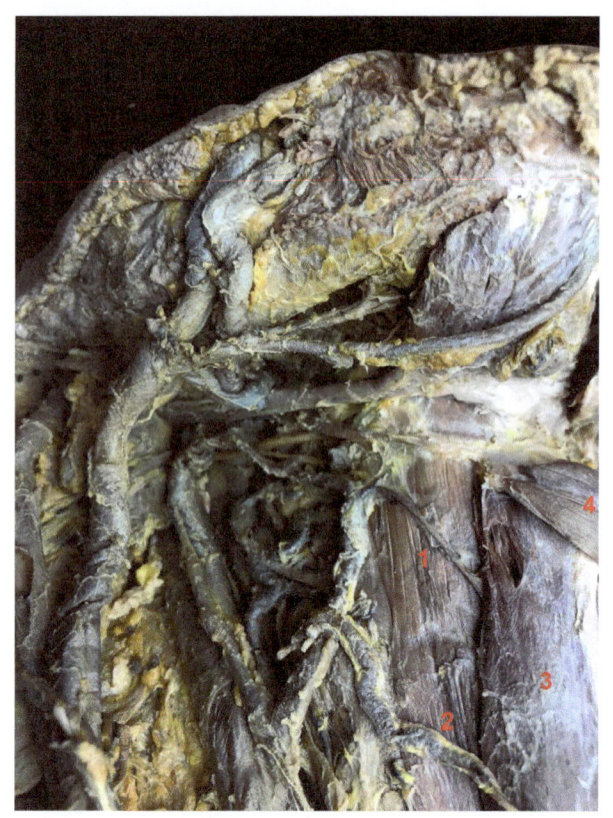

FIGURA 13 Músculo tíreo-hióideo: 1. Músculo tíreo-hióideo; 2. Músculo esternotireóideo; 3. Músculo esterno-hióideo; 4. Ventre superior do músculo omo-hióideo.

- **Variação:** o músculo tíreo-hióideo pode se inserir na cartilagem cricoide. Quando isso ocorre, ele é chamado de crico-hióideo e é descrito como uma variante do tíreo-hióideo[17].

Em resumo, cada músculo infra-hióideo pode ser dividido longitudinalmente em dois fascículos distintos, ou enviar deslizamentos um para o outro ou para a camada pré-traqueal da fáscia cervical, podendo variar em sua origem ou inserção.

ANATOMIA APLICADA

Por ser uma das regiões mais complexas do corpo humano, o conhecimento anatômico da face mostra-se como condição primordial aos profissionais que nela atuam. Hodiernamente, a anatomia da face vem recebendo uma atenção especial, uma vez que os procedimentos estéticos de rejuvenescimento facial, invasivos ou não, estão sendo realizados de diversas maneiras e a uma frequência cada vez maior[18]. No *ranking* mundial, o Brasil se destaca em segundo de procedimentos cirúrgicos de caráter estético, de acordo com a *International Society of Aesthetic Plastic Surgery*[19].

Pacientes que buscam a cirurgia estética frequentemente têm dúvidas sobre as diversas opções disponíveis para melhorar a aparência da parte anterior do pescoço. As alternativas tradicionais, tanto cirúrgicas quanto não cirúrgicas, incluem a lipoaspiração, a colocação de implantes de queixo, o uso de preenchedores dérmicos, a desnervação química e a cervicoplastia formal. Cada uma dessas opções apresenta vantagens inerentes e possíveis desvantagens[20]. Dentre elas, a lipoaspiração submentual é um procedimento de grande utilidade e importância dentro do conjunto das cirurgias estéticas realizadas na face e na região do pescoço. Ela permite melhorar e restaurar o contorno facial, considerado fator significativo para a beleza e a aparência jovial dos indivíduos, desempenhando um papel importante na autoestima deles. Dentre as técnicas, duas são as mais conhecidas para a realização da lipoaspiração submentual: a técnica cirúrgica que utiliza cânulas acopladas em uma bomba própria; e uma técnica enzimática que parte da injeção de ácido deoxicólico na região subcutânea, a fim de degradar as células de gordura.

Avelar, O'Ryan et al. e Gryskiewicz[21-23] afirmam que, para a realização da cirurgia, é feita uma marcação na região do pescoço a ser operada com a intenção de delimitar a área de segurança para o procedimento. Uma incisão deve ser feita abaixo do mento para permitir a entrada da cânula, e com movimentos de vaivém é iniciada a sucção da gordura através da ação de uma bomba própria; também pode ser utilizada para sucção da gordura a pressão gerada dentro de uma seringa. A sutura deve ser feita no local de incisão, e uma bandagem ser usada pelo paciente por um período. Uma incisão na região subauricular também pode ser feita com a intenção de fazer a sucção de gordura da região mais lateral do pescoço.

Há muito tempo, tanto pacientes como cirurgiões têm relacionado o pescoço bem definido com atributos elegantes e belos. No entanto, à medida que envelhecemos, mudanças começam a ocorrer na região do pescoço, o que muitas vezes são vistas como pouco atraentes. Entre essas transformações indesejáveis, destaca-se o acúmulo de gordura sob a pele, também conhecido como tecido adiposo subcutâneo. Contudo, características indesejáveis ligadas ao pescoço não estão exclusivamente ligadas ao envelhecimento, pois é muito comum que pacientes jovens experimentem a perda do contorno da área da papada. Esse problema pode surgir devido ao ganho de peso ou ser uma condição herdada, resultando em uma desarmonia facial.

É importante salientar que não existe uma definição de "pescoço perfeito", pois a beleza é subjetiva e pode variar de acordo com a cultura e as preferências individuais. No entanto, a ciência pode fornecer informações sobre as características físicas e estéticas geralmente associadas a um pescoço saudável e atraente. O ângulo cervicomentual é o formado entre o pescoço e o queixo. Em termos gerais, um ângulo cervicomentual mais agudo (cerca de 90 a 105°) é considerado mais atraente em comparação a ângulos mais obtusos. Isso significa que a linha da mandíbula e do pescoço deve ser bem definida e ter uma aparência mais nítida. Uma leve depressão sub-hioide deve estar presente, levando inferiormente a uma proeminência criada pela cartilagem tireoide.

Com o passar dos anos, é normal que haja uma degeneração das fibras de colágeno e elastina na pele, além do enfraquecimento do sistema muscular e da fáscia subcutânea, o que contribui para que os tecidos na região inferior do rosto e do pescoço percam sua sustentação, resultando em flacidez e cedência da pele. Assim, a formação de papada obscurece o contorno da linha da mandíbula e embota a demarcação do pescoço da face. A posição do osso hioide também é fato que pode influenciar o ângulo cervicomentual. Quando o hioide se encontra em uma posição mais baixa no pescoço, os músculos supra-hióideos percorrem uma trajetória mais vertical, resultando em redução do ângulo formado entre o queixo e o pescoço.

LIPOASPIRAÇÃO MECÂNICA DA PAPADA

A lipoaspiração mecânica da papada é um procedimento cirúrgico estético realizado para remover o excesso de gordura localizado na região abaixo do queixo, conhecida como papada. Também é chamada de "lipoaspiração do pescoço" ou "lipoaspiração submental". A técnica de lipoaspiração mecânica da papada é a forma mais segura de realizar o procedimento, pois utiliza instrumentação mínima, é feita sob anestesia local e pode ser realizada em ambiente de consultório[24]. Durante o procedimento, o cirurgião faz pequenas incisões na área-alvo geralmente abaixo do queixo ou ao redor das orelhas. Essas incisões são projetadas para serem discretas e minimizar a visibilidade de possíveis cicatrizes. O cirurgião insere uma cânula fina e oca através das incisões e a movimenta cuidadosamente para romper os depósitos de gordura indesejados. A cânula está conectada a uma bomba mecânica, que aspira a gordura liquefeita, devido a infiltração de uma solução tumescente, que é injetada na área tratada. Além da lipoaspiração feita com o uso de uma bomba aspirativa, é possível fazer o procedimento utilizando uma técnica conhecida como lipoaspiração com seringa. Nessa abordagem, uma cânula é acoplada a uma seringa de 10 mL, e a gordura é aspirada por meio da pressão de vácuo criada dentro da seringa[25]. Essa técnica é uma alternativa à lipoaspiração com bomba aspirativa e é especialmente útil em procedimentos que envolvem áreas menores ou mais delicadas, podendo ser preferida em algumas situações, devido à sua precisão e controle mais refinado.

Após o procedimento, em pacientes jovens, é comum observar uma maior contração da pele, resultando em um contorno mais definido e apertado. Isso acontece porque indivíduos mais novos apresentam maior elasticidade e firmeza na pele. Em contrapartida, no caso de pacientes mais velhos, a pele tende a perder parte de sua elasticidade natural ao longo dos anos, portanto a capacidade de contrair-se e se adaptar após a lipoaspiração pode ser mais limitada. Isso não significa que a pele não irá se ajustar após o procedimento em pacientes mais velhos, mas esse processo pode levar mais tempo e não ser tão acentuado quanto em pacientes mais jovens[20]. Ademais, para os pacientes mais velhos, a lipoaspiração da papada pode ser usada como técnica complementar durante o tratamento de *lifting* facial à procura de melhores resultados[23]. Em pacientes com pouca definição de mandíbula, a lipoaspiração submental mecânica também é uma útil para melhorar questões estéticas.

Os estudos indicam que a lipoaspiração para tratar a papada tem um histórico positivo em termos de segurança, com riscos baixos de complicações. No entanto, é importante ressaltar que qualquer procedimento cirúrgico carrega algum grau de risco, e os hematomas podem ser uma ocorrência comum em cirurgias dessa natureza. Felizmente, os hematomas podem ser gerenciados e tratados adequadamente, minimizando qualquer impacto duradouro[26]. O sucesso da lipoaspiração da papada também depende muito da habilidade e experiência do cirurgião, bem como do cuidado pós-operatório do paciente.

LIPÓLISE ENZIMÁTICA DA PAPADA

A lipólise enzimática oferece uma opção menos invasiva e mais econômica para a redução da papada em comparação a outras intervenções cirúrgicas. Nesse procedimento, uma enzima lipolítica, o ácido deoxicólico, é utilizado para ajudar a quebrar as células de gordura, tornando mais fácil sua eliminação do corpo. A eficácia e a segurança do ácido deoxicólico foi amplamente avaliada em estudos na Europa e na América do Norte[27].

Para esse tipo de procedimento, nem todos os pacientes são indicados, devendo passar por uma triagem cuidadosa a fim de selecioná-los criteriosamente. Pacientes que apresentam bandas platismais proeminentes ou uma pele excessivamente frouxa na região do pescoço podem não ser os candidatos mais indicados à intervenção, pois a redução da gordura submentoniana nesses casos poderia levar a resultados estéticos insatisfatórios. Além disso, a história médica anterior do paciente e tratamentos anteriores realizados na área do pescoço são fatores importantes a serem considerados. Problemas médicos anteriores relacionados à região submentoniana, como disfagia (dificuldade para engolir), paralisia do nervo facial (fraqueza muscular facial) ou cicatrizes significativas, podem contraindicar a técnica em alguns casos, pois podem aumentar o risco de complicações[28]. Os especialistas recomendam que as injeções de ácido deoxicólico sejam evitadas acima de uma linha traçada (1,0-1,5 cm) abaixo da borda inferior da mandíbula. Isso é importante para prevenir possíveis complicações, como a disfagia, que pode estar relacionada ao volume de injeção[29]. Os profissionais de saúde devem seguir as diretrizes adequadas e ter um profundo conhecimento da anatomia facial para evitar complicações e garantir resultados seguros e esteticamente satisfatórios. A chamada "zona segura" para aplicação da injeção deve ser delineada no paciente e é demarcada pela prega submentoniana anteriormente, o osso hioide posteriormente e as bordas laterais da gordura submentoniana. A aplicação do ácido deoxicólico, além da borda anterior da mandíbula, apresenta o risco de causar paresia, que é a fraqueza ou paralisia temporária dos músculos próximos à área da injeção. Essa paresia pode ocorrer quando o ácido é injetado muito próximo ao nervo marginal mandibular, que percorre uma área situada entre 1 e 4 cm abaixo da borda inferior da mandíbula. O nervo marginal mandibular é um ramo do nervo facial, responsável por controlar alguns músculos faciais. Se houver uma injeção inadequada e muito próxima ao nervo, ele pode ser temporariamente afetado, resultando em fraqueza muscular localizada. Felizmente, essa fraqueza costuma ser temporária e desaparece com o tempo. Da mesma forma, ao injetar além das bordas laterais, há o risco de lesão das estruturas neurovasculares e glandulares adjacentes. Essas estruturas são importantes para o suprimento sanguíneo e inervação da região submentoniana e, caso sejam comprometidas por uma injeção inadequada, podem resultar em complicações como inchaço excessivo, dor ou alterações na sensibilidade local[28].

É mais comum que a aplicação de ácido deoxicólico cause alguns efeitos adversos, especialmente relacionados à injeção do produto. A maioria desses efeitos está limitada ao local da aplicação e inclui queixas como dor, vermelhidão e inchaço. Essas reações locais são as mais comuns e geralmente são leves e temporárias.

A aplicação do ácido deoxicólico para o tratamento de gordura submentoniana normalmente é realizada em sessões mensais, com possibilidade de repetição por até seis vezes. A dose máxima de aplicação por sessão é limitada a 50 injeções de 0,2 mL, conforme descrito em um estudo por Ascher et al.[30].

Por fim, é importante considerar a idade e o tônus muscular do paciente ao avaliar a adequação do tratamento com ácido deoxicólico para a redução da papada. Embora o procedimento possa ser eficaz em pacientes mais velhos, é possível que os resultados sejam menos pronunciados em comparação com pacientes jovens, devido às diferenças naturais na capacidade da pele de se adaptar ao novo contorno após o tratamento. Uma avaliação cuidadosa e uma discussão franca com o paciente sobre as expectativas e possíveis resultados são essenciais para um tratamento bem-sucedido.

REFERÊNCIAS

1. Testut L, Latarjet A. Músculos del cuello: Región lateral del cuello. In: Testut L, Latariet A. Tratado de anatomia humana, 9. ed. Barcelona: Salvat; 1977. p. 808-10.
2. Mori M. Statistics on the musculature of the japanese. Okajimas Folia Anat Jpn. 1964;40:195-300.
3. Hasan T. Variations of the sternocleidomastoid muscle: a literature review. The Internet J Hum Anat. 2010;2(1):1-6.
4. Surendran S, Nayak SB, Reghunathan D, Nelluri VM. Sternocleidomastoid muscle with five fleshy bellies and thirteen heads of origin. Online J Health Allied Sci. 2016;15(3):1-3.
5. Dupont G, Iwanaga J, Altafulla JJ, Lachkar S, Oskouian RJ, Tubbs RS. Bilateral sternocleidomastoid variant with six distinct insertions along the superior nuchal line. Anat Cell Biol. 2018;51(4):305-8.
6. Sargon MF, Onderoglu S, Sürücü HS, Bayramoglu A, Demiryürek DD, Oztürk H. Anatomic study of complex anomalies of the digastric muscle and review of the literature. Okajimas Folia Anat Jpn. 1999;75(6):305-13.
7. De-Ary-Pires B, Ary-Pires R, Pires-Neto MA. The human digastric muscle: patterns and variations with clinical and surgical correlations. Ann Anat. 2003;185(5):471-9.
8. Fujimura A, Onodera M, Feng XY, Osawa T, Nara E, Nagato S, et al. Abnormal anterior belly of the digastric muscle: a proposal for the classification of abnormalities. Anat Sci Int. 2003;78(3):185-8.
9. Hsiao TH, Chang HP. Anatomical variations in the digastric muscle. Kaohsiung J Med Sci. 2019;35(2):83-6
10. Ortug G, Sipahi B, Ortug A, Ipsalali HO. Variations of the digastric muscle and accessory bellies: a study of gross anatomic dissections. Morphologie. 2020;104(345):125-32.
11. Tranchito EN, Bordoni B. Anatomy, Head and Neck, Digastric Muscle. [Updated 2024 Jan 30]. In: StatPearls [Internet]. Treasure Island (FL): StatPearls Publishing.
12. Rathee M, Jain P. Anatomy, head and neck, stylohyoid muscle. In: StatPearls. Treasure Island (FL): StatPearls Publishing; 2022.
13. Lee HY, Yang HJ. Anterior neck muscles. In: Tubbs RS, Shoja MM, Loukas M. Bergman's Comprehensive Encyclopedia of Human Anatomic Variation. Wiley Online Books; 2016. p. 228-35.
14. Tamega OJ, Garcia PJ, Soares JC, Zorzetto NL. About a case of absence of the superior belly of the omohyoid muscle. Anat Anz. 1983;154(1):39-42.
15. Tubbs RS, Salter EG, Oakes WJ. Unusual origin of the omohyoid muscle. Clin Anat. 2004;17(7):578-82.
16. Hatipoğlu ES, Kervancioğlu P, Tuncer MC. An unusual variation of the omohyoid muscle and review of literature. Ann Anat. 2006;188(5):469-72.

17. Bergman RA, Afifi AK, Miyauchi R. Omohyoideus, sternohyoideus, thyrohyoideus, sternothyroideus, (infrahyoid muscles). In: Illustrated encyclopedia of human anatomic variation: Opus I: Muscular system: alphabetical listing of muscles: O. 2022. [acesso em abril de 2024]. Disponível em: https://www.anatomyatlases.org/AnatomicVariants/MuscularSystem/Text/O/14Omohyoideus.shtml

18. Custódio ALN, Silva AMR, Franco CC, Pacheco RF, Souza MS. Harmonização facial cirúrgica: área de atuação do cirurgião-dentista. Aesthet Orofac Sci. 2020;1(1):9-19.

19. International Society of Aesthetic Plastic Surgery. Global survey 2017. New York; 2018.

20. Fattahi T. Submental liposuction versus formal cervicoplasty: which one to choose? J Oral Maxillofac Surg. 2012;70(12):2854-8.

21. Avelar J. Fat-suction of the submental and submandibular regions. Aesthetic Plast Surg. 1985;9(4):257-63.

22. O'Ryan F, Schendel S, Poor D. Submental-submandibular suction lipectomy: Indications and surgical technique. Oral Surg Oral Med Oral Pathol Oral Radiol Endod. 1989;67(2).

23. Gryskiewicz JM. Submental suction-assisted lipectomy without platysmaplasty: pushing the (skin) envelope to avoid a face lift for unsuitable candidates. Plast Reconstr Surg. 2003;112(5):1393-405; discussion 1406-7.

24. Wall SJ, Adamson PA. Surgical options for aesthetic enhancement of the neck. Facial Plast Surg. 2001;17(2):109-15.

25. Bohluli B, Varedi P, Bayat M, Bagheri SC. Submental fat transfer: an approach to enhance soft tissue conditions in patients with submental lipomatosis after orthognathic surgery. J Oral Maxillofac Surg. 2014;72(1):164.e1-7.

26. Kamer FM, Pieper PG. Surgical treatment of the aging neck. Facial Plast Surg. 2001;17(2).

27. Humphrey S, Femmer P, Beleznay K, Carruthers JDA. Deoxycholic acid for submental fullness and more. Dermatol Surg. 2019;45(4):624-7.

28. Liu M, Chesnut C, Lask G. Overview of Kybella (deoxycholic acid injection) as a fat resorption product for submental fat. Facial Plast Surg. 2019;35(3):274-7.

29. Georgesen C, Lipner SR. The development, evidence, and current use of ATX-101 for the treatment of submental fat. J Cosmet Dermatol. 2017;16(2):174-9.

30. Ascher B, Fellmann J, Monheit G. ATX-101 (deoxycholic acid injection) for reduction of submental fat. Expert Rev Clin Pharmacol. 2016;9(9):1131-43.

7

Artérias, veias e vasos linfáticos do pescoço

Francisco Prado Reis

José Aderval Aragão

Felipe Matheus Sant'Anna Aragão

Alberto de Faria Santana

Iapunira Catarina Sant'Anna Aragão

Lucimario de Carvalho Barros

João Paulo Mardegan Issa

INTRODUÇÃO

O pescoço, considerado de forma quadrangular, está limitado superiormente pela margem inferior da mandíbula, anteriormente pela linha média, inferiormente pela margem superior da clavícula e posteriormente pela margem anterior do músculo trapézio. É uma região que conecta diretamente a cabeça ao tronco, servindo pelo seu estreito espaço como via de passagem de vasos e nervos, em grande parte de muita importância, como exemplo as artérias para irrigação do encéfalo.

O pescoço como região anatômica se caracteriza por possuir muitas estruturas críticas que têm curso e profundidade variáveis à medida que atravessam essa área relativamente pequena. Ele contém algumas das anatomias mais complexas e intrincadas do corpo e é composto de vários órgãos e tecidos com estrutura e função essenciais para a fisiologia normal. As estruturas contidas no pescoço são responsáveis pela respiração, fala, deglutição, regulação do metabolismo, suporte e conexão do cérebro e coluna cervical, assim como pelo afluxo e fluxo circulatório e linfático da cabeça.

O pescoço pode ser visto simplesmente como a conexão entre a cabeça e o resto do corpo. É a região onde estão situados o esôfago proximal, a traqueia, glândula tireoide e glândulas paratireoides. Ele fornece espaço para a condução do fluxo sanguíneo para o cérebro e a cabeça, apoia a cabeça movimentando-a harmoniosamente e transmite sinais nervosos do cérebro para o resto do corpo. É uma parte complexa do corpo, com muitos planos e compartimentos diferentes.

O pescoço topograficamente contém subdivisões e compartimentos que auxiliam na organização e ajudam a dar sentido a essa complexa região. Os triângulos anterior e posterior são as duas subdivisões primárias, diferenciados pelo trajeto oblíquo do músculo esternocleidomastóideo (Figura 1). Os triângulos estão emparelhados e localizados nos lados esquerdo e direito do pescoço e divididos em áreas anatômicas adicionais.

Os triângulos anterior e posterior do pescoço fornecem uma estrutura natural para organizar o conteúdo do pescoço em subdivisões anatômicas bem definidas. Cada triângulo abriga músculos, nervos, vasculatura, tecido linfático e tecido adiposo. Os triângulos anteriores compreendem a superfície anterior do pescoço, profundamente à fáscia cervical superficial e ao músculo platisma. O triângulo posterior, que é posterior ao triângulo anterior, tem como limite a superfície posterior do músculo esternocleidomastóideo, a superfície anterior do trapézio e o terço médio da clavícula.

O conteúdo do pescoço é agrupado em quatro espaços cervicais, chamados de compartimentos.

- **Compartimento vertebral:** contém as vértebras cervicais e os músculos posturais.
- **Compartimento visceral:** contém glândulas (tireoide, paratireoide e timo), laringe, faringe e a traqueia.
- **Dois compartimentos vasculares:** contém a artéria carótida comum, a veia jugular interna e o nervo vago, em cada lado do pescoço.

ARTÉRIAS

Artéria carótida comum

A artéria carótida comum (Figura 2) é uma grande artéria elástica, que surge em cada lado do pescoço e é a principal fonte de suprimento sanguíneo para a cabeça e o pescoço. As carótidas comuns têm origens diferentes, embora, no pescoço, sigam o mesmo trajeto. A artéria carótida comum esquerda origina-se do arco aórtico no mediastino superior, enquanto a artéria carótida comum

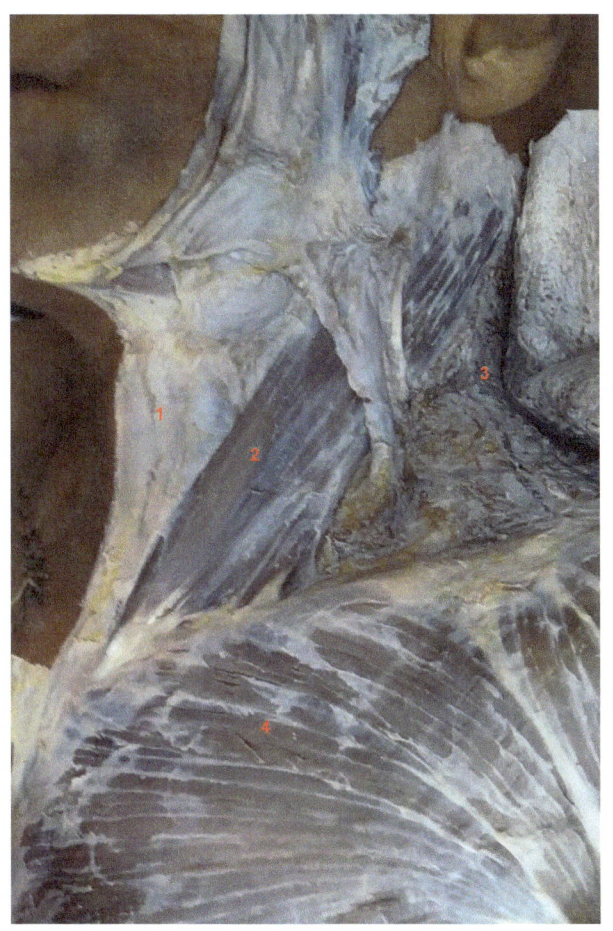

FIGURA 1 Músculo esternocleidomastóideo dividindo os trígonos cervicais anterior e posterior: 1. Trígono anterior; 2. Músculo esternocleidomastóideo; 3. Trígono posterior; 4. Músculo peitoral maior.

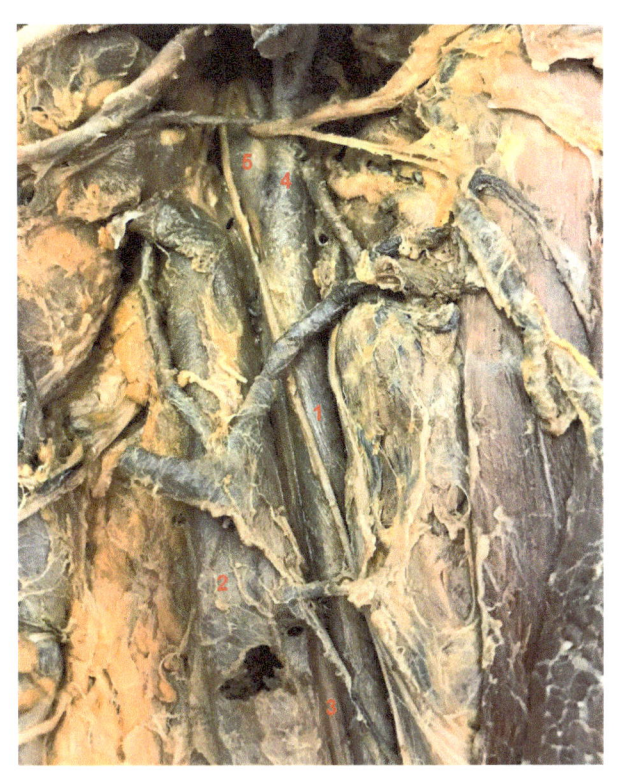

FIGURA 2 Artéria carótida comum: 1. Artéria carótida comum direita; 2. Veia jugular interna direita; 3. Nervo vago direito; 4. Artéria carótida externa direita; 5. Artéria carótida interna direita.

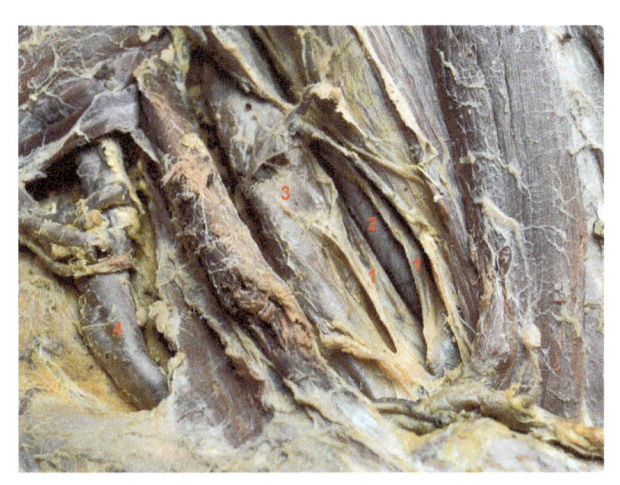

FIGURA 3 Bainha carotídea: 1. Bainha carotídea; 2. Artéria carótida comum direita; 3. Veia jugular interna direita; 4. Veia jugular externa direita.

direita origina-se do tronco braquiocefálico posterior à articulação esternoclavicular direita. Ao nível da borda superior da cartilagem tireoide, à altura da quarta vértebra cervical, na área anatômica conhecida como triângulo carotídeo, a artéria carótida comum se divide em artérias carótidas interna e externa.

A artéria carótida comum ascende lateralmente à traqueia e ao esôfago dentro da bainha carotídea, estrutura composta pelas três camadas da fáscia cervical profunda, que são membranas que envolvem e protegem outras estruturas profundas do pescoço, como a artéria carótida interna, a veia jugular interna, o nervo vago (X par de nervo craniano), alguns gânglios linfáticos, plexos periarteriais carotídeos e o nervo do seio carotídeo. A bainha carotídea (Figura 3) está situada a cada lado da faringe com a cadeia simpática cervical em sua parede posterior. As artérias mais importantes da cabeça e do pescoço são as artérias carótidas internas e externas, artérias vertebrais e o tronco tireocervical.

Os ramos principais da artéria carótida comum são suas artérias terminais: a artéria carótida interna, a maior das duas, e a artéria carótida externa. Perto de sua bifurcação, na artéria carótida comum há duas estruturas especializadas:

- **Seio carotídeo:** uma dilatação da base da artéria carótida interna (Figura 4), que está envolvida na transmissão de informações sobre a pressão arterial ao hipotálamo, a fim de manter a homeostase da pressão arterial. Referido como barorreceptor, é inervado pelo ramo carotídeo do nervo glossofaríngeo.
- **Glomo carotídeo:** estrutura oval (Figura 5), localizada posteriormente à bifurcação carotídea, envolvida na transmissão de informações sobre a composição química arterial aos centros respiratórios

no encefálico. Como o seio carotídeo, é inervado pelo ramo carotídeo do nervo glossofaríngeo. É um quimiorreceptor estimulado por hipercapnia, hipóxia e aumento da concentração de íons hidrogênio (pH baixo). Em resposta a essas alterações, o glomo carotídeo, por meio de um reflexo envolvendo os centros respiratórios no tronco encefálico, provoca alteração na taxa e no volume da respiração.

Artéria carótida interna

Ramo importante da artéria carótida comum, encontrada em cada lado do pescoço, a artéria carótida interna (Figura 6) corre ao longo de cada lado do pescoço e penetra no crânio através do canal carotídeo. Fornece sangue a várias partes da cabeça – a mais importante é o cérebro, onde entra na formação do círculo arterial ou polígono de Willis (Figura 7), por meio de seus ramos terminais, as artérias cerebrais anterior e média.

Artéria carótida externa

A artéria carótida externa (ACE) (Figura 8) situa-se anteromedialmente à carótida interna. Depois de sua origem, sobe pelo pescoço, passando posteriormente ao colo da mandíbula e anteriormente ao lóbulo da orelha, terminando ao nível da glândula parótida, onde se divide

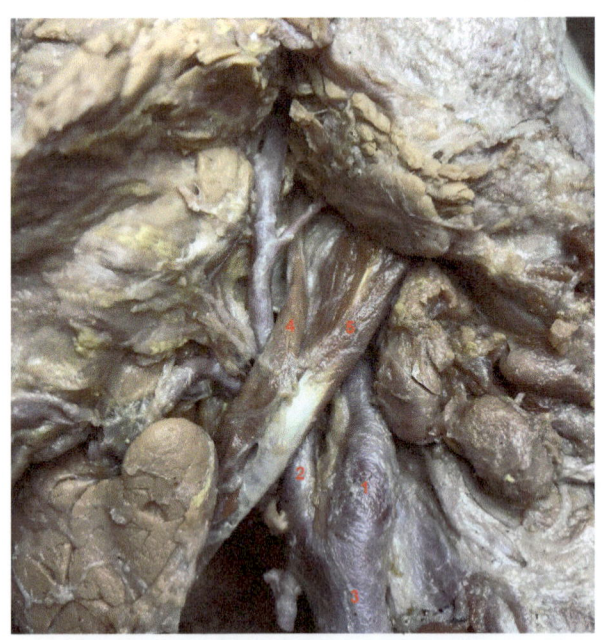

FIGURA 4 Seio carotídeo: 1. Seio carotídeo; 2. Artéria carótida externa direita; 3. Artéria carótida comum direita; 4. Músculo estilo-hióideo; 5. Ventre posterior do músculo digástrico.

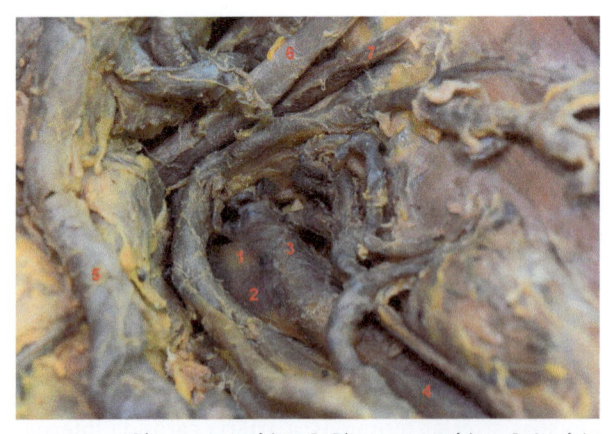

FIGURA 5 Glomo carotídeo: 1. Glomo carotídeo; 2. Artéria carótida interna direita; 3. Artéria carótida externa direita; 4. Artéria carótida comum direita; 5. Veia jugular externa direita; 6. Tendão intermédio do músculo digástrico; 7. Músculo estilo-hióideo.

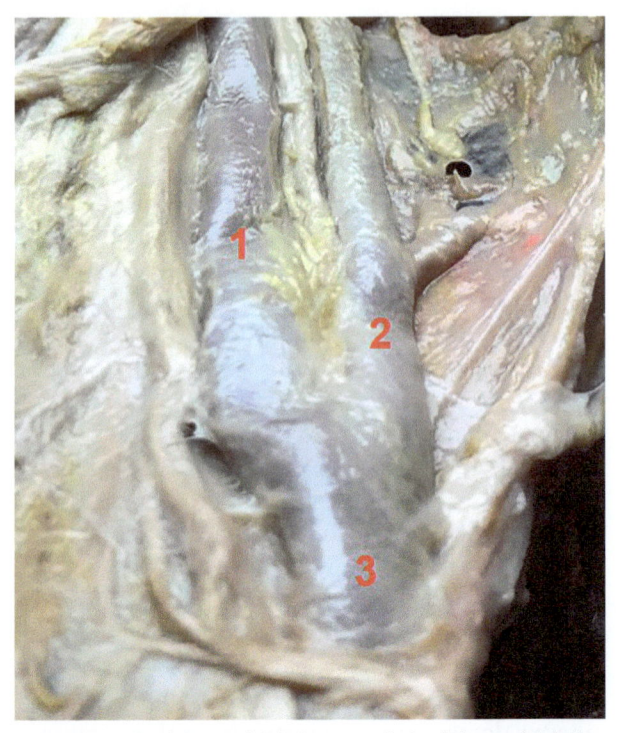

FIGURA 6 Artéria carótida interna: 1. Artéria carótida interna direita; 2. Artéria carótida externa direita; 3. Artéria carótida comum direita.

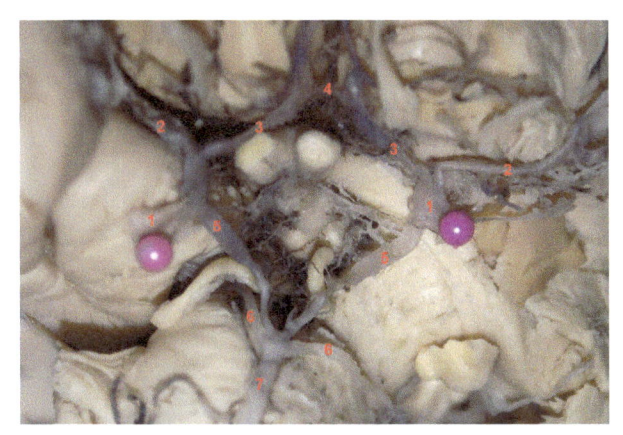

FIGURA 7 Círculo arterial ou polígono de Willis: 1. Artéria carótida interna; 2. Artéria cerebral média; 3. Artéria cerebral anterior; 4. Artéria comunicante anterior; 5. Artéria comunicante posterior; 6. Artéria cerebral posterior; 7. Artéria basilar.

A maioria dos ramos da ACE vai irrigar a cabeça e a face, exceto a tireoide superior e as artérias faríngeas ascendentes, que chegam até as estruturas do pescoço. As artérias facial, maxilar e temporal superficial são consideradas os ramos de destaque. Os ramos da ACE se anastomosam com os ramos da carótida externa contralateral, permitindo a circulação colateral.

Grupo anterior

Artéria tireóidea superior

A artéria tireóidea superior (Figura 9) é encontrada no triângulo carotídeo do pescoço e se origina da superfície anterior da ACE, inferiormente ao corno maior do hioide. A artéria toma uma direção anteroinferior ao longo da borda lateral do músculo tíreo-hióideo e atinge o ápice da glândula tireoide para vascularizar sua região superior. Localiza-se na região anterior do pescoço, profundamente aos músculos infra-hióideos.

Ramos da artéria tireóidea superior

- **Glandulares:** suprem a metade superior da glândula tireoide. Definidos individualmente como ramos

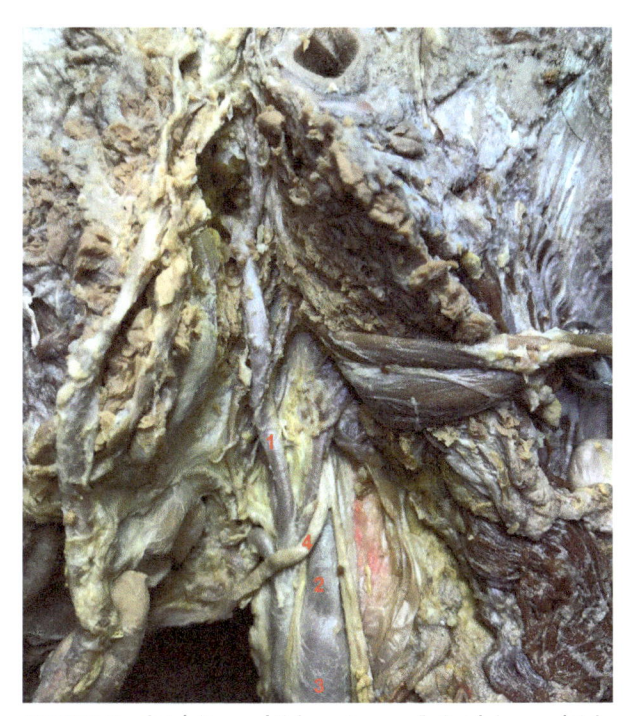

FIGURA 8 Artéria carótida externa: 1. Artéria carótida externa esquerda; 2. Artéria carótida interna esquerda; 3. Artéria carótida comum esquerda; 4. Alça do nervo hipoglosso.

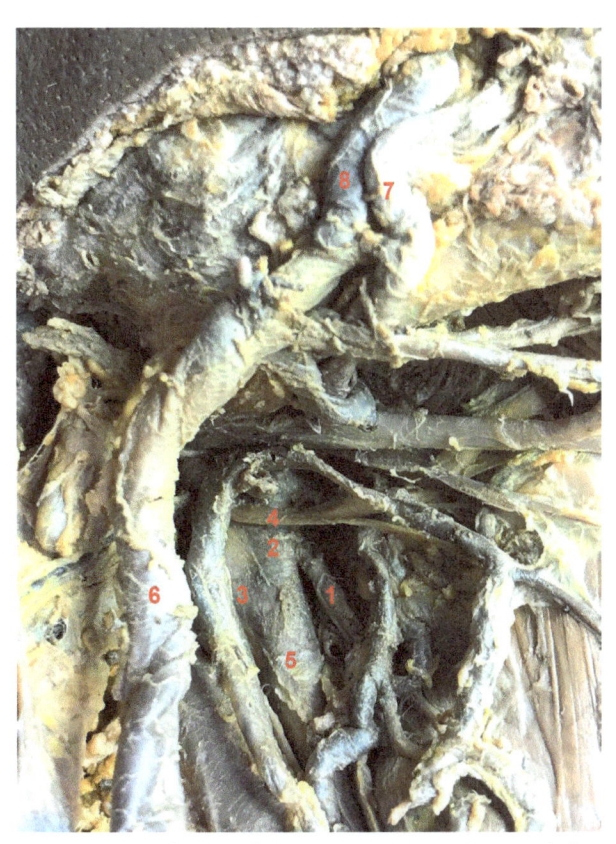

FIGURA 9 Artéria tireóidea superior: 1. Artéria tireóidea superior direita; 2. Artéria carótida externa direita; 3. Artéria carótida interna direita; 4. Alça do nervo hipoglosso; 5. Artéria carótida comum direita; 6. Veia jugular externa direita; 7. Artéria facial direita; 8. Veia facial direita.

em seus ramos terminais. A carótida externa emite a maior parte de seus ramos no triângulo carotídeo. Ao contrário da carótida interna, que supre o encéfalo e o bulbo do olho, a ACE, por meio dos grupos arteriais anterior, medial, posterior e terminal, emite vários ramos, que vão suprir o restante das estruturas da cabeça e as estruturas do pescoço. O grupo terminal é formado pela artéria maxilar e pela artéria temporal superficial.

anterior, posterior e lateral, que se anastomosam com os da artéria tireóidea inferior para completar a rede vascular que alimenta toda a glândula.

- **Infra-hióideo:** supre os músculos infra-hióideos, omo-hióideo, esterno-hióideo, esternotireóideo e tíreo-hióideo.
- **Esternocleidomastóideo:** vasculariza o terço médio do músculo esternocleidomastóideo.
- **Laríngea superior:** supre as estruturas da parte superior da laringe. Ela se anastomosa com a artéria laríngea inferior (da artéria tireóidea inferior) para completar a rede vascular da laringe.
- **Ramo cricotireóideo:** supre o músculo cricotireóideo.

Artéria facial

A artéria facial (Figura 10) tem origem da superfície anterior da ACE, logo acima da artéria lingual, com quem, em algumas pessoas, pode compartilhar uma origem comum. A artéria facial segue para cima com um trajeto tortuoso ao longo do sulco nasolabial, passando abaixo dos músculos digástrico e estilo-hióideo, e continua seu curso sinuoso superficialmente ao músculo milo-hióideo antes de se introduzir sobre a borda inferior da mandíbula anteriormente ao músculo masseter.

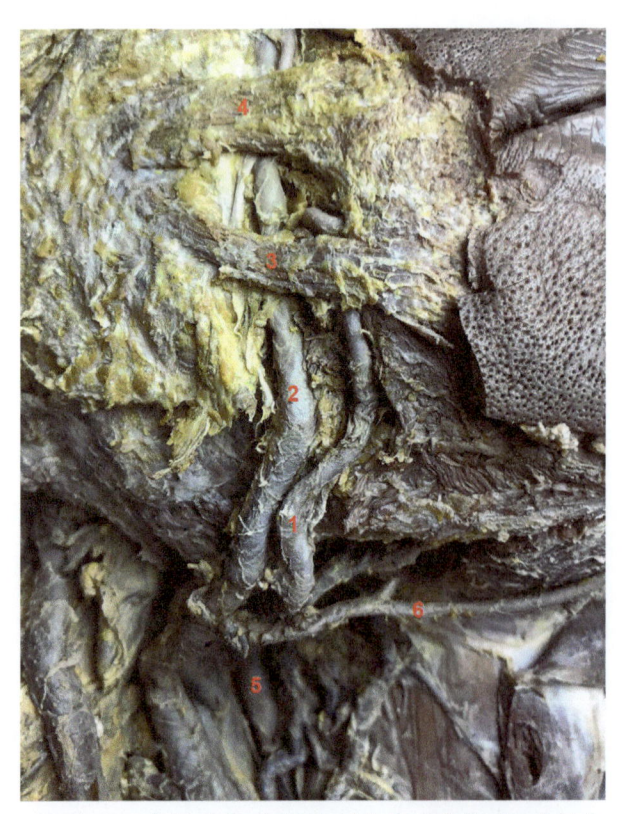

FIGURA 10 Artéria facial: 1. Artéria facial direita; 2. Veia facial direita; 3. Músculo zigomático menor; 4. Músculo zigomático maior; 5. Artéria carótida externa direita; 6. Veia submentoniana direita.

O trajeto da artéria facial, em linhas gerais, não define apenas sua função, mas também a de seus ramos, a partir do momento em que esses ramos emergem da artéria. Desse modo, no trajeto cervical é que surgem os ramos do pescoço, da artéria facial.

Ramos da artéria facial no pescoço

- **Artéria palatina ascendente:** passa entre os músculos estiloglosso e estilofaríngeo e vai suprir a tuba auditiva, tonsila palatina, constritor superior da faringe e palato mole.
- **Ramo tonsilar:** passando entre os músculos estiloglosso e pterigóideo medial, perfura o constritor superior da faringe e fornece a vascularização da tonsila palatina.
- **Artéria submentoniana:** maior ramo da artéria facial, que tem seu trajeto ao longo da parte inferior da região do mento. Divide-se no ponto de seu percurso pela glândula submandibular, passando sobre o músculo milo-hióideo logo atrás do corpo da mandíbula. Supre a musculatura supra-hióidea, o músculo submentoniano e a pele da região submentoniana.
- **Ramos glandulares:** três a quatro ramos que se dirigem à glândula salivar submandibular, bem como às estruturas circundantes.

Artéria lingual

A artéria lingual (Figura 11) origina-se da superfície anterior da ACE, entre as artérias tireóidea superior e facial. Segue medialmente ao corno maior do osso hioide, cruza inferiormente o nervo hipoglosso e, em seguida, cruza os músculos digástrico e estilo-hióideo. Chega às proximidades do músculo constritor médio da faringe, de onde segue para a região do ápice da língua, como artérias profundas da língua. A partir de sua origem, a artéria arqueia-se para cima e anteriormente, emitindo seu primeiro ramo, a artéria supra-hióidea. A artéria lingual, então, segue profundamente ao músculo hioglosso, onde emite as artérias linguais dorsais. Basicamente, a artéria lingual começa na ACE e termina na ponta da língua.

A artéria lingual, então, continua no assoalho da boca, passando lateralmente ao músculo genioglosso. Na borda anterior do músculo hioglosso, a artéria lingual faz uma curva ascendente e se bifurca nas artérias lingual profunda e sublingual. Ao longo de seu trajeto, a artéria lingual é acompanhada pelas veias linguais e pelo nervo glossofaríngeo (IX par craniano). A artéria lingual tem quatro ramos:

- **Supra-hióideo:** percorre a borda superior do osso hioide. Ele se anastomosa com o ramo do lado contralateral para suprir os músculos que se fixam ao osso hioide.

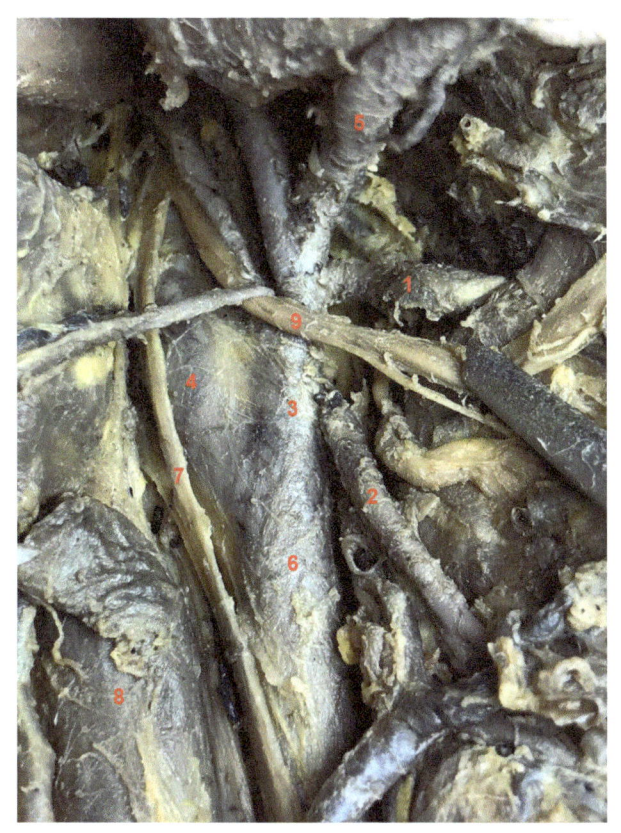

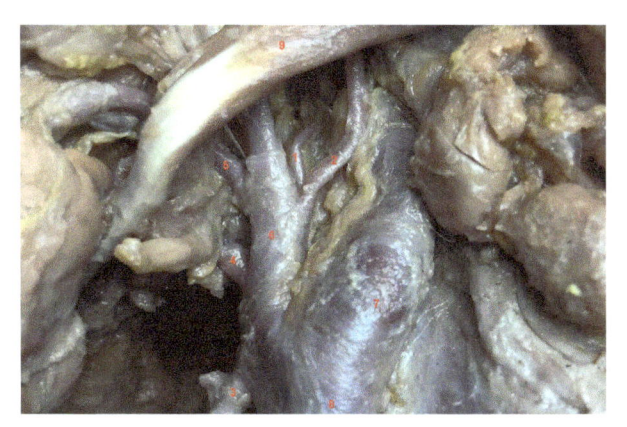

FIGURA 12   Artéria faríngea ascendente: 1. Artéria faríngea ascendente esquerda; 2. Artéria occipital esquerda;
3. Artéria tireóidea superior esquerda; 4. Artéria lingual
esquerda; 5. Artéria facial esquerda; 6. Artéria carótida
externa esquerda; 7. Artéria carótida interna esquerda;
8. Artéria carótida comum esquerda; 9. Ventre posterior
do músculo digástrico.

FIGURA 11   Artéria lingual: 1. Artéria lingual direita; 2. Artéria tireóidea superior direita; 3. Artéria carótida externa
direita; 4. Artéria carótida interna direita; 5. Artéria facial
direita; 6. Artéria carótida comum direita; 7. Nervo vago
direito; 8. Veia jugular interna direita; 9. Alça do nervo hipoglosso.

- **Linguais dorsais:** formam anastomoses com os
  contralaterais para suprir a base da língua e sua
  mucosa, bem como o arco palatoglosso, amígdalas,
  palato mole e epiglote.
- **Sublingual:** supre a glândula sublingual, o músculo
  milo-hióideo e as mucosas bucal e gengival. Origina-
  -se na borda anterior do músculo hioglosso e viaja
  entre os músculos genioglosso e milo-hióideo para
  alcançar as glândulas sublinguais.
- **Lingual profundo:** forma a porção terminal da artéria lingual. Ele supre o corpo da língua. A artéria
  está localizada na face inferior da língua, próximo
  ao frênulo lingual. Ele passa entre o genioglosso
  medialmente e o músculo longitudinal inferior lateralmente para alcançar o ápice da língua.

Grupo medial
Artéria faríngea ascendente

A artéria faríngea ascendente (Figura 12) é o menor
e único ramo medial da ACE localizada no pescoço em
ambos os lados da faringe. Segue um curso superior en-

tre a artéria carótida interna e a faringe. A face anterior
da artéria é atravessada pelos músculos estiloglosso e
estilofaríngeo. A artéria termina anastomosando-se com
o ramo palatino ascendente da artéria facial e o ramo
cervical ascendente da vertebral.

Ao longo de seu trajeto, a artéria faríngea ascendente
fornece um conjunto de três ramos:

- **Faríngeos:** suprem os constritores da faringe, estilofaríngeo, palato mole, tonsila e tuba auditiva
  (Eustáquio).
- **Artéria timpânica inferior:** supre a parede medial
  da cavidade timpânica.
- **Meníngeos:** passam pelo forame *lacerum*, forame
  jugular e canal do hipoglosso para suprir os nervos
  adjacentes dura-máter, hipoglosso (NC XII), glossofaríngeo (NC IX) e vago (NC X).
- **Artéria meníngea posterior:** supre estruturas adjacentes à dura-máter e à fossa posterior do crânio.

Grupo posterior
Artéria occipital

A artéria occipital (Figura 13) origina-se da face
posterior da ACE aproximadamente a 2 cm acima da
bifurcação da artéria carótida comum, um pouco acima
da artéria facial, elevando-se entre o processo transverso
do atlas localizado no pescoço e o processo mastoide.

A artéria occipital passa posteriormente, paralela
e profundamente ao ventre posterior do músculo digástrico, e passa em um sulco no osso temporal medial
ao processo mastoide. Em seguida, corre em direção à
protuberância occipital externa, onde sobe pelo couro
cabeludo. Perfura o músculo trapézio e a fáscia nucal

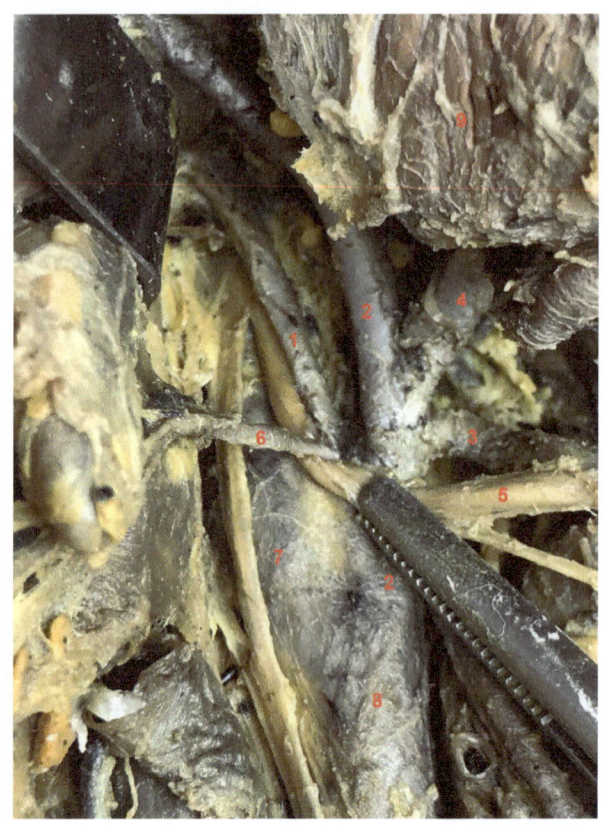

FIGURA 13   Artéria occipital: 1. Artéria occipital direita; 2. Artéria carótida externa direita; 3. Artéria lingual direita; 4. Artéria facial direita; 5. Alça do nervo hipoglosso; 6. Artéria esternocleidomastóidea direita; 7. Artéria carótida interna direita; 8. Artéria carótida comum direita; 9. Músculo masseter direito.

entre as inserções craniais dos músculos trapézio e esternocleidomastóideo. Ao atingir o couro cabeludo, emite vários ramos que percorrem a superfície do músculo occipitofrontal e se anastomosam com os contralaterais. Ramos da artéria occipital:

- **Artéria esternocleidomastóidea:** o ramo inicial e maior da artéria occipital.
- **Descendente/ramos musculares:** emitem vários ramos musculares para suprir os músculos posteriores profundos do dorso.
- **Auricular:** irriga a parte posterior da orelha externa.
- **Mastoide:** supre a cavidade timpânica e células mastoides.
- **Occipitais:** vascularizam principalmente o ventre occipital do músculo occipitofrontal.
- **Meníngeo:** supre a dura-máter da fossa posterior do crânio.

Artéria auricular posterior

A artéria auricular posterior (Figura 14) origina-se da face posterior da ACE, logo acima da artéria occipital,

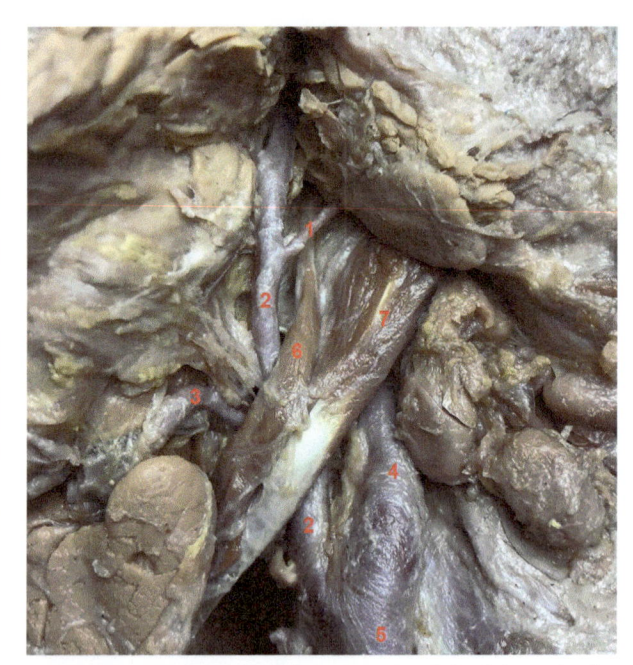

FIGURA 14   Artéria auricular posterior: 1. Artéria auricular posterior esquerda; 2. Artéria carótida externa esquerda; 3. Artéria facial esquerda; 4. Artéria carótida interna esquerda; 5. Artéria carótida comum esquerda; 6. Músculo estilo-hióideo; 7. Ventre posterior do músculo digástrico.

com a qual às vezes compartilha um tronco comum. É superficial e pré-terminal e o mais superior dos ramos posteriores da ACE. Seu ponto de origem é superior aos músculos digástrico e estilo-hióideo. A artéria segue um curso superior dentro do triângulo digástrico (submandibular) do pescoço até o nível da glândula parótida. A artéria se continua entre a glândula parótida anteriormente e o processo estiloide do osso temporal posteriormente, até atingir o pavilhão auricular. A partir daí, torna-se posterior e superior, e continua-se entre a cartilagem auricular e o processo mastoide. A artéria auricular posterior termina por anastomosar-se com a artéria occipital.

A artéria auricular posterior dá origem a cinco ramos:

- **Artéria estilomastoide:** se estende através do forame estilomastóideo para suprir estruturas da orelha média e interna, cavidade timpânica óssea, antro mastóideo e canais semicirculares e o nervo facial.
- **Timpânico posterior:** contribui para o suprimento sanguíneo da membrana timpânica. Ela se anastomosa com a artéria timpânica anterior, formando um círculo vascular sobre o aspecto interno da membrana timpânica.
- **Auricular:** supre a pele sobre a superfície medial da orelha externa e para os músculos auriculares extrínsecos: anterior, superior e posterior.

- **Occipital:** vasculariza a pele posterossuperior da orelha externa e o ventre occipital do músculo occipitofrontal.
- **Parotídeo:** supre a glândula parótida.

Grupo terminal

Artéria maxilar

A artéria maxilar (Figura 15) é a maior das duas artérias terminais da ACE. Origina-se atrás do colo da mandíbula, atravessa a glândula parótida e passa adiante entre o ligamento esfenomandibular e o ramo da mandíbula. Emerge da fossa retromandibular e da fossa infratemporal, fazendo um trajeto tortuoso profundo até a parte inferior da cabeça, e passa adiante, entre as duas cabeças do músculo pterigóideo lateral prosseguindo para cima, até chegar à fossa pterigopalatina. A artéria termina na artéria esfenopalatina próxima à cavidade nasal.

A artéria maxilar tem sido considerada uma das continuações da ACE e distribui o fluxo sanguíneo para os ossos maxilares superior (maxila) e inferior (mandíbula), áreas faciais profundas, dura-máter cerebral e cavidade nasal. Tem, assim, um papel importante no suprimento sanguíneo para os tecidos duros e moles na região maxilofacial e as estruturas profundas da face e da boca. O tronco principal da artéria maxilar é dividido em três partes, nomeadas de acordo com as estruturas relacionadas ao longo do trajeto da artéria:

- **Mandibular:** vizinha ao colo da mandíbula, encontra-se na borda inferior do pterigóideo lateral (externa).
- **Pterigoide:** se encontra entre as bordas inferior e superior do pterigóideo lateral.
- **Pterigopalatina:** encontrada na fossa pterigopalatina após passar pelo pterigóideo lateral.

Mandibular

São ramos da parte mandibular:

- **Artéria auricular profunda:** segue para cima na orelha interna para suprir a membrana timpânica, passando entre a cartilagem e o osso para suprir o meato acústico externo da orelha.
- **Artéria timpânica anterior:** tem trajeto próximo à membrana timpânica. É a artéria principal do ouvido médio e vai suprir a mucosa da cavidade timpânica. Artéria que segue para cima, passando pelo forame espinhoso. Acessa e fornece sangue para a dura-máter.
- **Artéria alveolar inferior:** segue para baixo e para frente através do nervo alveolar inferior antes de atingir o forame do nervo mandibular e partes anteriores da mandíbula, fornecendo irrigação às polpas dos dentes mandibulares. Seu outro ramo é o mentual, que vai suprir regiões do mento.
- **Artéria meníngea acessória:** segue para cima através da fossa média (abertura) do crânio, para suprir a dura-máter e a cavidade gangliotrigeminal.

Pterigoide

São ramos da parte pterigoide:

- **Artéria massetérica:** pequena artéria que acompanha o nervo lingual, passa lateralmente através da incisura mandibular e irriga o músculo masseter.
- **Artéria pterigoide:** ramo que vasculariza os músculos pterigóideos lateral e medial.
- **Artéria temporal profunda:** ramo que se divide em dois;. as artérias aqui suprem o músculo temporal e o pericrânio.
- **Artéria bucal:** um curso inclinado para a frente, alcançando a superfície externa dos músculos bucinadores antes de se conectar com várias outras artérias faciais.

Pterigopalatina

São ramos da parte pterigopalatina as artérias:

- **Esfenopalatina:** irriga a cavidade nasal. Ao passar pelo forame esfenopalatino para a cavidade nasal,

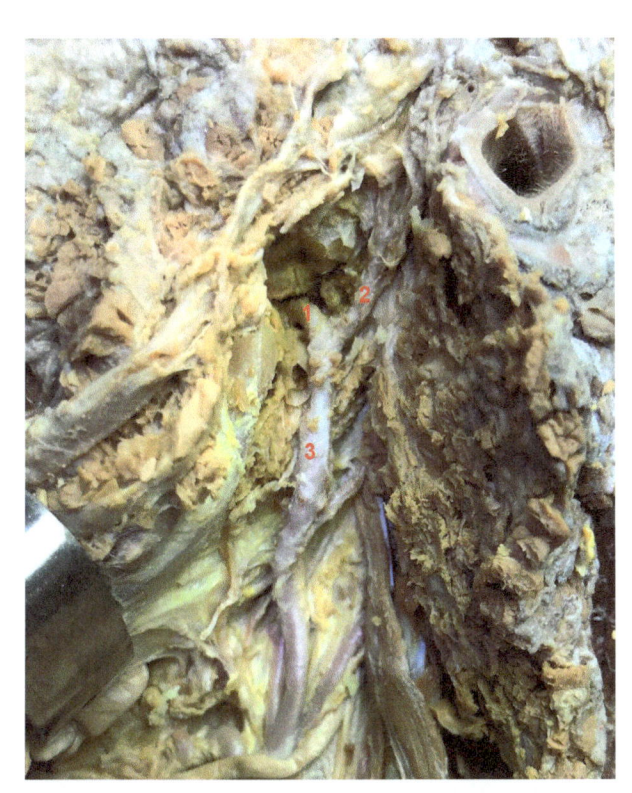

FIGURA 15 Artéria maxilar: 1. Artéria maxilar esquerda; 2. Artéria temporal superficial esquerda; 3. Artéria carótida externa esquerda.

ele se divide em ramos nasais laterais posteriores que suprem o nariz e o aparelho sensorial. A artéria esfenopalatina termina no septo nasal como ramos septais posteriores.

- **Palatina descendente:** essa artéria quase imediatamente se divide nas artérias palatinas maior e menor, que suprem o palato duro e o mole, respectivamente. O ramo terminal da artéria passa para cima através do canal incisivo, para anastomosar-se com a artéria esfenopalatina.
- **Infraorbitária:** esse ramo passa anteriormente através da fissura orbital inferior, ao longo do assoalho da órbita e do canal infraorbitário para emergir com o nervo infraorbitário na face. Um ramo infraorbital fornece sangue para as estruturas ao redor dos olhos e da face; ramos alveolares superiores e anteriores suprem os dentes anteriores da mandíbula. Há outros dois ramos da artéria infraorbitária: as artérias alveolares superiores média e superior, respectivamente.
- **Alveolar superior posterior:** é a principal fonte de sangue para os dentes superiores e fornece ramos também para os nervos correspondentes, através de forames na parede posterior da maxila e áreas gengivais circundantes.
- **Faríngea:** sua principal tarefa é irrigar a faringe e o teto do nariz.
- **Canal pterigoide:** passa por trás do canal pterigoide com o nervo correspondente. Essa artéria supre a faringe superior e a cavidade timpânica.

Artéria temporal superficial

A artéria temporal superficial (Figura 16) é a artéria terminal menor da ACE. Ao contrário da artéria maxilar, que segue transversalmente em direção à face, a artéria temporal superficial continua na mesma direção da ACE. Tem origem dentro da glândula parótida atrás do colo da mandíbula. Durante seu curso tortuoso, acompanhada pelo nervo auriculotemporal, cruza o arco zigomático e, próxima ao seu término, se divide em ramos frontal e temporal.

Os principais ramos da artéria temporal superficial são:

- **Artéria facial transversa:** tem origem na artéria temporal transversa dentro da glândula parótida, segue para a frente abaixo do arco zigomático e vai suprir a pele da região zigomática e músculo masseter.
- **Parotídeos:** vascularizam a glândula parótida.
- **Artéria temporal média:** para vascularização do músculo temporal.
- **Artéria zigomático-orbital:** irriga a parte lateral dos músculos das pálpebras.
- **Frontal:** irriga o couro cabeludo da região frontal.

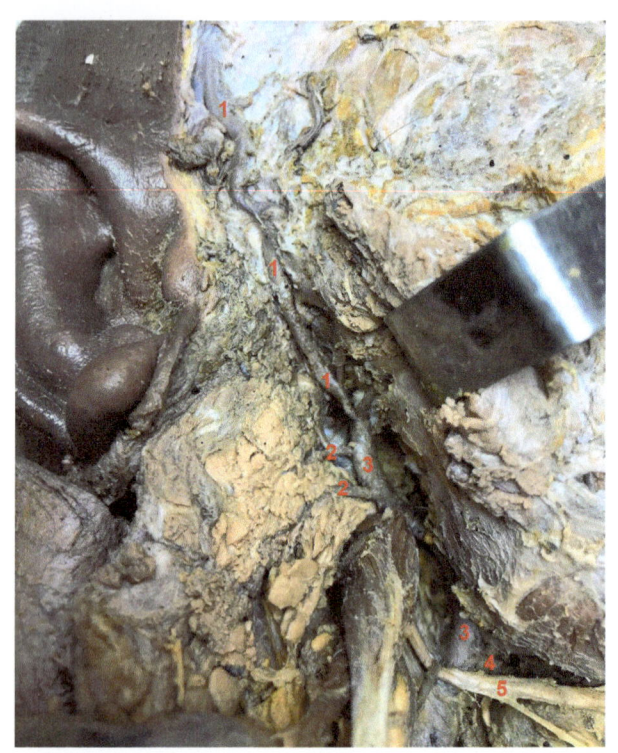

FIGURA 16 Artéria temporal superficial: 1. Artéria temporal superficial direita; 2. Artéria parotídea; 3. Artéria carótida externa esquerda; 4. Artéria lingual; 5. Alça do nervo hipoglosso.

- **Parietal:** irriga o couro cabeludo da região parietal.
- **Auriculares anteriores:** suprem a superfície anterior da concha da orelha externa, o meato acústico externo e a articulação temporomandibular.

Outras artérias do pescoço

Artérias subclávias

O pescoço é suprido por outras artérias que não as carótidas. As artérias subclávias (Figura 17) são um par de grandes artérias no tórax que fornecem sangue ao próprio tórax, pescoço, ombros e braços. A artéria subclávia tem uma origem diferente em cada lado. No lado direito, origina-se do tronco braquiocefálico, enquanto no lado esquerdo do corpo se origina diretamente do arco da aorta. Ambos seguem acima da pleura cervical em direção ao músculo escaleno anterior e através do espaço escaleno posterior (entre os músculos escalenos anterior e medial). Entra na axila entre a primeira costela e a clavícula e se torna a artéria axilar.

É fundamental conhecer o curso da artéria subclávia, seus ramos e suas partes para obter uma compreensão abrangente do tronco costocervical. A artéria subclávia se divide em três partes, dependendo de sua posição em relação ao músculo escaleno anterior. A primeira

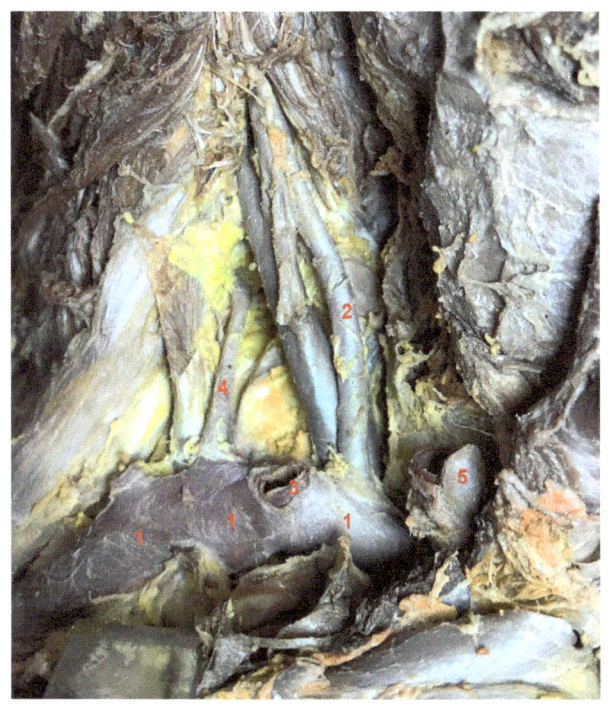

FIGURA 17 Artéria subclávia: 1. Artéria subclávia direita; 2. Artéria vertebral direita; 3. Artéria do tronco tireocervical direito; 4. Artéria do tronco costocervical direito; 5. Artéria carótida comum direita.

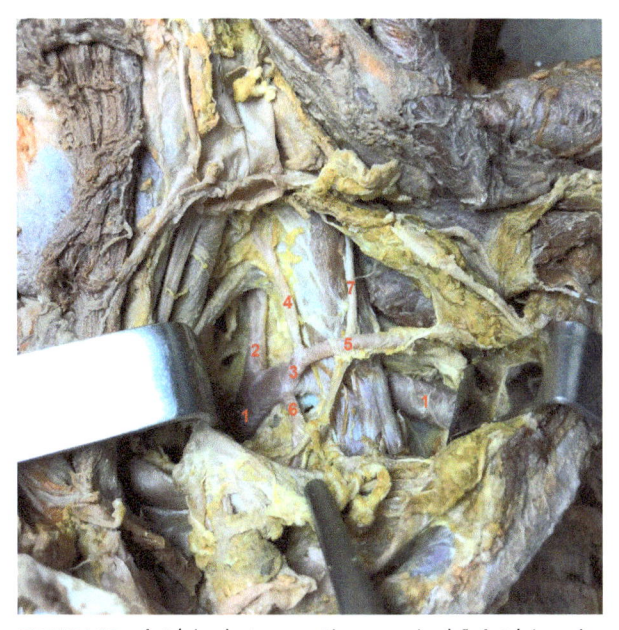

FIGURA 18 Artéria do tronco tireocervical: 1. Artéria subclávia esquerda; 2. Artéria vertebral esquerda; 3. Artéria do tronco tireocervical esquerdo; 4. Artéria tireóidea inferior esquerda; 5. Artéria cervical transversa esquerda; 6. Artéria torácica interna esquerda; 7. Nervo frênico esquerdo.

parte da artéria subclávia estende-se de sua raiz até a parte medial do músculo escaleno. A primeira parte da artéria subclávia dá origem à artéria torácica interna (artéria mamária interna), artéria vertebral e ao tronco tireocervical, que suprem o polígono arterial do cérebro, tecido mamário e tireoide. A segunda parte da artéria subclávia emerge da região medial do músculo escaleno e se estende até a face lateral desse músculo. Essa parte dá origem ao tronco costocervical. A terceira parte da subclávia tem seu início na face lateral do músculo escaleno e termina na ponta da primeira costela, onde se torna a artéria axilar e não possui uma ramificação constante.

Tronco tireocervical

O tronco tireocervical (Figura 18) é um ramo curto e largo que se origina da primeira parte da artéria subclávia, entre a origem desta e a borda medial do músculo escaleno anterior. Localiza-se distalmente às origens da artéria vertebral e proximal ao tronco costocervical. Ascendendo verticalmente em cada lado do pescoço, divide-se em vários ramos importantes que fornecem a irrigação para as vísceras do pescoço, que incluem as glândulas tireoide e paratireoide, a traqueia e a laringe, bem como a faringe e o esôfago na garganta para a glândula tireoide, como para outras regiões do pescoço.

O número de ramos que têm origem no tronco tireocervical é bastante variável. Correntemente são descritos quatro ramos que incluem as artérias:

- **Tireóidea inferior:** o maior e mais significativo; a artéria tireóidea inferior segue para cima na frente da artéria vertebral para suprir a glândula tireoide, glândulas paratireoides, a laringe (artéria laríngea inferior), traqueia e porção cervical do esôfago, bem como os músculos circundantes infra-hióideos e pré-vertebrais.
- **Supraescapular:** cursa acima da escápula na frente do músculo escaleno anterior e atrás da clavícula. Segue em direção ao ombro, posterior à clavícula, e supre os músculos do manguito rotador e os músculos escapulares posteriores.
- **Cervical ascendente:** um pequeno ramo que ascende medialmente até o nervo frênico. Esta artéria se divide em ramos menores que suprem os forames intervertebrais do pescoço, partes da medula espinhal e suas meninges circundantes, corpos vertebrais e músculos pré-vertebrais. Compartilha anastomoses com a artéria vertebral, a artéria occipital e a artéria faríngea ascendente.
- **Cervical transversa:** se divide em dois ramos principais: a artéria cervical superficial, que supre o músculo trapézio, e a artéria escapular dorsal, que supre

os músculos elevadores da escápula e romboides da parte superior das costas.

Tronco costocervical

Embora possa haver alguma variação, o tronco costocervical é um vaso arterial curto que geralmente se origina da porção superior do segmento distal da artéria subclávia, distal ao tronco tireocervical. A porção distal da subclávia é a que se estende para fora em direção aos ombros. O tronco costocervical (Figura 19) emerge logo após o tronco tireocervical e logo acima da clavícula na base do pescoço, atrás ou medialmente do músculo escaleno anterior, e está localizado ao nível do polo inferior do gânglio inferior (cervicotorácico/estrelado). Segue posterolateralmente sobre o ápice do pulmão, onde se divide em dois ramos: a artéria intercostal suprema ou a artéria intercostal superior e a artéria cervical profunda.

- **Artéria intercostal suprema:** é o primeiro ramo do tronco costocervical. Situa-se entre os colos das duas primeiras costelas e a pleura costocervical, passa lateralmente ao gânglio estrelado e medialmente aos ramos anteriores do nervo espinhal T1. Descendo pela face interna da caixa torácica, fornece as duas primeiras artérias intercostais posteriores que fornecem sangue para os dois primeiros espaços intercostais. A artéria termina anastomosando-se com a terceira artéria intercostal posterior, de onde fornece o suprimento sanguíneo para os músculos, pele e pleura parietal dos espaços intercostais correspondentes.
- **Artéria cervical profunda:** segue em direção posterossuperior, passando entre o processo transverso da sétima vértebra cervical e o colo da primeira costela. Sobe pelo pescoço, entre os músculos semiespinhal da cabeça e o semiespinhal do pescoço, e termina ao nível da segunda vértebra cervical. Ocasionalmente é um ramo separado da artéria subclávia. No segmento proximal, a artéria fornece um ramo espinhal, que entra no canal espinhal cervical entre a última vértebra cervical e a primeira torácica. Distalmente, emite vários ramos musculares que suprem os músculos posteriores do pescoço.

VEIAS DO PESCOÇO

Toda a drenagem da cabeça e do pescoço termina na veia jugular interna, que se une à veia subclávia para formar a veia braquiocefálica por trás da extremidade medial da clavícula. Duas veias braquiocefálicas se unem para formar a veia cava superior. As do pescoço estão divididas em dois sistemas venosos: um superficial e outro profundo. Esses sistemas não são totalmente separáveis e são conectados por anastomoses em vários níveis.

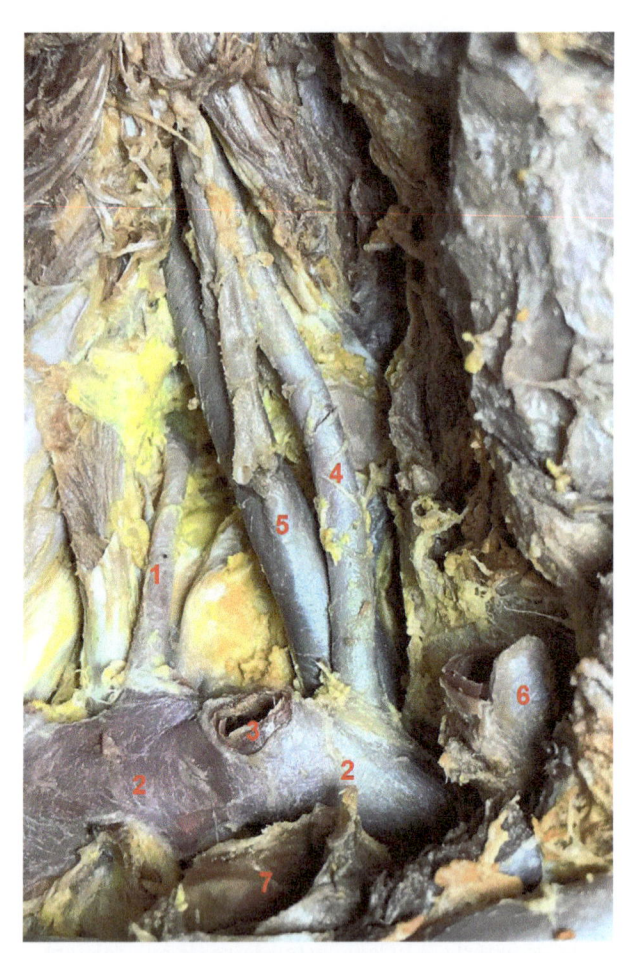

FIGURA 19   Artéria tronco costocervical: 1. Artéria do tronco costocervical direita; 2. Artéria subclávia direita; 3. Artéria do tronco tireocervical direita; 4. Artéria vertebral direita; 5. Veia vertebral direita; 6. Artéria carótida comum direita; 7. Veia jugular interna direita.

Veias superficiais

Veia jugular externa

A veia jugular externa (Figura 20) é uma das principais da região do pescoço. Formada pelas veias retromandibulares e auriculares posteriores, encontra-se superficialmente, entrando no triângulo posterior após cruzar o músculo esternocleidomastóideo. Na raiz do pescoço, perfura a camada de revestimento da fáscia, passa por baixo da clavícula e termina drenando para a veia subclávia. Em seu trajeto ao longo do pescoço, recebe veias tributárias: jugular externa posterior, cervical transversa e supraescapular.

Veia jugular anterior

A veia jugular anterior (Figura 21) tem origem na proximidade do osso hioide, pela união de várias veias superficiais da região submandibular. Passa por baixo do platisma e toma um trajeto anterior ao músculo

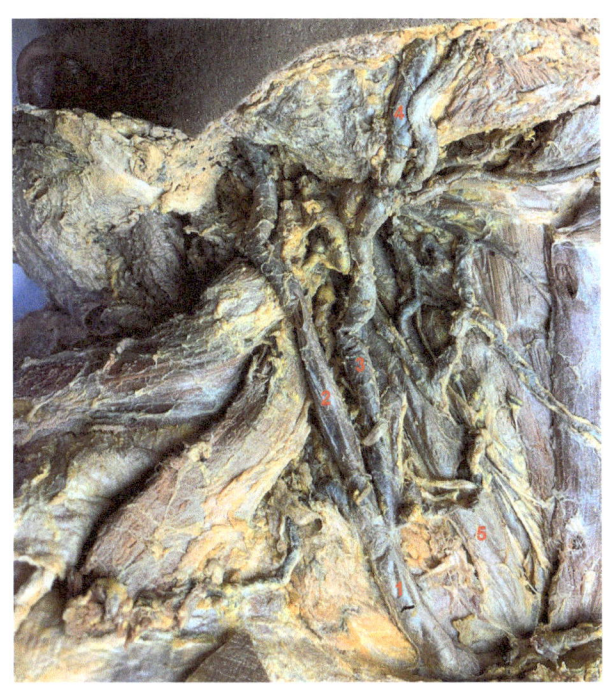

FIGURA 20 Veia jugular externa: 1. Veia jugular externa comum direita; 2. Veia jugular externa lateral direita; 3. Veia jugular externa medial direita; 4. Veia facial direita; 5. Veia jugular interna direita.

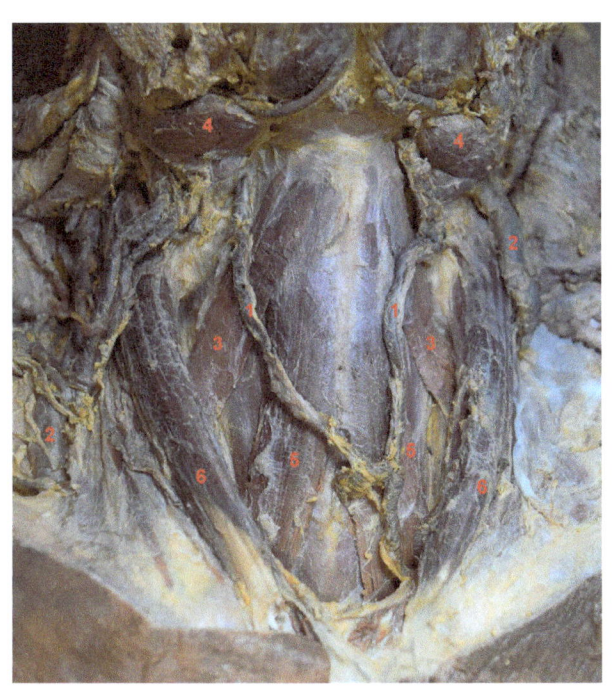

FIGURA 21 Veia jugular anterior: 1. Veia jugular anterior direita e esquerda; 2. Veia jugular externa direita e esquerda; 3. Ventre superior do músculo omo-hióideo direito e esquerdo; 4. Glândula submandibular direita e esquerda; 5. Músculo esterno-hióideo direito e esquerdo; 6. Músculo esternocleidomastóideo direito e esquerdo.

esternocleidomastóideo. As veias jugulares anteriores variam de pessoa para pessoa e drenam a face anterior do pescoço. Perfura a fáscia profunda e, no nível do espaço supraesternal, une-se à veia contralateral para formar o arco venoso jugular. Distalmente, desvia-se lateral e profundamente ao músculo esternocleidomastóideo e une-se à extremidade da veia jugular externa. A veia jugular anterior desemboca na veia jugular externa ou na veia subclávia.

Veias profundas

Veia jugular interna

A maior veia do pescoço, a veia jugular interna (Figura 22), drena o sangue do cérebro, músculos do pescoço, rosto e órgãos do pescoço. Emerge através do forame jugular como continuação do seio sigmoide; desce abaixo pelo pescoço, primeiro atrás, depois lateral à carótida interna, dentro da bainha carotídea. Termina abaixo no espaço triangular no espaço entre as cabeças clavicular esternal do músculo esternocleidomastóideo, juntando-se à veia subclávia para formar a veia braquiocefálica. O triângulo formado pelas duas cabeças desse músculo expõe a veia jugular para punção percutânea. Em sua extremidade caudal, a veia jugular interna possui uma válvula que impede o fluxo retrógado do sangue. As principais tributárias da veia jugular interna são o seio petroso inferior e as veias facial, lingual, faríngea e tireóidea superior e média. À esquerda, o ducto torácico se abre próximo à união da veia subclávia esquerda e da veia jugular interna. O ducto linfático direito termina no mesmo local à direita.

Veia subclávia

A subclávia é uma grande veia pareada e profunda que se estende ao longo de cada lado do pescoço. Origina-se como uma continuação da veia axilar ao nível da borda externa da primeira costela. Seu nome se deve ao curso que a artéria toma ao entrar no tórax, abaixo da clavícula. A veia ascende até a borda medial do músculo escaleno anterior, a partir de onde se junta à veia jugular interna para formar a veia braquiocefálica, que se une à veia cava superior. O ângulo de união das veias jugular interna e subclávia é denominado "ângulo venoso" e está presente em ambos os lados.

A veia subclávia (Figura 23) segue a artéria subclávia de quem está separada pela inserção do escaleno anterior. Assim, situa-se anterior ao escaleno anterior, enquanto a artéria subclávia se situa posterior ao escaleno anterior e anterior ao escaleno médio. As principais tributárias da veia subclávia incluem veia jugular externa; veia

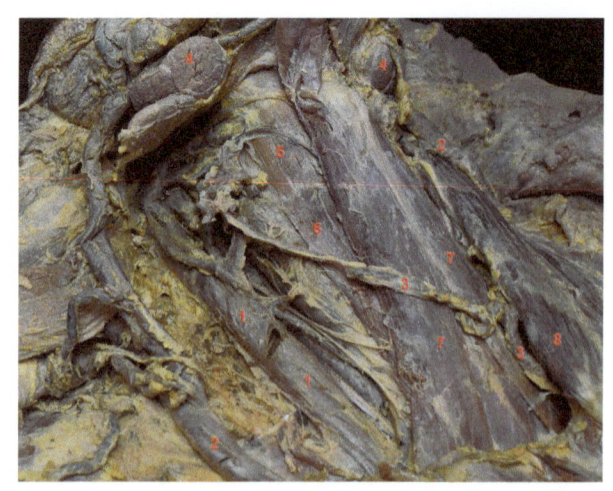

FIGURA 22 Veia jugular interna: 1. Veia jugular interna direita; 2. Veia jugular externa direita e esquerda; 3. Veia jugular anterior direita; 4. Glândula submandibular direita e esquerda; 5. Músculo tíreo-hióideo direito; 6. Músculo esternotireóideo direito; 7. Músculo esterno-hióideo direito e esquerdo; 8. Músculo esternocleidomastóideo esquerdo.

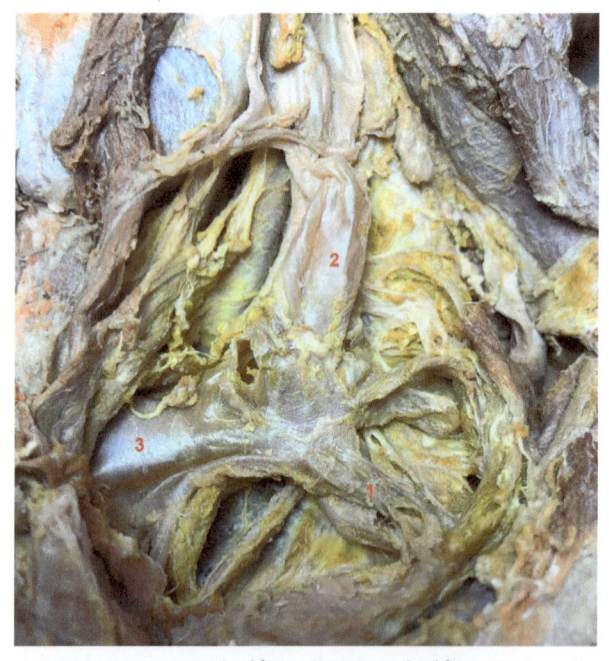

FIGURA 23 Veia subclávia: 1. Veia subclávia esquerda; 2. Veia jugular interna esquerda; 3. Veia braquiocefálica esquerda.

escapular dorsal; e a veia jugular anterior, que se situa na frente do pescoço.

ANATOMIA APLICADA À CLÍNICA

A última década tem constatado o surgimento e a implementação das especialidades, em especial a de harmonização facial, abordada nesta obra. Assim, têm sido destaque os tratamentos não invasivos de rejuvenescimento facial. Para isso, são utilizadas aplicações que permitem reacomodação dos tecidos flácidos da face e estimulação à produção de colágeno para correção de características perdidas do contorno facial habituais no processo de envelhecimento. Dados dos Estados Unidos mostram aumento do uso de serviços de estética por idosos.

A segurança e eficácia da realização das injeções de preenchimento de partes moles estão na dependência do conhecimento da anatomia facial na hora de injetar todos os preenchedores de partes moles. É também fundamental compreender a localização, bem como o curso e profundidade da vascularização facial e do pescoço, para reduzir o risco de complicações e aumentar a segurança do paciente. Necessário ainda nesse contexto um planejamento individualizado, técnica correta de acordo com a reologia dos materiais, diagnóstico precoce e tratamento das possíveis complicações vasculares, as quais podem evoluir para episódios de necrose, fazendo com que procedimentos em harmonização facial tenham resultados previsíveis e eficientes. Desse modo, poderá ser alcançado um alto padrão de segurança e resultados individualizados e duradouros.

Um cuidado deve ser considerado: todas as regiões da face são suscetíveis a complicações vasculares arteriais, embora apenas algumas delas sejam altamente sensíveis. O comprometimento dessas regiões pode resultar em lesões com graves complicações, relacionadas à injeção, como comprometimento funcional até da visão. Os profissionais devem estar totalmente cientes dos riscos e consequências potenciais e ter conhecimento sobre como tratar eventos adversos se eles ocorrerem.

A ausência de perigo não garante 100% de segurança. O termo geral usado na literatura para definir áreas onde a injeção de preenchimento pode levar a complicações tem sido o de zonas de perigo vascular. Esse termo pode ser enganoso e reducionista porque, se o profissional não possui um profundo conhecimento anatômico tridimensional, toda a face é uma zona de perigo vascular. Dessa maneira, tem sido citado o termo "zona vascular segura" – mais apropriado, especialmente se o praticante compreender a terceira dimensão anatômica (ou seja, profundidade) da vascularização.

O suprimento vascular arterial dos territórios da cabeça, pescoço e face é fornecido pelas artérias carótida interna e externa. Destaca-se que a artéria carótida interna supre regiões encefálicas e oftálmicas, portanto de conteúdo mais internalizado, enquanto a ACE supre as regiões mais superficiais da face, sendo de grande importância o seu conhecimento para a realização de procedimentos de harmonização facial. Merece ser destacado que, embora se revelem como regiões distintas, ambos os territórios são altamente interconectados.

Devem ser elencadas, como regiões faciais com seus respectivos ramos das artérias carótida interna e carótida externa: a fronte (artéria supraorbitária e artéria temporal superficial); a glabela (artéria supratroclear e artéria angular); a periorbital (artéria zigomático-facial, artéria zigomático-temporal, artéria facial transversa e artéria temporal profunda anterior); e o nariz (artéria nasal dorsal, artéria infraorbitária, artéria angular e artéria nasal lateral).

Com base nos ramos das artérias carótida interna e externa e as regiões faciais irrigadas por esses ramos, foram definidas zonas faciais seguras para injeção de preenchimentos de tecidos moles. Dessas zonas faciais foram definidos não apenas os vasos arteriais como também as zonas seguras para injeções. Foram incluídas as seguintes regiões faciais:

- **Fronte:** artérias central, paracentral, supraorbitária, supratroclear e artéria temporal superficial. E zonas seguras para injeções as intradérmica e supraperiosteal.
- **Glabela:** artérias supraorbital e supratroclear nasal dorsal. E como zona segura a intradérmica.
- **Têmpora:** artérias temporais superficial e temporal profunda. Como zonas seguras, a superficial dentro da camada gordurosa subcutânea e supraperiosteal, considerando o trajeto das artérias profundas.
- **Nariz:** artérias nasais dorsal, angular e infraorbitária. Como zonas seguras, supraperiosteal e suprapericondreal.
- **Calha lacrimal:** artéria e veia angular. Zona segura: supraperiosteal.
- **Nasolabial:** artéria angular. Zonas seguras: supraperiosteal no espaço piriforme profundo ou intradérmica.
- **Mandíbula:** artéria facial. Com zona de segurança superficial dentro da camada gordurosa subcutânea.
- **Lábios:** artéria labial superior e inferior. Com a subderme como zona de segurança.

LINFONODOS DA CABEÇA E DO PESCOÇO

Os linfonodos na região da cabeça e pescoço podem ser agrupados em superficiais e profundos. Os superficiais estão situados acima da camada de revestimento da fáscia cervical profunda. Consistem em alguns pequenos linfonodos situados superficiais às veias jugular externa e anterior.

Na cabeça e no pescoço, os linfonodos estão dispostos em dois anéis horizontais e duas cadeias verticais de cada lado do pescoço. O anel externo e superficial consiste

nos nódulos occipital, pré-auricular (parótido), submandibular e submentoniano. O anel interno e profundo é formado por aglomerados de tecido linfoide associado à mucosa, localizados principalmente na naso e orofaringe (anel de Waldeyer).

Os linfonodos da cabeça e do pescoço também estão distribuídos em grupos terminais e periféricos. O grupo terminal está relacionado à carótida e contém os linfonodos cervicais profundos. Todos os vasos linfáticos da cabeça e pescoço drenam para esse grupo, diretamente dos tecidos ou indiretamente através dos linfonodos dos grupos periféricos. Eferentes dos linfonodos cervicais profundos formam o tronco linfático jugular. O tronco linfático jugular direito coleta a linfa do braço direito, da metade direita do tórax e das partes direitas da cabeça e pescoço. Esse tronco pode terminar na junção jugulosubclávia ou no ducto linfático direito. A linfa da face esquerda dessas regiões drena para o tronco jugular esquerdo, que geralmente entra no ducto torácico. Também pode se unir à veia jugular interna ou subclávia.

Linfonodos da cabeça

Cada grupo de linfonodos na cabeça recebe linfa de um órgão específico ou parte da cabeça, e alguns desses grupos de linfonodos são nomeados de acordo com essas partes. Os grupos incluem:

- **Grupo fascial de linfonodos:** maxilar inferior, bucinadores, infraorbital e linfonodos malares.
- **Grupo submandibular:** linfonodos pré-glandulares, pré-vasculares, retrovasculares, retroglandulares e intracapsulares.
- **Grupo protídeo:** linfonodos subfaciais ou extraglandulares, intraglandulares profundos e suprafasciais.
- **Grupo submentoniano:** linfonodos submentais anterior, médio e posterior.
- **Grupo sublingual:** linfonodos sublinguais anterior/superior e posterior/inferior.
- **Grupo mastoide**.
- **Grupos occipitais**.

Linfonodos do pescoço

No pescoço, os linfonodos também formam os seguintes grupos:

- **Grupo cervical anterior:** cadeia jugular anterior superficial, linfonodos pré-laríngeos e pré-traqueais.
- **Grupo retrofaríngeo:** linfonodos retrofaríngeos laterais e mediais.
- **Grupo cervical lateral:** grupo supraclavicular ou cervical transverso, grupo jugular superior, grupo

jugular médio, grupo jugular inferior e grupo de linfonodos acessório ou triângulo posterior da coluna.

Os linfonodos cervicais profundos superiores são encontrados ligados à parte superior da veia jugular interna. A maioria é profunda ao esternocleidomastóideo, mas alguns se estendem além dele. Um subgrupo de linfonodos, conhecido como jugulodigástrico, localizado em uma região triangular delimitada pelo ventre posterior do músculo digástrico, das veias digástrica, facial e jugular interna, está relacionado à drenagem da língua. Os linfonodos cervicais profundos inferiores situam-se em relação à parte inferior da veia jugular interna, ao plexo braquial e aos vasos subclávios.

O nódulo júgulo-omo-hióideo situa-se em relação ao tendão intermediário do omo-hióideo e faz parte da drenagem linfática da língua.

Os linfonodos paratraqueais estão situados ao longo dos nervos laríngeos recorrentes. Vasos eferentes passam aos troncos cervicais profundos correspondentes.

Os linfonodos infra-hióideos, pré-laríngeos e pré-traqueais situam-se abaixo da fáscia cervical profunda e drenam aferentemente dos linfonodos cervicais anteriores.

Os linfonodos linguais situam-se na superfície externa do hipoglosso e também entre os genioglossos e drenam para os linfonodos cervicais profundos superiores.

Os linfonodos da cabeça e do pescoço podem ser agrupados de diversas maneiras, como em tipos. Aqui descreveremos aqueles considerados mais importantes:

- **Linfonodos occipitais:** normalmente em número de três, estão situados bilateralmente diante da borda anterior do músculo trapézio. Recebem a linfa da região posterolateral do couro cabeludo e da região nucal e drenam para os linfonodos cervicais profundos.
- **Linfonodos mastóideos:** também chamados retroauriculares, em número de um a dois, estão situados próximo ao ponto de inserção do músculo esternocleidomastóideo, no processo mastóideo do osso temporal. Recebem a linfa da orelha externa, média e do couro cabeludo dessa região para drenarem para os linfonodos superficiais.
- **Linfonodos parotídeos superficiais:** situados na superfície da glândula parótida, em número de um a quatro, podem ser descritos juntamente com os pré-auriculares. Recebem a linfa em parte da glândula parótida, orelha externa e pálpebra da região lateral, para drenarem para os linfonodos das cadeias superficiais laterais.
- **Linfonodos parotídeos profundos:** em número de quatro a dez, podem ser extra (subaponeuróticos) ou intraglandulares, espalhados na superfície da glândula parótida e sobre o tronco venoso temporo-mandibular. Recebem a linfa da região da articulação temporomandibular, pele das regiões frontal e temporal, glândula lacrimal e dos linfonodos parotídeos superficiais, e todos eles drenam para os linfonodos cervicais profundos.
- **Linfonodos da face:** formam o último grupo de linfonodos superficiais da cabeça, são pequenos e em número variáveis, podendo chegar a 12 linfonodos. Seguem o trajeto dos vasos faciais, estão situados nas proximidades da região do ângulo da boca, bochecha e nariz e formam quatro grupos, denominados de cima para baixo: zigomático, nasolabial, bucinador e mandibular. Os linfonodos zigomáticos raramente encontrados estão situados na região infraorbital, abaixo da comissura lateral da pálpebra; os linfonodos nasolabiais, muito raros, estão situados ao nível do sulco nasogeniano; os linfonodos bucinadores localizam-se sobre o músculo bucinador, próximo ao ângulo da boca; os linfonodos mandibulares, localizados sobre a superfície da mandíbula, muitas vezes estão embutidos no músculo abaixador do lábio inferior, e diante do músculo masseter e da veia facial. Cada grupo de linfonodos drena a pele e mucosa da região onde se situam para os linfonodos submandibulares.
- **Linfonodos submandibulares:** situados na margem inferior do ramo da mandíbula, seguindo a direção das glândulas submandibulares, no triângulo submandibular, drenam a parede lateral e o assoalho da boca, os dentes, com exceção dos incisivos da mandíbula e terceiros molares da maxila, as glândulas salivares parótidas e submandibulares, para os linfonodos cervicais profundos.
- **Linfonodos submentonianos ou submentuais:** situados no trígono submentual (formado pelo osso hioide e os ventres anteriores do músculo digástrico), são em número de dois a quatro, drenam a linfa do lábio inferior, assoalho da boca, ápice da língua e mento para depois seguir para os linfonodos submandibulares e, em seguida, para os linfonodos cervicais profundos.
- Os linfonodos cervicais do pescoço podem ser superficiais e profundos, estão em relação com o músculo esternocleidomastóideo e podem ser classificados em três categorias que se sobrepõem: superior ou inferior, anterior ou posterior e superficial e profunda.
- **Linfonodos cervicais laterais superficiais:** também denominados de linfonodos jugulares externos, são em número de dois a três, acompanham o trajeto da veia jugular externa, superficial ao músculo esternocleidomastóideo, drenam a linfa de toda glândula parótida, através de cadeias intraglandulares e pré-auriculares, trígono carotídeo e processo mastóideo, para ir para os linfonodos cervicais profundos.

- **Linfonodos cervicais superficiais anteriores:** ou linfonodos jugulares anteriores, situados abaixo do osso hioide, entre os feixes vasculonervosos do pescoço, ao longo da veia jugular anterior, drenam as estruturas infra-hióideas e depois seguem para os linfonodos cervicais profundos.
- **Linfonodos cervicais profundos:** situados ao longo da veia jugular interna, profundamente ao músculo esternocleidomastóideo, em número de 15 a 30 linfonodos, são encontrados desde a base do crânio até a base do pescoço. São agrupados em linfonodos: infra-hióideos, pré-laríngeos, tireóideos, pré-traqueais, paratraqueais e retrofaríngeos.
  - Podem ser divididos em cervicais profundos superiores e inferiores. Os cervicais profundos superiores fazem parte da via linfática da faringe, localizados sob o músculo esternocleidomastóideo, e são aferentes dos linfonodos laterais profundo do pescoço, podendo ser dividido em três cadeias: jugulodigástrico, lateral e anterior. Drenam a linfa das estruturas laringianas para os linfonodos cervicais profundos inferiores. Os cervicais profundos inferiores estão situados profundamente ao músculo esternocleidomastóideo e se estendem até a fossa supraclavicular menor. Esses linfonodos formam uma cadeia em torno da veia jugular interna e recebem a linfa da cabeça, dos linfonodos occipitais, parotídeos, submandibulares, laringe, traqueia, músculos do pescoço e dos cervicais superficiais.
  - A partir dos linfonodos cervicais profundos, os vasos eferentes formam de cada lado o tronco jugular. O tronco jugular do lado direito lança a linfa na junção da veia subclávia com a veia jugular interna, ou seja, no ducto linfático direito; já o tronco linfático esquerdo lança a linfa no ducto torácico. Os linfonodos cervicais profundos se comunicam com os linfonodos axilares para onde drenam a linfa da região mamária. Estes podem estar comprometidos nos casos de pacientes com adenocarcinoma de mama.

MASSAGEM LINFÁTICA

É indiscutível a manutenção de um sistema linfático saudável. Ele é importante para manter os níveis de fluidos, proteger o corpo contra toxinas e outros invasores estranhos, remover células anormais e absorver gorduras do trato digestivo. Assim sendo, uma forma de manter esse sistema saudável é com a drenagem linfática por meio de massagens. Esse tipo de massagem médica vai estimular o transporte do fluido linfático. A massagem de drenagem linfática não apenas ajuda em certas condições

médicas, mas também traz inúmeros outros benefícios para a pessoa comum, até mesmo relacionados à estética.

A drenagem linfática, tanto facial quanto corporal, tem como objetivo eliminar o excesso da linfa, que será levada pelo sistema linfático, auxiliando a velocidade da circulação linfática nos vasos e ductos linfáticos. Esse tratamento pode ser feito por meio de uso de aparelhos ou da técnica manual, que é a mais procurada devido à sua eficácia.

O uso da massagem linfática pode melhorar a textura e aparência da pele, combater a acne, aumentar a produção de colágeno, melhorar o fluxo sanguíneo, fortalecer os músculos, reduzir rugas e olheiras, impulsionar a renovação celular, reduzir a ansiedade, o estresse e os sinais de fadiga e melhorar a aparência das cicatrizes.

Como descrito, o corpo normal de um adulto jovem contém de 400-450 linfonodos, dos quais 60-70 estão localizados na região da cabeça e do pescoço. Os linfonodos são particularmente numerosos em locais como o pescoço. Os troncos linfáticos são em número de onze e recebem as denominações de troncos: lombares, intestinal, broncomediastinais, subclávios, jugulares e descendentes intercostais.

No pescoço, os linfonodos se dispõem em cadeias e são escalonados de cima para baixo, formando cadeias superficiais com os vasos linfáticos superficiais que acompanham as veias jugulares externa e anterior, e daí para as cadeias profundas laterais. Formam os principais grupos de gânglios linfáticos utilizados em massagem linfática:

- **Faciais:**
  - Supraclaviculares.
  - Peitorais ou axilares anteriores e posteriores.
- **Na face e no pescoço:**
  - Cervicais.
  - Submandibulares e mentonianos.
  - Occipitais.
  - Retroauriculares e pré-auriculares.

Os especialistas utilizam, para massagens linfáticas nas diferentes regiões da face e do pescoço e seus grupos de linfonodos, as chamadas manobras, que vão da evacuação, deslizamento superficial, movimentos circulares, compressão e descompressão nas diferentes regiões da face e do pescoço.

REFERÊNCIAS

1. Aumüller G, Aust G, Doll A, Engele JK, Kirsch J, Mense S, et al. Anatomia. Rio de Janeiro: Guanabara Koogan; 2009.
2. Barbosa KL, Da Silva LAB, Araújo CLFL, Furtado GRD, Barbosa CMR, Martin EEB. Diagnóstico e tratamento das complicações vas-

culares em harmonização orofacial: revisão e atualização da literatura. Revista Eletrônica Acervo Saúde. 2021;13(4):e7226.

3. Chmelová K, Nováčková M. Effect of manual lymphatic drainage on upper limb lymphedema after surgery for breast cancer. Ceska Gynekol. 2022;87(5):317-23.

4. Dery MA, Yonuschot G, Winterson BJ. The effects of manually applied intermittent pulsation pressure to rat ventral thorax on lymph transport. Lymphology. 2000;33(2):58-61.

5. De Maio M. Miomodulação com preenchimentos injetáveis: uma abordagem inovadora para abordar o movimento muscular facial. Cirurgia Plástica Estética. 2018;42(3):798-814.

6. Gardener E, Gray DJ, O'Rahilly R. Anatomia. Estudio por Regiones del Cuerpo Humano. 2. ed. Barcelona: Salvat; 1971.

7. Gross CM. As veias. In: Gross CM. Anatomia, 29. ed. Rio de Janeiro: Guanabara Koogan; 1988. p. 586-9.

8. Heald A, Perrin R, Walther A, Stedman M, Hann M, Mukherjee A, et al. Reducing fatigue-related symptoms in Long COVID-19: a preliminary report of a lymphatic drainage intervention. Cardiovasc Endocrinol Metab. 2022;11(2):e0261.

9. Hollinshead WH. Anatomy of surgeons. 2. ed. Nova Iorque: Harper e Row; 1968.

10. Iwanaga J, Lofton C, He P, Dumont AS, Tubbs RS. Lymphatic system of the head and neck. J Craniofac Surg. 2021;32(5):1901-5.

11. Kasseroller RG. The Vodder School: the Vodder method. Cancer. 1998;83(12 Suppl American):2840-2.

12. Knott EM, Tune JD, Stoll ST, Downey HF. Increased lymphatic flow in the thoracic duct during manipulative intervention. J Am Osteopath Assoc. 2005;105(10):447-56.

13. Korosec BJ. Manual lymphatic drainage therapy. Home Health Care Manag Pract. 2004;16(6):499-511.

14. Koroulakis A, Jamal Z, Agarwal M. Anatomy, head and neck, lymph nodes. 2022. In: StatPearls. Treasure Island: StatPearls Publishing; 2023.

15. Schingale FJ, Esmer M, Küpeli B, Ünal D. Investigation of the less known effects of manual lymphatic drainage: a narrative review. Lymphat Res Biol, 2022;20(1):7-10.

16. Som PM. Lymph nodes of the neck. Radiology. 1987;165:593-600.

17. Manganaro NL, Pereira JGD, Silva RHA. Complicações em procedimentos de harmonização orofacial: uma revisão sistemática. Rev Bras Cir Plast. 2022;37(2):204-17.

18. Meegalla N, Sood G, Nessel TA, Downs BW. Anatomy, head and neck: facial arteries. 2022. In: StatPearls. Treasure Island: StatPearls Publishing; 2023.

19. Moore KL, Dalley AF, Agur AMR. Clinically oriented anatomy, 7. ed. Philadelphia: Lippincott Williams & Wilkins, 2014.

20. Nguyen JD, Duong H. Anatomy, head and neck, anterior: common carotid arteries. 2022. In: StatPearls. Treasure Island: StatPearls Publishing; 2023.

21. O'Rahilly R, Müller F. Anatomia humana básica: um estudo regional da estrutura humana. Rio de Janeiro: Discos CBS; 1985.

22. Paulsen F, Waschke J. Sobotta: Atlas de anatomia humana. Cabeça, pescoço e neuroanatomia, 24. ed. Rio de Janeiro: Guanabara Koogan; 2018.

23. Schuenke M, Schulte E, Schumacher U, Ross LM. Thieme atlas of anatomy: general anatomy and musculoskeletal system, 2. ed. New York: Thieme; 2014.

8

Anatomofisiologia do suprimento nervoso orofacial

Gabriela Gonçalves Bálico

Daniela Mizusaki Iyomasa

Elaine Del Bel

Lucas Veronezi Vilela

Glauce Crivelaro do Nascimento

INTRODUÇÃO

O sistema nervoso é considerado um sistema mestre por controlar e regular todas as funções dos demais sistemas fisiológicos. É dividido em sistema nervoso central (SNC) e sistema nervoso periférico (SNP). O SNC consiste no encéfalo e na medula espinhal, e o SNP é composto pelos nervos periféricos e gânglios e dividido em sistema nervoso somático e sistema nervoso autônomo (SNA). O sistema estomatognático mantém conexões aferentes e eferentes com estruturas do SNC e SNP. Particularmente, a região orofacial é ricamente inervada pelos nervos cranianos, como veremos neste capítulo. Nesse sentido, o impacto que procedimentos estéticos nessa região podem exercer sobre essa inervação representa um tópico de grande relevância na clínica odontológica. O objetivo desta seção, portanto, é apresentar aspectos gerais da neurofisiologia sistêmica e estomatognática, com enfoque principal em suas características funcionais que são importantes para a harmonização orofacial.

BREVE HISTÓRICO DA NEUROCIÊNCIA

A busca por compreender o funcionamento do cérebro instigou povos desde os primórdios da história. Diferentes contextos histórico-culturais geraram perspectivas distintas a respeito da mente humana; no entanto, inicialmente muito relacionada a crenças espirituais, a mente humana era tida como algo imaterial e para além do corpo (alma). Estudos antropológicos apontam crânios humanos datados de 3.000 a.C. – Período Neolítico – e perfurados pela técnica de trepanação, uma vez que se achava possível tratar condições como enxaqueca e epilepsia por meio da perfuração craniana. Ainda que sob aspecto religioso ou mesmo terapêutico, a prática de trepanação pré-histórica demonstra a importância da região da cabeça desde os povos neolíticos.

O *Papiro de Edwin Smith*, datado de 1.700 a.C., consiste em um importante documento do Egito Antigo, no qual há citação direta da palavra "cérebro", bem como referências de estruturas cranianas como meninges, líquido cefalorraquidiano e giros corticais. Foi somente no Período Clássico da Grécia Antiga que se atribuiu ao cérebro a função de centro das sensações e de fonte do pensamento. Hipócrates, considerado Pai da Medicina, teorizou o cérebro como responsável pelas atividades do intelecto e emoções em sua obra *Corpus hippocraticum*, conforme o trecho a seguir:

> "O homem deve saber que, de nenhum outro lugar, se não do cérebro vem a alegria, o prazer, o riso e a recreação, e a tristeza, melancolia, pessimismo e as lamentações. E então, de uma maneira especial, adquirimos sabedoria e conhecimento, e vemos e ouvimos para saber o que é justo e o que não é, o que é bom e o que é ruim, o que é doce e o que é sem sabor... E pelo mesmo órgão tornamo-nos loucos e delirantes, e sentimos medo e o terror nos assola... Todas essas coisas provêm do cérebro quando este não está sadio... Dessa maneira sou da opinião de que o cérebro exerce um grande poder sobre o homem."
> (Hipócrates, *Da doença sagrada*, coleção hipocrática, IV a.C.)

Outrossim, o anatomista Cláudio Galeno foi responsável por investigar as estruturas cerebrais por meio da comparação com a dissecação de animais. Embora as estruturas cerebrais de animais e de seres humanos não sejam completamente compatíveis – o que fez com que Galeno cometesse alguns equívocos –, tais comparações foram importantes para dar início aos estudos da Anatomia e da Fisiologia, o que conferiu a ele o título de Pai da Anatomia.

No decorrer dos séculos, intensificavam-se os estudos sobre o corpo humano e a natureza de modo geral. No século XVIII, estimulados pela descoberta da eletricidade por Benjamin Franklin, Luigi Galvani – cientista italiano – e Emil du Bois-Reymond – biólogo alemão – comprovaram o funcionamento de neurônios por meio de impulsos elétricos, ao demonstrarem a contração muscular decorrente da estimulação elétrica dos nervos, bem como a capacidade de produção de eletricidade pelo cérebro.

Até então, a estrutura das células neurais era apenas hipotetizada. Foi com o avanço da tecnologia empregada nos microscópios que o médico italiano Camillo Golgi – utilizando coloração de prata – e o histologista espanhol Santiago Ramón y Cajal – utilizando marcadores de células individuais – detalharam a estrutura de células neurais.

Já no século XIX, estudiosos comprovaram a interação entre receptores específicos presentes nas células neurais e substâncias químicas, dando início à investigação da comunicação química entre essas células.

Franz Joseph Gall (1758-1828), médico e neurologista alemão, foi responsável por preconizar a concepção de que diferentes regiões do córtex cerebral seriam centros funcionais, cujas funções se diferenciavam.

Por fim, entre os séculos XIX e XX, Karl Wernicke e Charles Sherrington, juntamente com Ramón y Cajal, elaboraram a hipótese da conexidade celular, a qual define neurônios como unidades funcionais do cérebro, que se interconectam, acarretando a sinalização. Atualmente, tecnologias avançadas de imagem e experimentos laboratoriais permitem a exploração de novos mecanismos relacionados ao cérebro e ao sistema nervoso como um todo.

SISTEMA NERVOSO CENTRAL E PERIFÉRICO

Sistema nervoso central

O SNC consiste no encéfalo (Figura 1), que se continua como medula espinhal sem delimitação visível, formando uma unidade funcional. É responsável por processar informações advindas da periferia e organizar uma resposta a esse estímulo, o qual pode ser interno ou externo. Também lhe são atribuídas funções como aprendizagem e cognição, memória, ritmo circadiano, emoções, personalidade, assim como a realização de movimentos voluntários.

Vale ressaltar que o SNC é revestido por três membranas, denominadas meninges, sendo elas dura-máter, membrana aracnoide e pia-máter. Entre a membrana aracnoide e a pia-máter, encontra-se o líquido cerebroespinhal, que juntamente ao líquido intersticial, presente abaixo da pia-máter, confere proteção ao SNC. Não menos importante, a barreira hematoencefálica, localizada entre o líquido intersticial e os vasos sanguíneos, atua impedindo a permeabilidade de patógenos e substâncias nocivas para o SNC, devido à sua alta seletividade.

Macroscopicamente, diferencia-se o SNC conforme as regiões, onde a predominância de neurônios compostos por axônios não mielinizados e altas concentrações de corpos celulares se denomina substância cinza, enquanto as regiões predominantemente compostas por axônios mielinizados e poucos corpos celulares são chamadas substância branca.

Na fase embriológica de nêurula, a placa neural – de origem ectodérmica – sofre uma invaginação, resultando no tubo neural. O tubo neural tem sua porção superior dilatada, diferenciando-se em três regiões do encéfalo (vesículas encefálicas): rombencéfalo, mesencéfalo e prosencéfalo. A porção caudal do rombencéfalo acarreta a formação do bulbo – associado a funções dos sistemas cardiovascular, gastrintestinal, digestório e respiratório –, ao passo que a porção rostral acarreta a formação da ponte – relacionada a funções de movimento e equilíbrio – e do cerebelo – envolvido no controle de movimentos voluntários, tônus muscular e postura (Figura 2). Originada do latim, a palavra "cerebelo" tem o significado de "cérebro pequeno", uma vez que esse órgão representa aproximadamente 10% do volume total do encéfalo. Situado entre o cérebro e o tronco encefálico, o cerebelo desempenha um papel crucial no sistema nervoso. Sua função primordial é regular o equilíbrio e a postura corporal, recebendo informações sensoriais cruciais provenientes das principais estruturas envolvidas na locomoção, incluindo músculos, tendões, articulações, órgãos relacionados ao equilíbrio e os olhos.

O mesencéfalo é composto por teto, tegumento e pedúnculos cerebrais e está relacionado a funções visuais, de audição e movimentação. Vale ressaltar que mesencéfalo, ponte e bulbo constituem o tronco encefálico, região do SNC localizada na base do cérebro, conectando-o à medula espinhal. É uma parte fundamental do encéfalo, responsável por diversas funções vitais e por servir como ponte de comunicação entre o cérebro e a medula espinhal inferior. O tronco encefálico é composto por três partes principais:

- **Medula oblonga (bulbo):** é a parte mais inferior do tronco encefálico e se conecta diretamente à medula espinhal. Desempenha um papel crítico na regulação de funções autonômicas essenciais, como respiração, frequência cardíaca, pressão arterial e reflexos vitais, incluindo tosse e deglutição.

- **Ponte (*pons*):** localizada acima da medula oblonga, serve como uma estrutura de comunicação entre diferentes partes do cérebro. Desempenha um papel importante na coordenação de movimentos, na transmissão de informações sensoriais, na regulação da consciência e no controle de funções como o sono.
- **Mesencéfalo:** é a porção mais superior do tronco encefálico e está relacionado principalmente com funções sensoriais, como visão e audição. Também desempenha um papel na regulação do tônus muscular e na orientação do corpo em relação ao ambiente.

Além das estruturas mencionadas, o tronco encefálico abriga os núcleos dos nervos cranianos, responsáveis por funções específicas, como a movimentação dos músculos da face, a transmissão de informações sensoriais para os órgãos dos sentidos, a regulação de funções autonômicas e a coordenação de atividades motoras. Veremos adiante a descrição detalhada dessa inervação.

O prosencéfalo confere a formação do diencéfalo, bem como do telencéfalo. O diencéfalo é constituído por epitálamo, tálamo, subtálamo e hipotálamo, assim como é responsável por funções motoras viscerais e sensitivas. Mais especificamente, o epitálamo é responsável pela regulação do ritmo circadiano e pela comunicação entre o sistema olfatório e o tronco encefálico, sendo composto por glândula pineal (componente endócrino), trígono habenular (relacionado ao sistema límbico e, portanto, às emoções), comissura habenular, estria medular e comissura epitalâmica. Já o tálamo, cuja porção anterior se denomina tubérculo anterior e a posterior pulvinar, corresponde à parte relacionada à motricidade extrapiramidal, ao comportamento emocional e ao grau de ativação do córtex cerebral. A parte denominada subtálamo é composta por núcleo subtalâmico, campos de Forel e zona incerta e constitui a zona motora somática do diencéfalo. O hipotálamo, por sua vez, é composto por quiasmo e trato óptico, túber cinéreo, neuro-hipófise e corpos mamilares, sendo considerado, portanto, parte da via visual, além de ser responsável pela coordenação do SNA e a comunicação deste com o sistema endócrino.

O telencéfalo é composto por dois hemisférios cerebrais – direito e esquerdo – unidos pelo corpo caloso, também denominado substância branca, e sua porção mais externa, denominada córtex cerebral, é dividida em cinco lobos: frontal, parietal, temporal, occipital e insular (ou apenas ínsula). Importante destacar que a superfície do telencéfalo é composta por sulcos e giros,

os quais conferem sinuosidade à estrutura. Assim, o lobo frontal, cujas funções estão relacionadas ao movimento voluntário e à cognição, é composto pelos giros frontais superior, médio e inferior, bem como pelos giros pré-central, reto e orbitais. O lobo parietal está relacionado à percepção de estímulos mecanorreceptores e proprioceptivos, sendo composto pelo giro pós-central, bem como pelos lóbulos parietais superior e inferior. Assim como o lobo temporal, cuja função é o processamento de sinais advindos de vias aferentes sensitivas, é constituído pelos giros temporais superior, médio e inferior. Já o lobo occipital, relacionado ao processamento de informações visuais, é composto por giro lingual, cúneo e por giros occipitais inferior, médio e superior. Por sua vez, o lobo insular, composto por giros longos e curtos, é responsável pela integração e pelo processamento de sensações gustatórias, dolorosas e viscerais. Além da substância branca, a estrutura encefálica possui substância cinzenta, composta por córtex cerebral, núcleos da base (ou subcorticais, entre os quais se destaca o corpo estriado, relacionado a funções motoras e regulação do tônus muscular) e núcleos situados no corpo medular (corpo amigdaloide, relacionado a modulação do hipotálamo, e claustro).

Por fim, a porção inferior do tubo neural se desenvolve dando origem à medula espinhal (Figura 3), localizada dentro do canal vertebral, que é formado pelas vértebras da coluna vertebral. Ela se estende desde a base do cérebro até a região lombar da coluna vertebral, onde termina em uma estrutura cônica chamada cone medular.

A medula espinhal é composta por tecido nervoso e é circundada por três membranas protetoras chamadas meninges (dura-máter, aracnoide e pia-máter). Ela é dividida em duas metades: a parte anterior (ventral) e a parte posterior (dorsal). No centro da medula espinhal, há um canal chamado canal central, que contém líquido cefalorraquidiano.

A medula espinhal é subdividida em cervical, torácica, lombar e sacral. Nela concentram-se as funções de controle dos movimentos do corpo; regulação de funções viscerais; processamento de informações sensoriais dos membros, tronco e órgãos internos; condução do fluxo de informações aferentes e eferentes ao encéfalo (tratos ascendentes e descendentes). A principal função da medula espinhal é transmitir informações entre o cérebro e o resto do corpo. Ela atua como uma via de comunicação, permitindo que os impulsos nervosos, que contêm informações sensoriais e comandos motores, sejam transmitidos entre o SNP (nervos que se estendem pelo corpo) e o cérebro. Isso possibilita a execução de movimentos voluntários, a percepção de sensações e a regulação de reflexos.

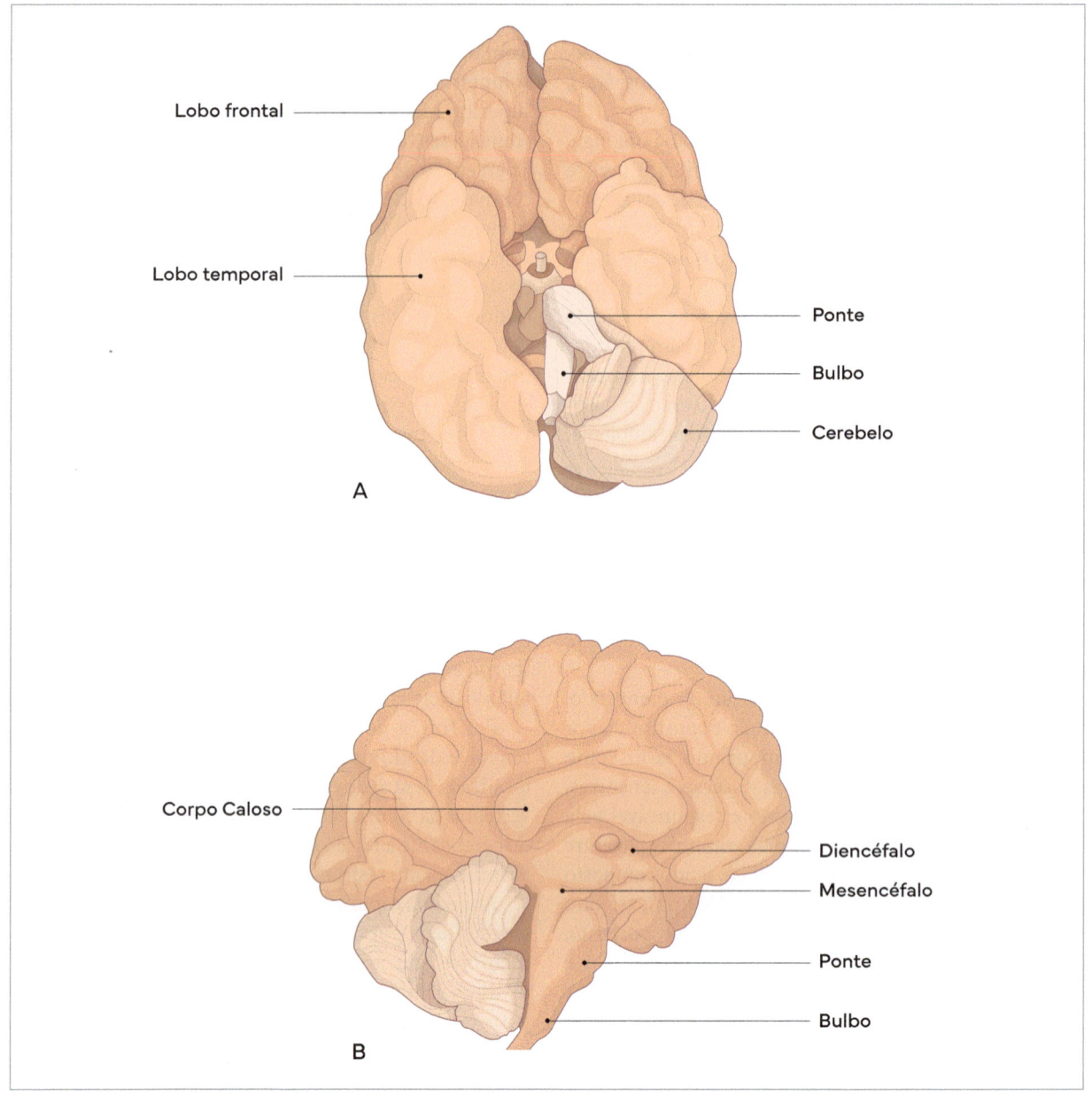

FIGURA 1 Divisão macroscópica do encéfalo. (A) Vista inferior: os lobos frontal e temporal, ponte, bulbo e cerebelo são as estruturas visíveis mais importantes da base do encéfalo; (B) corte sagital mediano com vista da face medial do hemisfério esquerdo.

- **Reflexos:** a medula espinhal é responsável por coordenar muitos reflexos involuntários, como o reflexo patelar (joelho) e o reflexo de retirada da mão de uma superfície quente. Esses reflexos ocorrem sem envolvimento consciente do cérebro e são essenciais para a proteção do corpo contra lesões.
- **Transmissão sensorial:** a medula espinhal recebe informações sensoriais de diversas partes do corpo através dos nervos sensoriais (raízes dorsais) e as transmite ao cérebro para percepção e processamento.

- **Controle motor:** a medula espinhal também envia comandos motores do cérebro para os músculos e glândulas do corpo através dos nervos motores (raízes ventrais), permitindo movimentos voluntários e a regulação de funções autonômicas.

Os neurônios representam a unidade funcional do sistema nervoso e são compostos por axônio, corpo celular e dendritos. São importantes agentes na transmissão de informações, comunicando o SNC e o SNP. É através

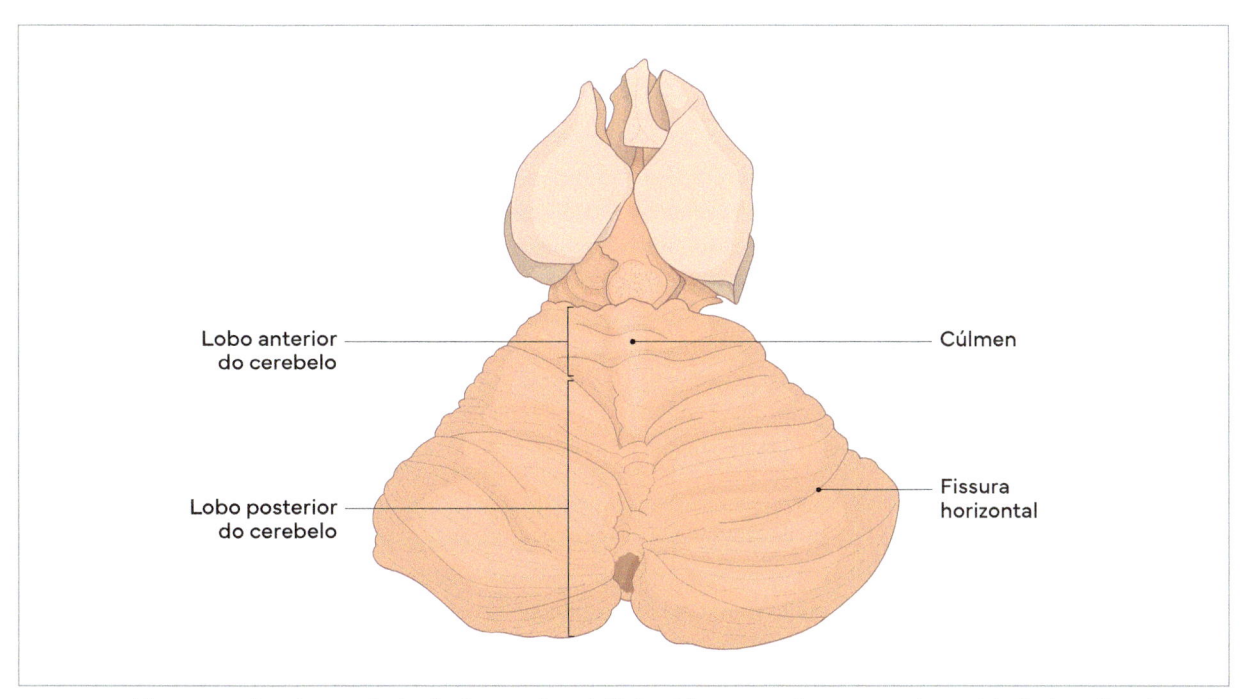

FIGURA 2 Vista superior do cerebelo. Ambos os hemisférios (duas grandes massas laterais) são interligados pelo vérmis (abaixo do cúlmen). Assim, as três estruturas (vérmis, hemisfério cerebelar direito e esquerdo) compõem as três divisões anatômicas do órgão. A superfície do cerebelo possui vários sulcos transversais, que conferem seu aspecto multilaminado. Quando várias lâminas se unem, ocorre a divisão do órgão em lóbulos maiores.

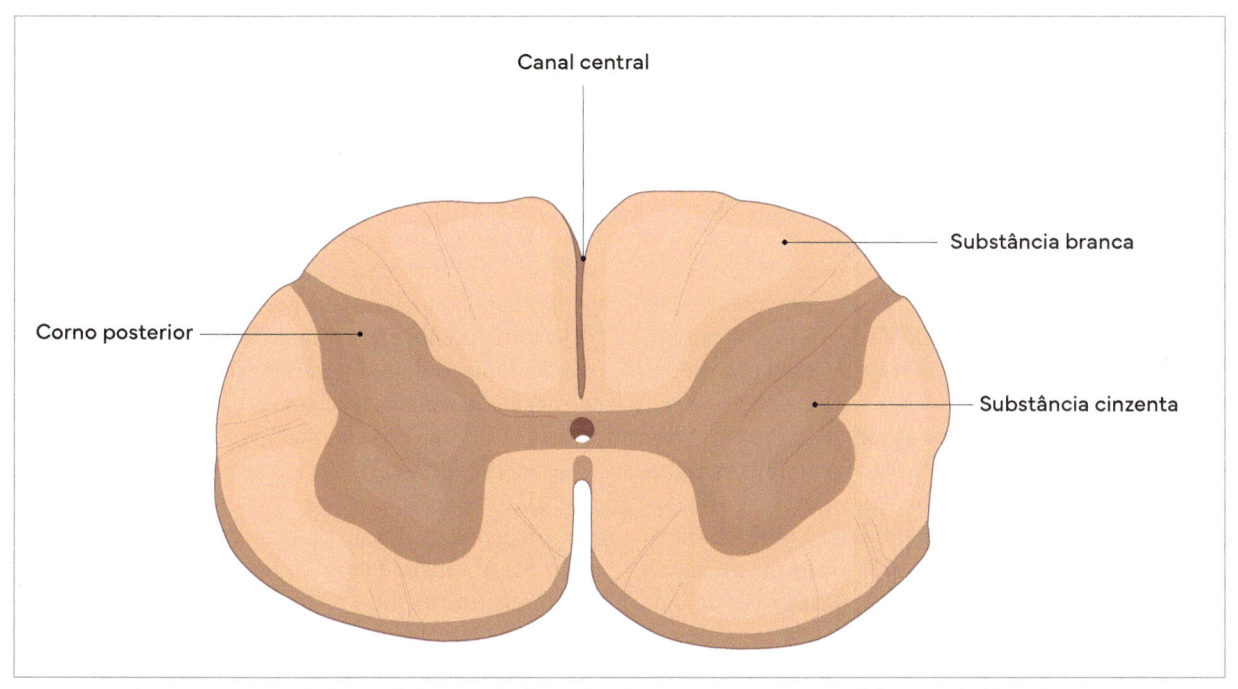

FIGURA 3 Corte transversal da medula espinhal. A substância cinzenta na medula espinhal localiza-se apenas no interior, formando, no corte transversal, uma estrutura em forma de borboleta, envolvida pela substância branca. A porção anterior da medula espinhal refere-se a duas áreas de matéria cinzenta localizadas na parte frontal do canal ependimário (canal central). As raízes anteriores, também conhecidas como ventrais, têm função motora, enquanto a raiz posterior (dorsal), que contém um alargamento chamado gânglio espinhal em seu percurso, desempenha um papel sensorial.

dos neurônios que os sinais elétricos são conduzidos e há liberação de neurotransmissores, mais especificamente, na fenda sináptica – região entre a porção final de um axônio e a porção inicial do dendrito de um neurônio adjacente. A sinalização elétrica e o processo de sinapse dependem de um complexo sistema de deslocamento de íons (principalmente Na^+, K^+ e Ca^{2+}), que resultam na despolarização e repolarização da membrana plasmática das células neuronais. Outros tipos celulares presentes no sistema nervoso incluem os interneurônios (neurônios contidos inteiramente no SNC), células gliais (astrócitos, oligodendrócitos, células de Schwann, células ependimárias e micróglia) e células neuroectodérmicas (células primitivas).

Sistema nervoso periférico

O SNP é composto por nervos e gânglios, cuja ação é responsável por interligar o SNC aos órgãos e aos estímulos externos. Os prolongamentos axonais que emergem do SNC recebem o nome de fibras nervosas motoras, cujo conjunto é referido como nervos eferentes. Os prolongamentos de axônios que se dirigem ao SNC são denominados fibras sensitivas, cujo conjunto forma os nervos aferentes. Importante destacar os nervos mistos, ou seja, fibras motoras e sensitivas conjuntas em uma mesma estrutura, como o nervo trigêmeo.

Subdivide-se a porção eferente do SNP em sistema nervoso somático (SNS), responsável por controlar os músculos esqueléticos, e SNA, cuja ação controla os músculos liso e cardíaco, uma porção do tecido adiposo, bem como algumas glândulas. Genericamente, diz-se que os movimentos voluntários são incumbidos ao SNS, ao passo que os movimentos involuntários ao SNA. Embora isso seja verdade para a maioria dos movimentos, há reflexos, como o patelar e o ato de deglutir, os quais são involuntários, mas atribuídos à musculatura esquelética e, portanto, ao SNS.

O SNA também é responsável pelo controle dos órgãos viscerais, uma vez que fibras aferentes viscerais acompanham fibras motoras autônomas. Portanto, esse sistema tem importante papel na homeostasia ao sinalizar estímulos internos ao SNC, de forma a atuar na regulação da temperatura corpórea, da ingestão de água e alimentos, bem como do comportamento emocional. O SNA é subdividido em sistema nervoso simpático e sistema nervoso parassimpático, cuja via motora é composta por neurônios pré-ganglionares, os quais têm seus corpos celulares no SNC, e neurônios pós-ganglionares, os quais apresentam corpos celulares em gânglio autônomo. Assim, os neurônios simpáticos pré-ganglionares partem de segmentos torácicos e lombares superiores da medula, ao passo que os pós-ganglionares se localizam em gânglios paravertebrais. Já os neurônios parassimpáticos pré-ganglionares partem do cérebro e da medula sacra – mais especificamente na parte intermediária dos segmentos S3 e S4 –, enquanto os pós-ganglionares são encontrados próximo de seus órgãos-alvo.

Fisiologicamente, é possível distinguir os sistemas nervosos simpático e parassimpático conforme as ações que comandam. As respostas comandadas pelo sistema nervoso simpático são classificadas como de "luta ou fuga" e são mediadas pelo hipotálamo como um estado de alerta, entre as quais podemos citar aumento da frequência cardíaca, midríase, redução da motilidade e tônus estomacal, bem como aumento da secreção de glicose pelo fígado. Não menos importante, as respostas do sistema nervoso parassimpático são classificadas como de "repouso e digestão", sendo algumas delas, por exemplo, redução da frequência cardíaca, miose, aumento da motilidade e tônus do estômago, assim como síntese de glicogênio pelo fígado. Esses dois sistemas atuam de modo antagônico em determinadas situações e sinérgico em outras, de forma que o equilíbrio entre suas respostas é imprescindível para a homeostasia do corpo humano.

É importante destacar o mecanismo de sinalização neuroquímica responsável pelo funcionamento do SNA. As vias do sistema nervoso simpático liberam como neurotransmissores a acetilcolina e a noradrenalina. Mais especificamente, os neurônios pré-ganglionares simpáticos agem sobre receptores colinérgicos nicotínicos por meio da secreção de acetilcolina, enquanto os pós-ganglionares simpáticos atuam sobre os receptores adrenérgicos por meio da liberação de noradrenalina. Já as vias do sistema nervoso parassimpático, em sua maioria, secretam apenas acetilcolina, de forma que os neurônios pré-ganglionares e pós-ganglionares parassimpáticos atuam sobre receptores colinérgicos nicotínicos (canais iônicos dependentes de ligante) e receptores colinérgicos muscarínicos (receptores acoplados à proteína G), respectivamente.

A acetilcolina consiste em um neurotransmissor produzido a partir de diversas reações, na última das quais ocorre a acetilação da vitamina colina com acetil coenzima A, catalisada pela colina acetiltransferase. Esse neurotransmissor foi o primeiro a ser descoberto, em 1914, por Henry Hallett Dale, e tem importante ação na vasodilatação e diminuição da frequência cardíaca. Outro efeito importante da acetilcolina é a ação excitatória na placa motora terminal, de modo que, ao se ligar aos receptores nicotínicos, permite o efluxo de cátions e consequentemente o influxo de sódio na membrana. Esse deslocamento de íons desencadeia um potencial de ação, acarretando a contração muscular. Vale ressaltar que a acetilcolina tem sua liberação inibida pela toxina botulínica, resultando em paralisia do músculo esquelético – ação desejada nos procedimentos estéticos na área de harmonização orofacial.

> **Nota clínica:** a toxina botulínica é uma neurotoxina produzida pelo bacilo anaeróbio *Clostridium botulinum* e, quando aplicada, tem grande afinidade pelas sinapses colinérgicas, bloqueando a liberação da acetilcolina nos terminais nervosos, o que diminui o potencial de contratura muscular na região de aplicação[33].

SUPRIMENTO NERVOSO NO SISTEMA ESTOMATOGNÁTICO

O sistema estomatognático consiste em um conjunto de estruturas, como músculos, ossos, dentes, articulações, nervos, vasos sanguíneos e glândulas, cujas principais funções são mastigação, deglutição, sucção, gustação, olfação, respiração e fonação. A inervação desse sistema é ricamente composta por 12 pares de nervos cranianos, entre os quais se destacam, para a área de harmonização orofacial, os nervos trigêmeo e facial. Os nervos cranianos emergem do tronco encefálico (Figuras 4 e 5), região localizada na base do cérebro, e conectando-o à medula espinhal. O tronco encefálico desempenha várias funções vitais para a regulação das funções corporais e é composto por três regiões principais: bulbo, ponte e mesencéfalo, como supracitado. A conexão entre o tronco encefálico e os nervos cranianos é fundamental, uma vez que o tronco encefálico abriga os núcleos dos nervos cranianos, que são grupos de células nervosas que controlam as funções específicas de cada nervo craniano. Por exemplo, o nervo craniano V (trigêmeo) tem seu núcleo sensorial no tronco encefálico e é responsável pela sensação facial e pela função motora da mastigação.

Nervos cranianos

Os nervos cranianos são 12 pares de nervos que emergem da base do crânio e são classificados de I a XII.

I. Olfatório

O nervo olfatório, também conhecido como nervo craniano I (NC I), é um dos doze pares de nervos cranianos que se originam diretamente do cérebro e desempenham papéis específicos na função sensorial e

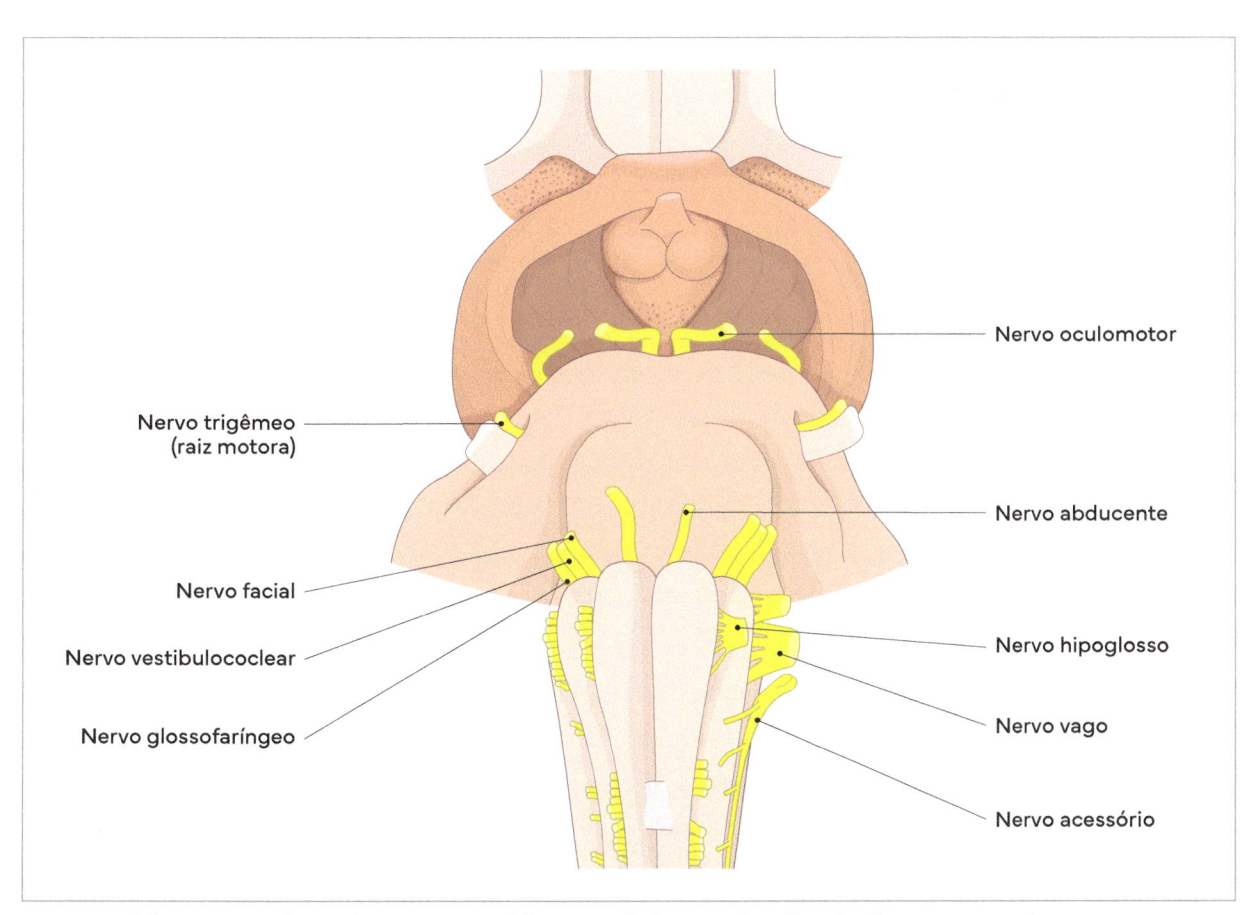

FIGURA 4 Vista anteroinferior do tronco encefálico com ênfase na visualização dos nervos cranianos.

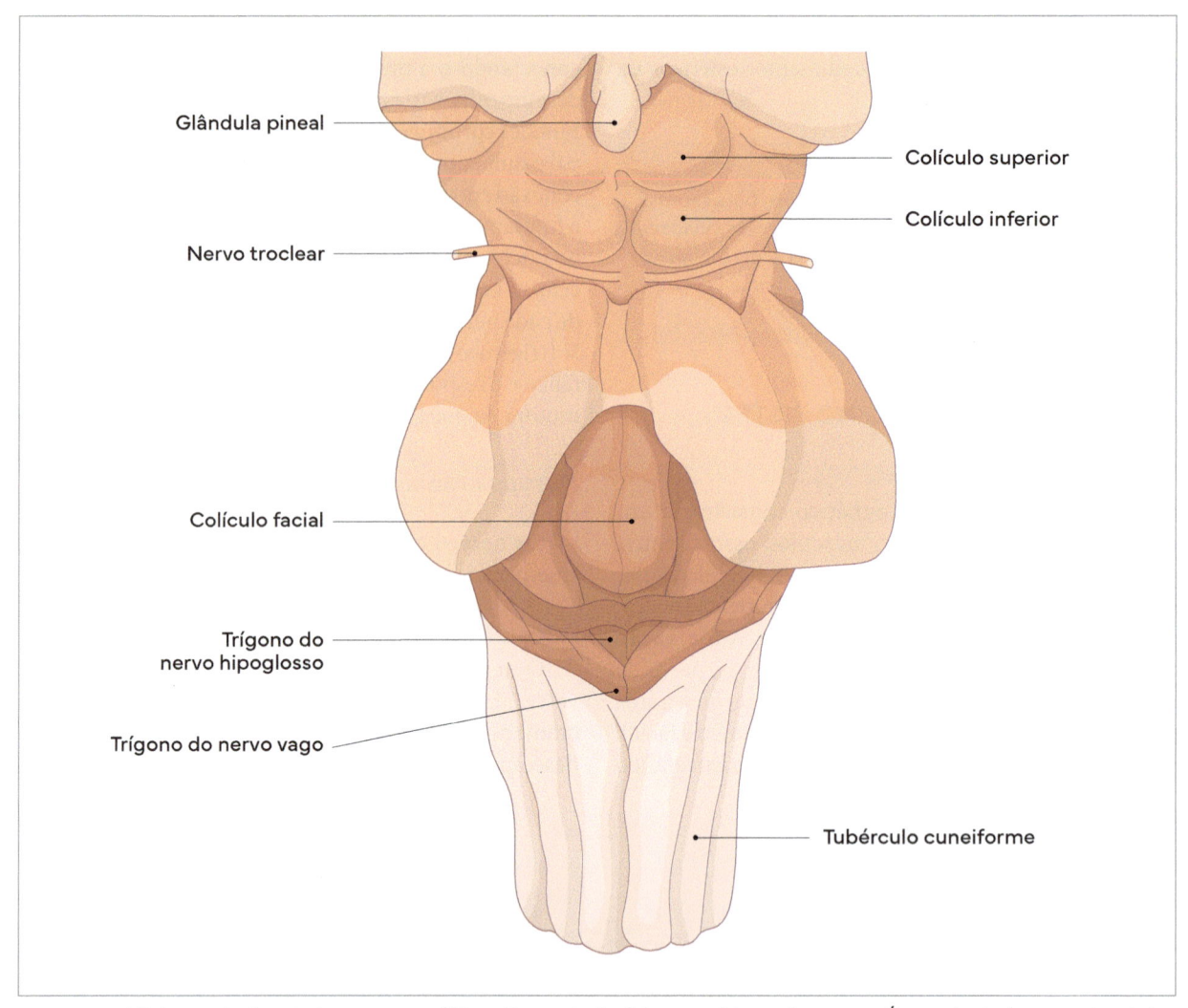

Glândula pineal

Colículo superior

Colículo inferior

Nervo troclear

Colículo facial

Trígono do nervo hipoglosso

Trígono do nervo vago

Tubérculo cuneiforme

FIGURA 5   Vista posterior do tronco encefálico. O cerebelo foi removido na imagem. É possível observar também algumas estruturas diencefálicas, como o tálamo e o corpo pineal. Os colículos são projeções arredondadas na parte posterior do mesencéfalo (parte superior do tronco encefálico). Os colículos superiores estão envolvidos no processamento de informações auditivas e desempenham papel na orientação do corpo em resposta a estímulos sonoros. Logo abaixo dos colículos superiores, encontramos os colículos inferiores. Eles também fazem parte do mesencéfalo e estão relacionados com o processamento de informações visuais e o reflexo de movimentos oculares.

motora da cabeça e do pescoço. O nervo olfatório tem características e funções únicas:

- **Localização:** o nervo olfatório é um dos nervos cranianos mais curtos e está localizado na região anterior do cérebro, próximo ao lobo frontal. Ele se estende a partir das células sensoriais olfativas localizadas na mucosa nasal.
- **Função:** o nervo olfatório é responsável pela transmissão do sentido do olfato, ou seja, é o principal nervo envolvido na percepção de cheiros e odores. Ele capta sinais químicos do ambiente e os converte em impulsos nervosos que são transmitidos ao cérebro para serem interpretados como sensações olfativas.
- **Composição:** o nervo olfatório é composto principalmente por fibras nervosas que se estendem desde as células sensoriais olfativas localizadas na mucosa nasal até o bulbo olfatório, região específica do cérebro onde as informações olfativas são processadas e interpretadas.
- **Anatomia:** o nervo olfatório é relativamente frágil e não possui a mesma proteção que outros nervos cranianos. Ele passa através do forame olfatório do crânio, permitindo a passagem das fibras nervosas da cavidade nasal para o cérebro.

II. Óptico

O nervo óptico, também conhecido como nervo craniano II (NC II), é um dos doze pares de nervos cranianos que se originam diretamente do cérebro e desempenham um papel fundamental na função visual.

- **Localização:** o nervo óptico está localizado na região anterior do cérebro e se estende a partir da retina do olho até o cérebro, conectando-se a uma área específica do cérebro chamada de córtex visual.
- **Função:** o nervo óptico é responsável por transmitir informações visuais do olho para o cérebro. Ele capta a luz que atinge a retina e converte essa informação em sinais elétricos que são enviados ao cérebro para serem interpretados como imagens visuais. É classificado como sensorial e composto por fibras aferentes somáticas especiais que se originam do diencéfalo.
- **Composição:** o nervo óptico é composto por milhões de fibras nervosas, conhecidas como axônios, que se originam nos neurônios da retina. Esses axônios se unem para formar o nervo óptico, que serve como uma espécie de "cabo" de comunicação entre o olho e o cérebro.
- **Anatomia:** o nervo óptico sai do olho através do disco óptico (também chamado de papila óptica) na parte posterior do globo ocular. Essa área é desprovida de células fotossensíveis, criando um ponto cego na retina. Os axônios do nervo óptico se agrupam para formar o feixe óptico, que se estende até o trato óptico e, em seguida, até o córtex visual no cérebro.

III. Oculomotor

Esse nervo é responsável pelos movimentos dos olhos, constrição da pupila e formato do cristalino. É classificado como motor e composto por fibras eferentes somáticas e viscerais, as quais se originam do mesencéfalo.

- **Localização:** o nervo oculomotor emerge do tronco encefálico, especificamente do mesencéfalo, que é uma parte do encéfalo localizada no tronco encefálico. Ele se estende a partir dessa região do cérebro em direção ao globo ocular e aos músculos que controlam os movimentos oculares.
- **Função:** o nervo oculomotor é responsável pelo controle dos músculos motores que movem o olho e ajustam a posição e a forma da pupila. Ele controla vários músculos oculares, incluindo o músculo reto superior, o músculo reto inferior, o músculo reto medial, o músculo oblíquo superior e o músculo elevador da pálpebra superior. Esses músculos permitem que o olho se mova em diferentes direções, foque em objetos próximos ou distantes e regule o tamanho da pupila em resposta à luminosidade.
- **Inervação:** o nervo oculomotor inerva diretamente quatro dos seis músculos extrínsecos do olho mencionados. Além disso, ele controla o músculo levantador da pálpebra superior, que é responsável por elevar a pálpebra superior. O nervo oculomotor também controla o músculo esfíncter da pupila, que reduz o tamanho da pupila em resposta à luz intensa.
- **Coordenação:** para que os olhos se movam de forma coordenada e mantenham a visão binocular, os nervos oculomotores trabalham em conjunto com outros nervos cranianos, como o nervo troclear (NC IV) e o nervo abducente (NC VI), que controlam outros músculos oculares. Isso permite que os olhos se movam de forma sincronizada e apontem para o mesmo objeto.

Nota clínica: o ácido hialurônico (HA) é o agente mais popular atualmente para injeções intradérmicas com o objetivo de melhorar rugas e outras imperfeições cosméticas. A necrose isquêmica devido à injeção de HA é uma das complicações graves. Devido à presença de muitos ramos vasculares ao redor do nariz, é necessário ter cautela e cuidado durante a injeção de preenchedores faciais. Embora a incidência seja rara, cegueira e perda visual permanente podem ocorrer. Bae e colaboradores (2018) descreveram um caso clínico em que uma mulher de 29 anos apresentou inchaço eritematoso doloroso com mancha violácea na área periocular direita e glabela após a injeção do preenchedor com HA. Após o preenchimento, ela sentiu dor e tontura, e sua visão ficou turva. Os autores relatam que o preenchedor de AH entrou na artéria nasal dorsal ou na artéria nasal lateral e, em seguida, se moveu retrogradamente para várias ramificações da artéria oftálmica, causando paralisia isquêmica do nervo. A paralisia isquêmica do nervo oculomotor pode explicar a blefaroptose (queda da pálpebra) e restrição do movimento ocular. Ela recebeu imediatamente hialuronidase na área da injeção do preenchimento com HA e, durante sua hospitalização de 10 dias, foi tratada com sucesso com esteroides sistêmicos, vasodilatadores, antibióticos profiláticos e terapia a laser de baixa intensidade.

IV. Troclear

Esse nervo é responsável pelos movimentos dos olhos, mais especificamente do músculo oblíquo superior. É classificado como motor, composto apenas por fibras eferentes somáticas, que se originam do mesencéfalo.

- **Localização:** o nervo troclear é um dos nervos cranianos mais finos e mais longos. Ele se origina na parte posterior do tronco encefálico, na região do mesencéfalo, que é uma parte do encéfalo localizada no tronco encefálico.

- **Função:** o nervo troclear é responsável por inervar o músculo oblíquo superior do olho. Esse músculo desempenha um papel crucial no movimento do olho, permitindo que ele se mova para baixo e para dentro. O nervo troclear coordena a contração desse músculo para realizar movimentos específicos do olho.
- **Inervação:** o nervo troclear é o único nervo craniano que emerge da parte posterior do cérebro e faz uma trajetória única em torno do tronco encefálico antes de inervar o músculo oblíquo superior do olho. Esse trajeto peculiar se deve à sua origem na parte dorsal do mesencéfalo.
- **Coordenação:** para que os olhos se movam de forma coordenada e permitam que a visão seja direcionada para objetos específicos, o nervo troclear trabalha em conjunto com outros nervos cranianos, como o oculomotor (NC III) e o abducente (NC VI). Esses nervos controlam outros músculos oculares e garantem que os olhos se movam de maneira sincronizada.

V. Trigêmeo

Esse nervo é responsável pela informação sensorial da face e da boca, bem como por sinais motores para o ato da mastigação. É classificado como misto e composto por fibras eferentes viscerais especiais e por fibras aferentes somáticas, que se originam da ponte.

- **Três ramos:** o nervo trigêmeo recebe esse nome porque se divide em três ramos principais, cada um com funções específicas:
  - **Ramificação oftálmica (V1):** esta é a ramificação superior e inerva a testa, o couro cabeludo, as pálpebras, o nariz e outras áreas da parte superior da face.
  - **Ramificação maxilar (V2):** esta é a ramificação média e inerva a metade média do rosto, incluindo as bochechas, o lábio superior, o nariz e a gengiva superior.
  - **Ramificação mandibular (V3):** esta é a ramificação inferior e a mais extensa. Ela inerva a mandíbula, a gengiva inferior, os músculos da mastigação e partes do ouvido externo.
- **Função sensitiva:** o nervo trigêmeo é principalmente um nervo sensorial, responsável por transmitir sensações táteis, térmicas e dolorosas da face para o cérebro. Ele desempenha um papel crucial na percepção de sensações como toque, dor e temperatura em várias áreas do rosto e da cabeça.
- **Função motora:** além de sua função sensorial, o nervo trigêmeo possui um componente motor que controla os músculos da mastigação, incluindo o músculo temporal, o músculo masseter e outros músculos responsáveis pelos movimentos da mandíbula.

- **Importância:** o nervo trigêmeo é um dos nervos cranianos mais extensos e desempenha um papel vital em atividades cotidianas como mastigação, deglutição e fala. Além disso, é responsável por alertar o cérebro sobre a presença de estímulos dolorosos ou potencialmente prejudiciais na face.

VI. Abducente

Esse nervo também é responsável pelo movimento ocular, mais especificamente do músculo reto lateral, e é classificado como motor, composto por fibras eferentes somáticas, as quais se originam da ponte.

- **Localização:** o nervo abducente emerge da parte posterior do tronco encefálico, na região do mesencéfalo, que é uma parte do encéfalo localizada no tronco encefálico.
- **Função:** o nervo abducente é responsável pelo controle do músculo reto lateral do olho, que é um dos músculos oculares responsáveis pela rotação do olho para fora, afastando-o do nariz. Isso é essencial para permitir que os olhos se movam de forma coordenada e mantenham a visão binocular.
- **Inervação:** o nervo abducente inerva diretamente o músculo reto lateral do olho. Quando ele se contrai, o olho se move lateralmente, afastando-se do lado do nariz.
- **Coordenação:** para que os olhos se movam de forma coordenada e permitam a visão binocular, o nervo abducente trabalha em conjunto com outros nervos cranianos, como o oculomotor (NC III) e o troclear (NC IV). Esses nervos controlam outros músculos oculares e garantem que os olhos se movam de maneira sincronizada.

VII. Facial

Esse nervo é responsável pela expressão facial, condução de grande parte das informações somestésicas da face e pela gustação dos dois terços anteriores da língua. É classificado como misto, composto por fibras eferentes viscerais especiais, aferentes viscerais especiais, eferentes viscerais e aferentes somáticas, que se originam da ponte.

- **Origem e trajeto:** o nervo facial se origina no tronco encefálico, na região conhecida como núcleo do nervo facial. Ele sai do crânio através de uma estrutura óssea chamada de forame estilomastóideo e, em seguida, se divide em diversos ramos que inervam músculos e regiões específicas da face.
- **Função motora:** o principal papel do nervo facial é controlar os músculos da expressão facial. Ele inerva os músculos que permitem sorrisos, caretas, piscadelas, franzir a testa e outros movimentos faciais.

Quando o nervo facial é estimulado, os músculos faciais se contraem, permitindo uma ampla gama de expressões faciais.

- **Função sensorial:** além da função motora, o nervo facial possui um componente sensorial relacionado ao paladar. Ele transporta informações de sabores da língua, mais especificamente da parte anterior.
- **Função das glândulas salivares:** o nervo facial também inerva as glândulas salivares submandibulares e sublinguais, controlando a produção de saliva nessas glândulas.
- **Lágrimas:** o nervo facial também contribui indiretamente para o controle do choro, já que ele inerva as glândulas lacrimais responsáveis pela produção de lágrimas.
- **Função auditiva:** o nervo facial possui um pequeno ramo chamado nervo corda do tímpano, responsável por carregar informações sensoriais do ouvido médio e controlar alguns músculos da orelha.

É importante destacar que o nervo facial se subdivide em cinco ramos. O ramo temporal inerva os músculos auricular anterior e superior, frontal, orbicular do olho, bem como o corrugador do supercílio. Já o ramo zigomático inerva os músculos orbicular do olho e corrugador do supercílio. O ramo bucal é responsável pela inervação dos músculos prócero, nasal, zigomáticos maior e menor, risório, abaixador do septo nasal, orbicular da boca, bucinador, bem como dos levantadores do lábio superior, do ângulo da boca e do lábio superior e da asa do nariz. O ramo mandibular, por sua vez, inerva os músculos abaixadores do ângulo da boca e do lábio inferior, bem como do mentual. Por fim, o ramo cervical é responsável por inervar o platisma.

Devido à diversidade de músculos inervados por seus ramos, o nervo facial, quando afetado, desencadeia a neuropatia denominada paralisia facial do nervo facial. Essa complicação pode se desenvolver de diversas maneiras, inclusive pela realização inadequada de anestesia odontológica e procedimentos estéticos. Como consequência, tem-se a paresia – diminuição da força de contração e, portanto, do movimento – hemifacial da face, tanto da porção superior quanto da inferior.

Nota clínica: em relação à bichectomia, no que se refere à atenção cirúrgica, embora seja um procedimento rápido e de baixa complexidade técnica, feito com anestésicos locais, no consultório odontológico ou em nível ambulatorial, é de suma importância a realização da anamnese, a explanação dos resultados mediante as expectativas do paciente, bem como a compreensão dos riscos que envolvem o ato cirúrgico, como lesão do ramo bucal do nervo facial, hematomas e edemas, sialocele, trismo, parestesia temporária e possíveis infecções[1].

VIII. Vestibulococlear

Esse nervo é responsável pela audição e pelo equilíbrio. É classificado como sensorial e composto por fibras aferentes somáticas especiais, as quais se originam do bulbo. Esse nervo é, na verdade, composto por dois componentes funcionais distintos: o nervo coclear e o nervo vestibular.

- **Origem e trajeto:** o nervo vestibulococlear se origina no ouvido interno, uma estrutura localizada no ouvido médio, e sai do crânio através de um forame no osso temporal.
- **Nervo coclear:** o componente coclear do nervo vestibulococlear é responsável pela audição. Ele transmite informações auditivas do ouvido interno para o cérebro, onde essas informações são processadas e interpretadas como sons. As fibras do nervo coclear estão ligadas às células sensoriais auditivas no ouvido interno chamadas células ciliadas, que convertem as vibrações sonoras em sinais elétricos.
- **Nervo vestibular:** o componente vestibular do nervo vestibulococlear está relacionado com o equilíbrio e a orientação espacial. Ele transmite informações sobre a posição da cabeça e o movimento angular ao cérebro, permitindo que o sistema vestibular do ouvido interno contribua para a manutenção do equilíbrio e a coordenação dos movimentos.

IX. Glossofaríngeo

Esse nervo é responsável pela sensibilidade da cavidade oral, devido aos baro e quimiorreceptores presentes nos vasos sanguíneos. É classificado como misto, composto por fibras eferentes viscerais especiais, aferentes viscerais especiais, eferentes viscerais e aferentes somáticas, as quais se originam do bulbo.

- **Origem e trajeto:** o nervo glossofaríngeo tem origem no tronco encefálico, mais especificamente na medula oblonga (bulbo). Ele emerge do crânio através do forame jugular, uma abertura no osso occipital, e se estende em direção à região da garganta e do pescoço.
- **Função sensitiva:** uma das principais funções do nervo glossofaríngeo é transmitir informações sensoriais da parte posterior da garganta, das amígdalas, das raízes da língua, do palato e da região do ouvido médio. Isso inclui sensações de dor, temperatura e tato dessas áreas.
- **Controle dos músculos da faringe:** o nervo glossofaríngeo também possui um componente motor

responsável por inervar alguns músculos da faringe, que desempenham papel importante na deglutição, na fala e na movimentação das amígdalas.

- **Controle do reflexo da deglutição:** além de inervar músculos da faringe, o nervo glossofaríngeo está envolvido na ativação do reflexo da deglutição. Quando alimentos ou líquidos entram na garganta, esse nervo envia informações ao cérebro, desencadeando uma resposta automática de deglutição para evitar que os alimentos sejam aspirados para as vias respiratórias.
- **Sensação de paladar:** o nervo glossofaríngeo é responsável pela sensação de paladar em uma parte posterior da língua. Ele carrega informações gustativas dos receptores de paladar localizados na língua para o cérebro, permitindo a percepção de sabores amargos e outros.

X. Vago

Esse nervo é responsável pela sensibilidade de órgãos internos, músculos e glândulas. É classificado como misto e composto por fibras eferentes viscerais especiais, aferentes viscerais especiais, eferentes viscerais e aferentes somáticas, as quais se originam do bulbo.

- **Origem e trajeto:** o nervo vago tem sua origem no tronco encefálico, mais especificamente no bulbo, que é a parte inferior do tronco encefálico. Ele emerge do crânio através do forame jugular e se estende até a região do pescoço, tórax e abdômen.
- **Função sensitiva:** o nervo vago possui fibras sensoriais que transmitem informações sensoriais de várias partes do corpo, incluindo a faringe, a laringe, o coração, os pulmões, o trato gastrintestinal superior e muitos outros órgãos internos.
- **Função motora:** além das funções sensoriais, o nervo vago tem um componente motor que controla vários músculos e estruturas internas, incluindo os músculos da laringe e da faringe, envolvidos na fala e na deglutição. Ele também influencia a frequência cardíaca, a contração dos músculos lisos do trato gastrintestinal e a produção de saliva.
- **Controle do ritmo cardíaco:** o nervo vago desempenha um papel importante no controle do ritmo cardíaco. Ele exerce influência sobre o nodo sinoatrial (as), o "marcador de ritmo" do coração, diminuindo a frequência cardíaca em resposta ao sistema nervoso parassimpático.
- **Função parassimpática:** o nervo vago faz parte do sistema nervoso parassimpático, parte do SNA responsável por promover a "resposta de descanso e digestão". Ele ajuda a regular funções como a digestão, a frequência cardíaca e a respiração em momentos de relaxamento.

XI. Acessório

Esse nervo é responsável pela inervação de músculos da cavidade oral, bem como de alguns músculos do pescoço e do ombro. É classificado como motor e composto por fibras eferentes viscerais especiais e eferentes somáticas, as quais se originam do bulbo.

- **Origem e trajeto:** o nervo acessório tem uma origem um pouco diferente em comparação com outros nervos cranianos. Ele é formado por duas partes distintas: o componente craniano e o espinhal. O componente craniano se origina no tronco encefálico, especificamente no bulbo, enquanto o componente espinhal se origina na medula espinhal cervical (especificamente nos segmentos C1-C5). Esses dois componentes se unem e formam o nervo acessório, que emerge do crânio e se estende em direção aos músculos do pescoço e dos ombros.
- **Função motora:** a principal função do nervo acessório é controlar os músculos do pescoço e dos ombros, especialmente os músculos esternocleidomastóideo e trapézio.
  - **Músculo esternocleidomastóideo:** este músculo permite que a cabeça gire e incline para os lados.
  - **Músculo trapézio:** é responsável pela elevação e rotação da escápula (omoplata), bem como pela inclinação da cabeça para trás.
- **Função do componente craniano:** o componente craniano do nervo acessório também está envolvido na inervação de músculos da faringe e da laringe, desempenhando um papel na fala e na deglutição.

Lesões ou disfunções do nervo acessório podem resultar em fraqueza dos músculos do pescoço e dos ombros, o que pode causar dificuldades na rotação da cabeça, no movimento dos ombros e na manutenção de uma postura adequada.

XII. Hipoglosso

Esse nervo é responsável pela inervação dos músculos da língua. É classificado como motor, sendo composto apenas por fibras eferentes somáticas, que se originam do bulbo.

- **Origem e trajeto:** o nervo hipoglosso se origina no tronco encefálico, especificamente na medula oblonga (bulbo). Ele emerge do crânio através do forame hipoglosso e se estende em direção à língua.
- **Função motora:** a principal função do nervo hipoglosso é controlar os músculos da língua, incluindo os músculos extrínsecos e intrínsecos. Esses músculos desempenham um papel fundamental na articulação

da fala, na deglutição e no movimento da língua em diversas direções.

- **Músculos extrínsecos da língua:** o nervo hipoglosso inerva músculos como o genioglosso, o estiloglosso e o hioglosso, envolvidos na movimentação da língua para diferentes direções.
- **Músculos intrínsecos da língua:** ele também controla músculos intrínsecos da língua, responsáveis por moldá-la e permitir uma variedade de movimentos finos e precisos.

Lesões ou disfunções do nervo hipoglosso podem resultar em fraqueza ou paralisia dos músculos da língua, o que pode levar a dificuldades na mastigação, na deglutição, na fala e na articulação de palavras.

Sistema trigeminal

O sistema trigeminal consiste no conjunto de estruturas sensoriais e motoras que compõem o nervo trigêmeo. Esse nervo se subdivide em três porções, denominadas ramo oftálmico (V1), ramo maxilar (V2) e ramo mandibular (V3). O ramo oftálmico é responsável pela inervação de estruturas como bulbo e conjuntiva ocular, glândula lacrimal, porção da membrana mucosa nasal e mucosa dos seios paranasais, bem como pele da fronte, nariz e pálpebras. O ramo maxilar, por sua vez, é responsável pela inervação da porção média da face, mais precisamente de estruturas como pele, pálpebra inferior, lado do nariz, seio maxilar, palatos mole e duro, tonsila e membrana mucosa da nasofaringe, assim como gengiva, dentes e lábios superiores. Por fim, o ramo mandibular é responsável pela inervação da parte inferior da face, dividido em nervo alveolar inferior – o qual se ramifica em plexo dentinário e nervo mentoniano –, nervo lingual e nervo bucal. Vale ressaltar que o gânglio trigeminal é constituído por corpos celulares localizados ventralmente na ponte.

O nervo trigêmeo tem núcleos associados a ele no tronco encefálico, cada um desempenhando funções específicas. Aqui estão os principais núcleos associados ao nervo trigêmeo:

- **Núcleo principal (*núcleo sensitivo principal ou núcleo principal do trigêmeo*):** este núcleo está localizado no tronco encefálico, mais especificamente na ponte. Ele é responsável por receber informações sensoriais gerais (táteis, térmicas e dolorosas) da face, do couro cabeludo, da cavidade oral, dos olhos, dos seios paranasais e de outras áreas da cabeça. As fibras sensoriais que transportam essas informações convergem para o núcleo principal, que envia essas informações para áreas superiores do SNC para processamento.

- **Núcleo mesencefálico (*núcleo mesencefálico do trigêmeo*):** este núcleo está localizado no mesencéfalo, parte do tronco encefálico. Ele é responsável por receber informações proprioceptivas, ou seja, relacionadas à posição e ao movimento dos músculos da mastigação. Essas informações são importantes para controlar a mastigação e outras atividades motoras da face. O núcleo mesencefálico do trigêmeo está envolvido na coordenação desses movimentos.

- **Núcleo espinal (*núcleo espinal do trigêmeo*):** está localizado na medula espinhal cervical, e não no tronco encefálico. Ele recebe informações sensoriais de dor e temperatura da região facial. Isso inclui informações sobre dor aguda, como a causada por lesões ou estímulos nocivos na face. O núcleo espinal do trigêmeo é responsável por transmitir essas informações sensoriais da face para o tronco encefálico, onde são processadas.

- **Núcleo motor do trigêmeo (*núcleo motor do trigêmeo ou núcleo motor principal*):** este núcleo está localizado no tronco encefálico, na ponte. Ele é responsável por controlar os músculos da mastigação, incluindo o músculo temporal, o músculo masseter e outros músculos associados à mastigação. As fibras motoras que saem desse núcleo inervam esses músculos, permitindo movimentos de mastigação, como triturar alimentos.

Como vimos, o nervo trigeminal inerva os músculos da mastigação, como o masseter e o temporal. Esses músculos desempenham um papel fundamental na mastigação e na função da mandíbula. Durante procedimentos de harmonização orofacial que envolvem a área da mandíbula ou da linha da mandíbula, é importante considerar a função e a estética dos músculos da mastigação. Em adição, a anestesia local é comumente usada em procedimentos de harmonização orofacial para minimizar o desconforto. O conhecimento da anatomia e dos pontos de injeção corretos para a anestesia local é crucial para garantir que o paciente não sinta dor durante o procedimento.

Um entendimento profundo da anatomia do sistema trigeminal é importante para evitar complicações durante procedimentos de harmonização orofacial, como injeções de preenchimento. Lesões acidentais de nervos ou vasos sanguíneos podem ser evitadas com um planejamento cuidadoso e conhecimento da anatomia facial.

> **Nota clínica:** o nervo trigeminal é responsável por transmitir informações sensoriais da face para o cérebro, incluindo sensações de dor, temperatura e tato. Isso significa que qualquer procedimento de harmonização orofacial que envolva a região facial, como

preenchimento labial, tratamentos para rugas, ou cirurgia estética, deve levar em consideração a sensibilidade da pele e dos tecidos subjacentes.

A RELAÇÃO ENTRE O SISTEMA NERVOSO E A HARMONIZAÇÃO OROFACIAL

Como vimos até o momento, a face é ricamente inervada. Os nervos encontram-se, em sua maior parte, superficiais na face, o que os torna vulneráveis a lesões durante procedimentos estéticos. Desta forma, além do domínio de vários fatores importantes, como conhecimento do tipo e comportamento do material preenchedor, definição de local, técnica e volume a ser aplicado, uso de agulha ou microcânula e domínio e ciência sobre a melhor técnica para cada procedimento, o conhecimento da anatomia e fisiologia da região a ser trabalhada é tão importante quanto. Ambos os procedimentos, cirúrgicos ou de preenchimento, para fins de harmonização orofacial podem desencadear eventos adversos relacionados à inervação ao paciente. Para a prática clínica, os dois nervos mais relevantes são o trigêmeo e o facial.

Funcionalmente, o nervo trigêmeo é classificado como misto, por ser formado por fibras nervosas motoras e fibras nervosas sensitivas. As fibras motoras participam da sinapse com as células dos músculos da mastigação, onde especificamente a toxina botulínica vai agir devido à sua afinidade colinérgica. Assim, esse conhecimento anatômico e fisiológico também se torna importante, já que alguns preenchedores estéticos, como a toxina botulínica, agem diretamente no sistema nervoso. A toxina botulínica é uma neurotoxina produzida pelo bacilo anaeróbio *Clostridium botulinum*. Ao entrar nas terminações nervosas, elas dividem e inativam as proteínas SNARE, essenciais para a liberação de neurotransmissores. O bloqueio da liberação da acetilcolina nos terminais nervosos consequentemente diminui o potencial de contratura muscular na região de aplicação[32]. Já as fibras sensitivas do nervo trigêmeo estão no "caminho" da agulha que a penetram. Com conhecimento e cuidado na introdução, elas não serão comprometidas.

O nervo facial também é classificado, funcionalmente, como misto. Porém, interessa destacar em harmonização orofacial a sua parte motora, por inervar todos os músculos da face. Assim, essas fibras motoras participam da sinapse de junção neuromuscular, onde a toxina botulínica vai agir. Com relação a esse nervo, o grande destaque de interesse clínico é a íntima relação topográfica entre os ramos bucais do nervo facial e o corpo adiposo da bochecha (bola de Bichat).

A bichectomia é apresentada como técnica para esculpir os ângulos faciais e realçar a estética. A paralisia do nervo facial é uma das complicações da extração de gordura de Bichat, que pode ser temporária ou permanente[46]. O nervo facial inerva os músculos faciais responsáveis pela mímica. O cirurgião deve ter cuidado para evitar lesões nos ramos zigomáticos e bucais do nervo facial. O VII nervo craniano possui fibras motoras e autônomas com componentes somatossensoriais menores. Danos a essas fibras resultam em paralisia facial ipsilateral[58]. A paralisia definitiva não é muito prevalente, devido a variações anatômicas, tanto na origem quanto no número de ramos dos nervos zigomático e bucal, assim como nas anastomoses que esses ramos formam, permitindo um rico intercâmbio de fibras nervosas, que passam a suprir a ausência de um segmento nervoso erroneamente extraído. A rica e variável rede anastomótica das ramificações terminais pode explicar a baixa prevalência de paralisia facial em procedimentos de bichectomia. Casos raros que podem desencadear paralisia facial podem ser explicados pela remoção do plexo nervoso juntamente com a bola de Bichat[68]. Apesar de ser uma cirurgia segura, a bichectomia requer grande conhecimento de anatomia e experiência cirúrgica para preservar os nervos, vasos, glândulas e ductos em íntimo contato com o tecido adiposo bucal. Além disso, a cápsula que envolve a bola de Bichat rompida por tração pode comprimir estruturas anatômicas, como os nervos, e causar paralisia.

Diante do exposto, concluímos que a face é uma estrutura complexa que requer um estudo detalhado por parte do profissional que se propõe trabalhar com procedimentos estéticos, e mostra-se fundamental um profundo conhecimento anatomofisiológico, na tentativa de minimização de erros previsíveis durante a realização de procedimentos de estética avançada com o propósito de harmonização facial.

REFERÊNCIAS

1. Alcântara MT, Ribeiro NR, Abreu DF. Complications associated with bichectomy surgery: a literature review. Minerva Dent Oral Sci. 2021;70(4):155-60.

2. Almeida A, Leite-Almeida H, Tavares I. Medullary control of nociceptive inputs: reciprocal communications with the spinal cord. Drug Discov Today Dis Mech. 2006;3:305-12.

3. Armstrong SA, Herr MJ. Physiology, Nociception. 2022. In: StatPearls. Treasure Island: StatPearls Publishing; 2023.

4. Bae IH, Kim MS, Choi H, Na CH, Shin BS. Ischemic oculomotor nerve palsy due to hyaluronic acid filler injection. J Cosmet Dermatol. 2018;17(6):1016-8.

5. Baldo MVC, Regatao MC. Fundamentos de odontologia: fisiologia oral, 1. ed. São Paulo: Santos; 2013. p. 56-66.

6. Baron R, Hans G, Dickenson AH. Peripheral input and its importance for central sensitization. Ann Neurol. 2013;74:630-6.

7. Bataglion C, Bataglion A, Bataglion, Nogueira CA, Bataglion SAN. Disfunção temporomandibular na prática: diagnóstico e terapias. 1. ed. Barueri: Manole; 2021. 211 p.

8. Batifol D, Huart A, Finiels PJ, Nagot N, Jammet P. Effect of intra-articular botulinum toxin injections on temporo-mandibular joint pain. J Stomatol Oral Maxillofac Surg. 2018;119(4):319-24.

9. Benoliel R, Sharav Y. Chronic orofacial pain. Curr Pain Headache Rep. 2010;14(1):33-40.

10. Borg-Stein J, Iaccarino MA. Myofascial pain syndrome treatments. Phys Med Rehabil Clin N Am. 2014;25(2):357-74.

11. Bradley RM. Essentials of oral physiology, 1. ed. Mosby; 1995. p. 38-50.

12. Castro FS, Landeira-Fernandez J. Alma, corpo e a antiga civilização grega: as primeiras observações do funcionamento cerebral e das atividades mentais. Psicologia: Reflexão e Crítica. 2011;798-809.

13. Castro FS, Landeira-Fernandez J. Alma, mente e cérebro na pré-história e nas primeiras civilizações humanas. Psicologia: Reflexão e Crítica. 2010;141-52.

14. Chung MK, Ro JY. Peripheral glutamate receptor and transient receptor potential channel mechanisms of craniofacial muscle pain. Mol Pain. 2020;16:1744806920914204.

15. Cohen SP, Vase L, Hooten WM. Chronic pain: an update on burden, best practices, and new advances. Lancet. 2021;397(10289):2082-97.

16. Conti PCR. DTM – disfunções temporomandibulares e dores orofaciais: aplicação clínica das evidências científicas. Maringá: Dental Press; 2021. p. 189-229.

17. Cunha CO, Poluha RL, Conti PCR. Distúrbios da articulação temporomandibular: diagnóstico e controle. In: Conti PCR. DTM – disfunções temporomandibulares e dores orofaciais: aplicação clínica das evidências científicas. Maringá: Dental Press; 2021. p. 299-327.

18. De Faria FAC, Cunha CO, De la Torre G, Conti PCR. Farmacoterapia aplicada às dores orofaciais. Exame do paciente portador de dor orofacial: métodos de diagnóstico e interpretação. In: Conti PCR. DTM – disfunções temporomandibulares e dores orofaciais: aplicação clínica das evidências científicas. Maringá: Dental Press; 2021. p. 299-327.

19. De la Torre Canales G, Alvarez-Pinzon N, Muñoz-Lora VRM, Peroni LV, Gomes AF, Sánchez-Ayala A, et al. Efficacy and safety of botulinum toxin type a on persistent myofascial pain: a randomized clinical trial. Toxins (Basel). 2020;12(6):395.

20. De la Torre Canales G, Câmara-Souza MB, do Amaral CF, Garcia RC, Manfredini D. Is there enough evidence to use botulinum toxin injections for bruxism management? A systematic literature review. Clin Oral Investig. 2017;21(3):727-34.

21. De la Torre Canales G, Câmara-Souza MB, Poluha RL, Figueredo OMC, Nobre BBS, Ernberg M, et al. Long-term effects of a single application of botulinum toxin type a in temporomandibular myofascial pain patients: a controlled clinical trial. Toxins (Basel). 2022;14(11):741.

22. De la Torre Canales G, Câmara-Souza MB, Poluha RL, Grillo CM, Conti PCR, Sousa MLR, et al. Botulinum toxin type A and acupuncture for masticatory myofascial pain: a randomized clinical trial. J Appl Oral Sci. 2021;29:e20201035.

23. De la Torre Canales G, Poluha RL, Alvarez Pinzón YN, Conti PCR, Manfredini D, Sánchez-Ayala A, et al. Effects of botulinum toxin type a on the psychosocial features of myofascial pain tmd subjects: a randomized controlled trial. J Oral Facial Pain Headache. 2021;35(4):288-96.

24. De la Torre Canales G, Poluha RL, Pinzón NA, Silva BR, Almeida AM, Ernberg M, et al. Efficacy of botulinum toxin type-A I in the improvement of mandibular motion and muscle sensibility in my-

25. ofascial pain TMD subjects: a randomized controlled trial. Toxins (Basel). 2022;14(7):441.

25. De la Torre Canales G, Poluha RL. Toxina botulínica: aplicações além da estética. 2022. E-book.

26. De Leeuw R. Internal derangements of the temporomandibular joint. Oral Maxillofac Surg Clin North Am. 2008;20(2):159-v.

27. De Leeuw R, Klasser G, editores. Orofacial pain: guidelines for assessment, diagnosis, and management. 6. ed. Quintessence Publishing Co.; 2018.

28. Douglas CR. Tratado de fisiologia aplicada às ciências médicas. 6. ed. Rio de Janeiro: Guanabara Koogan; 2006.

29. Dydyk AM, Givler A. Central pain syndrome. 2023. In: StatPearls. Treasure Island: StatPearls Publishing; 2023.

30. Ernberg M, Hedenberg-Magnusson B, List T, Svensson P. Efficacy of botulinum toxin type A for treatment of persistent myofascial TMD pain: A randomized, controlled, double-blind multicenter study. Pain. 2011;152(9):1988-96.

31. Fonseca RRS, Nogueira JSE, Nogueira PA, Pinto PL, Menezes SA. Paralisia do nervo facial por anestesia odontológica. Relato de Caso. Anais do V Congresso de Educação em Saúde da Amazônia (COESA), Universidade Federal do Pará – 8 a 11 de novembro de 2016.

32. Gao M, Yan X, Lu Y, Ren L, Zhang S, Zhang X, et al. Retrograde nerve growth factor signaling modulates tooth mechanical hyperalgesia induced by orthodontic tooth movement via acid-sensing ion channel 3. Int J Oral Sci. 2021;13(1):18.

33. Garbin AJI, Wakayama B, Saliba TA, Garbin CAS. Harmonização orofacial e suas implicações na odontologia. Braz J Surg Clin Res. 2019.

34. Gerwin RD. Myofascial trigger point pain syndromes. Semin Neurol. 2016;36(5):469-73.

35. Gil-Martínez A, Paris-Alemany A, López-de-Uralde-Villanueva I, La Touche R. Management of pain in patients with temporomandibular disorder (TMD): challenges and solutions. J Pain Res. 2018;11:571-87.

36. Goldstein G, DeSantis L, Goodacre C. Bruxism: best evidence consensus statement. J Prosthodont. 2021;30(S1):91-101.

37. Guarda-Nardini L, Stecco A, Stecco C, Masiero S, Manfredini D. Myofascial pain of the jaw muscles: Comparison of short-term effectiveness of botulinum toxin injections and fascial manipulation technique. Cranio. 2012;30(2):95-102.

38. Hanani M, Spray DC. Emerging importance of satellite glia in nervous system function and dysfunction. Nat Rev Neurosci. 2020;21(9):485-98.

39. Handwerker HO. Von Descartes bis zur Fmri. Schmerztheorien und Schmerzkonzepte [From Descartes to fMRI. Pain theories and pain concepts]. Schmerz. 2007;21(4):307-10, 312-7.

40. Hardman JG, Limbird LE, Gilman GA. Goodman & Gilman: As bases farmacológicas da terapêutica. Rio de Janeiro: McGraw-Hill; 2005.

41. Heinricher MM, Tavares I, Leith JL, Lumb BM. Descending control of nociception: Specificity, recruitment and plasticity. Brain Res Rev. 2009;60:214-25.

42. Hoegh M. Pain science in practice (Part 4): Central sensitization I. J Orthop Sports Phys Ther. 2023;53(1):1-4.

43. Ibi M. Inflammation and temporomandibular joint derangement. Biol Pharm Bull. 2019;42(4):538-42.

44. International Classification of Orofacial Pain, 1st edition (ICOP). Cephalalgia. 2020;40(2):129-221.

45. Kapos FP, Exposto FG, Oyarzo JF, Durham J. Temporomandibular disorders: a review of current concepts in aetiology, diagnosis and management. Oral Surg. 2020;13(4):321-34.

46. Klüppel L, Marcos RB, Shimizu IA, Silva MAD, Silva RD. Complications associated with the bichectomy surgery. RGO. 2018;66(3):278-84.

47. Kopach O, Dobropolska Y, Belan P, Voitenko N. Ca2+-permeable AMPA receptors contribute to changed dorsal horn neuronal firing and inflammatory pain. Int J Mol Sci. 2023;24(3):2341.

48. Kurtoglu C, Gur OH, Kurkcu M, Sertdemir Y, Guler-Uysal F, Uysal H. Effect of botulinum toxin-a in myofascial pain patients with or without functional disc displacement. J Oral Maxillofac Surg. 2008;66(8):1644-51.

49. Latremoliere A, Woolf CJ. Central sensitization: a generator of pain hypersensitivity by central neural plasticity. J Pain. 2009;10:895-926.

50. Lobbezoo F, Ahlberg J, Raphael KG, Wetselaar P, Glaros AG, Kato T, et al. International consensus on the assessment of bruxism: Report of a work in progress. J Oral Rehabil. 2018;45(11):837-44.

51. Manfredini D, Ahlberg J, Aarab G, Bracci A, Durham J, Emodi--Perlman A, et al. The development of the Standardised Tool for the Assessment of Bruxism (STAB): An international road map. J Oral Rehabil. 2022.

52. Matak I, Lacković Z. Botulinum toxin A, brain and pain. Prog Neurobiol. 2014;119-120:39-59.

53. Melzack R, Wall PD. Pain mechanisms: a new theory. Science. 1965;150(3699):971-9.

54. Neugebauer V, Presto P, Yakhnitsa V, Antenucci N, Mendoza B, Ji G. Pain-related cortico-limbic plasticity and opioid signaling. Neuropharmacology. 2023:109510.

55. Ohrbach R, Dworkin SF. The evolution of TMD diagnosis: past, present, future. J Dent Res. 2016;95(10):1093-101.

56. Patel AA, Lerner MZ, Blitzer A. Incobotulinumtoxin A injection for temporomandibular joint disorder: a randomized controlled pilot study. Ann Otol Rhinol Laryngol. 2017;126(4):328-33.

57. Poluha RL, De la Torre Canales G, Bonjardim LR, Conti PCR. Clinical variables associated with the presence of articular pain in patients with temporomandibular joint clicking. Clin Oral Investig. 2021;25(6):3633-40.

58. Porto L, Nazer M, Piazza J. Anatomical correlation among Bichat's fat pad with the facial nerve terminal branches. Br J Oral Maxillofac Surg. 2020;20:12-5.

59. Purves D, Augustine GJ, Fitzpatrick D, Hall WC, LaMantia A-R, McNamara JO, et al. Neurociências 4. ed. Artmed; 2010.

60. Raja SN, Carr DB, Cohen M, Finnerup NB, Flor H, Gibson S, et al. The revised International Association for the Study of Pain definition of pain: concepts, challenges, and compromises. Pain. 2020;23.

61. Romero-Reyes M, Uyanik JM. Orofacial pain management: current perspectives. J Pain Res. 2014;7:99-115.

62. Rosenbaum T, Simon SA. TRPV1 Receptors and signal transduction. In: Liedtke WB, Heller S, editores. TRP ion channel function in sensory transduction and cellular signaling cascades. Boca Raton: CRC Press/Taylor & Francis; 2007.

63. Schiffman E, Ohrbach R, Truelove E, Look J, Anderson G, Goulet JP, et al. Diagnostic Criteria for Temporomandibular Disorders (DC/TMD) for Clinical and Research Applications: recommendations of the International RDC/TMD Consortium Network and Orofacial Pain Special Interest Group. J Oral Facial Pain Headache. 2014;28(1):6-27.

64. Sessle BJ, Lavigne GJ, Lund JP, Dubner R. Dor orofacial: da ciência básica à conduta clínica, 2. ed. Quintessence Editora; 2010. p. 27-33, 164-5.

65. Shinoda M, Kubo A, Hayashi Y, Iwata K. Peripheral and central mechanisms of persistent orofacial pain. Front Neurosci. 2019;13:1227.

66. Silverthorn D. Fisiologia humana: uma abordagem integrada, 7. ed. Porto Alegre: Artmed; 2017.

67. Slade GD, Ohrbach R, Greenspan JD, Fillingim RB, Bair E, Sanders AE, et al. Painful temporomandibular disorder: decade of discovery from OPPERA Studies. J Dent Res. 2016;95(10):1084-92.

68. Sonne J, Lopez-Ojeda W. Neuroanatomy, Cranial Nerve. In: StatPearls. Treasure Island: StatPearls Publishing; 2024.

69. Stuginski-Barbosa J, Silva RS, Conti PCR. Distúrbios da musculatura mastigatória: mecanismos, diagnóstico e controle. In: Conti PCR. DTM – disfunções temporomandibulares e dores orofaciais: aplicação clínica das evidências científicas. Maringá: Dental Press; 2021. p. 153-87.

70. Talamoni ACB. No anfiteatro da anatomia: o cadáver e a morte. São Paulo: Cultura Acadêmica; 2012.

71. Wadachi R, Hargreaves KM. Trigeminal nociceptors express TLR-4 and CD14: a mechanism for pain due to infection. J Dent Res. 2006;85(1):49-53.

72. Wieckiewicz M, Boening K, Wiland P, Shiau YY, Paradowska-Stolarz A. Reported concepts for the treatment modalities and pain management of temporomandibular disorders. J Headache Pain. 2015;16:106.

73. Young AL. Internal derangements of the temporomandibular joint: a review of the anatomy, diagnosis, and management. J Indian Prosthodont Soc. 2015;15(1):2-7.

9

Cavidade oral e estruturas correlatas

Marcelo Cavenaghi Pereira da Silva
Mônica Rodrigues de Souza
Diogo Correa Maldonado

O conhecimento da anatomia da cavidade oral e sua estrutura é de fundamental importância para a estética dos terços médio e inferior da face. A anatomia e principalmente as variações anatômicas que ocorrem na região, em virtude do desenvolvimento, envelhecimento, características faciais (tipo facial), biótipo e características individuais, como perda precoce de elementos dentais, determinarão alterações estéticas e consequentemente diferentes procedimentos clínicos (Figura 1).

A cavidade oral, temática do presente capítulo, apresenta, como limite superior o palato duro e mole, como limite inferior o músculo milo-hióideo, limite anterior os lábios, limite lateral as bochechas e limite posterior as fauces (garganta) (Figura 2).

Em termos embriológicos, o desenvolvimento da região cervicofacial tem início no período embrionário derivado de arcos faríngeos (arcos branquiais). Esses arcos apresentam componentes de diferentes sistemas, e entre estes ocorre um processo denominado osteogênese. Classicamente são descritos dois tipos de osteogênese: a ossificação intramembranácea (intramembranosa) e a ossificação endocondral, descritas em detalhes no capítulo sobre sistema esquelético.

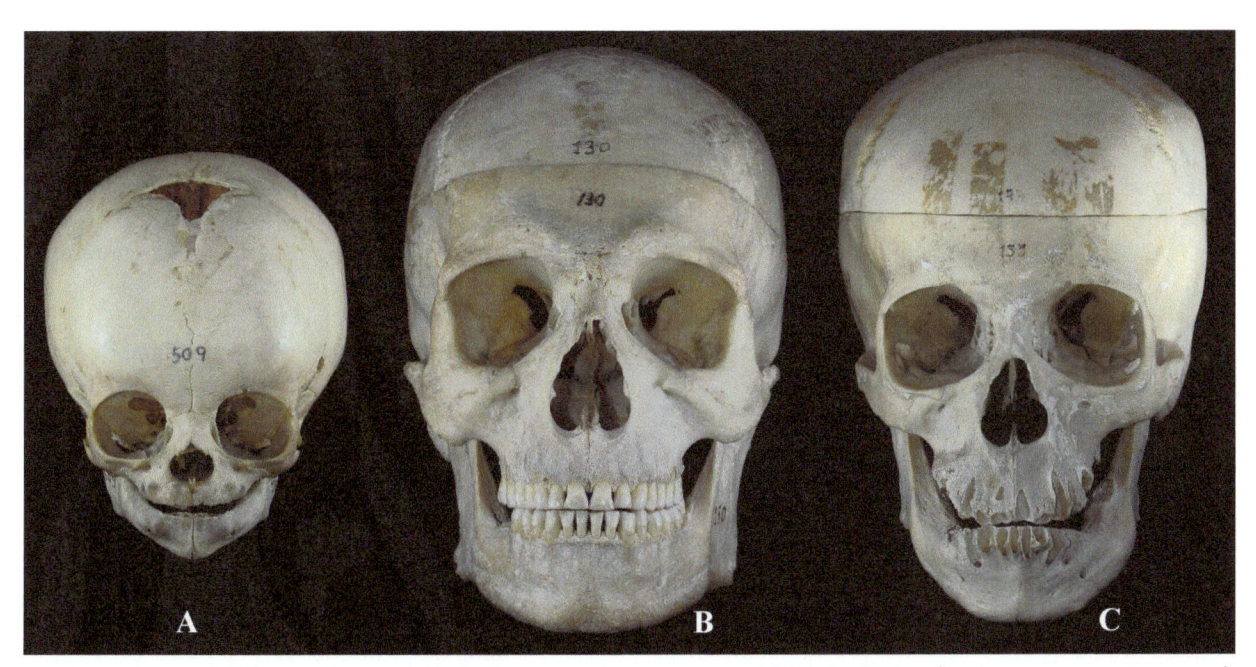

FIGURA 1 Alterações faciais decorrentes de diferentes fatores de variações anatômicas (idade e presença de dentes): (A) crânio de neonato, (B) crânio de adulto e (C) crânio de adulto com perdas dentais.
Foto: Jader Moreira.

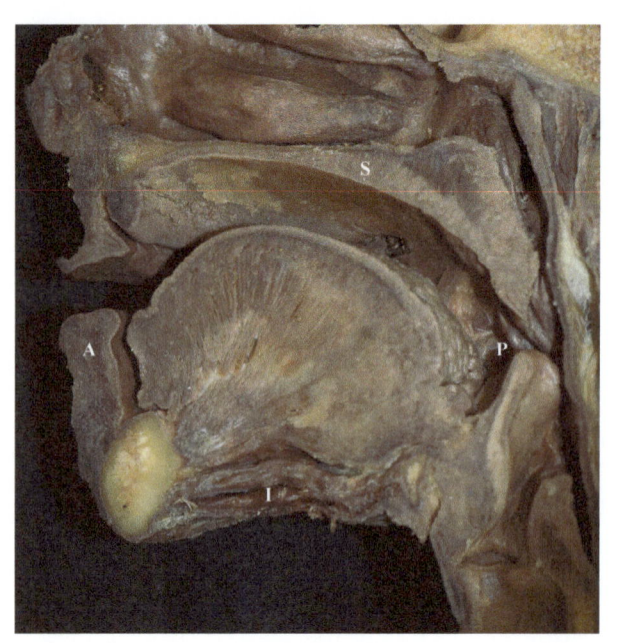

FIGURA 2   Corte sagital paramediano onde pode ser observada a cavidade oral e seus limites superior (S), inferior (I), anterior (A) e posterior (P).

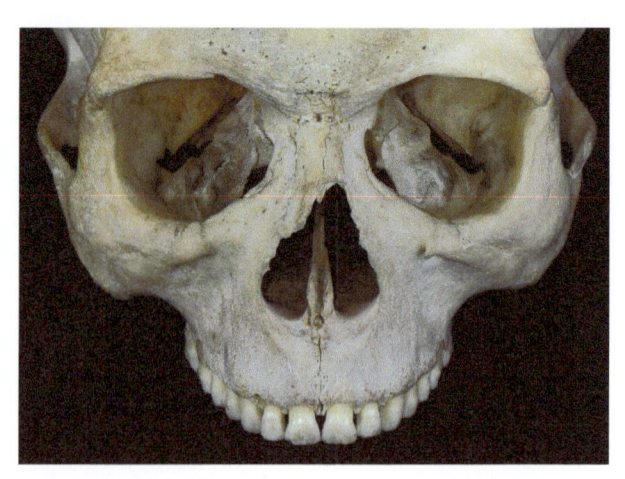

FIGURA 3   Vista frontal de crânio onde pode ser observada a abertura piriforme, a cavidade nasal e o processo alveolar.
Foto: Jader Moreira.

Os ossos do crânio de maior interesse para a prática da harmonização orofacial são as maxilas, a mandíbula, os zigomáticos e o frontal – os dois últimos para procedimentos específicos.

As maxilas direita e esquerda apresentam cinco regiões principais: o corpo (região central onde se localiza o seio maxilar), o processo alveolar, o processo zigomático, o processo frontal e o processo palatino. As maxilas são unidas pela sutura intermaxilar na região do processo alveolar e pela sutura palatina mediana da região do processo palatino; quando estudadas em conjunto com os ossos nasais, apresentam uma abertura em forma de pera, denominada de abertura piriforme – abertura óssea anterior da cavidade nasal (Figura 3).

O processo alveolar da maxila é a estrutura responsável pela sustentação dos dentes. Quando estes estão presentes, o processo alveolar apresenta saliências em decorrência da presença das raízes dentais. Essas saliências são denominadas de eminências alveolares e são um fator estético importante em sorrisos gengivais (em que aparece a gengiva alveolar) (Figura 4). Nesse caso, a aplicação de toxina botulínica na região lateral à asa do nariz (músculo levantador do lábio superior, músculo levantador do ângulo da boca e músculo levantador do lábio superior e da asa do nariz) faz com que diminua a exposição gengival de até 4 mm por um determinado período[1]. Também são executados procedimentos mais invasivos, como cirurgias de reposicionamento labial[2], ou cirurgias ortognáticas.

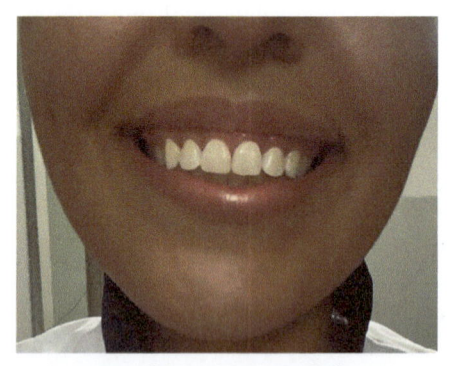

FIGURA 4   Imagem de sorriso gengival.

Atenção deve ser tomada, pois o processo alveolar da maxila apresenta uma inclinação de vestibular inferior para palatal superior. Esse fato, associado à perda do processo alveolar em altura, determinará uma discrepância maxilomandibular que em alguns casos mais graves se apresentam como prognatismo mandibular, além de aparente envelhecimento precoce. Neste caso, será necessária a recomposição dessa perda óssea por próteses ou cirurgias que amenizarão os sinais de envelhecimento e complementação por outros procedimentos estéticos[3] (Figura 5).

A região do corpo da maxila apresenta um forame denominado de infraorbital, por onde o feixe vasculonervoso de mesmo nome se exterioriza, dando sensibilidade e colaborando com a irrigação da região lateral do nariz, pálpebra inferior, lábio superior e parte da região zigomática (Figuras 6 e 7). No corpo da maxila está situado o seio maxilar, que é um dos seios paranasais, ou seja, cavidade preenchida por ar no interior do osso que se comunica com a cavidade nasal (Figura 8).

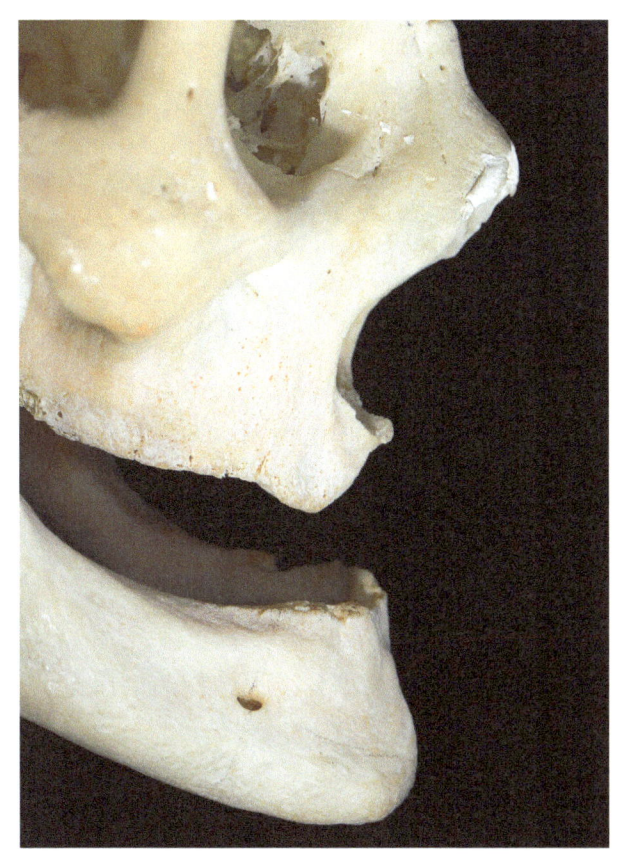

FIGURA 5 Observar a discrepância maxilomandibular em virtude da perda em altura do processo alveolar (maxila) e parte alveolar (mandíbula).
Foto: Jader Moreira.

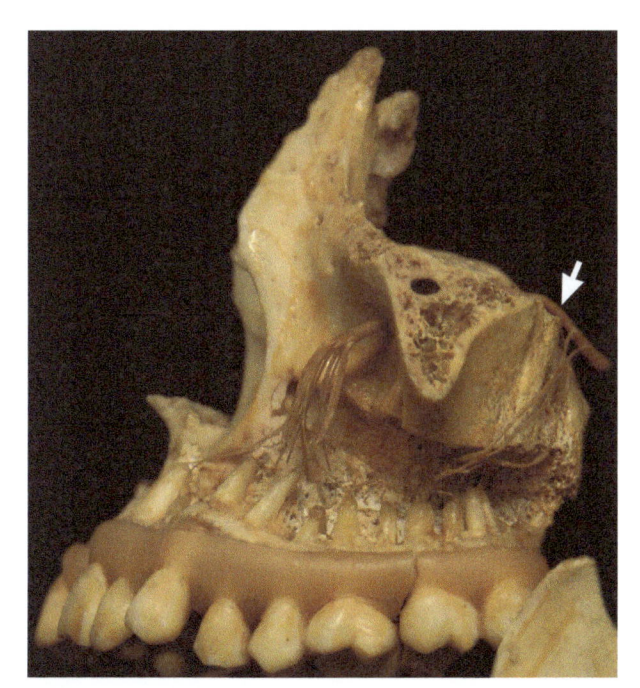

FIGURA 6 A inervação da maxila. Observar o nervo infraorbital (seta) e seus ramos: alveolar superior anterior, alveolar superior médio e alveolar superior posterior.
Foto: Loiane Vilefort.

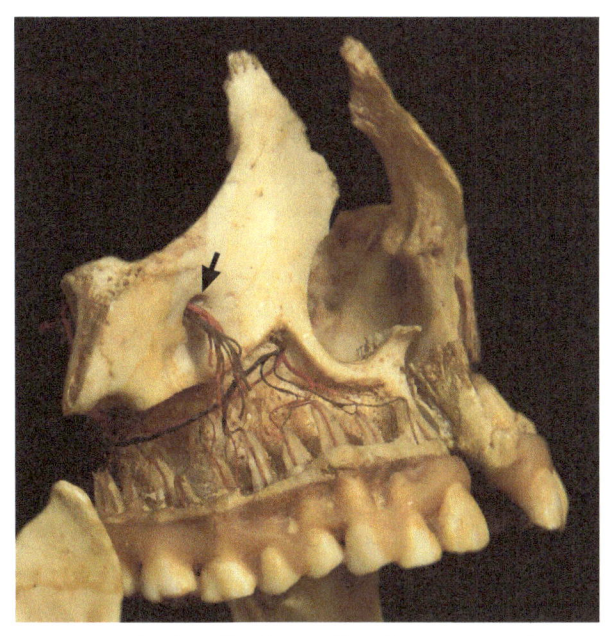

FIGURA 7 A irrigação da maxila. Observar a artéria infraorbital emergindo no forame infraorbital (seta) e seus ramos: artéria alveolar superior anterior, alveolar superior média e alveolar superior posterior.
Foto: Loiane Vilefort.

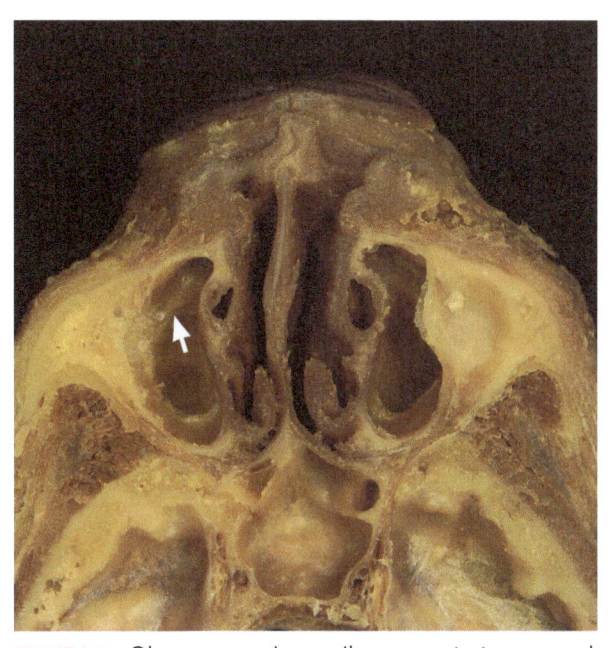

FIGURA 8 Observar o seio maxilar em corte transversal. Nesta imagem é possível observar septos incompletos na porção inferior do seio (seta).
Foto: Loiane Vilefort.

O processo palatino da maxila e a lâmina horizontal do osso palatino representam o limite superior da cavidade oral, apresentando diversas espículas ósseas que permitem melhor aderência entre o tecido ósseo e a mucosa palatina. Este apresenta ainda um canal incisivo, que comunica a cavidade nasal com a cavidade oral, e por esse canal passam o nervo e vasos nasopalatinos, recobertos pela papila incisiva. O nervo nasopalatino é responsável pela sensibilidade geral do palato duro anterior e a artéria de mesmo nome pela irrigação deste. Em caso de secção desse feixe, a irrigação e sensibilidade dessa região serão realizadas pelos vasos e nervos palatinos maiores.

Esse feixe vasculonervoso palatino maior apresenta como função a sensibilidade geral e irrigação do palato duro posterior e, após se exteriorizar no forame palatino maior do osso palatino, segue anteriormente em um sulco palatino, na intersecção do processo palatino e processo alveolar (Figura 9). O conhecimento dessas estruturas se dá em virtude de eventual coleta de mucosa ou tecido conjuntivo na região palatal do processo alveolar da maxila para realização de cirurgias de recobrimento radicular ou implantar[4].

No osso palatino, posteriormente ao forame palatino maior, encontram-se os forames palatinos menores, por onde passam feixes vasculonervosos para sensibilidade e irrigação do palato mole.

A mandíbula é um osso irregular alongado que se apresenta com quatro regiões principais: corpo (região que inclui a região mental), ângulo, ramo (região que inclui o processo condilar) e a parte alveolar (processo alveolar).

A parte alveolar fornece suporte aos dentes inferiores e, assim como a maxila, apresenta uma inclinação superior para lingual e inferior para vestibular. Assim, quando ocorre a perda de dimensão vertical da parte alveolar, o arco alveolar aumenta de tamanho, assim o arco inferior fica maior no sentido laterolateral que o arco superior.

O corpo apresenta uma protuberância mentual cuja base contém diversos pontos craniométricos associados ao perfil facial do indivíduo e dois forames mentuais (Figura 10).

Unindo o forame mandibular e o forame mentual existe o canal mandibular, estrutura que apresenta delgada camada de osso cortical, protegendo um feixe vasculonervoso que se continua anteriormente como um canal incisivo (Figuras 11 e 12). O nervo alveolar inferior penetra no forame mandibular, e a partir desse ponto ele é um nervo exclusivamente sensitivo geral, ou seja, não

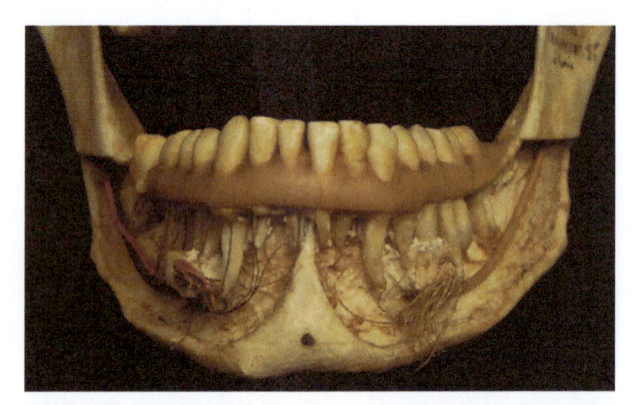

FIGURA 10 Observar a irrigação e a inervação da região mentual. Atentar para as dimensões dentais (diâmetro dos incisivos e comprimento dos caninos).
Foto: Loiane Vilefort.

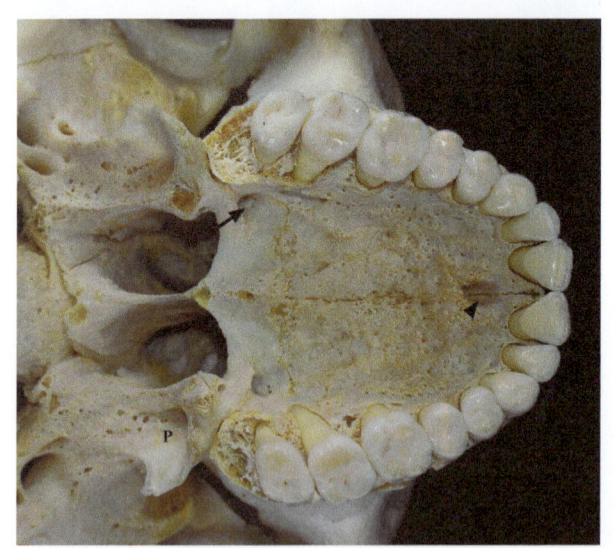

FIGURA 9 Observar o palato duro formado pela maxila e osso palatino. Observar os forames palatinos maiores (seta), o sulco palatino, a fossa incisiva (abertura do canal incisivo) (cabeça de seta) e o processo pterigoide do esfenoide (P).
Foto: Jader Moreira.

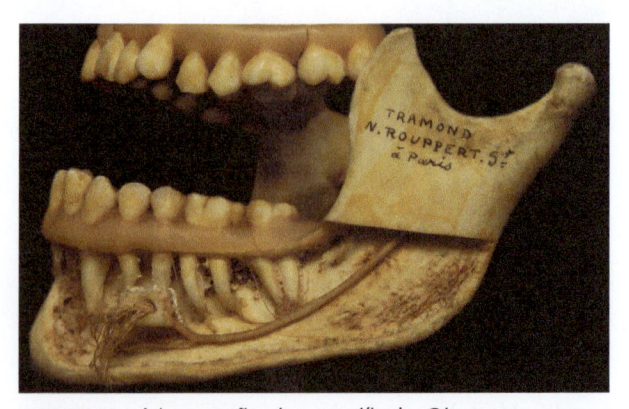

FIGURA 11 A inervação da mandíbula. Observar o nervo alveolar inferior com ramos dentais, mentual e incisivo.
Foto: Loiane Vilefort.

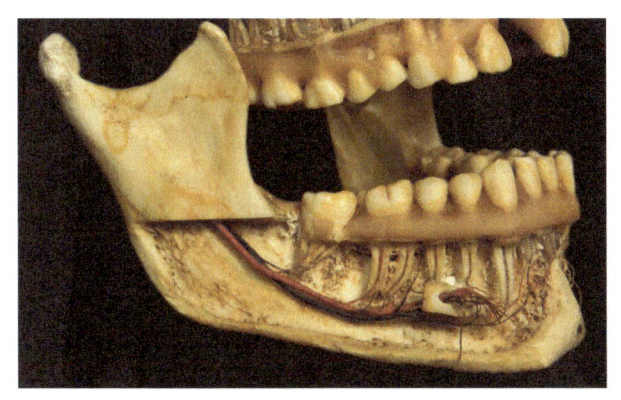

FIGURA 12   A irrigação da mandíbula. Observar a artéria alveolar inferior com ramos dentais, mentual e incisivo.
Foto: Loiane Vilefort.

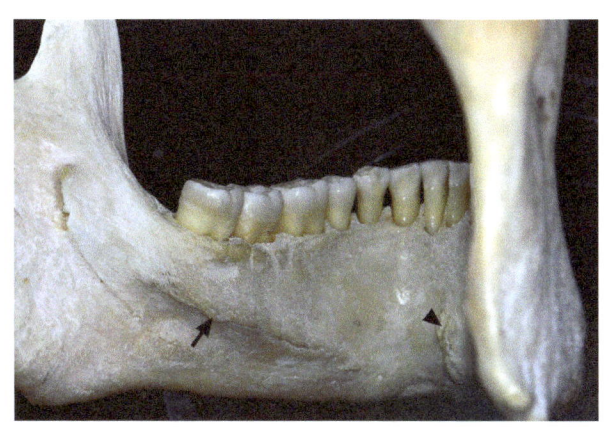

FIGURA 13   Vista posterolateral da mandíbula. Observar o forame da mandíbula, a linha milo-hióidea (seta) e as espinhas genianas (cabeça de seta).
Foto: Jader Moreira.

fornece fibras motoras aos músculos da região. Na parte alveolar, o nervo emite ramos dentais responsáveis pela sensibilidade dos dentes e gengiva alveolar.

O nervo alveolar inferior se divide em nervo mentual e nervo incisivo. O nervo mentual é responsável pela sensibilidade da mucosa vestibular e lábio inferior, e o nervo incisivo é responsável pela inervação dos dentes anteriores e da gengiva da região. As artérias percorrem o mesmo trajeto, e seu território de irrigação é o mesmo que o dos nervos. É importante relatar que existem anastomoses presentes entre as artérias mentuais e ramos da artéria facial na região de lábio inferior[5].

Na região lingual mediana do corpo da mandíbula, encontram-se de cada lado duas projeções ósseas denominadas de espinha geniana superior e espinha geniana inferior destinadas à inserção dos músculos genioglosso e gênio-hióideo, respectivamente (Figura 13). O músculo genioglosso tem como função a projeção anterior da língua, e, em caso de relaxamento deste, a língua pode se projetar posteriormente, dificultando a respiração e causando ronco ou, em casos mais graves, apneia[6]. A inervação sensitiva dessa região é fornecida pelo nervo lingual, que por sua vez está situado mais próximo à parede óssea lingual na região de terceiro molar e, se afastando dessa parede, em seu trajeto para a região anterior. O limite inferior da cavidade oral é o músculo milo-hióideo, que se estende da linha milo-hióidea ao osso hioide (Figura 14).

Inferiormente ao músculo milo-hióideo, situa-se a região submentual, pertencente ao pescoço. Neste, alguns procedimentos, como a "lipoaspiração de papada", são realizados, devendo-se ter cuidado com a artéria submentual (ramo da artéria facial), que pode ser lesada em caso de perda do plano cirúrgico[7,8].

As paredes laterais e a anterior da cavidade oral são formadas pelas bochechas e lábios. Nos lábios é possível distinguir uma região do vermelhão labial, estrutura

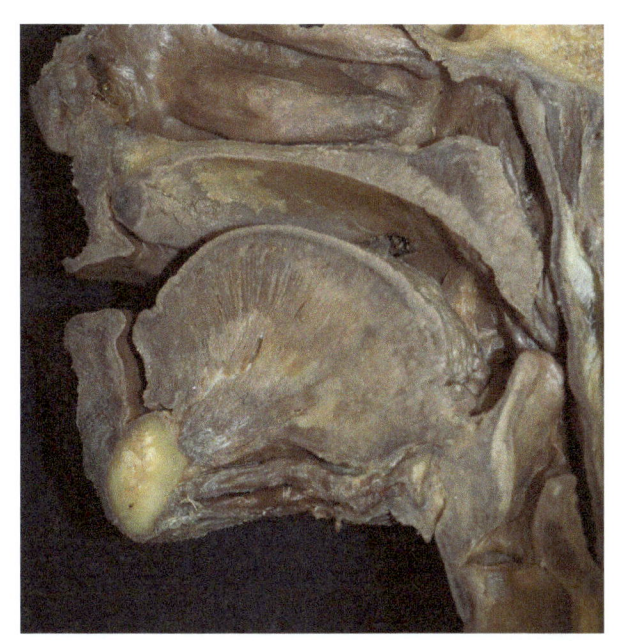

FIGURA 14   Corte sagital, onde podem ser observadas a cavidade oral e a musculatura na região do assoalho.

que se apresenta com formato de arco em indivíduos jovens/joviais e retilíneo em indivíduos senis (Figura 15). Deve-se conhecer a estratigrafia labial: pele, tecido subcutâneo, musculatura da face (mímica), submucosa e mucosa. Nesse sítio é rotineiramente realizada a inserção de material preenchedor[9].

Na musculatura da face, atenção deve ser dada ao músculo orbicular da boca e músculos periorais associados a este, como levantador do lábio superior, levantador do ângulo da boca, abaixador do lábio inferior, abaixador do ângulo da boca, zigomático maior e zigomático menor. Essa musculatura é importante para os movimentos labiais e no envelhecimento (Figura 16).

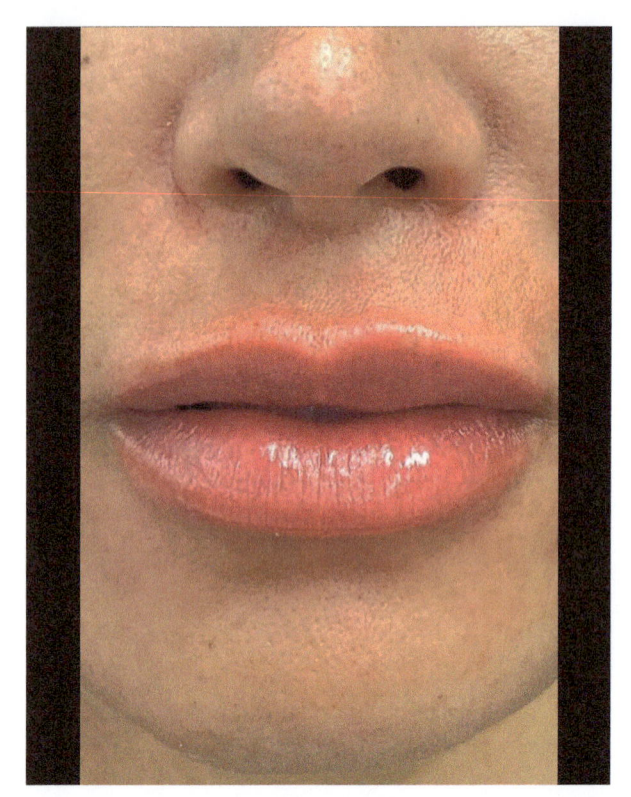

FIGURA 15 Região labial com contorno labial com características joviais. Observar o tubérculo labial saliente.

Outro músculo muito importante para procedimentos estéticos é o bucinador. Ele compõe a região da bochecha, e suas origens ósseas na maxila e mandíbula determinam o fundo de sulco vestibular superior e inferior. Seu conhecimento é importante porque esse músculo é desinserido/seccionado em procedimentos estéticos, como a retirada de corpo adiposo da bochecha (bola de Bichat) (Figuras 17 e 18). Atenção deve ser dada durante o procedimento, pois ramos do nervo facial podem estar situados superficialmente, profundamente ou atravessando o corpo adiposo da bochecha[10].

Superficialmente, na transição do lábio e da região das bochechas se observa a presença do sulco nasogeniano ("bigode chinês"), importante marca da expressão facial associada ao envelhecimento, assim como as marcas

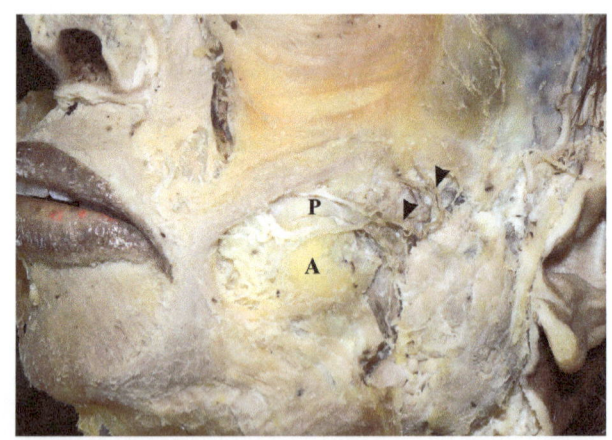

FIGURA 17 Estruturas superficiais à parede lateral da cavidade oral. Observar o corpo adiposo da bochecha (A), os ramos do nervo facial (cabeças de seta) e a glândula parótida com seu ducto parotídeo (P).

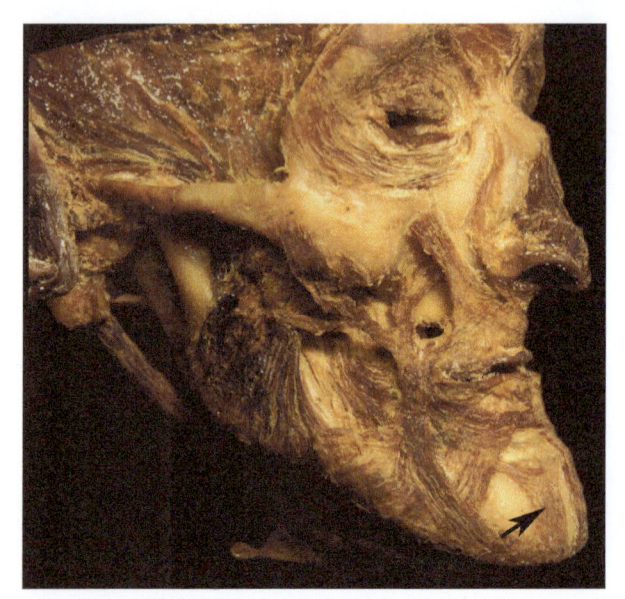

FIGURA 16 Músculos superficiais da cabeça. Observar o músculo mentual (seta) e os músculos periorais.
Foto: Loiane Vilefort.

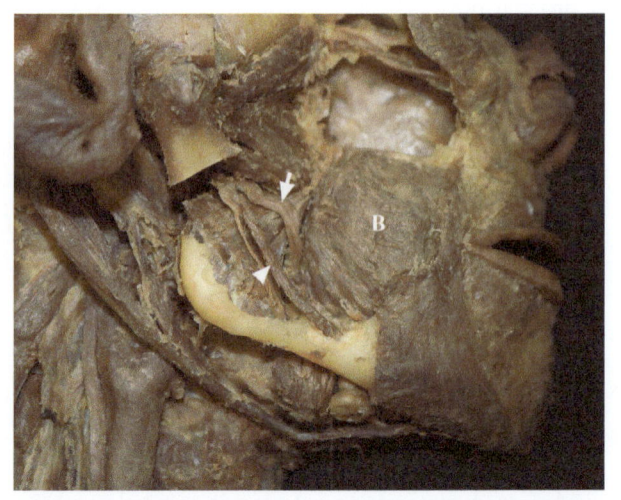

FIGURA 18 Parede lateral da cavidade oral. Observar o músculo bucinador (B), o nervo lingual (seta) e o nervo alveolar inferior (cabeça de seta).

Na região vestibular da protuberância mentual da mandíbula, insere-se o músculo mentual, responsável pela eversão labial. Superficialmente, a transição do lábio para o mento, o sulco mentolabial.

de expressão radiais ao redor dos lábios ("códigos de barra") (Figura 19). Procedimentos de harmonização facial frequentemente são realizados para atenuar essas características anatômicas[11].

Os músculos da mastigação – masseter, temporal, pterigóideo medial e pterigóideo lateral – são importantes para a realização de movimentos mandibulares como fechamento (masseter, temporal, pterigóideo medial), lateralidade (pterigóideo medial e pterigóideo lateral), retrusão (temporal) e protrusão (pterigóideo lateral) (Figura 20).

O músculo masseter tem importância por ser um componente estético da região parotídeo-massetérica e por ser também o músculo indicado para atenuar forças mastigatórias em alguns procedimentos cirúrgicos[12]. Atenção! Na margem anterior do músculo masseter se encontra a parte facial da artéria facial (Figura 21).

A área entre as bochechas e lábios e os arcos dentais é denominada vestíbulo da boca, e a situada posterior e medialmente aos arcos dentais é denominada de cavidade oral propriamente dita.

No vestíbulo da boca, na região do primeiro molar superior, abre-se o ducto da glândula parótida, formando a papila do ducto parotídeo (Figura 22). Essa estrutura é importante para a realização de algumas técnicas de bichectomia (retirada de corpo adiposo da bochecha)[13]. Na cavidade oral propriamente dita se situa a língua e,

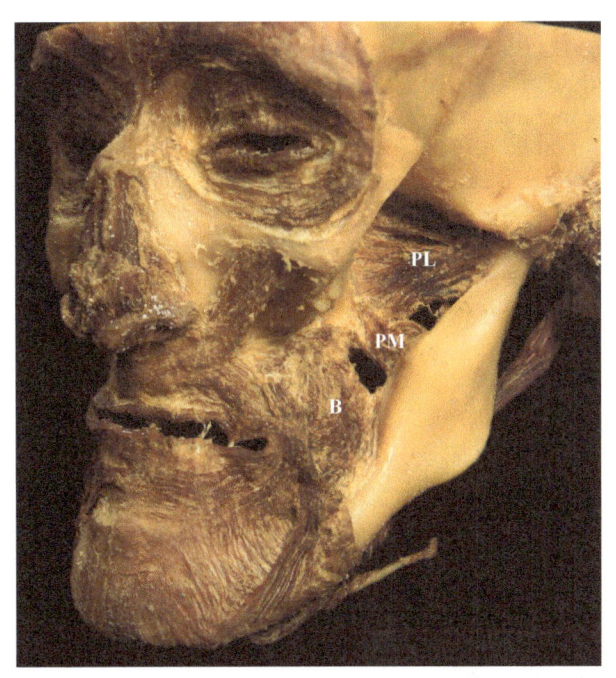

FIGURA 20 Músculos da cabeça. Observar o músculo bucinador (B), pterigóideo lateral (PL) e pterigóideo medial (PM).

Foto: Loiane Vilefort.

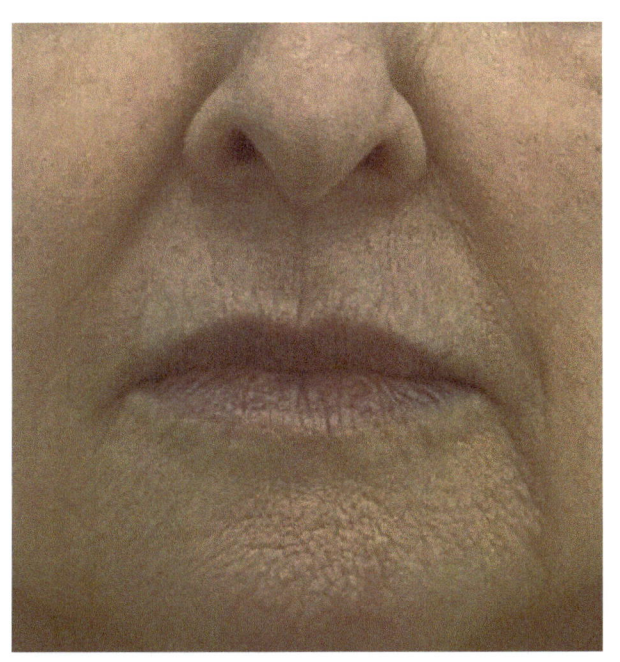

FIGURA 19 Região labial com seus limites bem demarcados e com características de envelhecimento (sulco nasogeniano).

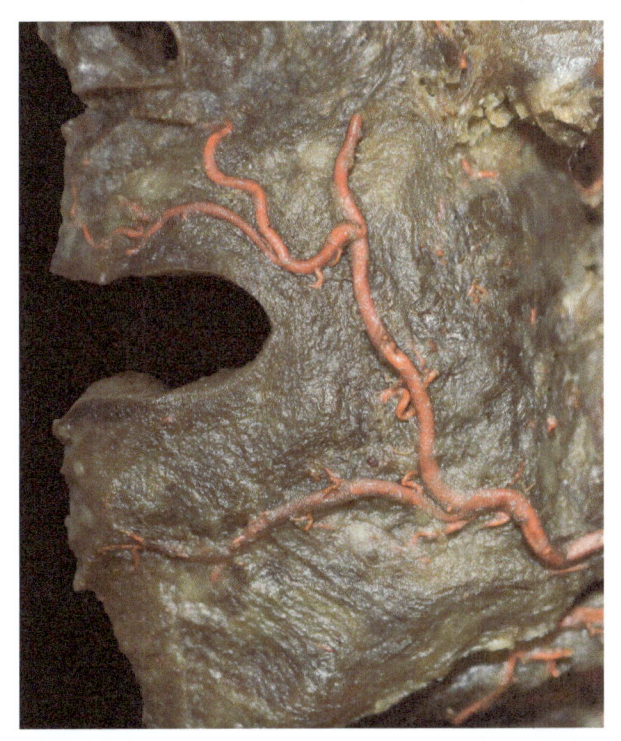

FIGURA 21 Irrigação da região labial, onde se observam a artéria facial e seus ramos, labial inferior e labial superior.

na região do soalho, as carúnculas sublinguais (abertura do ducto da glândula submandibular), e ainda a prega sublingual, onde se situam os dúctulos da glândula sublingual (Figura 23). O limite posterior da cavidade oral é o istmo das fauces ou garganta, apresentando a úvula, arcos palatoglosso e palatofaríngeo e a tonsila palatina (Figura 24).

As glândulas salivares maiores são bilaterais e denominadas de parótida, submandibular e sublingual, enquanto as glândulas salivares menores estão dispersas na submucosa da cavidade oral e são denominadas de acordo com a região que ocupam (glândulas labiais,

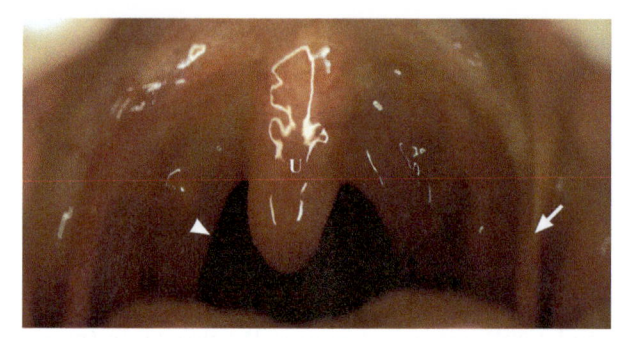

FIGURA 24 Limite posterior – istmo das fauces. Observar a úvula (U) e os arcos palatoglosso (seta) e palatofaríngeo (cabeça de seta).

glândulas molares, glândulas da bochecha, glândulas palatinas e glândulas linguais) (Figura 25).

As glândulas salivares apresentam ácinos com diferentes características. Alguns secretam essencialmente mucopolissacarídeos, sendo denominados de ácinos mucosos, enquanto outros, denominados de ácinos serosos, secretam proteínas ou ainda se apresentam mistos. A glândula parótida é essencialmente serosa, a glândula submandibular é mista com predominância serosa, e a glândula sublingual é predominantemente mucosa, com semiluas serosas.

Os arcos dentais fornecem sustentação aos dentes que podem pertencer à dentição decídua ou permanente. A dentição decídua apresenta 20 dentes, e com o

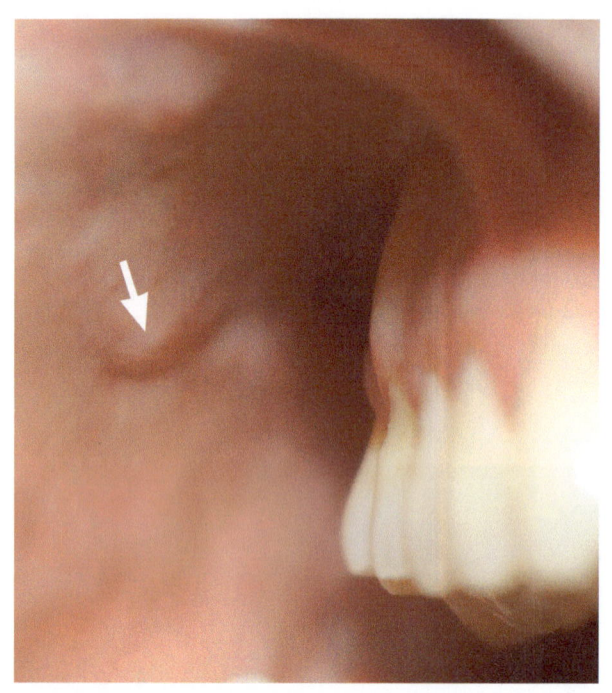

FIGURA 22 Vestíbulo da boca onde se situa a papila do ducto parotídeo (seta).

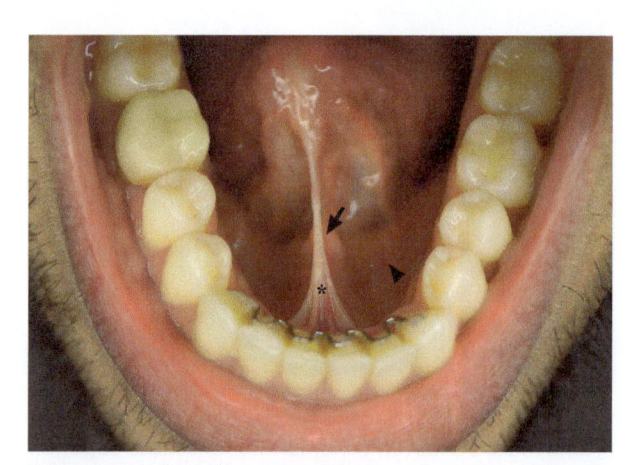

FIGURA 23 Assoalho da cavidade oral com a carúncula sublingual (seta), prega sublingual (cabeça de seta) e o frênulo da língua (*).

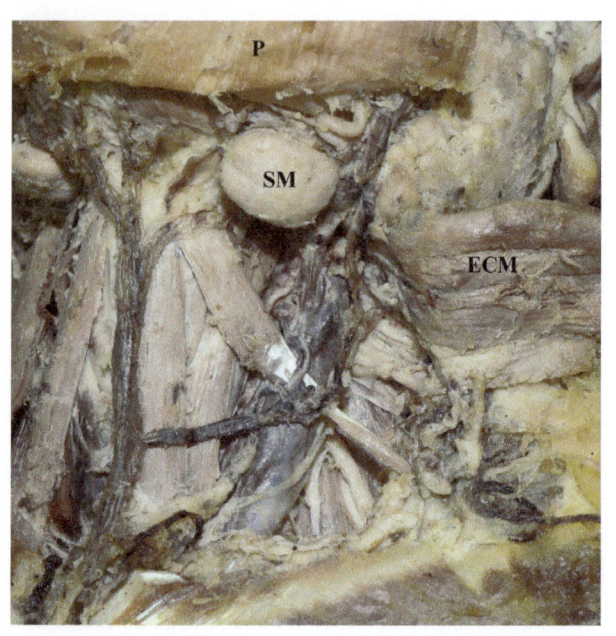

FIGURA 25 Pescoço com os músculos platisma (P) e esternocleidomastóideo (ECM), rebatidos superior e posteriormente, respectivamente. Observar a glândula submandibular (SM), a musculatura infra-hióidea e vasos da região.

desenvolvimento, em geral, é substituída pela dentição permanente (podem ocorrer agenesias ou impactações dentais) (Figura 26). A dentição permanente apresenta 32 dentes, divididos em incisivos mediais (centrais), incisivos laterais, caninos, pré-molares e molares (Figura 27).

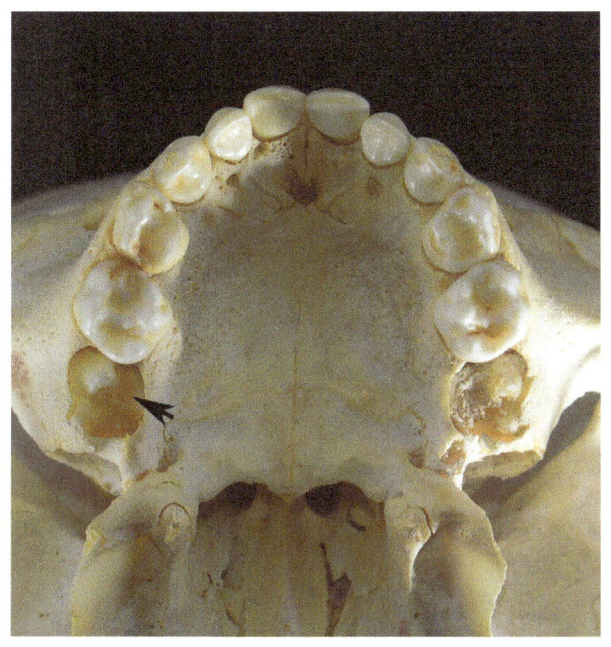

FIGURA 26 Arco dental decíduo, onde se observa o primeiro molar permanente ainda em sua cripta (seta).
Foto: Jader Moreira.

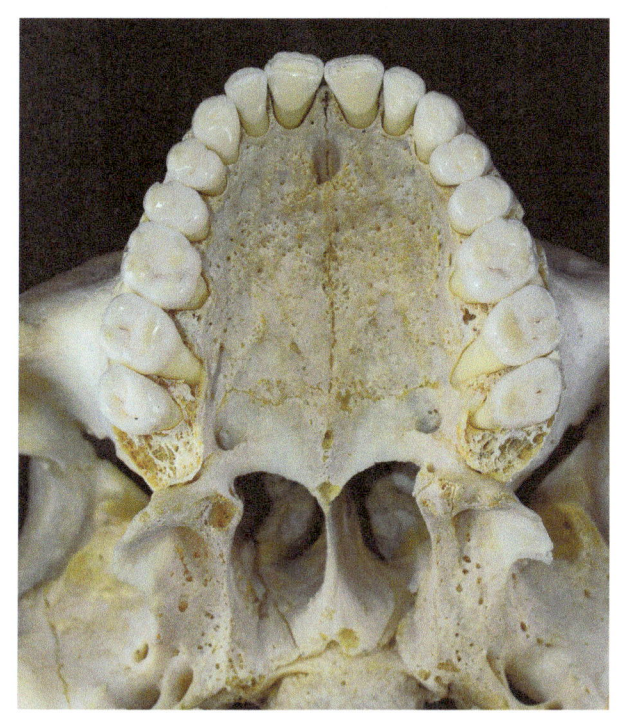

FIGURA 27 Arco dental permanente.
Foto: Jader Moreira.

A morfologia dental, a quantidade e disposição dental nos arcos, associadas a elementos gengivais adequados, são fatores determinantes de uma boa estética.

Tendo-se em vista o exposto, atenção deve ser dada à anatomia topográfica e principalmente às características individuais das pessoas em quem os procedimentos de harmonização serão realizados, de maneira a minimizar as intercorrências e maximizar os resultados das intervenções.

REFERÊNCIAS

1. Rojo-Sanchis C, Montiel-Company JM, Tarazona-Álvarez B, Haas-Junior OL, Peiró-Guijarro MA, Paredes-Gallardo V, et al. Non-surgical management of the gingival smile with botulinum toxin A: a systematic review and meta-analysis. J Clin Med. 2023;12(4):1433.
2. Mendoza-Geng A, Gonzales-Medina K, Meza-Mauricio J, Muniz FWMG, Vergara-Buenaventura A. Clinical efficacy of lip repositioning technique and its modifications for the treatment of gummy smile: systematic review and meta-analysis. Clin Oral Investig. 2022;26(6):4243-61.
3. Schaudy C, Vinzenz K. Osteoplastic reconstruction of severely resorbed maxilla by stack plasty: combining sinus augmentation with lateral and vertical onlay bone grafting. Br J Oral Maxillofac Surg. 2014;52(7):647-51.
4. Zuhr O, Bäumer D, Hürzeler M. The addition of soft tissue replacement grafts in plastic periodontal and implant surgery: critical elements in design and execution. J Clin Periodontol. 2014;41 Suppl 15:S123-42.
5. Kikuta S, Iwanaga J, Kusukawa J, Tubbs RS. The mental artery: anatomical study and literature review. J Anat. 2020;236(3):564-9.
6. Pham LV, Jun J, Polotsky VY. Obstructive sleep apnea. Handb Clin Neurol. 2022;189:105-36.
7. Pérez P, Hohman MH. Neck rejuvenation. 2023 Mar 1. In: StatPearls. Treasure Island: StatPearls Publishing; 2023.
8. Suwanchinda A, Rudolph C, Hladik C, Webb KL, Custozzo A, Muste J, et al. The layered anatomy of the jawline. J Cosmet Dermatol. 2018;17(4):625-31.
9. Cooper H, Gray T, Fronek L, Witfill K. Lip augmentation with hyaluronic acid fillers: a review of considerations and techniques. J Drugs Dermatol. 2023;22(1):23-9.
10. Hwang K, Cho HJ, Battuvshin D, Chung IH, Hwang SH. Interrelated buccal fat pad with facial buccal branches and parotid duct. J Craniofac Surg. 2005;16(4):658-60.
11. Ghasemi S, Akbari Z. Lip Augmentation. Dent Clin North Am. 2022;66(3):431-42.
12. Fedorowicz Z, van Zuuren EJ, Schoones J. Botulinum toxin for masseter hypertrophy. Cochrane Database Syst Rev. 2013;2013(9):CD007510.
13. Moura LB, Spin JR, Spin-Neto R, Pereira-Filho VA. Buccal fat pad removal to improve facial aesthetics: an established technique? Med Oral Patol Oral Cir Bucal. 2018;23(4):e478-e484.

10

Bases neurofisiológicas da dor orofacial e a relação entre toxina botulínica e as disfunções temporomandibulares

Glauce Crivelaro do Nascimento
Daniela Maria Escobar Espinal
Airam Nicole Vivanco Estela
Laís Valencise Magri
Fabiane Carneiro Lopes Olhê
Jardel Francisco Mazzi Chaves

INTRODUÇÃO

Seja de uma perspectiva estrutural, seja de uma perspectiva funcional, a dor é uma modalidade sensorial extraordinariamente complexa. Em virtude de sua importância em avisar o organismo de circunstâncias perigosas, os mecanismos e as vias que servem à nocicepção são amplos e abundantes. Um enorme progresso na compreensão da dor tem sido feito nos últimos anos, e provavelmente muito mais está por vir, dada a importância do problema. O objetivo deste capítulo é abordar os princípios básicos da neurofisiologia da sensibilidade dolorosa, considerando o reconhecimento dos estímulos dolorosos, a condução dessas informações e o processamento delas. Serão descritos os principais tipos de modulação da dor. Enfoque será dado à transmissão nervosa dessa condição na região orofacial e será discutida a aplicação terapêutica da harmonização orofacial para o controle das disfunções temporomandibulares dolorosas.

AS BASES NEUROFISIOLÓGICAS DA DOR

Conceito da dor

A palavra dor tem origem do latim *dolo*, que significa sofrimento. Já o termo *pain* ("dor", em inglês) deriva do grego, que significa "punição" ou "pena". Nas civilizações primitivas havia compreensão clara da dor associada a lesões físicas. Já as dores, como enxaqueca, eram atribuídas às forças sobrenaturais que penalizavam os que cometiam pecado. Por muitos séculos, estudiosos se dividiram na defesa da ideia do coração ou do encéfalo como fonte ou centro do processamento da dor. Foi por meio dos estudos anatômicos e fisiológicos de Descartes que foi evidenciada a existência de nervos capazes de receber informações sensoriais desde a periferia e levá-los até o encéfalo[1].

Dor é uma sensação, assim como o tato, a pressão e a sensação térmica. Essas sensações são todas somáticas (corporais), por isso dizemos que elas são parte do sistema somatossensorial[2]. Essas sensações se diferem quanto ao tipo de estímulo que são capazes de codificar, mas todas apresentam três passos em comum: um estímulo físico, uma sequência de eventos que transformam esse estímulo em um impulso nervoso e a resposta a esse estímulo como uma percepção, ou seja, uma experiência consciente da sensação. Uma característica única da dor que a difere de todas as demais sensações é a sua associação com um componente emocional[3]. Com base nesses princípios, podemos caracterizar a dor como tendo dois componentes fisiológicos: um componente sensorial discriminativo (representação dos aspectos qualitativos e quantitativos dos estímulos, como a identificação deste, a intensidade e localização) e um componente afetivo-emocional (relaciona a sensação ao estado emocional, por meio do recrutamento de substratos neurais responsáveis pelo processamento das informações emocionais).

Considerando os aspectos apresentados até aqui, facilmente compreendemos a definição de dor proposta pela *International Association for the Study of Pain* (IASP, 2020): "*uma experiência sensitiva e emocional desagradável, associada a uma lesão tecidual real ou potencial*". Essa definição demonstra a multidimensionalidade da experiência e que tanto aspectos físicos como emocionais podem determinar a condição dolorosa[4,5].

Transdução e transmissão dolorosas

Embora seja similar em muitos aspectos a outras sensações somáticas, a percepção da dor, conhecida como nocicepção, depende de receptores e vias especializadas. As terminações nervosas não muito especializadas que iniciam a sensação de dor são chamadas de nociceptores (do latim *nocere*, "machucar"). Como outros receptores cutâneos e subcutâneos, os nociceptores transduzem uma variedade de estímulos em potenciais de receptores, que por sua vez disparam potenciais de ação aferentes. Além disso, os nociceptores, assim como outros receptores sensoriais somáticos, originam-se de corpos celulares nos gânglios das raízes dorsais (ou no gânglio do trigêmeo) que emitem um processo axonal para a periferia e o outro para dentro da medula espinhal ou tronco encefálico[2].

Os axônios associados a esses nociceptores podem ser mielinizados (grupo Aδ) que conduzem a informação de uma velocidade de aproximadamente 20 m/s ou são não mielinizadas (grupo C) com velocidade de condução geralmente menor que 2 m/s. Assim, apesar de a condução da informação nociceptiva ser relativamente devagar, existem vias rápidas e lentas da dor; em geral, os nociceptores Aδ de condução rápida respondem tanto aos estímulos mecânicos como térmicos. Já os nociceptores não mielinizados tendem a responder a estímulos térmicos, mecânicos e químicos e são conhecidos como polimodais, estando associados às fibras C. Em suma, há três classes principais de aferentes nociceptivos inervando a pele: nociceptores mecanossensíveis Aδ, nociceptores mecanotérmicos Aδ e nociceptores polimodais, estes últimos associados de modo específico a fibras C[6].

Em geral, duas categorias de percepção de dor têm sido descritas: uma primeira dor, aguda, e uma sensação mais retardada, duradoura e difusa, que em geral é chamada de segunda dor. A estimulação de axônios grandes e de condução rápida Aα e Aβ em nervos periféricos não suscita a sensação de dor. Entretanto, quando a intensidade do estímulo é elevada a um nível que ativa um subgrupo de fibras Aδ, uma sensação de formigamento – ou, se o estímulo for suficientemente intenso –, uma sensação aguda de dor é relatada. Se a intensidade do estímulo for ainda mais elevada, de forma que fibras C de pequeno diâmetro e de condução lenta sejam recrutadas, é experimentada uma sensação de dor duradoura[2,7].

A transdução de sinais nociceptivos é uma tarefa complexa, dada a variedade de estímulos (mecânicos, térmicos e químicos) que podem dar origem a sensações dolorosas. Já comentamos sobre os nociceptores, porém ainda não discutimos como eles são despolarizados para a geração dos potenciais de ação. Postula-se que o principal mecanismo de despolarização ocorra por causa da presença de receptores especializados associados aos nociceptores (fibras Aδ e C), chamados receptores vaniloides. Eles são ativados por temperaturas acima de 45 °C pela capsaicina (ingrediente da pimenta).

Os receptores vaniloides são membros da família de canais *transient receptor potential* (TRP). Os canais TRP estruturalmente se assemelham aos canais de potássio voltagem-dependentes, possuindo seis domínios transmembrana com um poro entre os domínios 5 e 6. Sob condições de repouso, esse poro está fechado. Na abertura, em seu estado ativado, esses receptores permitem um influxo de sódio e cálcio que desencadeia os potenciais de ação nas fibras nociceptivas. Esse é o processo conhecido por transdução[8].

Agora, os potenciais de ação gerados pela despolarização das fibras Aδ e C alcançam a região da medula espinhal, primeira estrutura do sistema nervoso central (SNC) participante da condução da informação dolorosa. Assim, a informação nociceptiva gerada pela despolarização do nociceptor é conduzida pelas fibras aferentes primárias Aδ (neurônios de 1ª ordem) e retransmitidas para neurônios de projeção (de 2ª ordem) localizados no corno dorsal da medula espinhal ou no núcleo espinal do trigêmeo no tronco encefálico (dor orofacial). Essa comunicação chamamos de sinapse (1ª sinapse), mediada por neurotransmissores e liberados pelas fibras dos neurônios primários. O principal neurotransmissor liberado pelas fibras Aδ e C é o glutamato, o qual gera um rápido potencial de ação excitatório nos neurônios de 2ª ordem, ativando receptores glutamatérgicos do tipo NMDA e AMPA. As terminações nervosas das fibras C também liberam na fenda sináptica vários neuropeptídeos, entre eles a substância P, a qual irá desencadear um lento potencial de ação excitatório nos neurônios de 2ª ordem. Existe, portanto, uma ação coordenada do glutamato e dos neuropeptídeos para que ocorra a transmissão da informação nociceptiva. É provável que os neuropeptídeos potencializem e prolonguem as ações do glutamato, ou seja, a transformação de um estímulo em sinal biológico[2,9].

Chegamos à primeira estação da sinapse da informação da sensibilidade dolorosa, a medula espinhal. Devemos lembrar, aqui, que a medula espinhal é dividida em 10 lâminas, de acordo com a similaridade das características funcionais dos neurônios. As lâminas I, II, III, IV, V e VI compõem o corno dorsal, região da medula que recebe informações sensoriais. É principalmente nas lâminas I, II e V que se encontram as fibras aferentes dos neurônios secundários envolvidos na recepção, processamento e retransmissão da informação nociceptiva. Portanto, é nessa área que ocorre a 1ª sinapse; assim, uma vez dentro do corno dorsal, os axônios emitem ramos que fazem contatos com neurônios de 2ª ordem localizados nessas lâminas. Os axônios desses neurônios de 2ª ordem no corno dorsal da medula espinhal cruzam a linha média e ascendem ao tronco encefálico e ao tálamo no quadrante anterolateral da metade contralateral da medula espinhal. Esse é o sistema anterolateral[2,10].

MODULAÇÃO DA DOR

Sensibilização neuronal periférica e central

Quando um estímulo doloroso é associado a um dano tecidual, um estímulo na área da injúria ou próximo a ela que não eliciaria uma sensibilidade dolorosa desencadeará essa sensibilidade (alodinia), ao mesmo tempo que os terminais nervosos livres da região são acionados muito mais rapidamente por estímulos já dolorosos (hiperalgesia)[10]. Essas duas condições ou respostas caracterizam a sensibilização periférica e central, das quais trataremos a seguir.

A sensibilização periférica resulta da interação de nociceptores com a "sopa inflamatória" de substâncias liberadas quando o tecido é lesado. Esses produtos de lesão tecidual incluem prótons extracelulares, ácido araquidônico e outros metabólitos de lipídeos, bradicinina, histamina, serotonina, prostaglandinas, nucleotídeos e o fator de crescimento neural (NGF, de *nerve growth factor*), todos podendo interagir com receptores ou canais iônicos em fibras nociceptivas, aumentando suas respostas[11]. Por exemplo, as respostas do receptor TRPV1 ao calor podem ser potencializadas pela interação direta do canal com prótons extracelulares e metabólitos de lipídeos[12]. O NGF e a bradicinina também potencializam a atividade de receptores TRPV1, mas o fazem de forma indireta por meio de ações sobre receptores de superfície distintos (TrkA e receptores da bradicinina, respectivamente) e suas vias de sinalização intracelulares. Pensa-se que as prostaglandinas contribuam para a sensibilização periférica ligando-se a receptores acoplados à proteína G, que aumentam os níveis de AMP cíclico dentro dos nociceptores. Prostaglandinas também reduzem o limiar de despolarização necessário para gerar potenciais de ação pela fosforilação de uma classe específica de canais de sódio resistentes a TTX, expressos em nociceptores. Além disso, a atividade elétrica nos nociceptores os faz liberar peptídeos e neurotransmissores como a substância P, o peptídeo relacionado ao gene da calcitonina (CGRP, de *calcitonin gene-related peptide*) e ATP, todos contribuindo ainda mais para a resposta inflamatória (vasodilatação, edema e liberação de histamina por mastócitos). Pensa-se que o propósito da complexa cascata química que surge no local de lesão não seja apenas proteger a área lesada (como resultado das percepções dolorosas produzidas por estímulos comuns próximos ao local da lesão), mas também promover a cicatrização e proteger contra infecções por meio de efeitos locais, como o aumento do fluxo sanguíneo e a migração de leucócitos para o local. A identificação dos componentes da "sopa inflamatória" e de seus mecanismos de ação é uma área fértil a se investigar na busca de analgésicos potentes (compostos que reduzem a intensidade da dor). Por exemplo, drogas denominadas anti-inflamatórias não esteroidais (AINE), que incluem a aspirina e o ibuprofeno, agem inibindo a cicloxigenase (COX), enzima importante na biossíntese de prostaglandinas[13].

Os gânglios sensoriais (como gânglios da raiz dorsal e gânglio trigeminal) contêm a soma dos neurônios que inervam a maioria das partes do corpo. Há evidências de que atividade elétrica anormal nos neurônios sensoriais está associada à dor patológica, como alodinia. Foi demonstrado que a dor do membro fantasma em humanos é causada principalmente por atividade intrínseca anormal do gânglio da raiz dorsal. Nesse sentido, o papel das células gliais e sua interação com esses neurônios têm incitado a pesquisa sobre o possível papel das células satélites gliais (SGC) nos gânglios sensoriais na dor[14] (para revisão, ver Hanani e Sparay, 2020).

A sensibilização central refere-se a um aumento da excitabilidade de neurônios no corno dorsal da medula espinhal, de surgimento imediato e dependente de atividade, que ocorre após altos níveis de atividade dos aferentes nociceptivos. Como resultado, níveis de atividade dos aferentes nociceptivos que eram subliminares antes do evento sensibilizante tornam-se suficientes para gerar potenciais de ação nos neurônios do corno dorsal, contribuindo para um aumento da sensibilidade à dor. Apesar de a sensibilização central ser iniciada nos neurônios do corno dorsal pela atividade dos nociceptores, os efeitos se generalizam para outras entradas que provêm de mecanorreceptores de baixo limiar. Assim, estímulos que, sob condições normais, seriam inócuos (como passar um pincel na superfície da pele) passam a ativar neurônios de 2ª ordem no corno dorsal que recebem entradas nociceptivas, dando origem à sensação de dor[10].

Assim como para a sensibilização periférica, diversos mecanismos diferentes contribuem para a sensibilização central. Eles podem ser divididos, de forma mais ampla, em processos dependentes ou independentes de transcrição. Uma forma de sensibilização central independente de transcrição é chamada de *windup* e envolve um progressivo aumento da taxa de disparos nos neurônios do corno dorsal em resposta à ativação repetida de baixa frequência dos aferentes nociceptivos. O *windup* dura apenas o período de estimulação. A despolarização sustentada dos neurônios do corno dorsal resulta, em parte, da ativação de canais de cálcio dependentes de voltagem do tipo L e da remoção do bloqueio de magnésio de receptores NMDA. Remover o bloqueio de magnésio aumenta a sensibilidade dos neurônios do corno dorsal ao glutamato, o transmissor nos aferentes nociceptivos[15].

Acredita-se que outras formas de sensibilização central que duram mais do que o período de estimulação sensorial (como a alodinia) envolvam mudanças na atividade neuronal ou por sinais humorais[10]. Aquelas causadas pela atividade neuronal são localizadas no sítio de lesão, enquanto a ativação humoral pode levar a mudanças mais generalizadas. Como exemplo de mudanças na atividade neuronal, temos o aumento de potenciais pós-sinápticos do tipo LTP (*long term potentiation*). Os sinais humorais, por sua vez, podem envolver citocinas liberadas por células microgliais ou de outras fontes que promovem a transcrição generalizada de COX-2 e a produção de prostaglandinas pelos neurônios do corno dorsal da medula espinhal. Como descrito para os aferentes nociceptivos, níveis aumentados de prostaglandinas nos neurônios do SNC aumentam a excitabilidade neuronal[16]. Assim, os efeitos analgésicos de drogas que inibem a COX são devidos a ações tanto na periferia quanto centralmente.

À medida que o tecido lesado se recupera, a sensibilização induzida por mecanismos periféricos e centrais normalmente declina, e o limiar doloroso retorna aos níveis anteriores à lesão. Entretanto, quando as fibras aferentes ou as vias centrais são elas próprias lesionadas – uma complicação frequente em condições patológicas que incluem diabetes, herpes-zóster, AIDS, esclerose múltipla e acidentes vasculares cerebrais –, esses processos podem persistir. A condição resultante é referida como dor neuropática: experiência crônica, de grande intensidade que é difícil de tratar com medicações analgésicas convencionais. Pode ocorrer espontânea (sem estímulos) ou produzida por estímulos usualmente não dolorosos (toque suave, colocar roupa, temperaturas amenas).

Modulação inibitória da dor

A modulação central da percepção da dor nos faz entender por que a estimulação elétrica ou farmacológica de certas regiões encefálicas produz alívio da dor. Esse efeito analgésico é alcançado pela ativação de vias descendentes modulatórias da dor que se projetam para o corno dorsal da medula espinhal (assim como para o núcleo espinhal do trigêmeo) e regula a transmissão da informação em centros superiores. Uma das principais regiões do tronco encefálico que produz esse efeito é a substância cinzenta periaquedutal. Os efeitos produzidos por essa região ainda são modulados por outras áreas importantes, como núcleo parabraquial, núcleo dorsal da rafe, *locus coeruleus* e formação reticular. Esses centros utilizam uma série de diferentes neurotransmissores

(noradrenalina, serotonina, dopamina, histamina e acetilcolina) e podem exercer efeitos inibitórios ou facilitatórios nos neurônios da medula espinhal. Na medula, essas interações são variadas, já que elas podem ocorrer por terminais sinápticos dos aferentes nociceptivos; nos interneurônios excitatórios e inibitórios; nos terminais sinápticos de outras vias descendentes; assim como pelo contato de seus próprios neurônios de projeção[17,18].

Em adição a essas projeções descendentes, interações locais entre aferentes mecanorreceptivos e circuitos neurais da medula podem modular a transmissão da informação nociceptiva para centros superiores. Essas interações explicam a habilidade em reduzir a dor pela ativação de mecanorreceptores de baixo limiar: se você cortar sua pele ou bater um dedo do pé, uma reação natural é friccionar o local da injúria por alguns minutos. Melzack e Wall propuseram que a informação dolorosa na medula espinhal é modulada pela ativação concomitante de fibras mielinizadas associadas a mecanorreceptores de baixo limiar. Essa é a teoria da comporta da dor de Melzack e Wall, que enfatiza a importância das interações sinápticas da medula para a modulação da percepção da intensidade da dor. Nessa teoria, as fibras Aβ, que são de condução rápida, são ativadas por estímulos mecânicos de baixa intensidade (como coçar ou acupuntura). Essas fibras levarão a informação mecânica para as regiões supraespinhais ao mesmo tempo que ativam os interneurônios inibitórios na medula (circuito neural local inibitório), impedindo/diminuindo a condução da informação dolorosa[19].

Além dos dois mecanismos de modulação inibitória da dor citados (modulação descendente e teoria da comporta), não podemos esquecer a ação dos opioides endógenos. Sabe-se hoje que várias regiões encefálicas são suscetíveis à ação dos opioides, particularmente a substância cinzenta periaquedutal e as outras fontes das projeções descendentes. Também há neurônios sensíveis a opioides da medula espinhal. Os três grandes grupos de opioides endógenos incluem encefalinas, endorfinas e dinorfinas[3].

Na medula espinhal existe uma classe de neurônios contendo encefalina que se comunicam sinapticamente com os terminais axônicos dos aferentes nociceptivos e que também realizam sinapse com os neurônios de projeção. A liberação de encefalina inibe a liberação de neurotransmissores no neurônio de projeção, reduzindo os níveis de atividade e a transmissão da informação dolorosa[3].

Os opioides exógenos são as drogas mais antigas e mais efetivas utilizadas para analgesia. No entanto, acarretam muitos efeitos colaterais, como depressão respiratória, adição, sedação, náusea, alucinação, constipação. Portanto, hoje a busca por novos analgésicos e formulações que reduzam esses efeitos é valioso foco de pesquisa. Foram desenvolvidos agonistas seletivos para receptores opioides *delta* e *kappa*, já que os receptores mu são responsáveis pela maior parte dos efeitos adversos. Mais recentemente, as perspectivas mais promissoras para novas drogas analgésicas se baseiam nos mecanismos de aumentar as ações dos opioides endógenos e de utilizar seletivamente os receptores opioides periféricos como alvos farmacológicos[3].

Um aspecto particularmente impressionante sobre esses mecanismos é a íntima relação entre fisiologia, farmacologia e pesquisa clínica para produzir uma compreensão muito mais rica da modulação intrínseca da dor. Essa informação tem finalmente começado a explicar a variabilidade subjetiva dos estímulos dolorosos e a dependência da percepção da dor no contexto da experiência. A forma precisa de como a dor é modulada é um tema que está agora sendo estudado em muitos laboratórios, motivados pelos tremendos benefícios clínicos (e econômicos) que viriam de um conhecimento mais profundo do sistema da dor e seus mecanismos moleculares subjacentes.

FISIOPATOLOGIA DA DOR OROFACIAL

Genericamente, a denominação "dor orofacial" refere-se às condições álgicas relacionadas às estruturas da boca e face propriamente dita. Entretanto, tanto estruturas do crânio como do pescoço também podem causar dores faciais. De acordo com a American Academy of Orofacial Pain, o campo de atuação nessa área inclui as condições álgicas decorrentes dos diferentes tecidos de cabeça e pescoço, incluindo todas as estruturas que formam a cavidade oral. O diagnóstico diferencial abrange grande número de doenças ou afecções que afetam, primária ou secundariamente, esse segmento corpóreo. Portanto, dor orofacial pode ser o sintoma das inúmeras doenças que acometem diariamente as estruturas orofaciais, mas também pode ser o sintoma de doenças alojadas nas regiões adjacentes da cabeça e do pescoço, ou em regiões mais distantes, sendo, portanto, dores referidas[20].

A dor orofacial compreende: condições alveolodentárias, destacando-se as odontalgias, principalmente as difusas e que se manifestam como dor facial ou cefaleias secundárias; alterações musculoesqueléticas, sobressaindo as disfunções temporomandibulares (DTM), mas também compreendendo os tumores e infecções; dores neuropáticas, que são comuns na face e algumas delas são odontalgias não odontogênicas, como a neuralgia idiopática do trigêmeo, a síndrome da ardência bucal e a dor facial atípica. Ainda compreendem o grupo das dores orofaciais, as complicações neurovasculares, como as cefaleias que se manifestam na face, as cefaleias em salvas e os quadros de dores referidas à face, como do infarto agudo do miocárdio e o câncer[21].

A transdução, transmissão e percepção das dores orofaciais apresentam elementos em comum em relação à dor em outras partes do corpo abordadas aqui. As informações sensoriais orofaciais são transmitidas ao SNC pelo nervo trigêmeo. Essas informações, em última instância, atingem o tálamo, a partir de onde os estímulos são projetados para o córtex para percepção e interpretação do estímulo[22] (Figura 1).

As fibras aferentes primárias do nervo trigêmeo apresentam terminações nervosas livres periféricas (nociceptores). Os nociceptores estão distribuídos pelos diferentes tipos de tecidos orofaciais e são terminações de neurônios de primeira ordem, cujos corpos celulares se encontram no gânglio trigeminal. Esses neurônios levam informações ipsilaterais da face e boca por meio de fibras Aδ e C. Esses neurônios de 1ª ordem adentram o SNC por meio da ponte e descendem até o bulbo formando o trato espinal do trigêmeo (ou espinotrigeminal) e terminam na porção caudal do núcleo espinal do trigêmeo onde fazem sinapse com neurônios de 2ª ordem. Especialmente, o núcleo espinal divide-se em três subnúcleos: oral, interpolar e caudal (localizados no tronco encefálico), responsável pelo processamento de informações nociceptivas advindas da face[23]. Cabe enfatizar que alterações neuroquímicas e fenotípicas e aumento da excitabilidade dos neurônios aferentes do gânglio trigeminal e dos núcleos do trigêmeo são características da sensibilização periférica e central que ocorre em quadros de dor crônica orofacial (Figura 2).

Os axônios dos neurônios de 2ª ordem cruzam a linha média e ascendem até o tálamo por meio do lemnisco trigeminal, conduzindo as informações dolorosas. As projeções talâmicas são, então, retransmitidas aos córtices somatossensoriais primário e secundário. Interessante destacar que o córtex somatossensorial apresenta grande representação da face, região que apresenta densa inervação[24].

Outras regiões corticais, como a ínsula e o córtex cingulado anterior, também recebem as projeções que conduzem as informações de estímulos dolorosos e estão relacionadas ao componente afetivo da dor. Portanto, no SNC ocorrem a percepção da dor e o desencadeamento de respostas comportamentais e reflexas. Estas últimas acontecem porque as fibras nociceptivas do trato espinal do trigêmeo também se projetam para os núcleos motores de nervos cranianos, além de outras áreas do tronco encefálico. Assim, a dor pode resultar no reflexo de abertura bucal, além de alterações reflexas na salivação, respiração e pressão arterial[20].

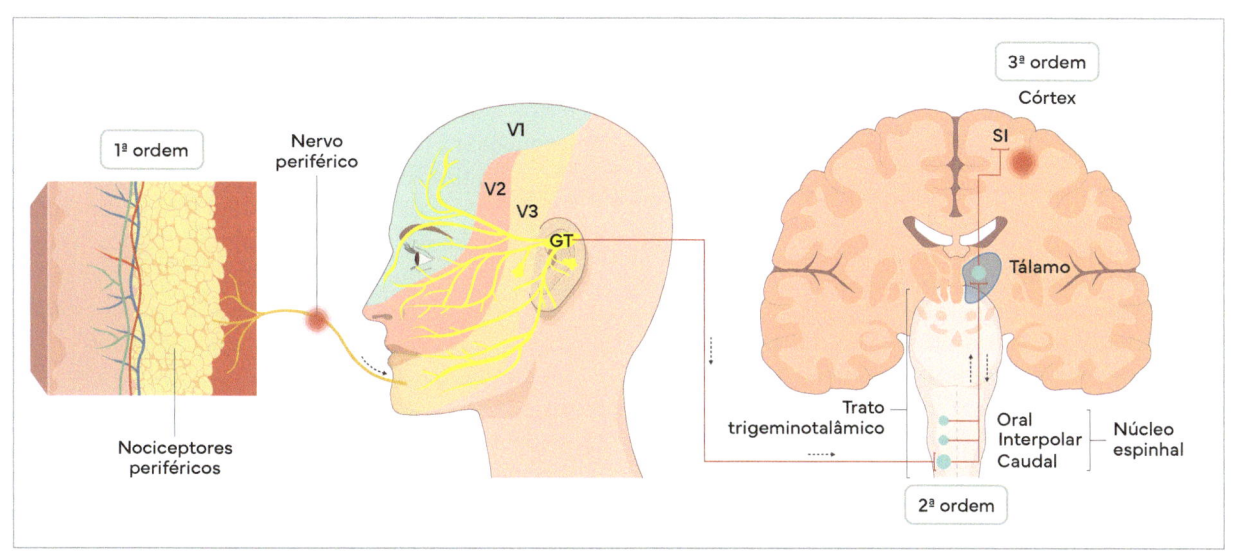

FIGURA 1 Na área da face, os nociceptores periféricos são terminações nervosas das três fibras aferentes sensoriais do nervo trigêmeo. Essas fibras nervosas sensoriais mielinizadas (Aδ) e não mielinizadas (C) localizadas no gânglio trigeminal transmitem a dor para o núcleo espinhal caudado trigeminal (Vc) do tronco encefálico. Em seguida, os neurônios de 2ª ordem são transmitidos para o tálamo através do trato trigeminotalâmico, conectando-se com os gânglios da base e o sistema límbico até atingir o córtex somatossensorial. Os neurônios da 3ª ordem modulam essa informação da dor na via ascendente e descendente. Os estímulos da via descendente surgem do córtex somatossensorial primário (SI), para o córtex somatossensorial secundário (SII) e medula rostral ventromedial (RVM), até o Vc novamente.

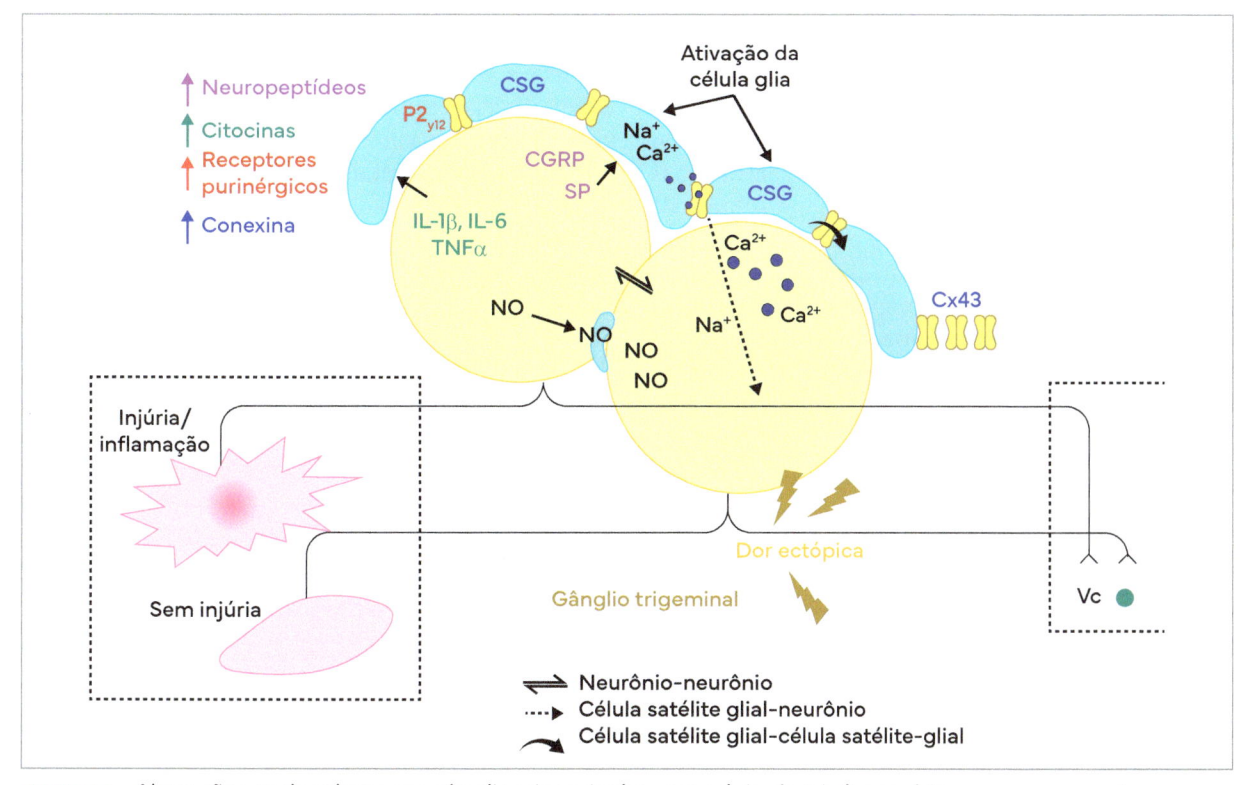

FIGURA 2 Alterações moleculares em gânglio trigeminal na neuralgia do trigêmeo. A imagem representa a comunicação dos neurônios do gânglio trigeminal e células satélites gliais após a lesão do nervo. Na lesão do nervo, os neurônios do gânglio tornam-se hiperativados e diversas moléculas são geradas e liberadas, provocando alterações periféricas; subsequentemente, as células satélites gliais e os macrófagos são ativados. Esses mecanismos estão envolvidos na dor orofacial ectópica associada à lesão do nervo trigêmeo.

A dor orofacial é definida como *"uma forma frequente de dor percebida na face e/ou na cavidade oral"*, que consiste em diferentes tipos de síndromes e/ou desordens dolorosas (*International Classification of Orofacial Pain* [ICOP], 2020). De forma geral, as condições físicas da sensibilidade nociceptiva orofacial compreendem: a DTM, que incluem distúrbios da articulação temporomandibular (ATM) e transtornos das estruturas musculoesqueléticas; dores intraorais, dentinária e pulpar, de origem somática; dor neuropática (NP) e distúrbios neurovasculares/dores de cabeça (por exemplo, enxaqueca e artrite temporal)[21].

As condições musculoesqueléticas são a maior causa de dor não odontogênica na região orofacial, sendo as mialgias mastigatórias as principais causas de dor facial e de cefaleias secundárias de origem mandibular e, seguidas das odontalgias, são as principais causas de dores orofaciais[25].

A TOXINA BOTULÍNICA E SUA RELAÇÃO COM AS DISFUNÇÕES TEMPOROMANDIBULARES E O BRUXISMO

A fim de discutir as aplicabilidades da toxina botulínica para os casos de DTM e bruxismo, é preciso compreender os conceitos atuais de ambas as condições. Muito mais do que um transtorno só da ATM, as DTM envolvem alterações multissistêmicas do segmento cranioencefálico, tanto centrais quanto periféricas, com componentes sensoriais, emocionais, comportamentais e sociais[26-28]. Já o bruxismo, que não é um subtipo de DTM, mas pode estar associado a ela, se manifesta de múltiplas maneiras em função do ciclo circadiano (vigília e sono) e pode ser um comportamento protetivo ou danoso, a depender das consequências[29,30].

O tratamento das DTM envolve intervenções que não devem ficar restritas ao sistema estomatognático e, portanto, somente periféricas. Nos casos crônicos, são necessárias intervenções que possam atuar em eventos de sensibilização central e espalhamento da dor – em especial, aquelas voltadas para educação em dor e automanejo[27,28]. Nesse sentido, o mais importante no tratamento das DTM é o diagnóstico, pois cada subtipo e paciente devem ser avaliados de forma individualizada. Aplicar a terapêutica, seja ela a toxina botulínica ou outra, sem saber diagnosticar a DTM é um erro grave do especialista, pois pode contribuir para o agravamento e cronificação da condição.

Essa mesma compreensão se aplica ao bruxismo, o qual em muitos casos não necessita de qualquer intervenção, pois se manifesta de forma flutuante e protetiva em um grupo significativo de pacientes. De acordo com as novas concepções de bruxismo, este deve ser diagnosticado em possível (apenas baseado no autorrelato ou de algum familiar que conviva), provável (idem ao anterior e sinais clínicos, como desgaste dentário ou dolorimento na região orofacial) ou definitivo (idem ao anterior e avaliação instrumental, a polissonografia para o bruxismo de sono e a eletromiografia de superfície para o bruxismo de vigília, por exemplo). É importante também pontuar que o bruxismo é um evento comandado pelo SNC, e intervenções periféricas, como a toxina botulínica, não impedem que esse comando aconteça[29-35].

Em relação aos instrumentos diagnósticos utilizados atualmente, o DC/TMD (Critérios de Diagnóstico para Desordens Temporomandibulares) deve ser o protocolo de escolha para as DTM, complementado pela ICOP[36,37], e recentemente tem sido testado e validado o STAB (*Standardised Tool for the Assessment of Bruxism*), publicado em 2022 e destinado à padronização de ferramentas no diagnóstico do bruxismo[38].

Nas últimas décadas, acreditou-se que o mecanismo neuromuscular por meio da paralisia da atividade muscular fosse o mais importante no tratamento das DTM, todavia pesquisas atuais demonstraram que o mecanismo antinociceptivo pode ser a principal via de ação para melhora dos quadros de dor. A toxina botulínica é capaz de reduzir níveis periféricos de substância P, glutamato e CGRP[31-35,39-41]. Entre os subtipos de DTM, a dor miofascial e a artralgia são as condições com algum nível de evidência científica de melhora com protocolos de aplicação da toxina botulínica, por meio do mecanismo antinociceptivo. Contudo, essa deve ser uma opção que deve ser adotada somente para pacientes refratários aos tratamentos convencionais[31-35,41].

Já no caso do bruxismo, há uma falta de trabalhos científicos de boa qualidade que avaliem a eficácia e os efeitos adversos da toxina botulínica para os casos de bruxismo do sono, uma vez que para o bruxismo da vigília, comportamento passível de autorregulação, não faria sentido a aplicação. Os trabalhos existentes até o momento trazem resultados inconclusivos, com muita variabilidade de resultados, uma vez que a toxina botulínica atua na periferia da condição, e sua gênese é central[31-35,42,43].

Diante do exposto, o direcionamento científico para protocolos de aplicação de toxina botulínica para casos de DTM dolorosa e bruxismo ainda está sendo consolidado. Profissionais que atuam na área devem investir primeiramente no treinamento adequado do diagnóstico de ambas as condições, a fim de não contribuírem para a cronificação e o agravamento dos casos. A aplicação da toxina botulínica para muitos casos de DTM e bruxismo é desnecessária e caracteriza um tratamento que deve ser evitado. Em suma, a toxina botulínica deve ser utilizada em pacientes refratários aos tratamentos convencionais, em especial nos casos de DTM dolorosas do tipo dor miofascial e artralgia.

Toxina botulínica e dor miofascial

A dor miofascial é uma condição musculoesquelética caracterizada por apresentar dor muscular regional à palpação, podendo se manter dentro dos limites do músculo examinado (dor miofascial com espalhamento) ou referir dor para locais além dos limites do músculo avaliado, com presença de áreas de hipersensibilidade como pontos-gatilho nos músculos, tendões e fáscias (dor miofascial com referência)[31-35,37,41,44,45].

Nesse cenário, devido à etiologia multifatorial, o tratamento da dor miofascial deve ser multiprofissional e direcionado, para a eliminação ou redução de fatores causais e contribuintes[31-35,41], visando ao controle da dor, restabelecimento da função, conforto e alongamento muscular, bem como manutenção do convívio social dos pacientes[46,47].

Assim, inicialmente o planejamento do tratamento deve envolver terapias conservadoras embasadas cientificamente, como orientações sobre o autocuidado e educação em dor, fisioterapia, farmacoterapia, dispositivos interoclusais e agulhamento (sem uso de substância adicional) e infiltrações (anestésico local, solução salina, entre outros) em pontos-gatilho[25,47,48].

A literatura tem demonstrado que as terapias convencionais conservadoras utilizadas no tratamento das dores miofasciais apresentam resultados favoráveis na grande maioria dos casos[31-35,41,49]. Entretanto, em pacientes refratários aos tratamentos convencionais, pode ser necessária a utilização de alternativas auxiliares, como a toxina botulínica, devido à sua ação neuromuscular e antinociceptiva no tratamento de distúrbios musculares[31-35,41,50]. O efeito da toxina botulínica está relacionado com a inibição da liberação de acetilcolina das terminações nervosas colinérgicas na junção neuromuscular esquelética, levando ao relaxamento muscular reversível quando utilizado em doses terapêuticas[50,51].

De acordo com De la Torre Canales et al.[33,34,41] (2020, 2022), nos casos refratários, recomenda-se a aplicação da toxina botulínica em baixa dosagem, uma vez que, mesmo diante da ocorrência de efeitos colaterais na mastigação, a recuperação muscular se dá por completo em torno de 3 a 6 meses.

Como protocolo de aplicação da toxina botulínica para dor miofascial, a literatura sugere o uso total de 30 U para o músculo masseter e de 10 U para o músculo temporal, sendo que a aplicação deve ser sempre feita bilateralmente, mesmo quando a dor afeta apenas um dos lados da face, com o objetivo de evitar assimetrias faciais[31-35,41,52-55].

Inicialmente, solicita-se ao paciente que oclua com força máxima para a delimitação das áreas correspondentes à porção anterior do músculo temporal e ao músculo masseter. Em seguida, com auxílio de lápis dermatográfico, realiza-se a marcação de 5 pontos de aplicação em cada músculo, respeitando uma distância média de 5 mm entre cada ponto (Figura 3). A dose total sugerida para cada músculo deve ser igualmente distribuída entre os 5 pontos de aplicação. As aplicações podem ser feitas utilizando uma seringa descartável de 1 mL com agulha hipodérmica de 13 mm e calibre de 0,3 mm. No momento da aplicação, para a porção anterior do músculo temporal, a agulha deve ser introduzida no sentido do longo eixo do músculo (Figura 4), enquanto para a aplicação no músculo masseter a agulha deve ser posicionada perpendicular ao músculo (Figura 5)[31-35,41].

Toxina botulínica e artralgia

A artralgia é um processo inflamatório, que leva ao desenvolvimento de sintomatologia dolorosa na ATM e estruturas associadas, desencadeada por movimentos mandibulares em função ou parafunção[36,56]. O paciente com artralgia relata dor na região pré-auricular nos últimos 30 dias, que exacerba durante as atividades funcionais, como fala e mastigação[25,36,56-58]. Como possíveis fatores associados ao quadro doloroso, pode-se destacar a presença de hábitos parafuncionais, sobrecarga na ATM, histórico de traumas na região orofacial, postura inadequada e doenças sistêmicas[25,56,59].

Considerando que a etiologia das artralgias é multifatorial, as intervenções terapêuticas, como nas dores miofasciais, devem ser multiprofissionais, incorporando ao tratamento as esferas psicossociais, físicas e emocionais. Dessa forma, deve-se inicialmente optar pelo tratamento com terapias reversíveis e conservadoras como autocontrole dos fatores iniciadores e perpetuantes da sobrecarga nas ATM, educação em dor, fisioterapia, farmacoterapia, uso de dispositivos interoclusais, injeções intra-articulares, entre outros[56,60-63].

As abordagens terapêuticas para artralgia visam reduzir o quadro inflamatório e álgico intra-articular; entretanto, em casos refratários nos quais o controle e manejo da dor não são alcançados com as terapias conservadoras, pode-se optar pelo uso de terapias auxiliares como a aplicação da toxina botulínica[51,64], que tem demonstrado redução significativa da dor, aumento da abertura bucal e melhora da qualidade de vida dos pacientes[64].

De acordo com Batifol et al. (2018), sugere-se como protocolo de aplicação da toxina botulínica para artralgia o uso total de 30 U para cada ATM. Inicialmente, os

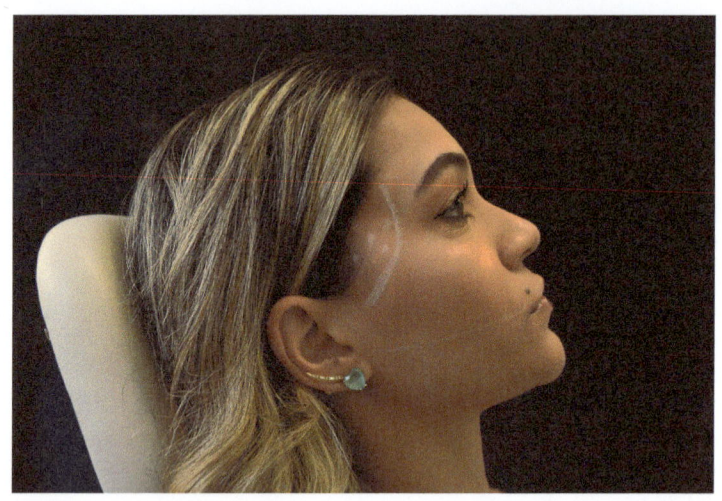

FIGURA 3 Demarcação com lápis dermatográfico da área dos músculos temporal (porção anterior) e masseter, e dos pontos de aplicação da toxina botulínica para dor miofascial.

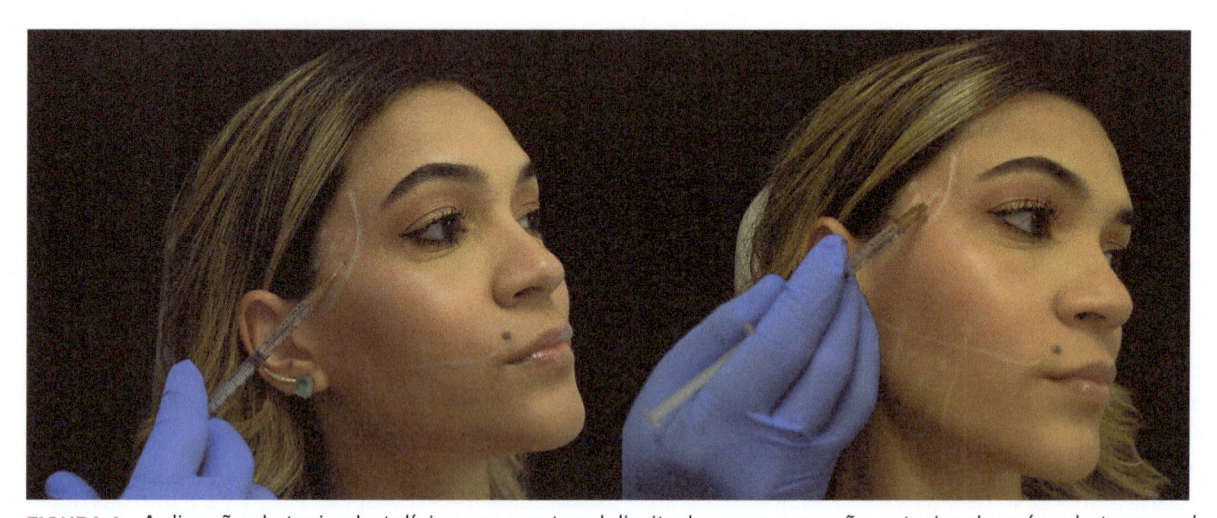

FIGURA 4 Aplicação da toxina botulínica nos pontos delimitados para a porção anterior do músculo temporal em casos de dor miofascial.

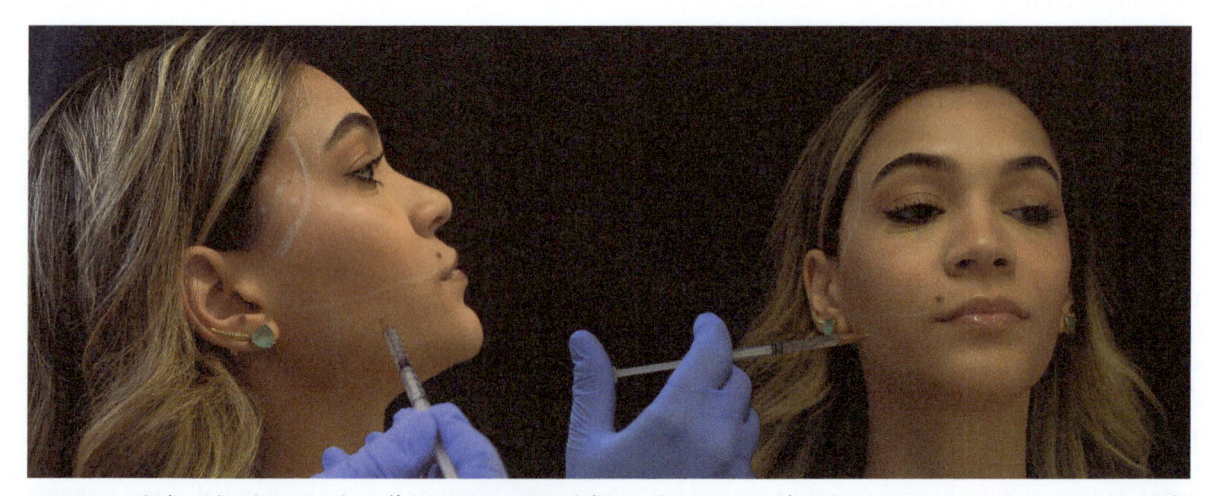

FIGURA 5 Aplicação da toxina botulínica nos pontos delimitados para o músculo masseter em casos de dor miofascial.

pontos anatômicos de referência (borda posterior do ramo ao côndilo e borda inferior do arco zigomático) devem ser delimitados durante a palpação, em movimento de rotação e deslizamento da articulação, com máxima abertura bucal[64]. As aplicações podem ser feitas utilizando uma seringa descartável de 1 mL com agulha hipodérmica de 25 mm de comprimento e calibre de 0,6 mm. No momento da aplicação, a agulha deve ser introduzida na borda posterossuperior do côndilo no espaço articular[64].

Deve-se destacar que, apesar dos resultados favoráveis e promissores do uso da toxina botulínica para os casos refratários de artralgia da ATM, os estudos ainda são escassos, sendo necessários mais estudos clínicos randomizados para afirmar a sua indicação segura e em larga escala. Aliado a isso, deve-se considerar que estratégias terapêuticas como a artrocentese (lavagem do compartimento superior do ATM) e as injeções intra-articulares de anti-inflamatórios esteroidais têm demonstrado efeito semelhante com maior embasamento científico e menor custo para o paciente.

REFERÊNCIAS

1. Handwerker HO. Von Descartes bis zur fMRI. Schmerztheorien und Schmerzkonzepte [From Descartes to fMRI. Pain theories and pain concepts]. Schmerz. 2007;21(4):307-10, 312-7.
2. Purves D, Augustine GJ, Fitzpatrick D, Hall WC, LaMantia A-R, McNamara JO, et al. Neurociências 4. ed. Artmed; 2010.
3. Neugebauer V, Presto P, Yakhnitsa V, Antenucci N, Mendoza B, Ji G. Pain-related cortico-limbic plasticity and opioid signaling. Neuropharmacology. 2023:109510.
4. Cohen SP, Vase L, Hooten WM. Chronic pain: an update on burden, best practices, and new advances. Lancet. 2021;397(10289):2082-97.
5. Raja SN, Carr DB, Cohen M, Finnerup NB, Flor H, Gibson S, et al. The revised International Association for the Study of Pain definition of pain: concepts, challenges, and compromises. Pain. 2020;23.
6. Armstrong SA, Herr MJ. Physiology, nociception. 2022. In: StatPearls. Treasure Island: StatPearls Publishing; 2023.
7. Gao M, Yan X, Lu Y, Ren L, Zhang S, Zhang X, et ap. Retrograde nerve growth factor signaling modulates tooth mechanical hyperalgesia induced by orthodontic tooth movement via acid-sensing ion channel 3. Int J Oral Sci. 2021;13(1):18.
8. Rosenbaum T, Simon SA. TRPV1 Receptors and signal transduction. In: Liedtke WB, Heller S, editores. TRP Ion channel function in sensory transduction and cellular signaling cascades. Boca Raton: CRC Press/Taylor & Francis; 2007.
9. Latremoliere A, Woolf CJ. Central sensitization: a generator of pain hypersensitivity by central neural plasticity. J Pain. 2009;10:895-926.
10. Shinoda M, Kubo A, Hayashi Y, Iwata K. Peripheral and central mechanisms of persistent orofacial pain. Front Neurosci. 2019;13:1227.
11. Baron R, Hans G, Dickenson AH. Peripheral input and its importance for central sensitization. Ann Neurol. 2013;74:630-6.
12. Chung MK, Ro JY. Peripheral glutamate receptor and transient receptor potential channel mechanisms of craniofacial muscle pain. Mol Pain. 2020;16:1744806920914204.
13. Kopach O, Dobropolska Y, Belan P, Voitenko N. Ca_{2+}-permeable AMPA receptors contribute to changed dorsal horn neuronal firing and inflammatory pain. Int J Mol Sci. 2023;24(3):2341.
14. Hanani M, Spray DC. Emerging importance of satellite glia in nervous system function and dysfunction. Nat Rev Neurosci. 2020;21(9):485-98.
15. Dydyk AM, Givler A. Central pain syndrome. 2023. In: StatPearls. Treasure Island: StatPearls Publishing; 2023.
16. Hoegh M. Pain science in practice (part 4): Central sensitization I. J Orthop Sports Phys Ther. 2023;53(1):1-4.
17. Almeida A, Leite-Almeida H, Tavares I. Medullary control of nociceptive inputs: reciprocal communications with the spinal cord. Drug Discov Today Dis Mech. 2006;3:305-12.
18. Heinricher MM, Tavares I, Leith JL, Lumb BM. Descending control of nociception: Specificity, recruitment and plasticity. Brain Res Rev. 2009;60(1):214-25.
19. Melzack R, Wall PD. Pain mechanisms: a new theory. Science. 1965;150(3699):971-9.
20. Sessle BJ, Lavigne GJ, Lund JP, Dubner R. Dor orofacial: da ciência básica à conduta clínica. 2. ed. Quintessence Editora; 2010. p. 27-33, 164-5.
21. Benoliel R, Sharav Y. Chronic orofacial pain. Curr Pain Headache Rep. 2010;14(1):33-40.
22. Bradley RM. Essentials of oral physiology, 1. ed. Mosby; 1995. p. 38-50.
23. Ashton E. Shell shock. J R Army Med Corps. 2014;160 Suppl 1:i11-2.
24. Baldo MVC, Regatao MC. Fundamentos de odontologia – fisiologia oral. 1. ed. São Paulo: Santos; 2013. p. 56-66.
25. de Leeuw R, Klasser G, editores. Orofacial pain: guidelines for assessment, diagnosis, and management, 6. ed. Quintessence; 2018.
26. Slade GD, Ohrbach R, Greenspan JD, Fillingim RB, Bair E, Sanders AE, et al. Painful temporomandibular disorder: decade of discovery from OPPERA studies. J Dent Res. 2016;95(10):1084-92.
27. Ohrbach R, Dworkin SF. The evolution of TMD diagnosis: past, present, future. J Dent Res. 2016;95(10):1093-101.
28. Kapos FP, Exposto FG, Oyarzo JF, Durham J. Temporomandibular disorders: a review of current concepts in aetiology, diagnosis and management. Oral Surg. 2020;13(4):321-34.
29. Lobbezoo F, Ahlberg J, Raphael KG, Wetselaar P, Glaros AG, Kato T, et al. International consensus on the assessment of bruxism: report of a work in progress. J Oral Rehabil. 2018;45(11):837-44.
30. Goldstein G, DeSantis L, Goodacre C. Bruxism: best evidence consensus statement. J Prosthodont. 2021;30(S1):91-101.
31. De la Torre Canales G, Câmara-Souza MB, Poluha RL, Grillo CM, Conti PCR, Sousa MLR, et al. Botulinum toxin type A and acupuncture for masticatory myofascial pain: a randomized clinical trial. J Appl Oral Sci. 2021;29:e20201035.
32. De la Torre Canales G, Poluha RL, Alvarez Pinzón YN, Conti PCR, Manfredini D, Sánchez-Ayala A, et al. Effects of botulinum toxin type A on the psychosocial features of myofascial pain tmd subjects: a randomized controlled trial. J Oral Facial Pain Headache. 2021;35(4):288-96.
33. De la Torre Canales G, Câmara-Souza MB, Poluha RL, Figueredo OMC, Nobre BBS, Ernberg M, et al. Long-Term Effects of a Single Application of botulinum toxin type A in temporomandibular myofascial pain patients: a controlled clinical trial. Toxins (Basel). 2022;14(11):741.
34. De la Torre Canales G, Poluha RL, Pinzón NA, Silva BR, Almeida AM, Ernberg M, et al. Efficacy of botulinum toxin Type-A I in the improvement of mandibular motion and muscle sensibility in my-

ofascial pain TMD subjects: a randomized controlled trial. Toxins (Basel). 2022;14(7):441.

35. De la Torre Canales G, Poluha RL. Toxina botulínica: aplicações além da estética. 2022. E-book.

36. Schiffman E, Ohrbach R, Truelove E, Look J, Anderson G, Goulet JP, et al. Diagnostic criteria for temporomandibular disorders (DC/TMD) for clinical and research applications: recommendations of the International RDC/TMD Consortium Network and Orofacial Pain Special Interest Group. J Oral Facial Pain Headache. 2014;28(1):6-27.

37. International Classification of Orofacial Pain, 1st edition (ICOP). Cephalalgia. 2020;40(2):129-221.

38. Manfredini D, Ahlberg J, Aarab G, Bracci A, Durham J, Emodi--Perlman A, et al. The development of the Standardised Tool for the Assessment of Bruxism (STAB): an international road map. J Oral Rehabil. 2022.

39. Pellett S, Bradshaw M, Tepp WH, Pier CL, Whitemarsh RCM, Chen C, et al. The light chain defines the duration of action of botulinum toxin serotype A subtypes. mBio. 2018;9(2):e00089-18.

40. Lora VRM. A toxina botulínica tipo A reduz a hipernocicepção inflamatória induzida por artrite na articulação temporomandibular de ratos. Toxico. 2017;52-7.

41. De la Torre Canales G, Alvarez-Pinzon N, Muñoz-Lora VRM, Peroni LV, Gomes AF, Sánchez-Ayala A, et al. Efficacy and safety of botulinum toxin type a on persistent myofascial pain: a randomized clinical trial. Toxins (Basel). 2020;12(6):395.

42. De la Torre Canales G, Câmara-Souza MB, do Amaral CF, Garcia RC, Manfredini D. Is there enough evidence to use botulinum toxin injections for bruxism management? A systematic literature review. Clin Oral Investig. 2017;21(3):727-34.

43. Agren M, Sahin C, Pettersson M. The effect of botulinum toxin injections on bruxism: A systematic review. J Oral Rehabil. 2020;47(3):395-402.

44. Simons DG, Travell J. Myofascial trigger points, a possible explanation. Pain. 1981;10(1):106-9.

45. Gerwin RD. Myofascial Trigger Point Pain Syndromes. Semin Neurol. 2016;36(5):469-73.

46. Bataglion C, Bataglion A, Bataglion CAN, Bataglion SAN. Disfunção temporomandibular na prática: diagnóstico e terapias. 1. ed. Barueri: Manole; 2021. 211 p.

47. Stuginski-Barbosa J, Silva RS, Conti PCR. Distúrbios da musculatura mastigatória: mecanismos, diagnóstico e controle. In: Conti PCR. DTM – disfunções temporomandibulares e dores orofaciais: aplicação clínica das evidências científicas. Maringá: Dental Press; 2021. p. 153-87.

48. Borg-Stein J, Iaccarino MA. Myofascial pain syndrome treatments. Phys Med Rehabil Clin N Am. 2014;25(2):357-74.

49. Fernández-de-las-Penas C, Svensson P. myofascial temporomandibular disorder. Curr Rheumatol Rev. 2016;12(1):40-54.

50. Matak I, Lacković Z. Botulinum toxin A, brain and pain. Prog Neurobiol. 2014:119-120:39-59.

51. De Faria FAC, Cunha CO, de la Torre G, Conti PCR. Farmacoterapia aplicada às dores orofaciais. Exame do paciente portador de dor orofacial: métodos de diagnóstico e interpretação. In: Conti PCR. DTM – disfunções temporomandibulares e dores orofaciais: aplicação clínica das evidências científicas. Maringá: Dental Press; 2021. p. 299-327.

52. Ernberg M, Hedenberg-Magnusson B, List T, Svensson P. Efficacy of botulinum toxin type A for treatment of persistent myofascial TMD pain: a randomized, controlled, double-blind multicenter study. Pain. 2011;152(9):1988-96.

53. Kurtoglu C, Gur OH, Kurkcu M, Sertdemir Y, Guler-Uysal F, Uysal H. Effect of botulinum toxin-A in myofascial pain patients with or without functional disc displacement. J Oral Maxillofac Surg. 2008;66(8):1644-51.

54. Guarda-Nardini L, Stecco A, Stecco C, Masiero S, Manfredini D. Myofascial pain of the jaw muscles: Comparison of short-term effectiveness of botulinum toxin injections and fascial manipulation technique. Cranio. 2012;30(2):95-102.

55. Patel AA, Lerner MZ, Blitzer A. Incobotulinum toxin A injection for temporomandibular joint disorder: a randomized controlled pilot study. Ann Otol Rhinol Laryngol. 2017;126(4):328-33.

56. Cunha CO, Poluha RL, Conti PCR. Distúrbios da articulação temporomandibular: diagnóstico e controle. In: Conti PCR. DTM – disfunções temporomandibulares e dores orofaciais: aplicação clínica das evidências científicas. Maringá: Dental Press; 2021. p. 189-229.

57. Young AL. Internal derangements of the temporomandibular joint: a review of the anatomy, diagnosis, and management. J Indian Prosthodont Soc. 2015;15(1):2-7.

58. Ibi M. Inflammation and temporomandibular joint derangement. Biol Pharm Bull. 2019;42(4):538-42.

59. De Leeuw R. Internal derangements of the temporomandibular joint. Oral Maxillofac Surg Clin North Am. 2008;20(2):159-v.

60. Romero-Reyes M, Uyanik JM. Orofacial pain management: current perspectives. J Pain Res. 2014;7:99-115.

61. Wieckiewicz M, Boening K, Wiland P, Shiau YY, Paradowska-Stolarz A. Reported concepts for the treatment modalities and pain management of temporomandibular disorders. J Headache Pain. 2015;16:106.

62. Gil-Martínez A, Paris-Alemany A, López-de-Uralde-Villanueva I, La Touche R. Management of pain in patients with temporomandibular disorder (TMD): challenges and solutions. J Pain Res. 2018;11:571-87.

63. Poluha RL, De la Torre Canales G, Bonjardim LR, Conti PCR. Clinical variables associated with the presence of articular pain in patients with temporomandibular joint clicking. Clin Oral Investig. 2021;25(6):3633-40.

64. Batifol D, Huart A, Finiels PJ, Nagot N, Jammet P. Effect of intra-articular botulinum toxin injections on temporo-mandibular joint pain. J Stomatol Oral Maxillofac Surg. 2018;119(4):319-24.

65. Wadachi R, Hargreaves KM. Trigeminal nociceptors express TLR-4 and CD14: a mechanism for pain due to infection. J Dent Res. 2006;85(1):49-53.

PARTE III

PRINCÍPIOS TÉCNICO-CIENTÍFICOS E PROCEDIMENTOS CLÍNICOS EM HARMONIZAÇÃO OROFACIAL

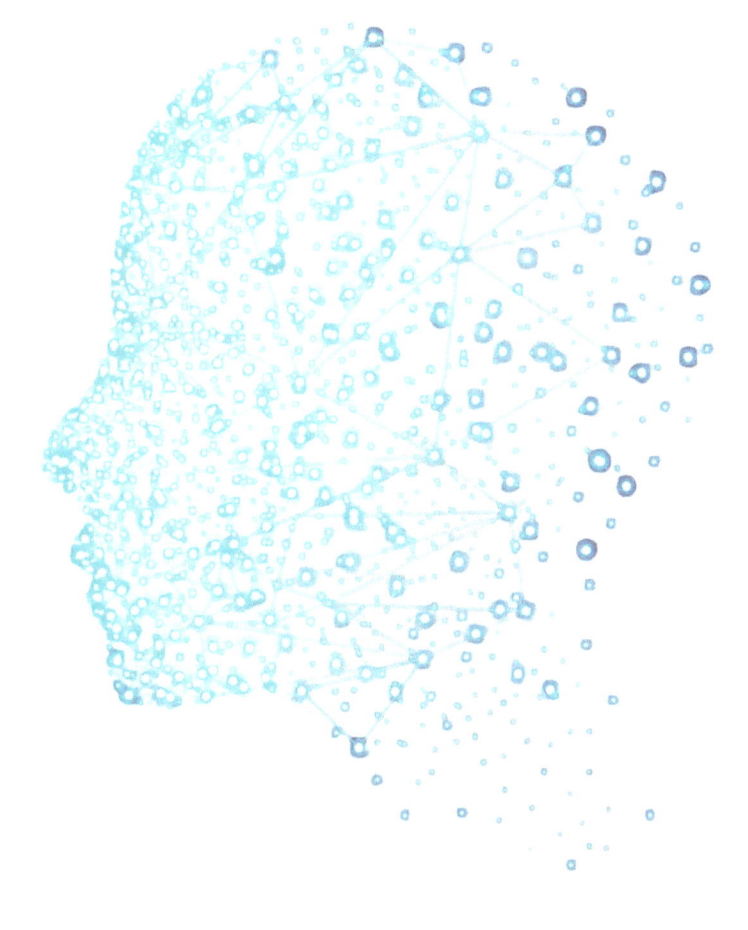

11

O botox e sua interface com a harmonização orofacial

Lígia Andreatta Ferreira
Lucas Meciano Pereira dos Santos
João Paulo Mardegan Issa
Rafaela Maiolo Garmes

INTRODUÇÃO

De acordo com o Instituto Brasileiro de Geografia e Estatística (IBGE, 2020), no final da década de 1990 houve um grande aumento do número de pessoas acima de 60 anos de idade. Ademais, estima-se que nos próximos 25 anos essa faixa etária totalizará um número de 30 milhões de pessoas.

Como já alegava Marcel Proust (1871-1922), em sua obra *À la recherche du temps perdu* (*Em busca do tempo perdido*): "*Os dias talvez sejam iguais para um relógio, mas não para um homem*"[1]. Assim sendo, a busca por tratamentos de rejuvenescimento vem aumentando, visando resultados naturais com a suavização de rugas de expressão e alterações físicas causadas pelo envelhecimento.

A harmonização orofacial divide-se nas vertentes reparadora e estética, que têm como objetivos a reconstrução (combate dos sinais do envelhecimento ou de defeitos congênitos) e a prevenção (combate das causas que podem levar aos sinais clínicos do envelhecimento), respectivamente. Muitas são as técnicas utilizadas nessas vertentes, tendo evolução acentuada ao longo da última década.

O objetivo principal deste capítulo é abordar o uso da toxina botulínica dentro da vertente estética e terapêutica da harmonização orofacial, que graças à facilidade técnica se torna um material convidativo e libertador.

HISTÓRIA DO DESCOBRIMENTO E USO DA TOXINA BOTULÍNICA

No século XVIII, relata-se a ocorrência de várias mortes na Europa após o consumo de linguiças e carnes supostamente envenenadas. Desconhecia-se a causa/ substância específica, porém observavam-se vômitos, espasmos intestinais, ptose, disfagia, falha respiratória e midríase. Vale ressaltar que a pobreza desse tempo, em que reinavam as Guerras Revolucionárias Francesas (1792-1802), seguidas pelas Guerras Napoleônicas (1803-1815), levou à negligência das medidas sanitárias necessárias[2].

A história desta substância tão misteriosa inicia-se com a descoberta de um médico, Justinus Kerner (Figura 1). O médico, escritor e poeta alemão foi o primeiro a se aproximar das causas da doença, nos anos de 1817 a 1822, atribuindo-lhe a designação de "envenenamento por *botulus*" (termo que se refere à salsicha, em alemão). Essa designação deveu-se ao fato de a "salsicha" ter sido a causadora da intoxicação[3].

Entre 1817 e 1820, Kerner publicou os primeiros casos sobre intoxicação por toxina botulínica, escrevendo, em 1822, a primeira monografia sobre o mesmo assunto e relatando seus principais sintomas. Com esse estudo, Kerner chegou a pontos cruciais e a algumas conclusões (algo se desenvolvia nas salsichas, crescendo, portanto, em meio anaeróbio; era capaz de interromper o sistema nervoso periférico e autônomo; e era letal em pequenas doses).

Depois de falharem várias tentativas para produzir artificialmente essa toxina, J. Kerner concluiu que ela tinha origem biológica e animal, sendo essa uma descoberta crucial para a época[2]. O isolamento e a descrição bem-sucedida da bactéria causadora do botulismo se deram em 1895, na vila belga de Elezelles onde ocorreu um surto da doença. Émile van Ermengem (1851-1932), microbiologista, foi o primeiro a descrever a bactéria descoberta na carne de porco crua e o tecido post-mortem das vítimas que a consumiram. O Dr. Ermengem (Figura 2) isolou com sucesso a bactéria, dando-lhe o nome de *Bacillus botulinus*, mais tarde renomeada de *Clostridium botulinum*, causadora do botulismo.

Atualmente, sabe-se que as toxinas botulínicas são exotoxinas produzidas pelo *Clostridium botulinum*,

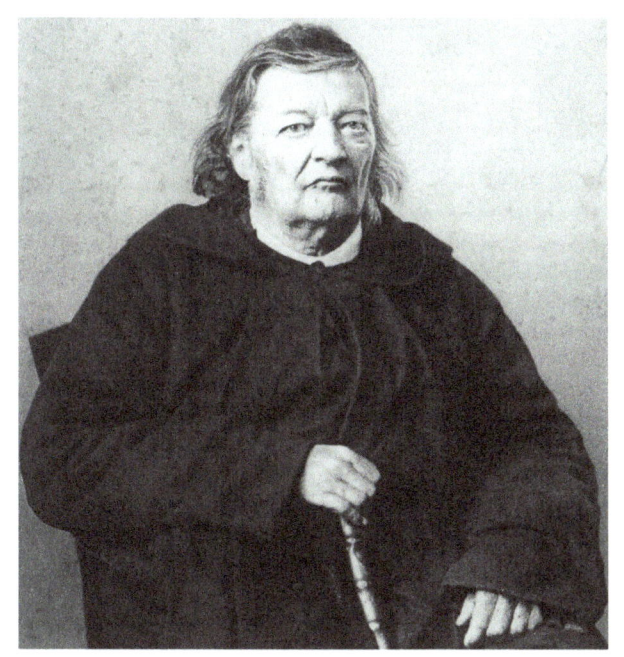

FIGURA 1   Justinus Andreas Christian Kerner (1786-1862).
Fonte: Wikimedia Commons. Domínio público (CC PDM 1.0).*

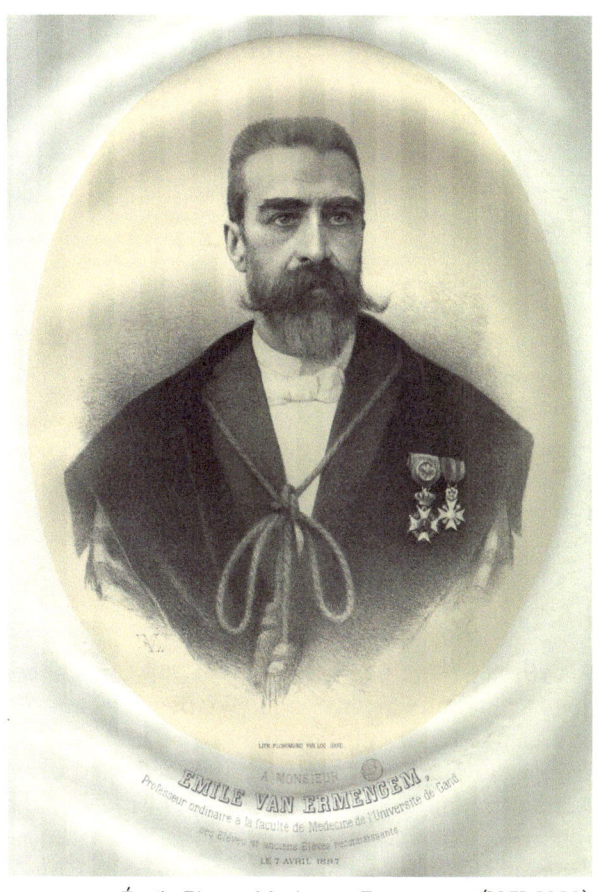

FIGURA 2   Émile Pierre-Marie van Ermengem (1851-1932).
Fonte: Ghent University Library (CC BY-SA 4.0).**

organismo gram-positivo, anaeróbio e esporulado. Essas exotoxinas (neurotoxinas) são liberadas pela lise da bactéria.

A toxina botulínica destacou-se também como um perigo biológico durante a sua história especificamente na Segunda Guerra Mundial (1939-1945). Foi isolada em Fort Detrick (Figura 3), pela Academia de Ciências dos Estados Unidos, tendo como objetivo a investigação focada em diversas estratégias controversas para testar a toxina botulínica como arma biológica. A metodologia foi posteriormente utilizada por Edward J. Schantz para produzir o primeiro lote de toxina que foi a base para o futuro produto clínico[4]. Em 1972, foi decretado o encerramento da investigação de agentes biológicos que tinham como fim a utilização bélica pelo presidente dos Estados Unidos Richard Nixon (1913-1994), que assinava a Convenção das Armas Biológicas e Tóxicas.

Apesar de a toxicidade inerente à toxina botulínica permitir que esta se destaque como um material de recurso para uma potencial arma biológica, é importante referir que ela é uma fraca escolha para esse fim, tendo características que dificultam sua utilização: facilmente inativada pela temperatura, manipulação, não ser transmitida de pessoa para pessoa, ter de ser ingerida em quantidades suficientes para causar efeito etc.

Em 1920, o Dr. Herman Sommer (1899-1950) e os seus companheiros de investigação obtiveram um concentrado de toxina botulínica tipo A, através da adição de um ácido a uma cultura de *Clostridium botulinum*. Em 1946, obteve-se uma forma cristalina de toxina botulínica tipo A, método usado, posteriormente, pelo Dr. Edward J. Schantz, de forma a produzir a primeira amostra de toxina botulínica de possível utilização humana. Ao longo dos anos, a toxina botulínica foi assumindo diversas aplicações, que evoluíram e trouxeram novas possibilidades benéficas à medicina e à odontologia.

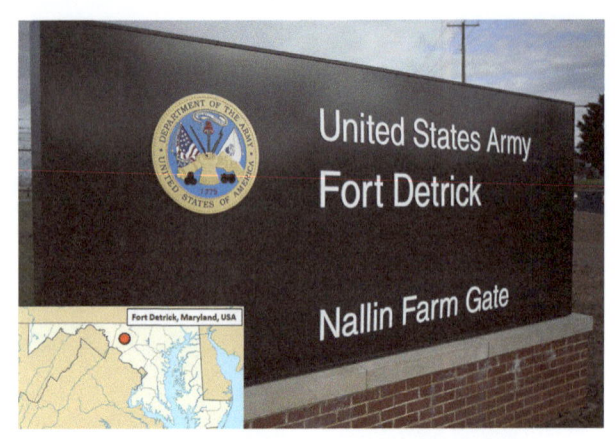

FIGURA 3   O Fort Detrick, conhecido centro militar estadunidense de investigação científica para substâncias com potencial de uso em guerras biológicas.
Fonte: Wikimedia Commons. Domínio público (CC0 1.0).*

Na oftalmologia, foi usada, pela primeira vez, por Alan Scott e Edward Schantz em 1968, que concluíram que a toxina botulínica seria uma alternativa ao método cirúrgico no tratamento do estrabismo. Em 1978, obteve-se a autorização da FDA (sigla para Food and Drug Administration, a "Anvisa" dos Estados Unidos) para aplicar a toxina em voluntários portadores da doença. Atualmente, seu uso se faz no tratamento do blefaroespasmo, estrabismo e outras anomalias de hiperatividade dos músculos extraoculares. Na neurologia, atualmente, a toxina botulínica é usada para tratamento do torcicolo espasmódico, distonia, espasticidade, tremor, desordens vocais, paralisia cerebral nas crianças, desordens gastrintestinais, tensão, cefaleia e síndromes de dor[2].

Na dermatologia e na harmonização facial, sua aplicação cosmética foi encorajada somente após 1987, quando os canadenses Jean e Alastair Carruthers, oftalmologista e dermatologista, respectivamente, descreveram que algumas das rugas glabelares eram eliminadas durante o uso da toxina botulínica tipo A (TBXA), com vistas ao tratamento do blefaroespasmo[5]. Em 1994, Khalaf Bushara e David Park publicaram um estudo sobre o efeito anidrótico da toxina botulínica no tratamento da hiperidrose[6].

Atualmente, a toxina botulínica é principalmente utilizada para o tratamento médico das condições clínicas causadas pela contração muscular e hipersalivação. Outros casos envolvem rugas dinâmicas, assimetrias

faciais, hipertonias, hipertrofias musculares, sialorreia, entre outros.

CONCEITOS DE ANATOMIA E FISIOLOGIA ENVOLVENDO O USO DA TOXINA BOTULÍNICA

A toxina botulínica é absorvida através do trato digestivo, atingindo a corrente sanguínea e sendo transportada para os terminais neuromusculares. No caso de ocorrer absorção cutânea, a toxina é transportada pelo sistema linfático e levada até aos terminais neuromusculares. É importante ressaltar que o botulismo humano é causado pelos sorotipos A, B e E.

As neurotoxinas do *Clostridium botulinum* são compostas por uma cadeia peptídea pesada de 100 a 150 kD a uma cadeia leve de 50 kD ligadas por uma ponte dissulfídrica. A cadeia vai ligar-se à membrana sináptica do axônio terminal, fazendo com que o conjunto se internalize na célula e a cadeia leve seja clivada em um local específico. No caso da toxina botulínica A, esta vai atuar sobre as proteínas presentes na membrana pré-sináptica, mais especificamente sobre a SNAP-25, impedindo a liberação da acetilcolina para a fenda sináptica e produzindo uma "desnervação química funcional", reduzindo a contração muscular de forma seletiva[7]. Em resumo, a toxina botulínica A vai ter um papel crucial na inibição dessa ação. Essa neurotoxina vai atuar sobre o terminal do nervo motor (nervo periférico colinérgico), inibindo a liberação de acetilcolina (Figura 4).

A recuperação da função desse músculo acontece depois de algumas semanas ou mesmo meses, e a recuperação se dá através do desenvolvimento de novos receptores para a acetilcolina e o crescimento de brotamentos axonais laterais. É importante ressaltar que essa neurotoxina não atinge o sistema nervoso central, pois em condições normais não ultrapassa a barreira hematoencefálica. Há relatos sobre o potencial de imunização da toxina por meio da criação de anticorpos neutralizantes, mas autores consideram a literatura inconsistente nessa matéria[8].

O Botox® foi o primeiro produto registrado e licenciado pelo laboratório Allergan, sendo uma das marcas mais conhecidas no Brasil. Encontra-se como uma substância cristalina, estável, liofilizada em albumina e apresentada em frasco-ampola, contendo 50-200 unidades (U) da toxina tipo A congelada a vácuo estéril. Na composição desse produto encontram-se 0,5 mg de albumina humana e 0,9 mg de cloreto de sódio.

O Dysport®, outra marca disponível, teve sua aprovação de utilização no Brasil no mesmo ano que o Botox®. Trata-se de um pó liofilizado injetável, apresentado em frasco-ampola de 300 unidades e 500 unidades, tendo albumina humana de 125 μg e 2,5 mg de lactose.

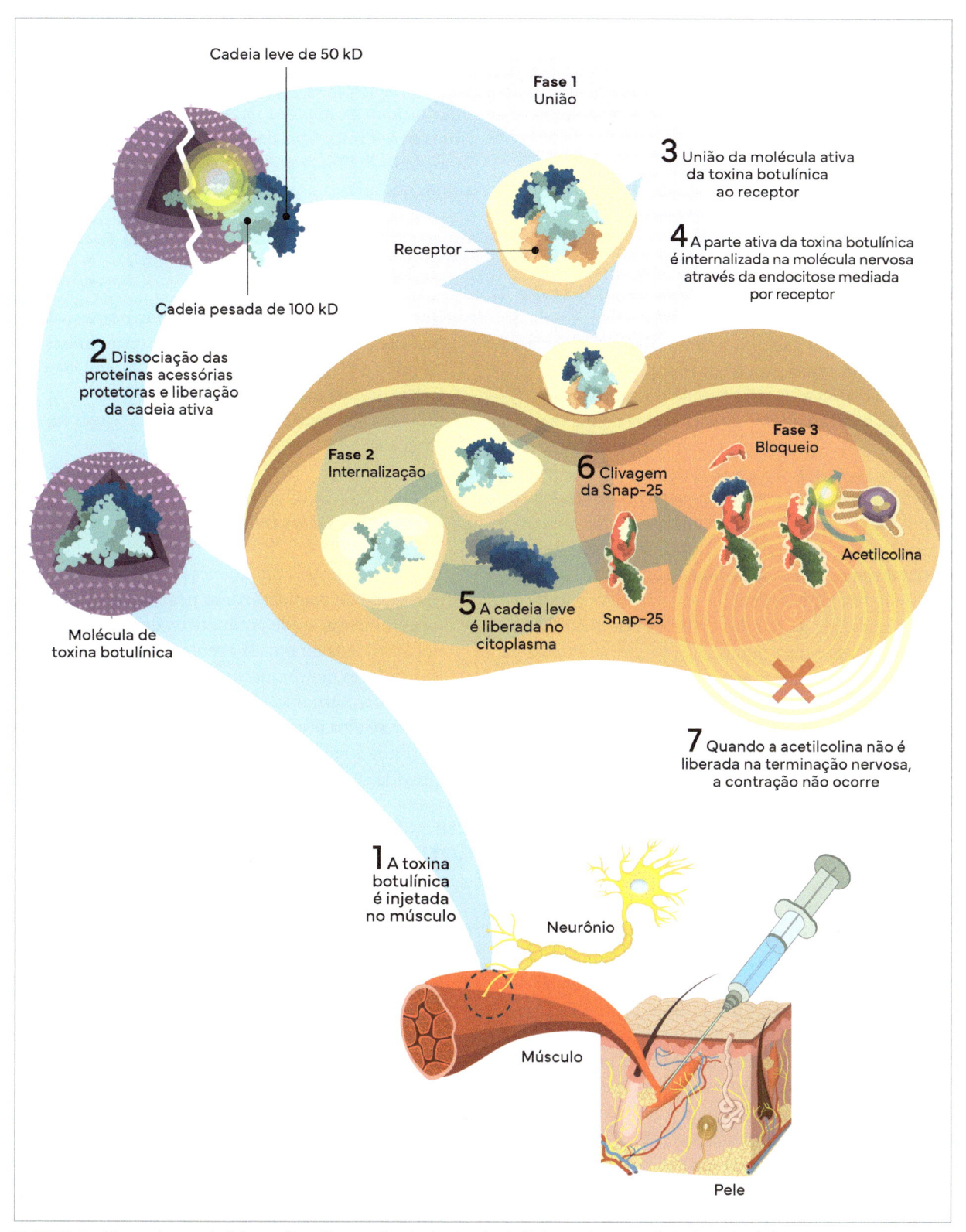

FIGURA 4 Mecanismo de internalização e ação da toxina botulínica sobre o axônio terminal do nervo motor.

Fonte: adaptada de Flávio, 2018[12].

De acordo com a Revista Brasileira Militar de Ciências (RBMC), a Agência Nacional de Vigilância Sanitária (Anvisa) aprova as seguintes marcas de toxina botulínica (referências e biossimilares): Botox®, Dysport®, Xeomin®, Prosigne®, Botulift®, Botulim® e Nabota®.

APLICAÇÕES DA TOXINA BOTULÍNICA E ENVOLVIMENTO MUSCULAR FACIAL

Uma das principais características do rosto é a abundância de músculos extremamente finos (ou "delgados") que estão intimamente ligados ao pescoço, à pele do rosto e ao couro cabeludo, denominados músculos cuticulares. A razão para o termo é que esses músculos não estão conectados ao esqueleto por suas duas extremidades, contrariamente ao que ocorre com a maioria dos músculos. Apenas uma extremidade dos músculos cuticulares está conectada ao esqueleto, enquanto a outra extremidade está conectada à camada profunda da pele. Assim, eles podem alterar as expressões faciais ao mover a pele do couro cabeludo e da face. Por esse motivo, eles são conhecidos como "músculos da expressão facial" ou "músculos da mímica facial".

A capacidade de retratar emoções por meio das expressões faciais é mais notável na espécie humana, uma vez que é a espécie que apresenta maior desenvolvimento dos músculos faciais. Um único músculo pode afetar a forma como estados emocionais distintos são expressos, embora alguns músculos possam operar de várias maneiras. Isso ocorre porque a maioria das expressões faciais é consequência do trabalho conjunto de vários músculos. Seguramente, existem diferenças individuais na forma como os músculos da mímica se desenvolvem e se tornam independentes e, como resultado, algumas pessoas podem ter expressões faciais mais "expressivas" do que outras.

Além de auxiliar na movimentação da pele da face, vários músculos faciais são inseridos na pele ao redor dos lábios e da boca para separar os lábios ou repuxá-los para cima ou para baixo. Outros são encontrados na raiz do nariz, onde atuam na aproximação das sobrancelhas e criam rugas verticais ou transversais que podem aparecer durante períodos de intensa concentração ou raiva. Logo, esses músculos trabalham juntos para produzir uma ampla gama de expressões faciais

É importante lembrar que todos os músculos faciais são inervados pelo VII par craniano, o nervo facial. O nervo facial é composto por duas raízes que emergem do sulco bulbopontino e penetram no osso temporal através do meato acústico interno, onde se encontram com o nervo vestibulococlear (VIII par craniano). A raiz menor, comumente conhecida como nervo intermédio, contém fibras sensoriais e parassimpáticas, enquanto a raiz mais calibrosa inerva os músculos faciais através de fibras motoras. Os dois terços anteriores da língua são sensíveis ao paladar devido às fibras sensoriais da raiz menor, também distribuídas na mucosa nasal e no palato mole; já as fibras parassimpáticas do nervo intermédio são fibras secretomotoras que atendem às glândulas lacrimais, submandibulares e sublinguais.

INDICAÇÕES PARA A APLICAÇÃO DA TOXINA BOTULÍNICA

- Rugas dinâmicas causadas por contrações musculares persistentes (linhas horizontais da testa, linhas do complexo glabelar, "pés de galinha", *bunny lines* ou linhas de coelho).
- Rugas peribucais, bandas do platisma (rugas hipercinéticas).

CONTRAINDICAÇÕES PARA A APLICAÇÃO DA TOXINA BOTULÍNICA

- Uso em pacientes com doenças no sistema nervoso periférico ou com desordens neuromusculares.
- Coadministração de antibióticos que contêm aminoglicosídeos ou outros agentes que interferem na transmissão neuromuscular.
- Uso no tratamento de pacientes com processos inflamatórios presentes na pele e no local em que é realizada a aplicação.
- Gravidez e amamentação.

CUIDADOS PARA A APLICAÇÃO DA TOXINA BOTULÍNICA

Alguns pontos devem ser de muita atenção ao profissional que atua na harmonização orofacial, como:

- Sempre manter o paciente confortável e relaxado.
- O paciente pode permanecer sentado, recostado cerca de 45° ou até mesmo deitado.
- Sempre utilizar o *kit* completo de equipamentos de proteção individual (luvas, gorro, máscara e óculos de proteção).
- Suspender o uso de ácido acetilsalicílico (AAS) para pacientes que fazem uso contínuo (uma carta de recomendação ao médico responsável é recomendável).
- A anestesia tópica é opcional, podendo ser feita com creme anestésico de 30 a 40 minutos antes do procedimento, se houver necessidade.
- A aplicação deve ser realizada com seringa graduada em unidade por mL (U) com uso de agulha calibre 30-32 G com bisel trifacetado para maior conforto do paciente.

QUADRO 1 Informações sobre os músculos da face e suas funções, com ênfase na participação das expressões faciais durante a formação de rugas

Músculo	Função	Expressão	Rugas
Occipitofrontal	Elevar as sobrancelhas e enrugar a pele da testa, enquanto a da parte occipital é retrair o couro cabeludo	Elevação das sobrancelhas: susto/surpresa	Horizontais paralelas e/ou oblíquas na testa
Corrugadores	Tracionar a sobrancelha para baixo e medialmente	Franzimento da sobrancelha por sofrimento e braveza	Verticais e/ou oblíquas na glabela
Prócero	Puxar para baixo a extremidade medial das sobrancelhas e enrugar a pele da glabela	Franzimento da sobrancelha por sofrimento e braveza	Oblíquas e/ou horizontais sobre a glabela
Zigomático maior	Tracionar o ângulo da boca em sentido superior e lateral (para cima e para os lados).	Sorriso extenso (largo e alto), como durante a risada.	Colabora para o aumento do sulco nasolabial, rugas ao redor dos olhos e linha do sorriso
Zigomático menor	Auxiliar na elevação do lábio superior, acentuando o sulco nasolabial.	Sorriso forçado	Colabora para rugas ao redor dos olhos
Levantador do lábio superior (porção malar)	Elevar o quadrante superior do lábio da região medial até o canino	Sorriso e aspecto de cheiro ruim	Colabora para rugas ao redor dos olhos
Levantador do lábio superior (porção nasal)	Elevar e everter o lábio superior, dilatando a narina	Cheiro ruim	Colabora para rugas da lateral do nariz, canto interno dos olhos
Levantador do ângulo da boca	Elevar o ângulo da boca e o lábio superior junto com o zigomático maior	Elevação do lábio com exacerbação do sulco nasolabial	Colabora com a elevação da linha do sorriso
Abaixador do septo nasal	Depressão do septo nasal	Queda da ponta do nariz durante o sorriso	Colabora com a movimentação da ponta do nariz e rugas entre o lábio superior e o septo nasal
Nasal transverso	Auxiliar na porção alar que abre as narinas	Cheiro ruim	Colabora para as linhas sobre o dorso do nariz e linhas da região infra ocular interna – *bunny lines*
Orbicular dos lábios	Fechar e retrair os lábios	Biquinho	Linhas verticais e/ou oblíquas ao redor dos lábios (código de barras)
Abaixador do ângulo da boca	Deprimir o ângulo da boca	Expressão de triste	Colabora para sulco na porção ínfero lateral da comissura labial
Abaixador do lábio inferior	Abaixar o lábio inferior	Expressão de triste com eversão do lábio	Colabora para sulco no queixo
Mentual	Elevar a pele do mento e fazer a protrusão do lábio inferior	Expressões de dúvida e desprezo	Formação de linha em meia-lua no queixo e rugas "em casca de laranja" ou celulites no mento
Platisma	Tensionar a pele do pescoço e a mandíbula e o lábio inferior para baixo	Tensão com contração do pescoço	Formação de bandas platismais e rugas horizontais no pescoço

- A toxina botulínica deverá ser diluída com cloreto de cloreto de sódio a 0,9%, podendo variar a quantidade de diluição de acordo com as recomendações do fabricante (por isso, é sempre importante ler a bula do produto escolhido antes de se iniciar qualquer procedimento).
- Após a aplicação, o paciente deve seguir corretamente os cuidados pós-operatórios sugeridos na bula do produto, que podem variar de 4 a 48 horas de algumas precauções, como: 1) não abaixar a cabeça; 2) não se deitar; 3) evitar exercício físico; 4) evitar consumo de bebidas alcoólicas; 5) evitar exposição ao sol; 6) evitar o uso de maquiagens.
- Os pontos de aplicação devem ter 1 cm de distância entre si.
- Evitar novas aplicações em um prazo inferior a 3 meses.
- Manter o produto refrigerado e armazenado conforme as recomendações de cada fabricante.

PONTOS E DOSES

Glabela e complexo glabelar

- Colocar a seringa perpendicular ao plano de aplicação.
- A administração deve ser feita ao nível do periósteo no ponto mais medial e superficial no ponto lateral.
- Administrar de 2 a 4 U por ponto de aplicação (total de 10-20 U por músculo).

Usam-se, normalmente, de 5 a 6 pontos de aplicação (Figura 5): 1) linha média das sobrancelhas (inativação do músculo prócero); 2) 1 cm acima do ponto anterior; 3) lado direito, 1 a 2 cm acima da sobrancelha; 4) 45° ao lado do ponto de aplicação nº 3 (aproximadamente 1 cm para o lado e 1 cm acima do ponto 3); 5) lado esquerdo, 1 a 2 cm acima da sobrancelha; 6) 45° ao lado do ponto

de aplicação nº 5 (aproximadamente 1 cm para o lado e 1 cm acima do ponto 5).

Fronte

- O paciente deve elevar as sobrancelhas para acentuar as linhas do músculo.
- Evitar a aplicação na zona lateroinferior da testa (zona de perigo para ptose), a fim de prevenir a migração da substância e evitar uma possível ptose palpebral.
- Realizar a aplicação na zona central da testa, podendo, no caso de falha, provocar um movimento pouco natural da sobrancelha.
- A região lateral do músculo deve ser tratada, evitando a elevação excessiva da sobrancelha.

Marcam-se, normalmente, pontos com pelo menos 1 cm de distância das sobrancelhas (os pontos de aplicação devem estar localizados acima da primeira linha horizontal da testa). A aplicação deve ser superficial, sem tocar o periósteo (Figuras 6 e 7).

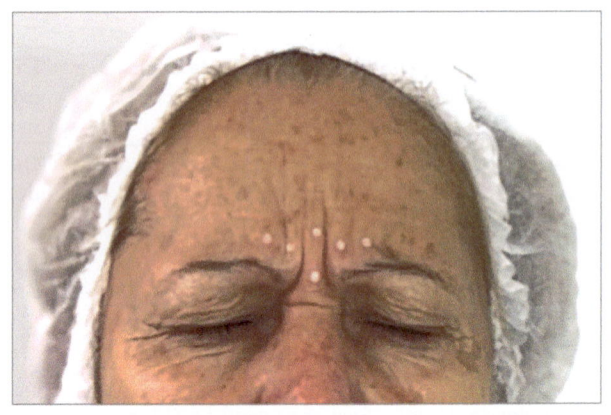

FIGURA 5 Pontos de aplicação do complexo glabelar.

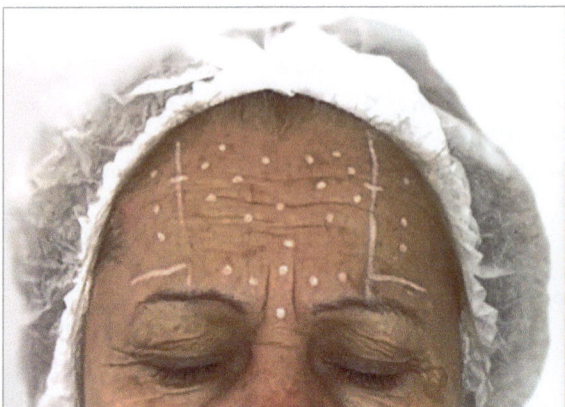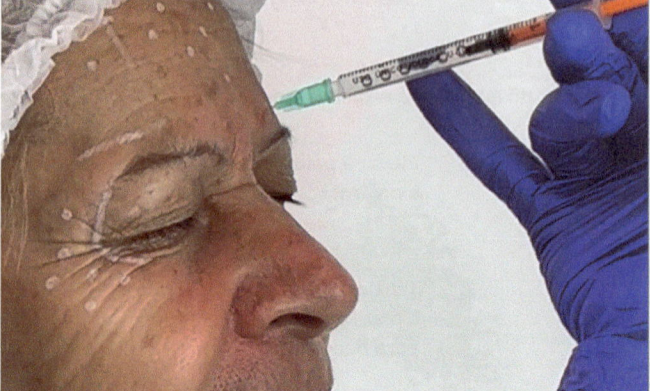

FIGURA 6 Demarcação dos pontos para tratamento de rugas frontais (à esquerda) e aplicação da toxina botulínica com seringa de 1 mL resíduo zero e agulha calibre 32 G de 4 mm (à direita).

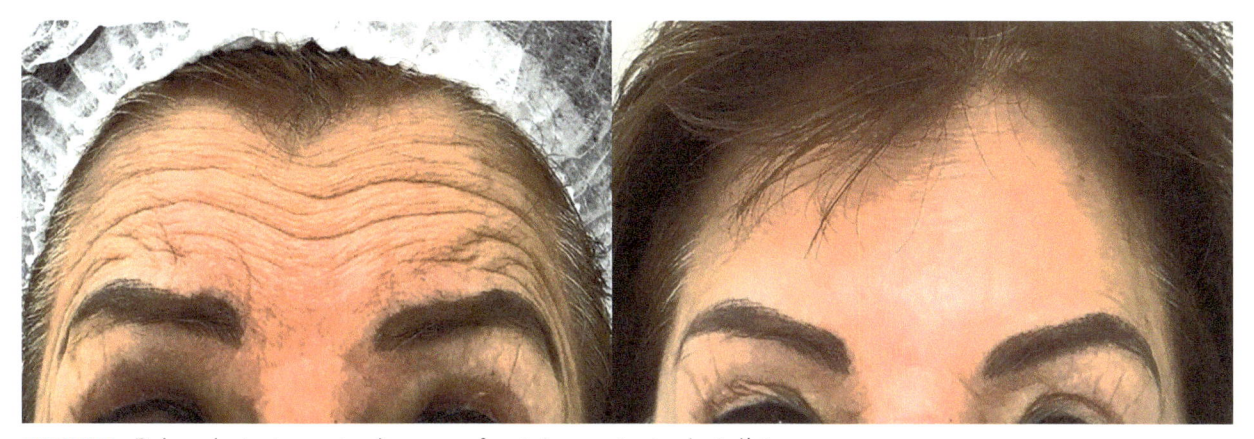

FIGURA 7 Pré e pós-tratamento das rugas frontais com toxina botulínica.

Região periorbital ("pés de galinha")

- O ângulo da seringa será de mais ou menos 45°, diretamente em relação à superfície.
- O profissional deve ter muito cuidado com o procedimento, uma vez que o músculo orbicular dos olhos é um músculo delgado e de grande inserção cutânea/superficial.

Normalmente, usam-se 3 pontos de aplicação na zona dos "pés de galinha", distando-se sempre 1 cm entre eles, a saber: 1) final da cauda da sobrancelha; 2) 1 cm abaixo do primeiro ponto; 3) 1 cm abaixo do segundo ponto.

A marcação dos três pontos traz uma forma final semelhante a um parêntese. Pontos adicionais podem ser aplicados a fim de melhorar a formação das rítides periorbitais. Contudo, nesses pontos adicionais a aplicação deve ser superficial, para garantir que a toxina botulínica não sofra difusão para os músculos zigomáticos e levantadores do lábio. As doses variam de 1 a 3 U por ponto (Figuras 8 e 9).

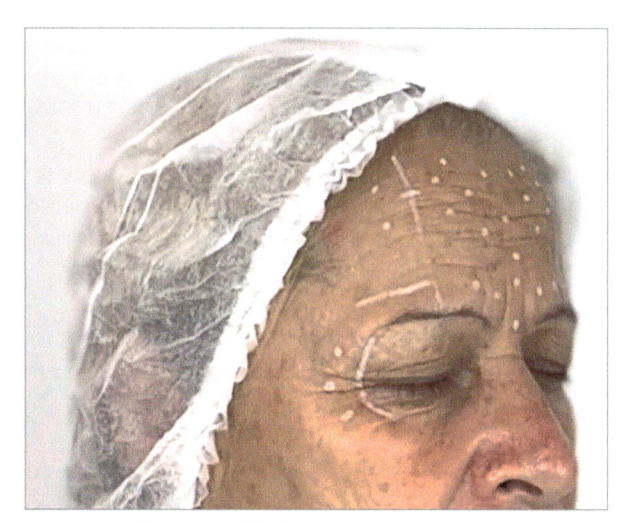

FIGURA 8 Demarcação de pontos para o tratamento das rugas periorbitais ("pés de galinha").

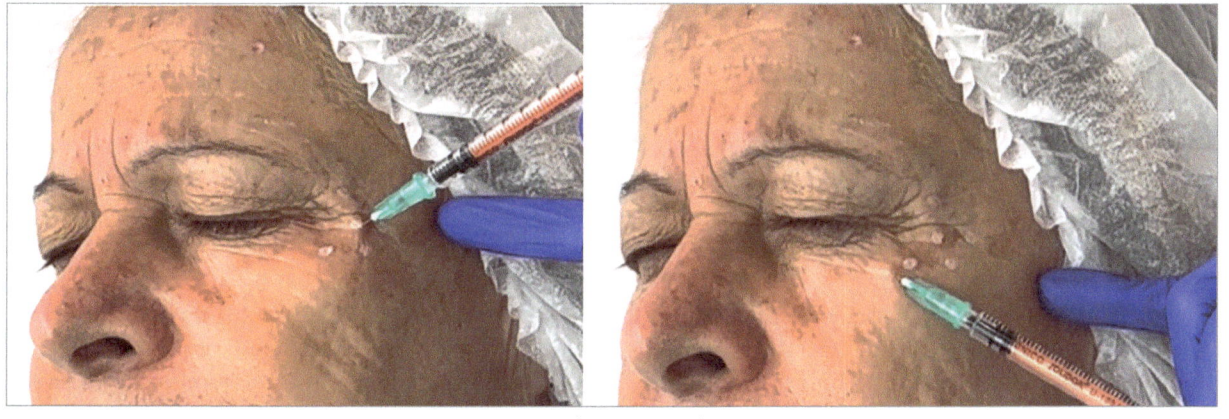

FIGURA 9 Aplicação no músculo orbicular dos olhos (à esquerda) e aplicação superficial em pontos adicionais de risco no músculo orbicular dos olhos (à direita).

Linhas de coelho (*bunny lines*)

- Aplica-se de 1 a 4 U, dividindo a quantidade para cada lado do músculo nasal em posição superficial.
- Pode-se realizar 1 ponto de aplicação na linha média, além de 1 ponto de aplicação por cada lado (Figura 10).
- A difusão da toxina para o músculo levantador do lábio superior e asa do nariz pode causar assimetria do sorriso.

Rugas peribucais ("código de barras")

- As técnicas variam, mas normalmente são realizados de 3 a 4 pontos de aplicação em cada lábio em até 2 mm acima da zona do lábio, na região do *white roll* (Figuras 11 e 12).
- A aplicação deve ser superficial, e a dose deve ser baixa para que a paralisação não seja completa, pois, caso contrário, poderá interferir na fala.
- Deve-se excluir a região do filtro para evitar o comprometimento do selamento labial.
- Evitar aplicar injeções profundas e distantes do vermelhão dos lábios para evitar o acometimento dos músculos levantadores e abaixadores do sorriso.

Sorriso gengival (*gummy smile*)

- Realiza-se 1 ponto de aplicação ao lado de cada asa do nariz, sendo aplicada uma dose de 1 a 3 U de cada lado.
- A aplicação da toxina botulínica no tratamento do sorriso gengival vai conduzir à redução da contração do músculo levantador do lábio superior e asa do nariz. Essa redução de contração muscular irá propiciar menor exposição gengival durante a expressão facial do sorriso.

Zona do músculo mentual ("queixo em casca de laranja" ou "celulite do queixo")

- O ponto de aplicação deve ter por referência a porção inferior do mento, entre a dobra mentoniana e a borda inferior da mandíbula.
- As aplicações devem ser realizadas bilateralmente e em posição profunda supraperiosteal.
- Manter a dose em 1 a 3 U por ponto, podendo-se realizar aplicações de até 4 pontos.

O tratamento da zona do músculo mentual é muito útil para pacientes com padrão facial de classe II e/ou com fechamento bucal ativo (hipermentonia). É

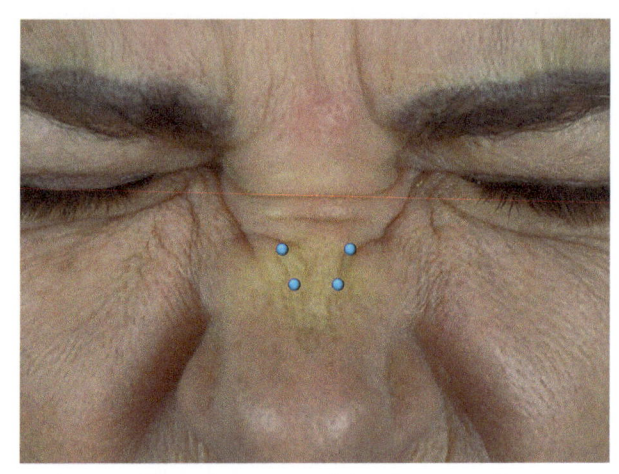

FIGURA 10 Desenho esquemático da marcação de pontos para tratamento das *bunny lines*.

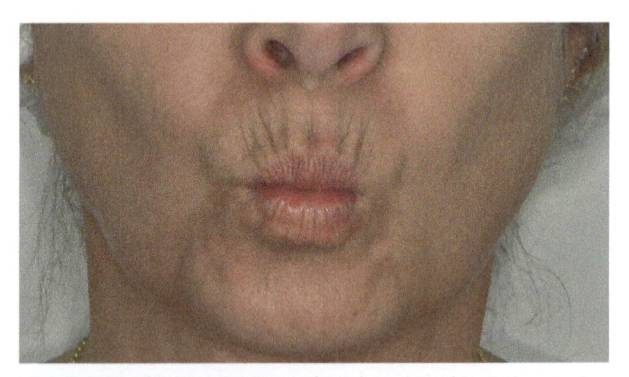

FIGURA 11 Contração do músculo orbicular da boca durante a expressão facial de "beijo".

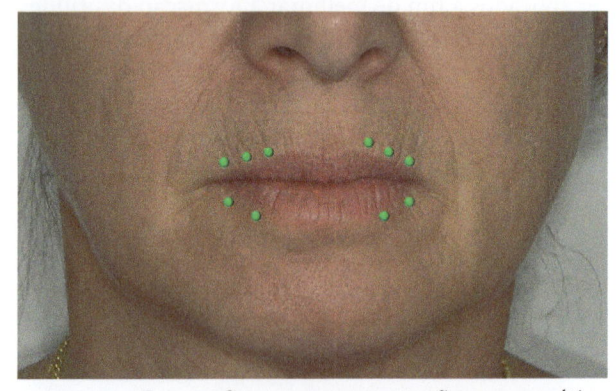

FIGURA 12 Fotografia com representação esquemática dos pontos de aplicações referentes ao músculo orbicular da boca para tratamento das rugas peribucais (ou "código de barras").

importante o profissional em harmonização orofacial ter em mente que a aplicação da toxina botulínica deve anteceder a injeção de preenchedor orofacial, pois torna ambos os procedimentos mais duradouros e previsíveis.

Hiperfunção do músculo abaixador do lábio inferior ("linha de marionete" ou "boca triste")

- O músculo abaixador do ângulo da boca pode ser localizado através de palpações a partir da zona terminal inferior do sulco labiomental.
- A aplicação deve ser superficial e compreender o total de 2 pontos (bilaterais).
- As doses não devem ultrapassar 3 U em cada ponto.

No tratamento da hiperfunção do músculo abaixador do lábio inferior, a associação de técnicas (*e.g.*, toxina botulínica e preenchimento facial no sulco labiomental ou "linha de marionete") torna a abordagem muito mais completa e o resultado mais satisfatório (Figura 13).

USO TERAPÊUTICO DA TOXINA BOTULÍNICA

A toxina pode ser utilizada especialmente em casos de fadiga muscular, dores orofaciais, desgastes e fraturas dentárias, edentações em língua e bochecha (*morsicatio buccarum*), uma vez que estes são alguns dos sinais e sintomas do bruxismo.

Terapias tradicionais, como orientação e controle de hábitos do paciente, uso de dispositivo interoclusal (a antiga "placa de bruxismo" ou "placa miorrelaxante"), uso de medicamentos para controle de quadros de ansiedade e estimulação muscular elétrica, têm sido realizadas para prevenir ou reduzir os efeitos negativos do bruxismo primário. No entanto, nenhum tratamento único foi relatado como completamente eficaz e, por isso, a associação entre terapias é altamente recomendável.

A toxina botulínica tem sido empregada para diversos fins terapêuticos em pacientes com bruxismo desde 1990.

Os poucos estudos publicados recentemente associando o uso da toxina botulínica com perda e recuperação muscular incompleta parecem ser questionáveis e podem ser clinicamente irrelevantes em comparação com os que relatam as vantagens e benefícios da terapia com toxina botulínica para tratamento do bruxismo. Existem relatos de injeções para diminuir a dor induzida pelo bruxismo em associação a modalidades terapêuticas tradicionais[9].

A aplicação em geral compreende as áreas dos músculos masseter e temporal, podendo cada um deles receber até 4 pontos de aplicações. Nesses casos, a aplicação ocorre de forma profunda (10 a 12 mm), normalmente na área mais proeminente/funcional ou álgica do músculo. As doses podem variar de um total de 15 a 60 U por músculo[10].

EFEITOS ADVERSOS RELACIONADOS AO USO DA TOXINA BOTULÍNICA

Entre os efeitos adversos mais comuns, estão[11]:

- Hematomas ou equimoses que aparecem mais comumente na região frontal e periorbicular, podendo ser evitadas com compressa gelada logo após a realização do procedimento.*
- Cefaleia cuja origem é desconhecida e pode ocorrer em aplicação frontal, com duração de até 4 semanas, tratada com analgésicos.

---

* Hematoma (subs. masc.): derrame de sangue no interior de uma cavidade natural ou sob a pele, em consequência de ruptura de vasos. Equimose (subs. fem.): nódoa formada na pele por extravasamento de sangue resultante de contusão, e cuja cor passa do vermelho ao azulado e finalmente ao amarelado. Fonte: DICIO - Dicionário Online de Português. Disponível em: https://www.dicio.com.br/equimose/. Acesso em: 28 out. 2023.

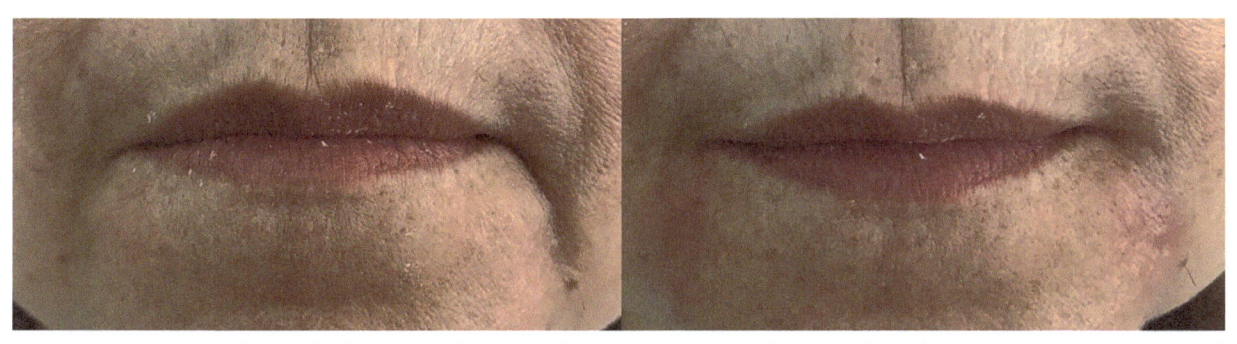

FIGURA 13 Imagens dos períodos pré e pós-operatório na associação de toxina botulínica e preenchedor orofacial em sulco labiomental para o tratamento estético da hiperfunção do músculo abaixador do lábio inferior, situação conhecida como "linha de marionete" ou "boca triste".

- O excesso de toxina botulínica pode levar a perda de expressão, paralisia muscular incompleta e dispersão do produto para regiões musculares indesejadas.
- Ptose palpebral devido a dispersão da toxina por meio do forame orbital, acometendo o músculo levantador da pálpebra superior, que pode durar até 1 mês. Para evitar a ptose palpebral, deve-se respeitar a distância de 1 cm da margem óssea orbital superior e tomar cuidado com injeção muito profunda na lateral do nariz, uma vez que a toxina pode se dispersar através do septo orbital.
- Ptose de sobrancelhas em consequência do uso de altas doses na região frontal, onde a toxina deve ser aplicada 2,5 cm acima da sobrancelha, nos pontos entre as linhas hemipupilares.
- "Sinal de Mefisto" (sobrancelhas com aspecto demoníaco). Para correção desse tipo de efeito adverso, utiliza-se uma ou duas unidades de toxina botulínica nas fibras laterais da região frontal.
- Diplopia (alteração no ângulo dos olhos que pode causar visão dupla). Ocorre no tratamento das rugas periorbiculares, onde o volume aplicado deve ser pequeno, a fim de evitar o comprometimento no músculo reto lateral. É importante manter a distância mínima de 1 cm da margem óssea lateral da órbita.
- Dificuldade para a movimentação e passividade dos lábios devido a doses elevadas sobre o músculo orbicular dos lábios no tratamento das rugas peribucais, conduzindo à dificuldade de fumar ou tocar instrumentos de sopro e condicionando, por vezes, a fala do paciente.
- Agravamento da protrusão de tecido adiposo na região da pálpebra inferior, causando queda da pálpebra inferior ectrópio (condição clínica em que a pálpebra se everte, isto é, se volta para fora, prejudicando o seu contato com o globo ocular).

Essa complicação pode ter duas causas: difusão do produto para áreas indesejadas ou excesso de paralisia da pálpebra inferior.

REFERÊNCIAS

1. Dangelo JG, Fattini CA. Pescoço e cabeça. In: Anatomia humana sistêmica e segmentar. 3ª ed. revista. São Paulo: Editora Atheneu, 2011, p. 433-540.
2. Proust M. À la recherche du temps perdu. Paris: Grasset; 1913.
3. Ting PT, Freiman A. The story of Clostridium botulinum: from food poisoning to Botox. Clin Med (Lond). 2004;4(3):258-61.
4. Panicker JN, Muthane UB. Botulinum toxins: pharmacology and its current therapeutic evidence for use. Neurol India. 2003;51(4):455-60.
5. Lamanna C, Eklund HW, McElroy OE. Botulinum toxin (type a); including a study of shaking with chloroform as a step in the isolation procedure. J Bacteriol. 1946;52(1):1-13.
6. Carruthers JD, Carruthers JA. Treatment of glabellar frown lines with C. botulinum-A exotoxin. J Dermatol Surg Oncol. 1992;18(1):17-21.
7. Bushara KO, Park DM. Botulinum toxin and sweating. J Neurol Neurosurg Psychiatry. 1994;57(11):1437-8.
8. Hambleton P. Clostridium botulinum toxins: a general review of involvement in disease, structure, mode of action and preparation for clinical use. J Neurol. 1992;239(1):16-20.
9. Ianhez M, Peres G, Miot HA. Neutralizing antibodies to botulinum toxin type a are rare following aesthetic indications. Aesthet Surg J. 2021;41(11):NP1800-NP1801.
10. Sendra LAC, Montez KC, Vianna KC, Barboza EP. Clinical outcomes of botulinum toxin type A injections in the management of primary bruxism in adults: a systematic review. J Prosthet Dent. 2021;126(1):33-40.
11. Hosgor H, Altindis S. Efficacy of botulinum toxin in the management of temporomandibular myofascial pain and sleep bruxism. J Korean Assoc Oral Maxillofac Surg. 2020;46(5):335-40.
12. Kroumpouzos G, Kassir M, Gupta M, Patil A, Goldust M. Complications of botulinum toxin A: An update review. J Cosmet Dermatol. 2021;20(6):1585-90.
13. Dangelo JG, Fattini CA. Pescoço e cabeça. In: Anatomia humana sistêmica e segmentar. 3ª ed. revista. São Paulo: Editora Atheneu, 2011, p. 433-540.
14. Flávio A. Botulinum toxin for facial harmony. Quintessence. 2018.

12

Lipólise química ou enzimática de papada

Cibele Cristina Gomes Sanchez
Lucas Meciano Pereira dos Santos
Rafaela Maiolo Garmes

INTRODUÇÃO

A lipólise (carinhosamente chamada apenas de "lipo") enzimática de papada consiste em um tratamento injetável para redução da gordura localizada na região submentoniana. Nesta técnica, aplicam-se compostos químicos que degradam as células de gordura e promovem a sua quebra em ácidos graxos – que serão metabolizados pelo fígado – e glicerol.

É também chamada de **intradermoterapia**, uma técnica minimamente invasiva que consiste em injeções intradérmicas ou subcutâneas de várias misturas diluídas de extratos naturais de plantas, agentes homeopáticos, produtos farmacêuticos, vitaminas e outras substâncias bioativas, infundidas em quantidades muito pequenas (variam de 0,1 a 0,2 mL) através de múltiplas punturas dérmicas ao invés de poucas injeções.

Essa técnica também é conhecida como **mesoterapia**. No entanto, este nome não condiz apenas com um tratamento estético em específico, e sim, descreve um método de fornecimento de drogas (do inglês *drug delivery*). Além disso, o termo mesoterapia é proveniente de "mesoderme", uma das três camadas germinativas do embrião que origina tecido conjuntivo, muscular, circulatório, entre outros.

A lipo enzimática de papada pode ser realizada com vários ativos que diluem a gordura localizada, reduzindo assim o "queixo duplo". O produto é distribuído diretamente no local, ajudando na quebra de células adiposas e na definição do contorno do rosto. Portanto, trata-se de um tratamento minimamente invasivo, o que possibilita que o paciente retorne às suas atividades normais no mesmo dia.

O método é uma das aplicações da mesoterapia, um tratamento tradicional que consiste na aplicação de medicamentos selecionados para os mais diversos fins, como tratamento capilar, de flacidez, estrias, celulite, entre outros, conforme a necessidade do paciente e a avaliação clínica.

A partir dos 30 anos de idade, o corpo reduz a produção de colágeno, levando o tecido a perder sustentação. O excesso de peso, associado à perda de firmeza da pele, são fatores que contribuem para o aparecimento do problema. A região da papada costuma ser mais suscetível à flacidez pela sua posição inferior, sujeita à ação direta da gravidade.

É possível que o acúmulo de gordura na região abaixo do queixo seja uma predisposição genética. A condição pode ser agravada pelo consumo excessivo de sal, que favorece a retenção de líquidos, provocando inchaço em diversos locais do corpo, inclusive na papada. Identificar o que causa a formação do queixo duplo é fundamental para definir o melhor tratamento para a papada que, invariavelmente, irá interferir diretamente na definição do terço inferior do rosto do paciente e, portanto, em sua harmonização facial.

O profissional desenha uma pequena grade de marcação com 10 a 30 pontos na região submentoniana com um espaço de aproximadamente 1 cm entre cada um. São aplicadas, então, pequenas quantidades de ativos na gordura superficial referente ao músculo platisma, em cada pontinho marcado, promovendo a quebra da gordura que será absorvida e eliminada por meio da coleta pelo sistema linfático (Figura 1). O procedimento dura cerca de uma hora e o paciente pode retornar às suas atividades de rotina no mesmo dia.

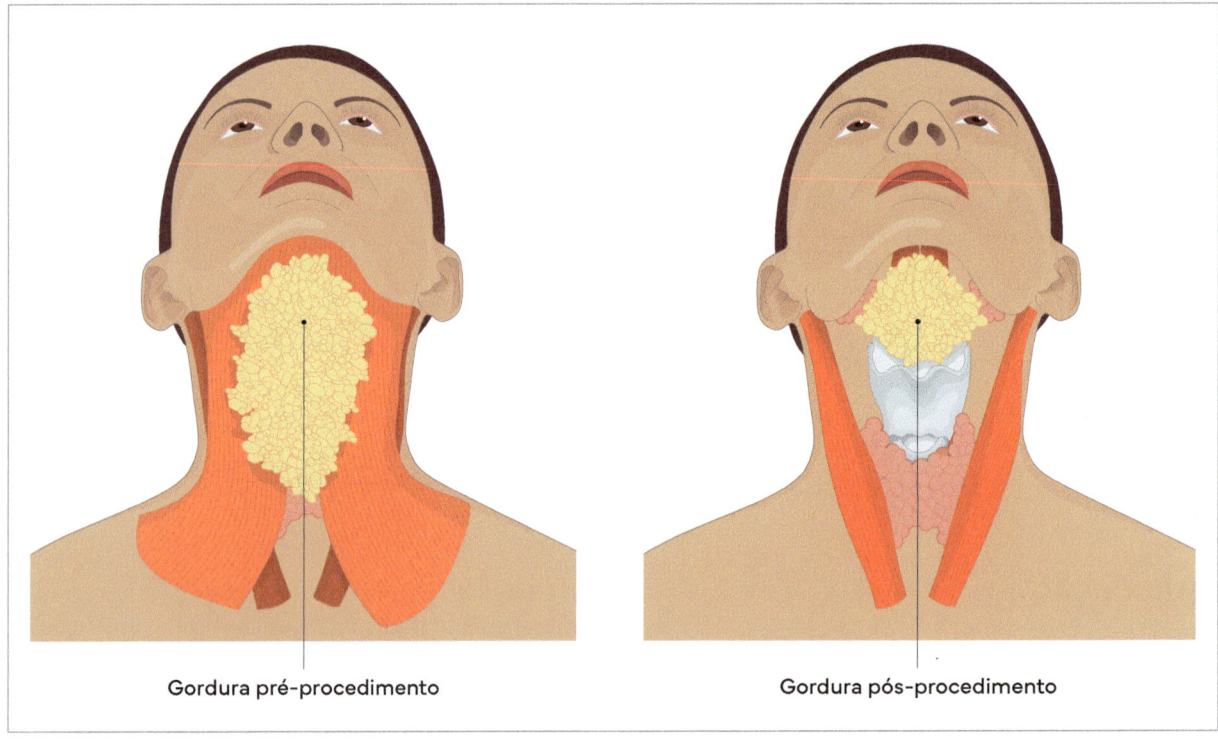

Gordura pré-procedimento   Gordura pós-procedimento

FIGURA 1 Gordura localizada na região do músculo platisma.
Fonte: adaptada de JO – Plastic and Reconstructive Surgery Global.

MEDICAMENTOS LIPOLÍTICOS

São aqueles medicamentos que, por meio de diferentes mecanismos de ação, são capazes de quebrar a gordura localizada, estimulando a lipólise e/ou inibindo a lipogênese no organismo[1].

Sabe-se que a quebra de gordura estocada nos adipócitos é regulada pelos receptores α-2 e β-receptores, na superfície da célula adipocitária. A lipólise ocorre por hormônios, incluindo estrógeno ou estimulantes químicos, como a cafeína. A atividade do β-receptor aumenta a lipólise. Já a atividade do receptor α-2 inibe o β-receptor. Por isso, a ativação β-adrenérgica e a inibição α-2-adrenérgica aumentam a lipólise nos adipócitos[2].

O número de razão de α-2 e β-receptores nos adipócitos varia em diferentes áreas do corpo. Por exemplo: quadril e coxa contêm mais α-2-receptores, desse modo a gordura nessas áreas é mais resistente à lipólise; já os β-receptores são encontrados em maior quantidade no abdome[2].

É interessante salientar que a lipólise representa um processo pelo qual os triglicerídeos intracelulares são hidrolisados, ou seja, degradados em ácidos graxos livres e glicerol, os quais ficam disponíveis na circulação. No entanto, a lipólise não produz um efeito permanente, como apoptose ou necrose celular. Em vez disso, a lipólise dispara uma resposta metabólica aguda

que é, com toda a probabilidade, transitória[3]. Devido a isso, deve ser orientado para o paciente, tanto durante quanto após o tratamento estético, permanecer com a reeducação alimentar e a prática de exercício físico, para assim manter por mais tempo os resultados da intradermoterapia. Não obstante, estudos já salientaram que o desoxicolato de sódio também é capaz de levar o adipócito à morte celular por apoptose e necrose[2,4,5].

Os lipolíticos apresentam mecanismos importantes como: diminuição na formação de triglicerídeos (lipogênese); inibição da fosfodiesterase e aumento de AMPc (que, quando ativada, estimula a lipólise); e bloqueio dos alfarreceptores; estímulo dos betarreceptores; bloqueio dos receptores neuropeptídeos (que agem principalmente na celulite, restabelecendo a macrocirculação local e diminuindo o edema)[1,6,7].

Não é recomendado o uso de terapias que estimulam a circulação periférica logo após o procedimento, nem mesmo a realização de atividades físicas. O aumento da circulação periférica induz a perda de medicamento do tecido para a corrente sanguínea, contrariando o princípio da técnica.

Algumas medicações e mesclas medicamentosas, assim como formas de aplicações, podem vir a causar discreta reação de resposta celular no nível do panículo adiposo que reveste o plano muscular. Trata-se de um pequeno afluxo de células linfoides diversas (fibrócitos, histiócitos, macrófagos e plasmócitos) localizadas na periferia das grandes células de gordura. A vasodilatação dos capilares também pode ser observada.

TÉCNICAS MANUAIS DE APLICAÇÃO E TÉCNICA NAPPAGE

As técnicas manuais de aplicação são realizadas por via parenteral, sendo as mais utilizadas na intradermoterapia (ou mesoterapia) a intradérmica, a subcutânea e a intramuscular (Figura 2). É importante ressaltar ao profissional que labuta na área da harmonização orofacial, por amor à nomenclatura, que a aplicação intramuscular não é considerada uma técnica mesoterápica, uma vez que a mesoterapia consiste em injeções intradérmicas ou subcutâneas de um determinado fármaco ou de uma mistura de vários produtos (também chamada de "mescla").

Outra técnica conhecida e utilizada é a denominada ponto a ponto, a qual envolve a aplicação da mescla no volume de 0,02 a 0,05 mL perpendicular à pele (alcançando 4 mm de profundidade), com uma distância de 1 a 2 cm entre os pontos. Envolvendo injeções com pouco volume sempre perpendicular à pele em uma profundidade precisa na derme profunda, distanciando em torno de 1 a 2 cm, como relatado há pouco, esta técnica é usada principalmente para redução da camada de gordura superficial localizada, cumprindo, portanto, os objetivos da lipo química de papada.

Neste contexto, a técnica Nappage, por sua vez, é uma técnica mais superficial (atingindo apenas 2 mm de profundidade). Uma pressão constante é realizada sobre o êmbolo da seringa durante a aplicação com uma agulha de 4 mm, como se o profissional imitasse uma máquina de costura em um ângulo de 45°. Esta técnica é geralmente utilizada no couro cabeludo e em tratamentos para celulites, sendo importante ressaltar que este tipo de procedimento é um dos mais desconfortáveis ao paciente.

Trata-se de um método minimamente invasivo realizado com a Mesostetic Mesopen®, um instrumento com microagulhas que criam microcanais na pele, invisíveis a olho nu e que maximizam a absorção transdérmica de princípios ativos como substâncias ácidas, por exemplo. Nesta técnica, o profissional, com um movimento de vibração rápida em seu pulso, produzirá múltiplas microlesões

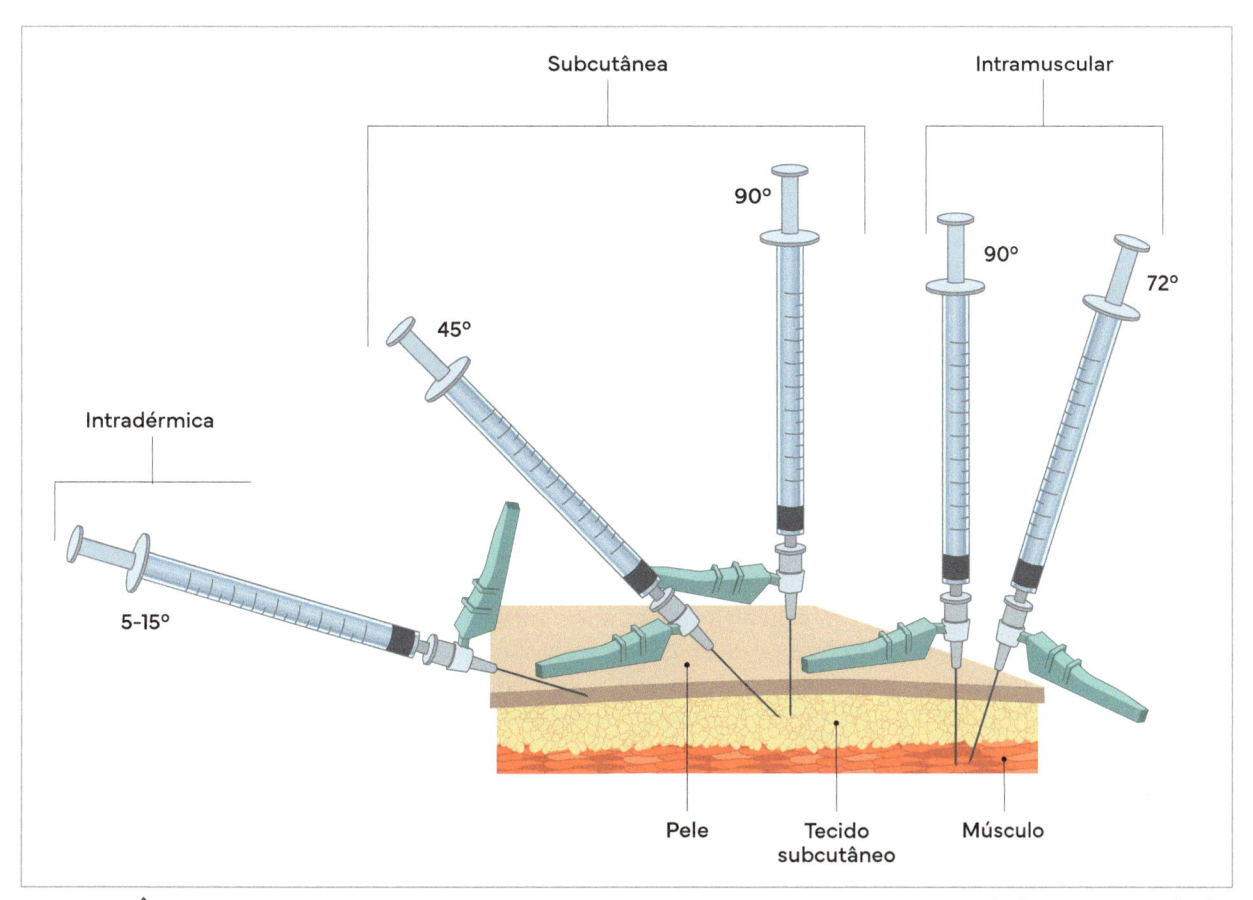

FIGURA 2 Ângulos de inserção da agulha segundo a via de administração: intramuscular (IM), subcutânea (SC) e intradérmica (ID).

no nível da epiderme. O gesto deve ser perfeitamente dominado a fim de se evitar escoriações cutâneas ou sangramento durante o *mesolifting*. O produto depositado nessas pequenas lesões puntiformes é rapidamente absorvido, uma vez que esta técnica permite estimular as seguintes estruturas sub-basais e basais:

- **Unidade microcirculatória:** importante efeito vasoativo (alternância cruzada de vasoconstrição e vasodilatação).
- **Unidade de competência nervosa:** efeito mecânico direto da ponta da agulha sobre os receptores sensitivos da camada córnea da pele.
- **Unidade de competência imunitária:** efeito farmacológico dos medicamentos utilizados na camada basal para o estímulo do sistema imune.
- **Unidade de competência fundamental:** a absorção cutânea dos produtos é rápida, uma vez que ela segue uma passagem transdérmica. A substância fundamental é supostamente visada por essa passagem.

TIPOS DE MEDICAMENTOS LIPOLÍTICOS

Cafeína (250 mg/mL, 5% ou 50 mg/mL)

A cafeína, ou 1,3,7-trimetilxantina, é lipossolúvel e, quando ingerida, rapidamente absorvida pelo trato gastrointestinal. Sua metabolização acontece no fígado, iniciando com a retirada dos grupos metila 1 e 7, reação catalisada pelo citocromo P450 1A2, levando à formação de três grupos metilxantinas. Sua ação lipolítica se deve à mobilização dos ácidos graxos livres dos tecidos ou estoques intramusculares. Atua ainda como competidor dos receptores de adenosina. Como estes atuam inibindo a lipólise, tem-se um aumento nos níveis de AMPc, que ativa as lipases hormônios sensíveis, promovendo a lipólise[8].

Sua ingestão pode contribuir para a perda de peso e manutenção do processo de emagrecimento por meio da oxidação da gordura e termogênese[7]. Seu efeito estimulante sobre o sistema nervoso central se dá pelo aumento da concentração plasmática de noradrenalina, estimulando o processo lipolítico ao inibir a fosfodiesterase e aumentar a meia-vida do AMPc e, consequentemente, a atividade da proteína quinase A (PKA) e da lipase hormônio sensível (LSH)[9].

Adicionalmente, parece aumentar os níveis de proteínas desacopladoras do tipo 3 (UCP-3) no tecido adiposo branco. As proteínas desacopladoras estão presentes nas mitocôndrias das células e têm a capacidade de desacoplar a fosforilação oxidativa por dissipar, na forma de calor, o gradiente eletroquímico que foi gerado pelo processo respiratório. É através desse processo que nos mantemos aquecidos durante o inverno (a denominada "termogênese"). Foi demonstrado que animais transgênicos que expressavam essas proteínas além do normal apresentaram redução do tecido adiposo. Portanto, essa seria outra ação da cafeína na lipodistrofia localizada e no fibroedema geloide[6,10].

A cafeína também é encontrada no mercado na forma combinada com a sinefrina, extraída da laranja amarga, recebendo o nome comercial de Amarashape®. A sinefrina tem estrutura semelhante à da adrenalina, se liga a receptores adrenérgicos dos adipócitos e aumenta a quantidade de AMPc intracelular, levando à lipólise. Considerando que a cafeína é a substância lipolítica mais conhecida, que atua inibindo a fosfodiesterase (que faz a quebra do AMPc), a junção desses dois princípios aumenta a quantidade de AMPc disponível e, logo, a atividade lipolítica[11].

A teofilina, outra metilxantina, tem taxa de permeação cutânea inferior à cafeína, baixa solubilidade em água e efeitos secundários marcantes, mas o ácido teofilino acético, derivado da teofilina, é hidrossolúvel e seguro para uso tópico[1].

Resumindo, a cafeína inibe a fosfodiesterase, aumenta o AMPc intra-adipocitário e, consequentemente, estimula a lipólise. Faz parte da família das xantinas, está indicada para tratamentos contra gordura localizada e celulite (hidrolipodistrofias) e estimula o sistema nervoso central (SNC)[10]. Além disso, aumenta a termogênese e a oxidação das gorduras (maior metabolização dos ácidos graxos). Geralmente utilizada nas hidrolipodistrofias, favorece claramente os hematomas. É preferível, portanto, injetá-la em via subcutânea com dose baixa e diluída[10]. No entanto, esse composto também pode ser visto em aplicações intradérmicas para eliminação de gordura localizada e intramusculares com a finalidade de melhorar o desempenho físico, uma vez que ativa o metabolismo[10].

Na aplicação intramuscular pode apresentar reações como taquicardia e insônia em pacientes mais sensíveis. Além disso, podem ocorrer interações em pacientes fumantes, metabolizando mais rápido o composto, ou em pacientes que fazem uso de anticoncepcional, retardando a metabolização[1]. É importante ressaltar a sua contraindicação para pacientes que apresentam hipersensibilidade às xantinas, hipertensos e cardiopatas[1].

Substâncias da família das xantinas como cafeína, aminofilina, entre outras, são estimulantes lipolíticos, ou seja, aumentam os betarreceptores dos tecidos adiposos, promovendo a lipólise no local tratado[12,13].

L-carnitina (30%, 300 mg/mL, pH 7,0)

É um aminoácido sintetizado nos tecidos, que favorece a hidrólise total da molécula de ácido graxo na mitocôndria. Aumenta o ATP nos músculos quando associado ao exercício físico[1,14]. É responsável por transportar os ácidos graxos livres do citosol para as mitocôndrias para, assim, serem oxidados. Além disso, pode ser usado em via intradérmica e intramuscular. A reação mais comum envolve a sensação de ardor no local da aplicação[1,14].

Outros aminoácidos podem também ser utilizados, como L-ornitina associado com L-arginina, que atuam na mobilização de gorduras do organismo. A L-taurina evita a degradação das proteínas, favorecendo o uso de gorduras como fonte de energia e aumentando a insulina, a qual melhora o metabolismo da glicose. Na aplicação intramuscular, é interessante associar com inositol trifosfato[14].

Para melhorar o desempenho da L-carnitina, recomenda-se fazer restrição de carboidratos e gorduras na dieta, exercícios físicos, e utilizá-la com outros lipolíticos [14].

Ácido alfalipoico (0,05%)

O ácido alfalipoico (ALA) é sintetizado naturalmente pelo organismo, com atuação no fígado, nos rins e no coração. Foi descoberto em 1951, por sua atividade nos processos de síntese de energia como coenzima atuando na descarboxilação oxidativa do ácido pirúvico e dos alfas cetoácidos. Mais tarde, suas propriedades antioxidantes foram descobertas, e, então, sua utilização foi voltada para a redução de processos inflamatórios e em combate ao envelhecimento. Atualmente utilizado para tratamentos em estrias, flacidez e rugas, é um importante antioxidante, anti-inflamatório e lipotrópico, contraindicado para pessoas com hipersensibilidade aos componentes de sua formulação[18].

O ácido alfalipoico apresenta dupla solubilidade (em água e em gordura – lipídios). Dessa forma, consegue penetrar com facilidade em todas as partes e estruturas da célula, protegendo-a contra a ação dos radicais livres. Por ser um elemento sintetizado naturalmente pelo organismo, o ácido alfalipoico exerce diversas funções no organismo, entre as quais podem ser citadas a regulação do metabolismo lipídico e carbônico, ação lipotrópica, ação anti-inflamatória, também atuando como antioxidante metabólico pelo controle de radicais livres. Exerce papel fundamental na restituição das funções mitocondriais devido à atividade antioxidante e por fazer parte do complexo de enzimas presentes nessa categoria[18].

São exemplos de benefícios após a aplicação de ácido alfalipoico:

- Redução da inflamação.
- Melhora do aspecto da elasticidade e do tônus da pele.
- Diminuição de rugas finas.
- Diminuição das dimensões, coloração e profundidade de estrias.
- Prevenção do eritema causado pela exposição ao sol.
- Alisamento do relevo de cicatrizes hipertróficas e normotróficas.
- Suavização de rugas profundas.

Sugestão de protocolo de aplicação: aplicação ponto a ponto ou retroinjeção 1 ×/semana durante 6 semanas, a depender da avaliação clínica e anamnese do paciente.

Desoxicolato de sódio (4,75%, pH 7,0)

O desoxicolato de sódio é um sal biliar solúvel em água que promove a lise celular, levando à redução do tecido adiposo subcutâneo[19], e, além disso, também tem sido utilizado na redução de lipomas[3]. No intestino, ele é capaz de emulsificar a gordura proveniente da alimentação, sendo também um produto metabólico de bactérias intestinais[4].

Brown discutiu o possível papel do desoxicolato de sódio no tecido adiposo[20]. Ele sugeriu que esse composto dentro do tecido subcutâneo poderia desempenhar quatro diferentes formas: micela, vesículas e/ou monômeros e cristais. Nesse contexto, a depender da sua concentração, o desoxicolato de sódio poderia levar à necrose celular em sua forma vesicular, resultar na mobilização da saída de gordura dos adipócitos em sua forma micelar e poderia ser prejudicial às células em sua forma de cristal[30]. Matarasso relata que a associação de desoxicolato de sódio com vasodilatadores resulta em uma rápida absorção do sal biliar para dentro da célula[21].

Sua aplicação deve ser subcutânea. Se aplicado via intraderme, causa necrose; 5% dos pacientes têm chances de formação de nódulos doloridos, e sua duração persiste de 7 a 15 dias. As reações comuns da aplicação desse composto são vermelhidão, prurido, inchaço (até 5 dias) e leve incômodo no local – persistente durante todo o tratamento[20].

Para tratamentos com desoxicolato de sódio, o paciente deve ser aconselhado a fazer drenagem linfática semanalmente, sempre espaçando 48 horas da aplicação. Caso ocorra nódulo, deve-se recomendar ao paciente massagem durante o banho ou massagem local após compressa de água quente. Para diminuir as chances de formação de nódulo, é essencial aplicar 0,1 mL por ponto.

Esse produto deve ser usado sempre com um anestésico e venolinotrófico. Não é recomendável fazer retroinjeção com desoxicolato de sódio.

PROTOCOLOS E TÉCNICAS DE APLICAÇÃO DA INTRADERMOTERAPIA

Os protocolos são essenciais em nosso dia a dia. No entanto, para que possamos desenvolvê-los da melhor forma possível, precisamos ser capazes de dominar a técnica. Além disso, precisamos saber avaliar o real problema de nosso paciente. Dessa forma, saberemos o melhor protocolo a ser utilizado para obter os melhores resultados. A seguir, são apresentados alguns exemplos de protocolos interessantes no cotidiano; contudo, na prática acabamos desenvolvendo nossos próprios protocolos, sem contar que em muitos casos é necessário o desenvolvimento de protocolos personalizados, os quais poderão diferenciar o profissional no mercado de trabalho.

Sugestões para gordura localizada
- Mescla I:
  - Desoxicolato de sódio 4,75%.
  - Cafeína 100 mg/2 mL.
  - Silício orgânico 10 mg/mL.
  - Buflomedil 10 mg/2 mL.
  - Lidocaína 1%.
- Mescla II:
  - Tripeptídeo 41 mg 1,2% 2 mL.
  - Cafeína 10 mg/2 mL.
  - Lidocaína 1%.
  - Silício orgânico 10 mg/2 mL.
  - Aminofilina 40 mg/2 mL.

FUNDAMENTOS FISIOLÓGICOS E BIOLÓGICOS PARA A PRÁTICA PROFISSIONAL

DCA (ácido desoxicólico)

Está presente na bile, e sua degradação e excreção dependem do metabolismo hepático. Por esse motivo, pessoas com problemas de fígado (alterações nos níveis de TGO e TGP nos exames de sangue) não podem fazer uso do medicamento, uma vez que a gordura será excretada pelos rins (pacientes que podem fazer uso de DCA devem beber bastante água durante o período de tratamento). Outra contraindicação importante envolve pacientes com problemas de tireoide, principalmente aqueles que apresentarem bócio.

Mecanismo de ação
Os ácidos biliares secundários resultam da ação das bactérias intestinais que promovem tanto a ruptura das ligações com a taurina e a glicina quanto a redução do hidroxilo em C7, gerando os ácidos desoxicólico (de-

rivado do ácido cólico) e litocólico (derivado do ácido quenodesoxicólico). A maior parte do ácido litocólico perde-se nas fezes, mas o ácido desoxicólico é, em grande parte, reabsorvido, conjugado com a glicina e a taurina no fígado e excretado novamente na bile na forma de glicodesoxicólico e taurodesoxicólico.

O ácido biliar é um ácido esteroide encontrado predominantemente na bile e, portanto, possui características lipolíticas especiais, como: 1) atua como detergente para emulsificação da gordura; 2) age na membrana das células adipócitas, promovendo sua lise; 3) uma vez rompida a membrana dos adipócitos, promove a liberação de ácidos graxos que vão reagir com o desoxicolato.

Durante a entrevista inicial com o paciente, reco-menda-se que o profissional realize uma boa avaliação de sua saúde geral através de uma anamnese completa, bem como investigue seus hábitos alimentares. É sempre útil verificar o quão alta está a expectativa do paciente, sendo recomendável o seu manejo caso esteja muito fantasiosa. Após a anamnese, o profissional deve fazer a técnica do pinçamento com a ponta dos dedos a fim de verificar a hipotonia muscular, que pode ser classificada em nenhuma, leve, moderada, severa e extrema.

Técnica para avaliação e aplicação do DCA
Por meio da técnica do pinçamento e da verificação do grau de hipotonia muscular, pode-se perceber qual é a consistência do tecido dérmico pela diminuição da tensão local. Pacientes com pouco tônus de pele ou com pele flácida e pouco colágeno são contraindicados para receber o tratamento. O procedimento é relativamente simples: o profissional deverá pinçar a região por cerca de 3 segundos e depois soltar. Se o tecido recuperar a sua posição original rapidamente, recomenda-se o tratamento. Contudo, se o tecido ficar marcado com a impressão dos dedos e não "voltar para o seu lugar", o tratamento é contraindicado.

Contraindicações específicas para o tratamento com DCA
- Pacientes com doenças autoimunes.
- Pacientes que fazem uso de Roacutan®.
- Pacientes com baixo nível de progesterona e estro-gênio.
- Presença de hipotonia tecidual.
- Pacientes que fazem uso de anti-inflamatórios e corticosteroides.

Protocolo de aplicação do DCA
- 1,5 cm abaixo da borda inferior da mandíbula (de-limitar com lápis).

- Usar como referência a "linha da marionete". A marcação deve ser feita com o paciente posicionando o queixo para cima (manter os pontos com 1 cm de distância entre si).

Considerações anatômicas para a aplicação do DCA

- Cerca de 90% da gordura da papada está abaixo do músculo platisma.
- O trabalho a ser realizado deve ser profundo, focando-se na região abaixo do músculo platisma. Recomenda-se o uso de uma agulha 30G × ½ (0,30 × 13 mm) ou 8 mm (ideal).
- O profissional deve apoiar as mãos na região do osso hioide do paciente e pedir para ele fazer movimentos de deglutição.
- Injetar até 0,2 mL por ponto marcado.

Kibella®

- Dor de intensidade média.
- Processo inflamatório evidente.
- Inchaço de 5 dias em média, podendo variar para cada paciente.
- É normal que o paciente sinta sensação de dormência e que ocorram hematomas. O Termo de Consentimento Livre e Esclarecido (TCLE) deve ser claro ao apontar para o paciente que qualquer outro efeito colateral mais grave deve ser imediatamente reportado ao profissional ou à clínica.
- Seu uso afeta o tecido adiposo em nível celular. Entretanto, devido ao seu baixo teor de proteína, apresenta pouca ação em tecido vascular, muscular e neural.
- Uma boa estratégia é que o profissional repasse ao paciente a ideia de que, sem a inflamação, os tecidos nunca cicatrizam. Contudo, precauções contra inflamações exacerbadas devem ser mantidas como em qualquer tipo de tratamento cirúrgico.

Tratamento complementar pós-DCA

- Usar Micropore® na região de aplicação após o posicionamento da faixa para dormir.
- Após o 3º dia de pós-operatório, realizar drenagem linfática na região de aplicação (3 vezes ao dia, durante 5 minutos por sessão).
- O profissional poderá lançar mão de um ultrassom, pois, além de auxiliar na aderência da pele ao músculo, estimula a síntese de fibras colágenas na região submetida a tratamento (*e.g.*, CoolSculpting®).
- Carboxiterapia (aplicação de CO_2 nos tecidos com o intuito de promover a síntese de fibras colágenas e melhorar a circulação sanguínea).

Considerações gerais sobre o tratamento com DCA

- É extremamente importante que o profissional deixe bastante claro ao paciente que o tratamento pode durar de 3 a 6 sessões até que se alcance o resultado almejado.
- Realizar reaplicações do produto após 3 semanas (ou 28 dias).
- O local submetido à aplicação pode apresentar rigidez passageira ("endurecimento") durante o período pós-operatório. Em casos assim, essa região deve ser evitada durante as sessões de reaplicação do produto.
- A queda dos pelos da barba e o surgimento de manchas na pele são efeitos colaterais possíveis para homens e mulheres, respectivamente.
- O uso inadequado do DCA pode causar pancreatite aguda no paciente (investigar na anamnese se há histórico de problemas no pâncreas ou doenças do sistema endócrino).
- Processo inflamatório com liberação de prostaglandina E2 (PGE2) e formação de edema.

Desoxicolato de sódio

Estudos clínicos já comprovaram a eficácia (segurança de um bom resultado desse medicamento) na eliminação da gordura submentoniana, também chamada de papada ou queixo duplo. Em outras regiões corporais, ainda não existem estudos que comprovem sua eficácia. Comercialmente apresentado em forma sintética, quando injetado por via subcutânea promove a quebra das células de gordura. Como consequência, tem-se a redução da gordura na região submentoniana.

O desoxicolato, quando injetado por via subcutânea, perturba fisicamente as membranas celulares dos adipócitos, causando adipocitólise focal, destruindo as células de gordura, como mostrado em seus estudos *in vivo* e *in vitro*. A adipocitólise resultante provoca uma inflamação leve no local, fazendo com que os macrófagos sejam atraídos para a área e englobem as células lisadas (quebradas). Sua atividade é atenuada em tecidos ricos em proteínas, como a pele, músculo e vasos sanguíneos, diminuindo o risco de necrose desses tecidos e aumentando a margem de segurança das áreas afetadas (Figura 3).

Dessa forma, a substância pode ser uma alternativa ao tratamento cirúrgico para a redução da gordura localizada na região submentoniana em pacientes que desejam melhorar sua aparência e autoestima, uma vez que sua segurança e eficácia de longo prazo foram evidenciadas com níveis aceitáveis de tolerabilidade.

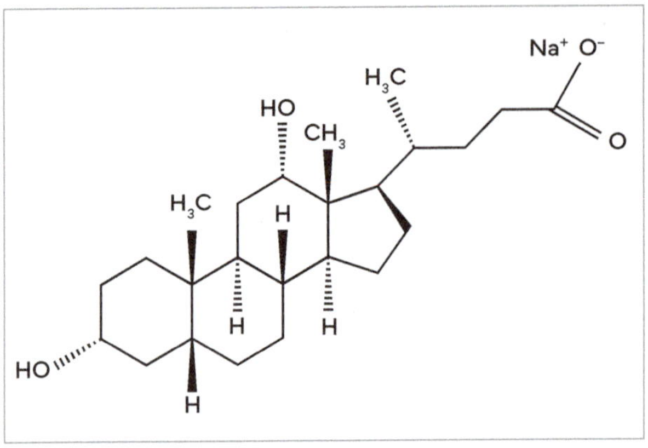

FIGURA 3 O desoxicolato de sódio é um sal biliar que atua como detergente, emulsionando (i. e., amolecendo) os lipídios da membrana celular e reduzindo a gordura (quebra dos adipócitos).

Indicação

Alternativa não cirúrgica, minimamente invasiva, para a redução da gordura submentoniana. Indicado para melhorar a aparência da convexidade facial (curvatura externa esférica) moderada a grave, ou volume associado à gordura submentoniana em adultos.

Histórico

Considerada uma das principais vilãs da aparência facial, a papada é um verdadeiro tormento para os mais vaidosos, já que prejudica o contorno da face, produzindo um aspecto de envelhecimento. Uma das causas mais comuns para o surgimento da papada é a perda de elasticidade da pele e a flacidez muscular na região do pescoço. Acomete geralmente homens e mulheres na faixa entre 30 e 50 anos. O surgimento pode ocorrer, em muitos casos, pelo excesso de peso devido ao processo de engordar e emagrecer com frequência ("efeito sanfona").

Entenda a diferença entre desoxicolato de sódio e ácido desoxicólico

O desoxicolato de sódio é sintético e, apesar do nome, não indica qualquer transformação em sódio. O ácido desoxicólico utilizado em procedimentos estéticos em harmonização facial também é sintético. Entretanto, a diferença reside no fato de que a molécula do ácido desoxicólico presente no desoxicolato de sódio é patenteada (ATX 101) em relação aos outros concorrentes que apenas informam vender ácido desoxicólico.

O desoxicolato de sódio da Innova Manipulação é de grau farmacêutico e a matéria-prima propriamente dita de padrão farmacêutico. Através do laudo do fornecedor, pode-se comprovar que não há modificação ou transformação na molécula. Nesse caso, o laudo

do fornecedor da matéria-prima do concorrente deve afirmar que estão fornecendo ácido desoxicólico e não desoxicolato de sódio.

O ácido desoxicólico e o desoxicolato de sódio são moléculas complementares, portanto é muito fácil uma se converter na outra dependendo das características do meio. Em pH ácido, é mais provável encontrar o desoxicolato de sódio em sua forma protonada, isto é, o ácido desoxicólico. Em pH alcalino, por outro lado, é quimicamente "mais fácil" para a molécula perder sua forma protonada e se transformar em desoxicolato de sódio[24].

O ácido desoxicólico encontrado como matéria-prima (CAS 83-44-3) não pode ser usado farmaceuticamente. Marcas como Kybell®/Belkyra®/Kythera® tem a patente da obtenção de ácido desoxicólico para esse tipo de uso. É possível achar dois nomes para a matéria-prima: desoxicolato de sódio ou sal sódico de ácido desoxicólico, ambos com o mesmo número CAS (302-95-4) e as mesmas características químicas (fórmula, massa atômica etc.).

Protocolo de procedimento sugerido

Boa anamnese e exame físico com fotos

- Frente, perfil, cabeça estendida e cabeça abaixada.
- As fotos devem ser de boa qualidade, de preferência sempre tiradas pela mesma pessoa.
- Fotografar antes da primeira sessão e sempre antes e depois de cada sessão.

Preparo pré-cirúrgico da região de papada

- Assepsia de toda a face com clorexidina ou álcool 70%.
- Delimitar a zona de tratamento, respeitando os limites.

Marcação dos pontos na região de papada

- **Superior:** borda inferior da mandíbula deixando 1,5 cm como margem de segurança para não correr o risco de injetar no nervo marginal mandibular (ramos do nervo facial).
- **Lateral (direito e esquerdo):** a delimitação deve ficar anteriormente à margem anterior do músculo esternocleidomastóideo. Uma alternativa é descer uma linha imaginária do sulco labiomental (linha de marionete).
- **Inferior:** osso hioide (localizar o osso hioide; pedir para o paciente deglutir e marcar acima, conforme a Figura 4). Uma vez delimitada a região, podem-se marcar os pontos onde será injetado o desoxicolato de sódio. Os pontos devem ser marcados com 1,0 cm de distância entre si.

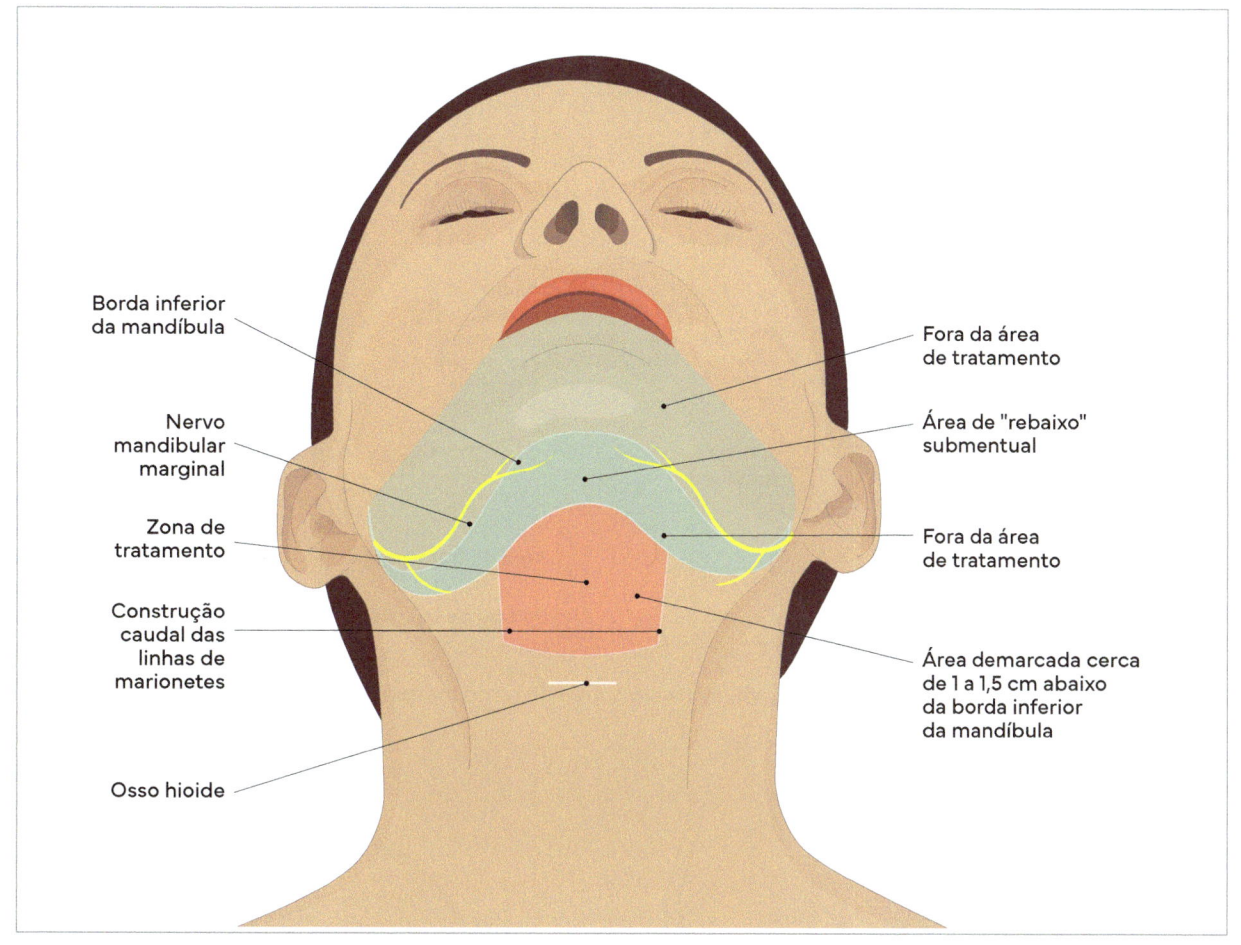

FIGURA 4 Regiões que deverão ser marcadas para o tratamento com lipólise enzimática de papada.
Fonte: adaptada de Innova Pharma.

Regiões indicadas e limites da zona de tratamento
- **Lateralmente:** construção caudal das linhas de marionetes (margem anterior do músculo esterno-cleidomastóideo).
- **Superiormente:** borda inferior da mandíbula.
- **Inferiormente:** osso hioide (Figura 4).

Injeção na área de tratamento
- Injetar o desoxicolato de sódio somente na região demarcada como zona de tratamento da gordura submentual alvo para a lipólise. A zona de tratamento deve ser demarcada com uma caneta cirúrgica e planejada com pequenos espaços de 1 cm² para indicar os locais de injeção (Figura 5).

Evitar injeção na região do músculo platisma
   Antes de cada sessão de tratamento, o profissional deve apalpar a área submentual para garantir que há gordura submentual suficiente e identificar a gordura subcutânea entre a derme e o músculo platisma (gordura pré-platismal) na área de tratamento alvo (Figura 6).

Dosagem e frequência de tratamento
- Dose preconizada: 0,2 mL por ponto de injeção.
- Distância média recomendada entre cada ponto de injeção: 1,0 cm (Figura 7).
- Dose máxima por sessão: 10 mL.
- **Tratamento em sessão única:** máximo de 50 injeções de 0,2 mL por ponto, podendo-se injetar até 10 mL.
- **Tratamento em múltiplas sessões:** até 6 sessões, com intervalo mínimo de 20 a 30 dias entre elas (Figura 8).

Reações adversas
- Edema (inchaço).
- Equimose e/ou hematoma.
- Eritema (vermelhão).
- Prurido (coceira).
- Dor e desconforto pós-operatório.
- Parestesia (alteração na sensibilidade, formigamento ou dormência geralmente temporária).
- Nódulos.
- Endurecimento ou necrose tecidual nos pontos de injeção e arredores.
- Calor local e rubefação.

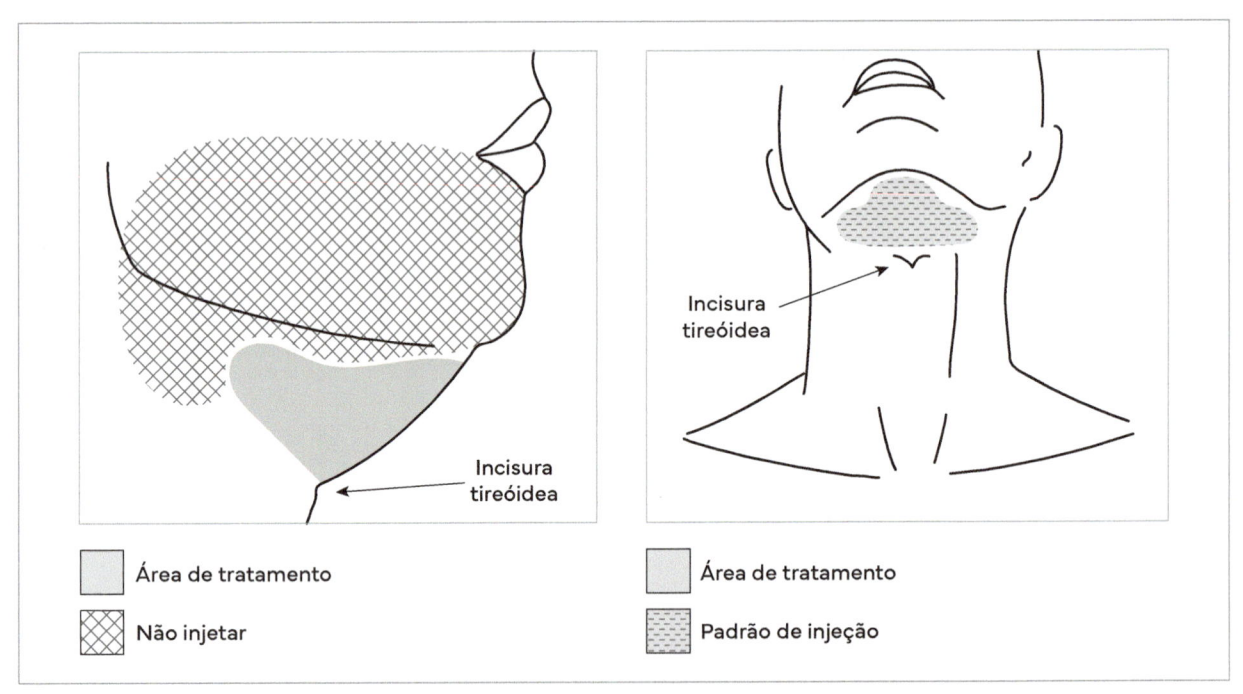

FIGURA 5 Área de tratamento e padrão de injeção (evitar a área do ramo marginal mandibular do nervo facial).

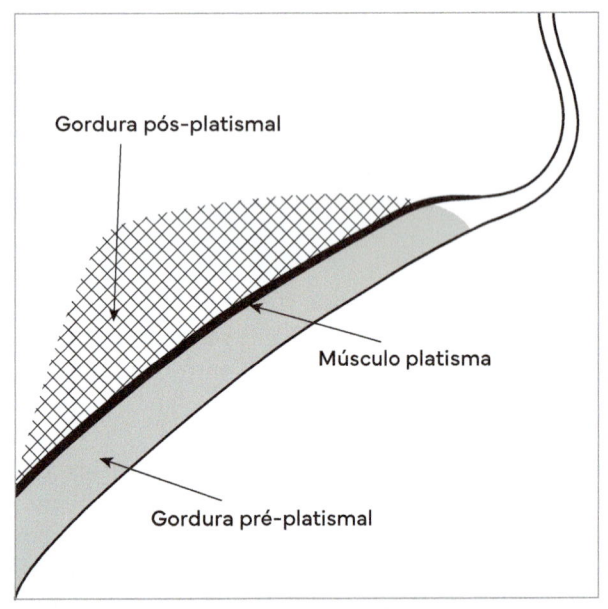

FIGURA 6 Vista sagital da área do músculo platisma. O profissional deve evitar a região de gordura pós-platismal e realizar o procedimento de lipólise enzimática de papada apenas na região de gordura pré-platismal. Uma técnica eficiente é a palpação da área antes de iniciar o procedimento.

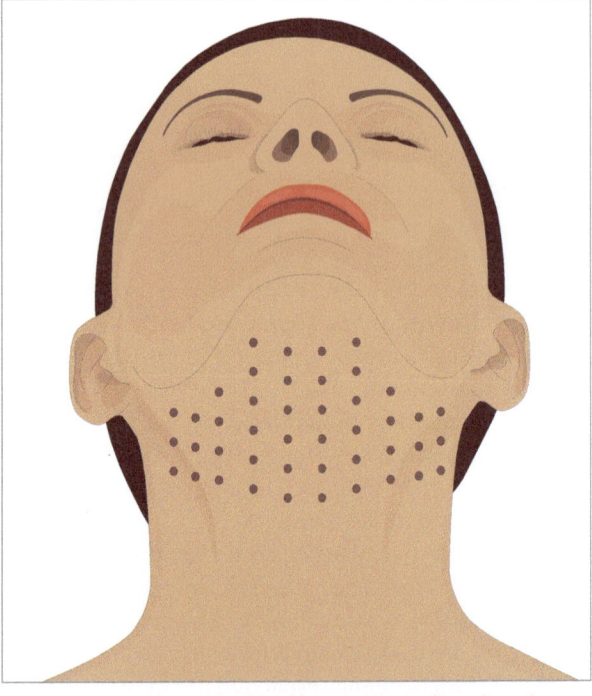

FIGURA 7 Pontos demarcados para as aplicações do tratamento de lipólise enzimática de papada. O profissional em harmonização orofacial deverá realizar injeções em via subcutânea na gordura da região submentoniana.

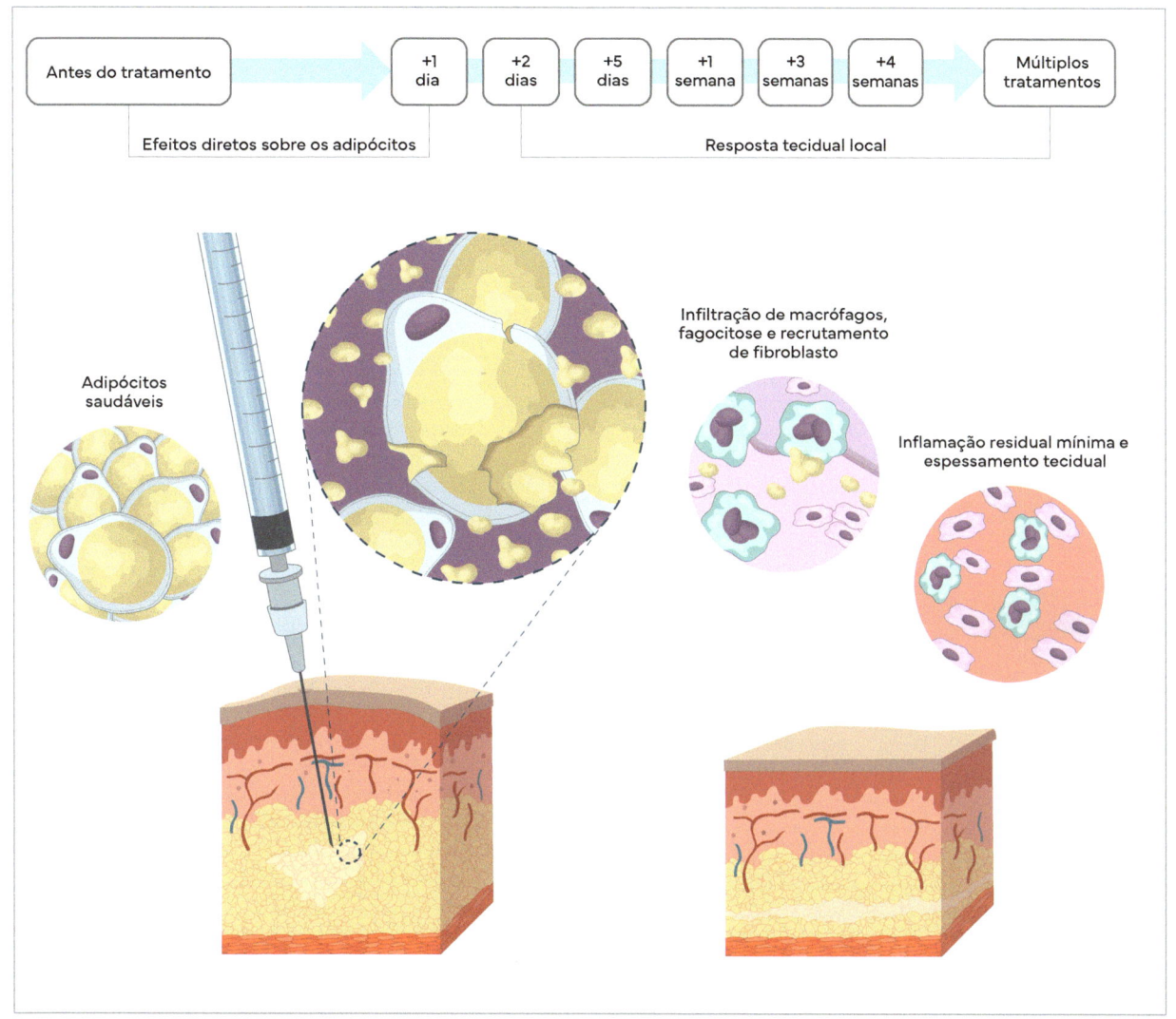

FIGURA 8 O número de injeções e o número de sessões do tratamento devem ser ajustados de acordo com a distribuição da gordura submentual e os objetivos de cada paciente. É sempre recomendável, para fins de segurança jurídica, que o profissional em harmonização orofacial aplique o Termo de Consentimento Livre e Esclarecido (TCLE) antes de iniciar o tratamento, e, caso seja necessário, o manejo das expectativas do paciente também poderá influenciar em um melhor ambiente de trabalho. O profissional deve estar sempre atento a garantir um bom relacionamento com seu paciente quando o assunto é estética facial.

Contraindicações do tratamento com desoxicolato de sódio

- Gestante e lactantes.
- Paciente imunodeprimido.
- Paciente com bócio tireoidiano.
- Índice de massa corporal (IMC) acima de 30 kg/m² (obesidade).
- Infecções e/ou inflamações e/ou história de procedimento cirúrgico na região.
- Paciente hemofílico.
- Paciente com insuficiência hepática.

- Flacidez exacerbada na região submentoniana.
- Histórico de hipersensibilidade ao ácido desoxicólico.

Comparativo entre apresentações comerciais

Os medicamentos manipulados pela Biometil são apresentados em frascos, assim como o medicamento industrializado Belkyra® (Allergan). Portanto, necessitam de manipulação extra, o que torna o procedimento menos prático e mais demorado (Quadro 1).

QUADRO 1 Comparativo entre apresentações comerciais

Comparativo	Innova (manipulação)	Biometil (manipulação)		Belkyra® – Allergan (industrializado)
Ativo	Desoxicolato de sódio	Desoxicolato de sódio		Ácido desoxicólico
Concentração	30 mg/3 mL (1%)	20 mg/2 mL (1%)		20 mg/2 mL (1%)
Apresentação	3 seringas de 3 mL 3 agulhas Creme coadjuvante (pct)	4 ampolas de 2 mL 4 ser. c/ agulha	4 ampolas de 2 mL	4 ampolas de 2 mL
Via de administração	Subcutânea	Subcutânea	Subcutânea	Subcutânea
Valor proposto	R$ 398,90	R$ 386,00	R$ 297,00	–
Restrição	Venda sob prescrição de profissional habilitado, uso restrito a consultório*	Venda sob prescrição de profissional habilitado, uso restrito a consultório*	Venda sob prescrição de profissional habilitado, uso restrito a consultório*	Venda sob prescrição de profissional habilitado, uso restrito a consultório

* Em atendimento à RDC 67/2007, que dispõe sobre Boas Práticas de Manipulação de Preparações Magistrais e Oficinais para Uso Humano em Farmácias, é obrigatória a prescrição de profissional habilitado para a manipulação e comercialização do desoxicolato de sódio.

REFERÊNCIAS

1. Ribeiro C. Cosmetologia aplicada à dermoestética, 2. ed. São Paulo: Pharmabooks; 2010.
2. Matarasso A, Pfeifer TM; Plastic Surgery Educational Foundation DATA Committee. Mesotherapy for body contouring. Plastic and Reconstructive Surgery. 2005;115(5):1420-4.
3. Rotunda AM, Ablon G, Kolodney MS. Lipomas treated with subcutaneous deoxycholate injections. J Am Acad Dermatol. 2005;53(6):973-8.
4. Jayasinghe S. et al. Mesoterapia para redução de gordura local. Revisões de Obesidade. 2013;14(10):780-91.
5. Schuller-Petrovic S, Wolkart G, Hofler G, Neuhold N, Freisinger F, Brunner F. Tissue-toxic effects of phosphatidylcholine/deoxycholate after subcutaneous injection for fat dissolution in rats and a human volunteer. Dermatologic Surgery. 2008;34:529-42.
6. Rawlings AV. Cellulite and its treatment. Int J Cosmetic Sci.2006;28(3):175-190.
7. Duncan RE, Ahmadian M, Jaworski K, Sarkadi-Nagy E, Sul HS. Regulation of lipolysis in adipocytes. Annu Rev Nutri. 2007;27:79-101.
8. Mello D, Kunzler DK, Frah MA. A cafeína e seu efeito ergogênico. Rev Bras Nutrição Esportiva. 2007;1(2):30-7.
9. Curi R, Lagranha CJ, Pitohon-Curi TC, Lancha Jr AH, Pellegrinotti IL, Procopio J. Ciclo de Krebs como fator limitante na utilização de ácidos graxos durante o exercício aeróbico. Arq Bras Endocrinol Metab. 2003;47(2):135-43.
10. Mori S, Satou M, Kanazawa S, Yoshizuka N, Hase T, Tokimitsu I, et al. Body fat mass reduction and up-regulation of uncoupling protein by novel lipolysis-promoting plant extract. Int J of Biol Sci. 2009;5(4):311-8.
11. Terra RS, Minin MM, Chorilli M. Desenvolvimento e avaliação da estabilidade físico-química de formulação anticelulítica acrescida de lipossomas contendo sinefrina e cafeína. Rev Bras Farm. 2009;90(4):303-8.
12. Velasco MV, et al. Effects of caffeine and siloxanetriol alginate caffeine, as anticellulite agents, on fatty tissue: histological evaluation. J Cosmetic Dermatol. 2008;7(1):23-9.
13. Morimoto S, Cerbón MA, Alvarez-Alvarez A, Romero-Navarro G, Díaz-Sánchez V. Insulin gene expression pattern in rat pancreas during the estrous cycle. Life Sciences. 2001;68(26):2979-85.
14. Kede MPV, Sabatovich O. Dermatologia estética, 2 ed. São Paulo: Atheneu; 2009.
15. Chorilli M, Zague V, Ribeiro MCAP, Leonardi GR, Pires-de-Campos MSM, Polacow, MLO. Avaliação histológica da pele após exposição a gel acrescido de Hialuronidase associado ou não a ultrassom. Lat Am J Pharm. 2007;26(1):26-30.
16. Draelos ZD. Cosmecêuticos. Série Procedimentos em dermatologia cosmética, 2.ed. Rio de Janeiro; 2009.
17. Ben AD, Lurie R, Laron Z. I-GF-1 signalling controls the hair growth cycle and the differentiation of hair shafts. J Invest Dermatol. 2006;126(9):2135.
18. Perricone N. O fim das rugas: um método natural e definitivo para evitar o envelhecimento da pele. Rio de Janeiro: Elsevier; 2001.
19. Rotunda AM, Suzuki H, Moy RL, Kolodney MS. Detergent effects of sodium deoxycholate are a major feature of an injectable phosphatidylcholine formulation used for localized fat dissolution. Dermatol Surg. 2004;30(7):1001-8.
20. Brown SA. The science of mesotherapy: chemical anarchy. Aesthet Surg J 2006;26:95.
21. Matarasso A, Pfeifer TM. Mesotherapy and injection lipolysis. Clin Plast Surg. 2009;36(2):181-93.
22. Adelson H. French Mesotherapy for the Treatment of Pain. [Accessed on 2024 Sep 5]. Available from: http://www.mesotherapyworldwide.com/images/pdf/AJM_Vol_4_2006_57.pdf
23. Le Coz J. Mesoterapia: tratamento da dor, reumatologia, medicina do esporte, medicina estética, clínica médica, 2. ed. Rio de Janeiro: Revinter; 2012.
24. Duret G, Delcour AH. Deoxycholic acid blocks vibrio cholerae OmpT but not OmpU porin. J Biol Chem. 2006;281(29):19899-905.
25. Ascher B, Fellmann J, Monheit G. ATX-101 (deoxycholic acid injection) for reduction of submental fat. Expert Rev Clin Pharmacol. 2016;9(9):1131-43.
26. Dayan SH, Humphrey S, Jones DH, Lizzul PF, Gross TM, Stauffer K, et al. Overview of ATX-101 (Deoxycholic Acid Injection): A nonsurgical approach for reduction of submental fat. Dermatol Surg. 2016;42(Suppl 1):S263-S270.
27. Jover A, Meijide F, Núnez ER, Tato JV. Dynamic rheology of sodium deoxycholate gels. Langmuir. 2002; 18(4):987-91.

13

Lipoaspiração facial mecânica

Cibele Cristina Gomes Sanchez
Lucas Meciano Pereira dos Santos
Rafaela Maiolo Garmes

INTRODUÇÃO

Atualmente, a sociedade moderna tem alcançado uma maior longevidade com saúde, qualidade de vida e bem-estar graças ao emprego de medidas medicinais preventivas que, em conjunto, mantêm a função do organismo e retardam o envelhecimento natural. No entanto, com o passar do tempo, a anatomia da face sofre mudanças no tamanho e na forma por alterações ocorridas em tecidos moles e duros. Essas alterações contribuem para o envelhecimento facial natural e podem ocasionar desequilíbrio funcional e estético com repercussões psíquicas, funcionais e sociais para o indivíduo, podendo comprometer a sua autoestima de maneira geral[1].

Frente a essa demanda, a harmonização orofacial vem crescendo com novas técnicas, principalmente envolvendo os profissionais que atuam na odontologia, visando à harmonia da face de forma mais natural possível, realizando suas modificações de forma discreta e buscando sempre atender as expectativas do paciente a fim de reduzir os sinais (precoces ou não) causados pelo processo de envelhecimento[2].

O avanço das tecnologias em prol da harmonização propiciou inúmeros benefícios no campo da estética, como o que ocorre no tratamento das áreas submentoniana e cervical. A gordura localizada na região submental, popularmente chamada de "papada", considerada um sinal clássico de envelhecimento da face do indivíduo e causada tanto por obesidade ou genética, pode ser um grande fator de constrangimento, prejudicando a autoestima e a autoconfiança do paciente ao atuar negativamente nas suas interações sociais, podendo até mesmo confluir em problemas de saúde mental[3]. Nesse contexto em específico, a busca pelo rejuvenescimento estético da área submentoniana é uma preocupação muito comum dos pacientes que procuram procedimentos estéticos na harmonização orofacial[4].

Dados apontam que mais de 70% dos brasileiros almejam realizar alguma correção no aspecto facial em algum período de suas vidas. Nesse contexto, o pescoço desempenha um papel crucial na estética da face e aparência geral, sendo uma das regiões mais escolhidas para tratamento estético[5].

Segundo Keller[6], as deformidades mais comuns na região do pescoço são "*flacidez cutânea devido à perda de tônus das fibras elásticas dérmicas e à perda do suporte ligamentar, bandas musculares platismais, deposição aumentada de tecido adiposo, músculos digástricos proeminentes e protrusão das glândulas submandibulares*". Muitas técnicas para se realizar o rejuvenescimento do pescoço foram desenvolvidas ao longo de várias décadas, com o objetivo de corrigir o ângulo cervicomental (CMA) obtuso e bandas musculares platismais[6].

Em decorrência das mudanças na arquitetura da face, muitos pacientes vêm realizando intervenções estéticas, buscando uma melhor harmonização facial. Um dos procedimentos no quadro de tratamentos gerais possíveis para estes casos é a da lipoaspiração, que se tornou, então, um procedimento de rotina nos consultórios e nas clínicas odontológicas especializadas, principalmente após a chancela do art. 3º da Resolução CFO 198/2019[7]:

Art. 3º. As áreas de competência do cirurgião-dentista especialista em Harmonização Orofacial, incluem:
a) praticar todos os atos pertinentes à Odontologia, decorrentes de conhecimentos adquiridos em curso regular ou em cursos de pós-graduação de acordo com a Lei 5.081, art. 6, inciso I;
b) fazer uso da toxina botulínica, preenchedores faciais e agregados leucoplaquetários autólogos na região orofacial e em estruturas anexas e afins;
c) ter domínio em anatomia aplicada e histofisiologia das áreas de atuação do cirurgião-dentista, bem como da

farmacologia e farmacocinética dos materiais relacionados aos procedimentos realizados na Harmonização Orofacial;

d) fazer a intradermoterapia e o uso de biomateriais indutores percutâneos de colágeno com o objetivo de harmonizar os terços superior, médio e inferior da face, na região orofacial e estruturas relacionadas anexas e afins;

e) realizar procedimentos biofotônicos e/ou laserterapia, na sua área de atuação e em estruturas anexas e afins; e,

f) **realizar tratamento de lipoplastia facial, através de técnicas químicas, físicas ou mecânicas na região orofacial**, técnica cirúrgica de remoção do corpo adiposo de Bichat (técnica de Bichectomia) e técnicas cirúrgicas para a correção dos lábios (*liplifting*) na sua área de atuação e em estruturas relacionadas anexas e afins [grifo nosso].

No entanto, embora o cirurgião-dentista tenha um vasto conhecimento sobre a face, para que ele possa estar realmente habilitado para atuar em procedimentos como a lipoaspiração de papada, é de suma importância que tenha realizado o curso de especialização em harmonização orofacial. Este fato se dá pela importância da capacitação técnico-científica para a utilização correta da técnica, tendo em vista o cuidado que este tipo de formação promove em relação à curva de aprendizado, uma vez que os resultados obtidos com os procedimentos, quando positivos, melhoram a autoestima do paciente e, quando negativos, devem ser devidamente tratados, principalmente quando em termos da ocorrência de possíveis acidentes e complicações[3]. Assim, vejamos os arts. 4º, 5º e 9º da referida resolução:

Art. 4º. Será considerado especialista em Harmonização Orofacial com direito a inscrição e ao registro nos Conselhos de Odontologia, o cirurgião-dentista que atender ao disposto nesta Resolução.

Art. 5º. Serão reconhecidos como cursos de especialização em Harmonização Orofacial os que contenham carga horária mínima de 500 (quinhentas) horas, divididas, no mínimo, 400 (quatrocentas) horas na área de concentração, 50 (cinquenta) horas na área conexa e 50 (cinquenta) horas para disciplinas obrigatórias.

§ 1º Na área de concentração deverão constar, no mínimo, disciplinas de preenchedores faciais e toxina botulínica, fios orofaciais, lipoplastia facial, agregados leucoplaquetários autólogos, mesoterapia e indutores percutâneos de colágeno e fototerapia facial;

§ 2º Na área conexa deverão constar, no mínimo, disciplinas de anatomia de cabeça e pescoço, histofisiologia, anatomia da pele (epiderme, derme e tecido subcutâneo);

§ 3º Na área obrigatória deverão constar, no mínimo, as disciplinas de ética e legislação odontológicas, metodologia científica e bioética.

[...]

Art. 9º. Também terá direito ao registro como especialista em Harmonização Orofacial o cirurgião-dentista que:

a) apresente, a qualquer tempo, o certificado de conclusão ou comprove a efetiva coordenação de curso de especialização nesta área iniciado antes da vigência desta norma e regulamentado pelo MEC;

b) possuindo especialidade registrada em Cirurgia e Traumatologia Bucomaxilofacial, comprove, em até 180 (cento e oitenta) dias, atuação específica em harmonização orofacial nos últimos 5 (cinco) anos;

c) possuindo qualquer outra especialidade registrada, comprove, em até 180 (cento e oitenta) dias, atuação efetiva nos últimos 5 (cinco) anos e a realização de cursos, que totalizem no mínimo 360 (trezentas e sessenta) horas, e que contenham conteúdos práticos com pacientes na área de preenchedores faciais e toxina botulínica, fios faciais, lipoplastia facial, agregados leucoplaquetários autólogos, mesoterapia e indutores percutores de colágeno e fototerapia facial.

Desse modo, os cirurgiões-dentistas atualmente possuem a oportunidade de se especializar e se habilitar no ramo da harmonização orofacial, frente ao fato de que a demanda da população por estes tipos de procedimentos estéticos tem se elevado ao longo dos últimos anos.

CONCEITO DE LIPOASPIRAÇÃO CERVICOFACIAL OU LIPOESCULTURA FACIAL

A lipoaspiração é um método cirúrgico para a remoção de gordura localizada superficial por punção aspirativa que, na maioria das vezes, é executada através de um dispositivo a vácuo por introdução subcutânea de cânulas para esse tipo de procedimento, sob anestesia local.

No contexto dos tratamentos estéticos faciais, destaca-se a lipoaspiração cervicofacial ou lipoescultura, que avulsa suavemente as células do tecido adiposo, esculpindo com precisão todos os contornos faciais. Em 2020, cerca de 15,5 milhões de procedimentos cosméticos foram realizados apenas nos Estados Unidos, de acordo com o relatório de 2018 da The Anesthetic Society.

Nesse cenário, otimizações têm sido feitas nas técnicas de suspensão do sistema muscular aponeurótico superficial* (SMAS) e dos coxins adiposos adjacentes. Procedimentos minimamente invasivos em lipoescultura facial estão se expandindo, resultando em ótimos efeitos estéticos. No entanto, como é tecnicamente desafiador remover os depósitos subcutâneos de tecido

---

* De acordo com Custódio (2021), o SMAS é uma rede contínua e organizada de fibras colágenas, fibras elásticas e tecido adiposo que conecta os músculos da face à derme[33].

adiposo de maneira uniforme com técnicas abertas, essas tentativas em geral produzem contornos irregulares da pele. Nesse sentido, as técnicas de lipocontorno fornecem um meio de moldar os depósitos de tecido adiposo do pescoço e da face para otimizar a obtenção do perfil facial desejado.

Em 1985, Jeffrey Klein introduziu a técnica de infiltração tumescente para lipoaspiração, revolucionando-a completamente. A remoção da gordura passou a ser feita com anestesia local, eliminando o temor dos pacientes com a anestesia geral (Quadro 1).

Em 1987, a descrição da técnica tumescente com infiltração, desenvolvida por Klein, foi divulgada e realizada ao redor do mundo. Foi demonstrado que a associação de infiltração tumescente, usando largos volumes de lidocaína, juntamente com a anestesia geral, pode aumentar os riscos de complicações, como sobrecarga líquida, edema pulmonar e intoxicações pelo anestésico. Assim, a técnica eliminou muitos problemas médicos e cosméticos associados à lipoaspiração[8].

Quando inicialmente desenvolvida na França e na Itália na década de 1970, a cirurgia era realizada com anestesia geral, sem qualquer infusão de líquidos (técnica seca); com o passar dos anos, uma pequena quantidade de líquido passou a ser infundida (técnica úmida)[8].

Portanto, a lipoescultura é uma alternativa ao rejuvenescimento facial que envolve a pele através da liberação dos ligamentos de retenção e remoção adequada do tecido adiposo do subcutâneo, melhorando o tônus da pele e o contorno facial para corroborar com a técnica um estudo clínico observacional com 312 pacientes submetidos a procedimentos estéticos de rejuvenescimento cervicofacial mostrou os benefícios da lipoescultura em termos de redução de rugas de marionete, remoção de montículo perioral, contorno facial em forma de V, mandíbula definida, queixo duplo reduzido, protrusão visual do queixo e *lifting* cervicofacial[9].

QUADRO 1 Anestésico de infiltração (solução Klein)

Composição da solução Klein	Quantidade
Soro fisiológico	250 mL
Lidocaína	40 mL
Adrenalina	2 mL
Bicarbonato	10 mL

DEFINIÇÃO DE ÂNGULO FACIAL EM TERMOS DE ESTÉTICA

Os ângulos faciais são muito importantes para a definição de um contorno facial mais belo e jovial (Figura 1). Em uma pessoa jovem, a face possui ângulos bem definidos, que com o decorrer da idade vão se apagando. As regiões mandibulares e cervicais apresentam vários desses ângulos, intimamente interligados para deixar a face com melhor definição[9].

Muitas pessoas estão satisfeitas com a aparência de seu pescoço, mas outras, jovens ou idosas, sentem desconforto estético com a região cervical. Alguns pacientes se queixam de que seu pescoço parece muito gordo ou com falta de definição. A maioria refere-se ao problema como queixo duplo ou um "papinho"; várias condições podem levar a alterações do pescoço que o deixam com aparência menos graciosa (Figura 2).

As medidas da análise facial bem como do ângulo entre mandíbula e pescoço são entre 90 e 110 graus, resultando em traços mais definidos, agradáveis e atraentes[5].

O processo de envelhecimento das áreas da face e do pescoço é multifatorial. Decorre de fatores internos e externos, como genética, exposição ao ambiente, tabagismo, falta de suporte esquelético básico adequado (ou seja, microgenia), deflação de gordura e deterioração dérmica/fascial/muscular, que contribuem para o envelhecimento. Especificamente na região anterior do pescoço, decorre do acúmulo de gordura na região

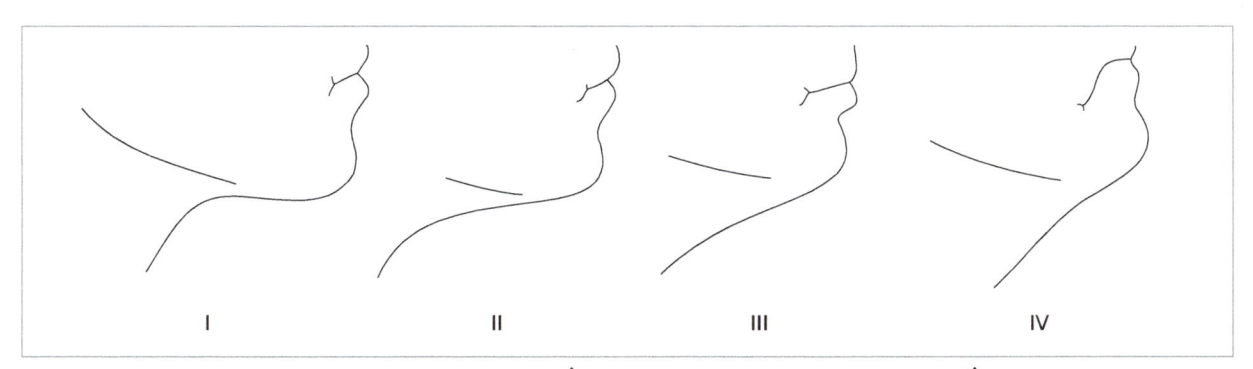

FIGURA 1 Tipos de ângulos cervicomandibulares: I. Ângulo com aproximadamente 118°; II. Ângulo com aproximadamente 132°; III. Ângulo com aproximadamente 140°; IV. Ângulo com aproximadamente 152°.
Fonte: adaptada de Rosa, 2022[10].

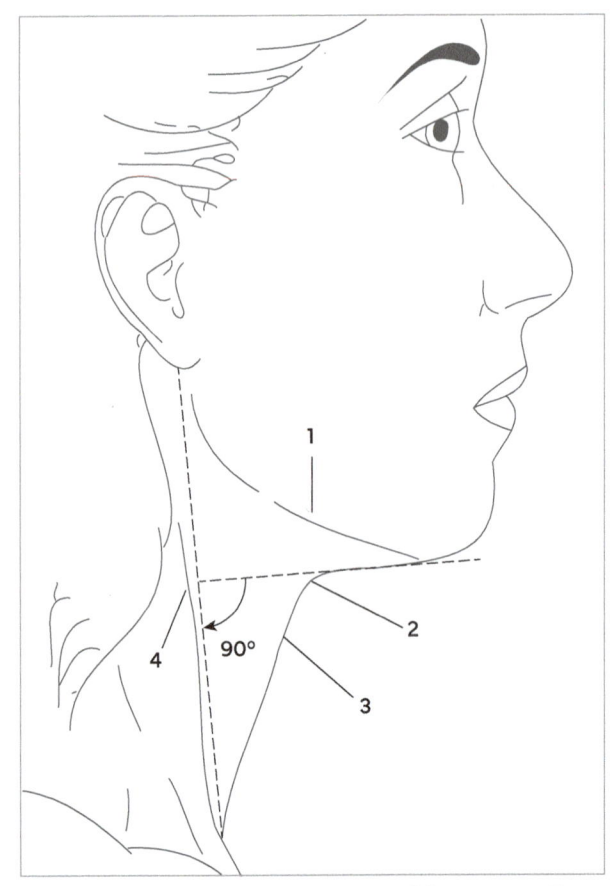

FIGURA 2 A imagem permite exemplificar quais são os critérios visuais essenciais para um pescoço jovem: 1. Borda mandibular inferior distinta; 2. Depressão sub-hioide; 3. Visível protuberância da cartilagem tireoidiana; 4. Linha submentoniana e ângulo da borda do músculo esternocleidomastóideo com 90° ou de ângulo cervicomentual entre 105° e 120°.

submentoniana e da redundância ou bandagem do músculo platisma como fatores contribuintes para o processo de envelhecimento[4].

Com o avanço da idade, a maioria das pessoas apresenta perda de colágeno, o que provoca o surgimento da flacidez na região do pescoço e, consequentemente, a perda de fibras de colágeno e elastina, que são agravadas pela exposição solar e efeitos nicotínicos. As modificações que originam a flacidez podem ser causadas por alguns fatores, a saber: 1) mudanças repentinas de peso; 2) processo fisiológico do envelhecimento da pele; 3) maus hábitos alimentares; 4) exposição excessiva ao sol, principalmente em horários inadequados com maior agressão de raios UVA e UVB; entre outros.

Carneiro et al.[5] relatam que o aumento do volume da região submental pode estar associado a diversos fatores, como "*condições genéticas, posicionamento dos ossos da maxila e mandíbula, acúmulo de gordura na região, gerando o excesso de pele e tecido adiposo sob a mandíbula, causando o aspecto de queixo duplo com um consequente desconforto e angústia*".

AVALIAÇÃO PRÉ-OPERATÓRIA

Durante a consulta serão analisadas todas as queixas. Uma anamnese dirigida e um exame físico específico serão capazes de identificar qual a melhor técnica ou conjunto de procedimentos para tratar o problema do paciente. Será investigada uma história cirúrgica pregressa como a presença de cicatrizes prévias, história gestacional, alergias, entre outros. Cada caso será discutido individualmente e os parâmetros clínicos, técnicos e anatômicos estabelecidos determinarão a melhor opção de tratamento.

Para Fattahi[4], a escolha da melhor técnica a ser utilizada deve levar em consideração vários fatores como a aparência da região central do pescoço (flacidez e tom de pele) e a idade do paciente. A plenitude na região anterior do pescoço também deve ser discernida com cuidado no momento da avaliação. Essa plenitude pode ser decorrente da gordura subjacente, da anatomia do músculo platisma ou de ambos.

Existem duas técnicas principais para o tratamento da papada, a lipólise enzimática e a lipoaspiração mecânica, sendo esta última a temática desse capítulo. Consistem em dois tratamentos com a mesma finalidade, mas são realizados de maneiras completamente diferentes.

A lipoaspiração mecânica de papada promove diversos benefícios ao paciente, como: remoção do queixo duplo; melhora na linha da mandíbula; redução da gordura do pescoço; aumento do contorno facial, deixando-o mais harmônico; rejuvenescimento facial e melhora da autoestima do paciente[13].

Nessa avaliação, segundo Fattahi[4], deve-se pedir ao paciente para empurrar a língua contra o palato duro (contração dos músculos supra-hióideo e platisma) e, em seguida, palpar e beliscar essa área entre os dedos polegar e indicador durante a manobra, o que permitirá a avaliação da quantidade de gordura na região supra platisma.

A lipoaspiração mecânica de papada, também denominada lipectomia submentoniana ou lipoaspiração submentoniana, é um procedimento cirúrgico simples baseado na remoção de gordura localizada no pescoço utilizando uma cânula de diâmetro pequeno, delicada, para aspirar o excesso de gordura e dar um contorno mais jovem e belo para o ângulo entre o mento (queixo) e o pescoço, com anestesia local em ambiente ambulatorial[14].

O principal objetivo da lipoaspiração mecânica da papada é restaurar a aparência jovem do pescoço, por meio do reestabelecimento de um ângulo cervicomentual refinado, diminuição da adiposidade e plenitude na região abaixo do mento, obliteração da banda platismal, eliminação da papada e a definição da mandíbula[15].

Indicações para a lipoaspiração

A principal indicação é a presença de acúmulo de gordura localizada em qualquer região corporal e/ou facial. Entretanto, há limitações técnicas e anatômicas, como toda cirurgia estética. A lipoaspiração não vai corrigir flacidez de pele ou qualquer alteração na configuração anatômica da musculatura local (e.g., flacidez, hipo ou atrofia, assimetria e abaulamento). Assim, resultados espetaculares nem sempre são possíveis, e, em alguns casos, a remoção do excesso de gordura poderá acentuar ainda mais a flacidez. Sabe-se que na pele sem elasticidade (e.g., com a presença de estrias) não se observa boa retração. Da mesma forma, a redução na espessura de gordura abaixo da pele expõe a maior visualização da anatomia muscular profunda, tornando o resultado extremamente agradável (na presença de músculos hipertrofiados e/ou com bom tônus) ou razoável (na presença de músculos hipotrofiados, com tônus diminuído, flácidos).

Por se tratar de um tratamento de acúmulo localizado de gordura, a lipoaspiração não deve ser encarada como uma opção em relação à plástica de abdômen. Nos casos de lipoaspiração pura, a flacidez de pele constitui contraindicação relativa. Obviamente, o procedimento limita a redução completa do volume de gordura, pois predispõe ao aumento da flacidez.

As principais indicações de pacientes para lipoescultura são adultos com peso máximo de 30% acima do seu peso ideal, com a pele firme e bom tônus muscular; indivíduos saudáveis que não tenham doenças com risco de morte ou condições médicas que possam prejudicar a cicatrização; não fumantes; pacientes com idade inferior a 60 anos, a depender do tônus muscular; e indivíduos com atitude positiva e expectativa realista do resultado cirúrgico e determinados a seguir as recomendações do profissional.

PROTOCOLO PARA O PROCEDIMENTO DE LIPOASPIRAÇÃO DE GORDURA SUBMENTUAL

Para a excelência de qualquer técnica, o planejamento técnico é primordial. Por isso, hoje, o desenho da face do paciente é planejado minuciosamente, levando em consideração as áreas anatômicas, redefinindo e demarcando o contorno dos ossos, da pele e do músculo a serem redesenhados. O trabalho de lipoescultura realmente é como o nome diz: uma escultura de gordura, todo feito na superfície dos coxins adiposos sem a menor preocupação, pois são estruturalmente preservados.

Iniciamos com uma avaliação prévia do caso, que contenha todo o histórico médico do paciente, além da avaliação do percentual de gordura submentual, que é medido com um instrumento que chamamos de adipômetro (Figura 3). Também tiramos a medida da circunferência do pescoço e avaliação de peso corporal e gordura geral do paciente. A avaliação psicológica dos pacientes também é feita nesse momento como procedimento pré-cirúrgico imediato, em que aferimos a pressão arterial e o estado físico geral do paciente, além da avaliação das estruturas locais e pele.

PREPARO E LIMPEZA DA PELE

A antissepsia de toda área a ser manipulada deve ser feita com álcool etílico a 70%, pois sua ação é imediata e até 3 horas após a exposição, e não possui efeito residual. O álcool age por desnaturação de proteínas, e sua atividade é reduzida na presença de matéria orgânica. Como alternativa, recomenda-se a clorexidina a 0,5% (gluconato de clorexidina), que rompe a membrana celular de microrganismos e precipita seu conteúdo citoplasmático, agindo também contra vírus lipofílicos (*e.g.*, HIV, CMV, herpes-simples, *influenza*). Sua ação inicia-se com 15 segundos de fricção e o efeito residual vai de 5 a 6 horas, bastante eficaz em longo prazo.

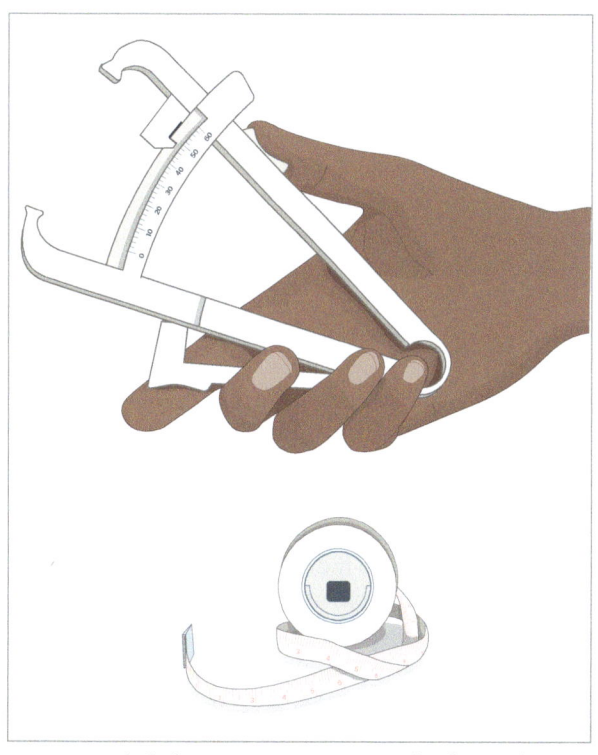

FIGURA 3 Adipômetro para mensuração da gordura.

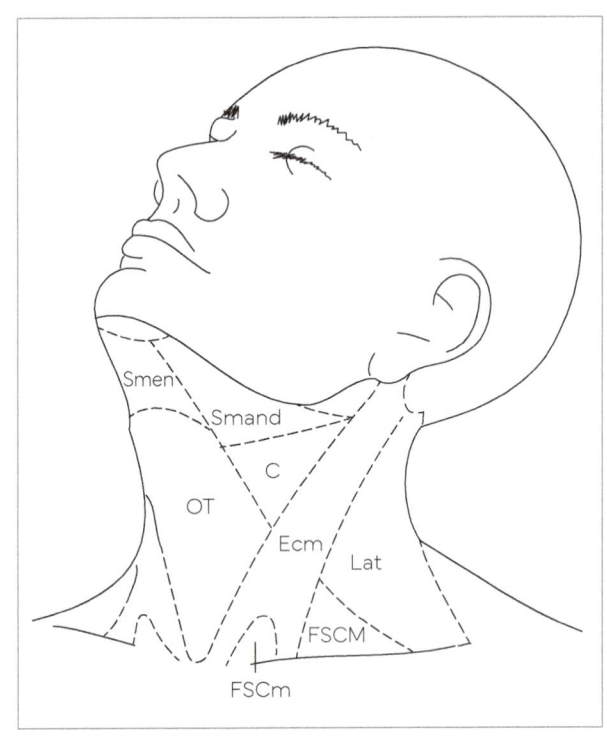

FIGURA 4 Trígonos anteriores.

C: trígono carotídeo; Ecm: músculo esternocleidomastóideo; FSCM: fossa supraclavicular maior (trígono omoclavicular); FSCm: fossa supraclavicular menor; Lat: região cervical lateral; OT: trígono omotraqueal; Smand: trígono submandibular; Smen: trígono submentoniano.

PROCEDIMENTO CIRÚRGICO (TÉCNICA CIRÚRGICA)

Iniciamos as marcações dos trígonos anteriores (Figura 4), delimitando inicialmente a base da mandíbula, o músculo esternocleidomastóideo e a linha cervical (descendo abaixo da orelha). Em seguida, delimitam-se as áreas dos trígonos submentoniano, submandibular, omotraqueal e carotídeo.

ANESTESIA HIDRATANTE LOCALIZADA

Esta técnica de anestesia local tumescente (ALT) eliminou muitos problemas médicos e cosméticos associados à lipoaspiração. A anestesia é realizada colocando a solução apenas para hidratar, sem nem mesmo fazer o volume na região para facilitar processo cirúrgico, assim como manter o tecido hidratado[9].

A técnica inicia com anestesia infiltrativa no local da incisão (botão anestésico), 2 cm abaixo da linha do mento com uma agulha curta e anestésico com vasoconstritor, podendo ser mepivacaína ou articaína (Figura 5). Em seguida, realiza-se incisão com lâmina 11 e divulsão. Basta divulsionar o epitélio em torno de 2 mm de extensão e divulsionar o tecido conjuntivo

com tesoura de ponta romba. Na sequência, realiza-se infiltração de solução de Klein para entumecer o local e ampliar as zonas de acúmulo de gordura. O objetivo da técnica é anestesiar, aumentar o volume e diminuir o calor gerado pelo atrito, aprimorando a segurança para o trabalho. O profissional deve introduzir a cânula de lipoaspiração ("bico de pato") acoplada a uma seringa de 20 mL e, com a trava da seringa, segurando a pele e a gordura com vigor, passar a cânula no SMAS superficial, que é a região onde se localiza o acúmulo de tecido adiposo. Esse é o momento no qual se trava a seringa com vácuo.

SOBRE AS TÉCNICAS DE LIPOASPIRAÇÃO

Durante o planejamento inicial, é realizada uma avaliação clínica de forma minuciosa (visual e de manuseio), para avaliar as características da gordura, os volumes e as estruturas anatômicas locais, além de todas as particularidades de cada paciente. Essa é a fase do planejamento que leva em consideração as características cronológicas e os resultados que se desejam alcançar para dar uma aparência mais jovem ao paciente e reposicionar os seus tecidos.

Para esse tipo de intervenção, o planejamento e a preparação do paciente por meio de anamnese detalhada e fotografias são fundamentais. Além disso, é de extrema importância discutir com o paciente suas expectativas e esclarecer sobre as limitações do procedimento. Em um exame detalhado, devem ser analisados a elasticidade e o tônus da pele, assim como as regiões de *jowls**, submentual, ângulo cervicomentual e aparência da região central do pescoço, diagnosticando-se se o volume é proveniente do acúmulo de gordura submentual, da anatomia do platisma ou da flacidez da pele[4,16].

A técnica de lipoaspiração, também denominada lipoescultura, consiste em utilizar uma cânula com o motor acoplado para sugar a gordura localizada (exatamente como se faz em cirurgia plástica ou também como opção à técnica da seringa de 20 mL) com uma trava, ambas conectadas. Quando a trava é puxada com o êmbolo da seringa, cria-se um vácuo (pressão negativa) dentro dessa seringa. Então, em toda região da face

---

* O *jowls*, também conhecido como "efeito bulldog", nada mais é do que o processo natural de caída das bochechas, podendo ser considerado, portanto, um dos principais marcadores do envelhecimento do rosto humano. Consiste em uma proeminência de tecido mole que se ajusta bilateralmente na região lateral inferior da mandíbula, causando linhas que se conectam com as comissuras labiais, cuja visualização do impacto na estética facial ocorre principalmente ao se comprimir os lábios ou durante a execução do sorriso.

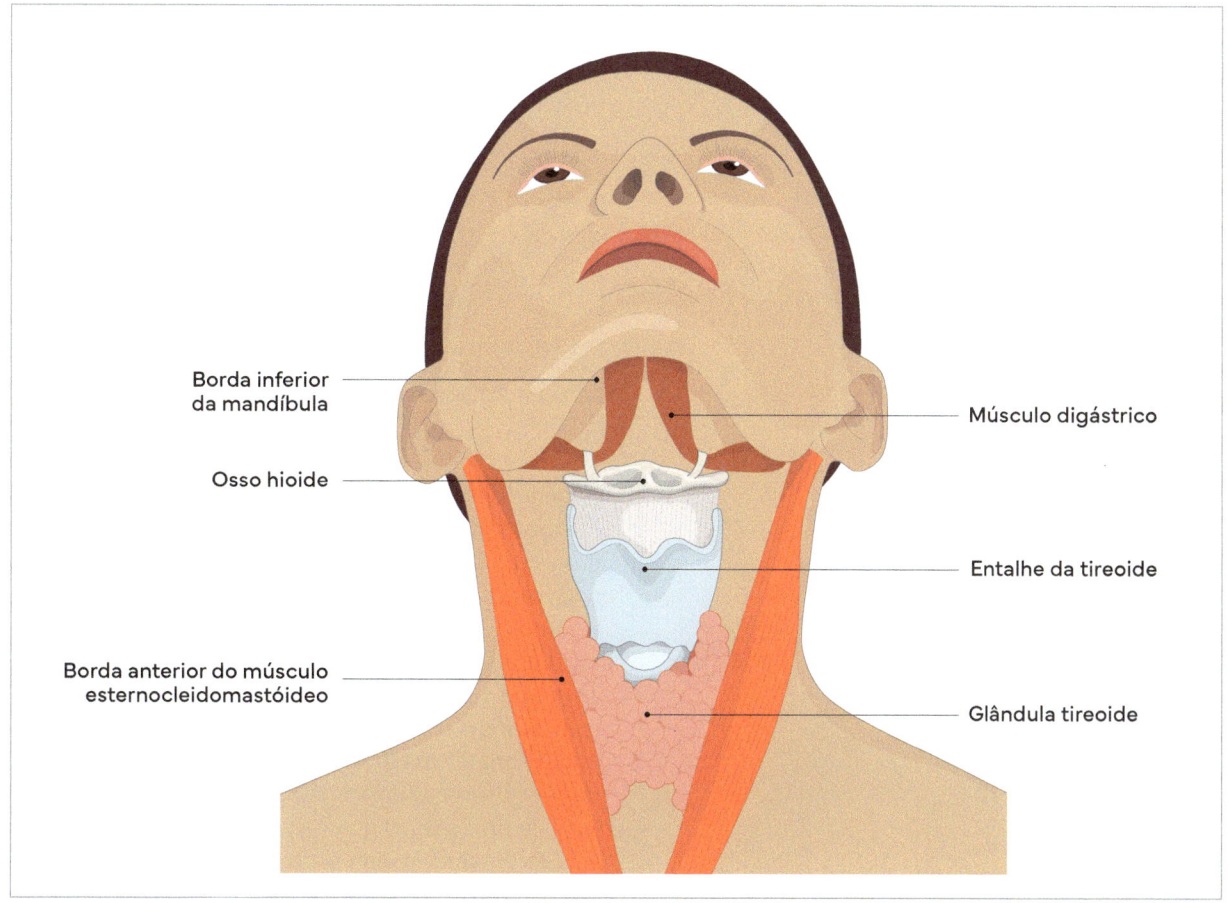

FIGURA 5 Local do botão anestésico e incisão em 2 cm abaixo da linha do mento.

Fonte: adaptado de JO - Plastic and Reconstructive Surgery Global.

trabalha-se com a seringa e com a trava, iniciando os movimentos de vai e vem dentro dos compartimentos de gordura, sem sair do pertuito*.

Valente[9] relata a possibilidade do uso da seringa com vácuo para maior segurança no momento de remover a gordura durante a aspiração. O vácuo criado dentro da seringa após o puxão na trava deve ser repetido em toda região a ser aspirada. A utilização do motor para aspiração é opcional à destreza do cirurgião, assim como a trava na seringa com vácuo.

Obviamente, qualquer técnica requer treinamento intensivo e protocolos rigorosos, por isso foi desenvolvida uma abordagem passo a passo para alcançar resultados de satisfação e conforto ao paciente.

Rosa[10] cita o instrumental cirúrgico (Figura 6) utilizado para procedimento de lipoaspiração de papada:

seringa Carpule; cabo de bisturi; cânula para solução de Klein; cânula bico de pato; cânula para lipoaspiração; porta-agulha; tesoura; material de consumo (clorexidina, gaze, anestésico, lâmina de bisturi e fio de sutura de seda ou reabsorvível 4,0 ou 5,0).

Valente, por sua vez, cita o instrumental cirúrgico para procedimento de lipoaspiração manual: cânula 1 furo 1,25 × 160 mm; cânula 1 furo 2,5 × 150 mm; cânula 2 furos 2,5 × 150 mm; trava de seringa 20 mL (Figura 7).

SEQUÊNCIA CLÍNICA CIRÚRGICA

Fernandes[7] relata a sequência clínica do procedimento de um paciente submetido a lipoaspiração de papada. Segundo o autor, antes do procedimento, deve ser realizada a antissepsia extraoral com Riohex 2% (digluconato de clorexidina, Rioquímica) e marcações dos trígonos e delimitações anatômicas com o paciente em pé, para uma melhor definição da área anatômica a ser realizada a lipossucção. Após a preparação do campo operatório, prepara-se a solução de Klein citada acima. Realiza-se um botão anestésico de lidocaína com

---

* Em medicina, "pertuito" significa furo, conduto, buraco ou fenda. No contexto da HOF, o pertuito é, portanto, a região de trabalho em forma de canal por onde se realizará o procedimento estético (ex.: inserção de cânula, movimentos com a agulha, inserção do fio de sustentação etc.).

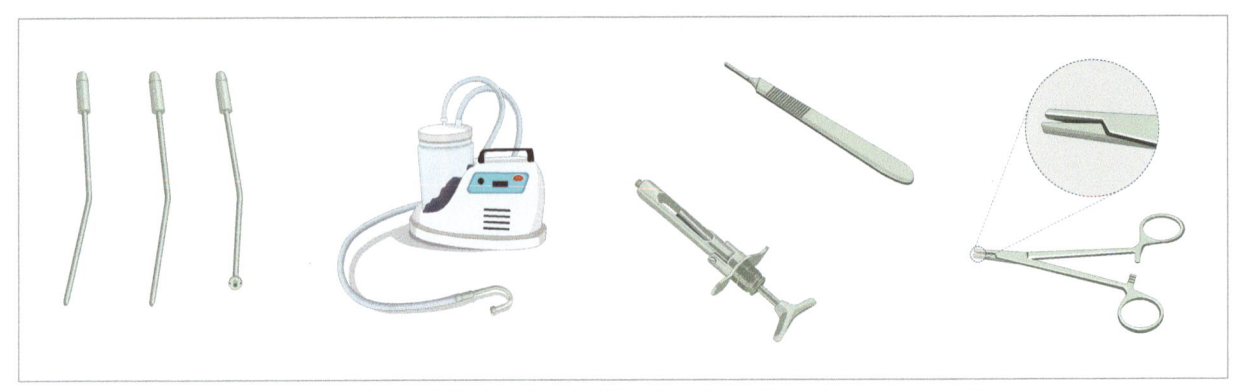

FIGURA 6 Cânulas, Nevoni modelo 5005 BRA, cabo de bisturi, seringa Carpule e porta agulha.

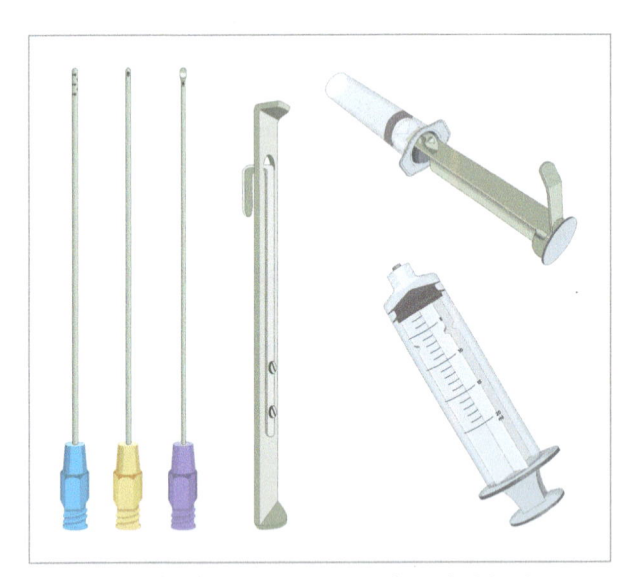

FIGURA 7 Cânulas, trava e seringa luer de 20 mL.

vasoconstritor, no local da incisão para a inserção da cânula, que é feita em média 2 cm da borda da mandíbula, na linha mediana. O procedimento inicia-se com a introdução da solução de Klein modificada por toda a área demarcada, por cânula de 2,5 × 200 mm (cânula de Klein), com auxílio de uma seringa de 20 mL. Após 10 minutos, é necessário promover o descolamento (desbridamento) do tecido com o objetivo de quebrar a gordura na região. Esse desbridamento é realizado com a cânula bico de pato, com menor calibre e com a bomba desligada. Após o desbridamento da gordura e redução das fibroses, inicia-se a lipossucção com bomba portátil (microaspirador Nevoni modelo 5005 BRA). Os movimentos realizados durante a sucção são de vai e vem por toda a área e em formato de leque na região da papada. A sucção na região de *jowls* também deve ser realizada com movimentos de vai e vem.

Valente[9] descreve a importância do capricho na finalização e descreve os passos a seguir: após a finalização da aspiração de gordura em ambos os lados, o paciente deve ser submetido à ordenha da região; para drenagem de solução residual, a drenagem é feita em toda a região, que consiste em pressionar a pele contra o SMAS, para que seja drenado todo o líquido e toda a gordura que porventura tenha ficado no interior. O espaço precisa estar pronto para a reparação da pele aderindo à região mais profunda. A sutura deve ser realizada nos trajetos estreitos com fio de *nylon* 5.0 em ponto simples. As fotos são obtidas nos períodos pré, trans e pós-operatório, tanto para fortalecer a proteção legal do profissional quanto para se ter uma boa visualização do antes e depois do paciente ou para fins de comparação cirúrgica entre técnicas. Após esse procedimento, passamos para a técnica de enfaixar toda a área operada com fita adesiva pós-cirúrgica, promovendo um desenho específico ao se realizar o contorno da região operada. As bandagens do *lipo taping* devem ser cortadas em forma de polvo (ou leque) e devem ser mantidas por 72 horas (para redução do edema, prevenção de equimoses e hematomas e propiciar mais conforto ao paciente), especialmente após o início do processo de drenagem linfática e liberação tecidual funcional. Em 10 dias, retira-se a sutura e acompanha-se a evolução dos tecidos locais. As bandagens de compressão devem ser usadas por 15 a 30 dias.

PRINCIPAIS CUIDADOS PÓS-OPERATÓRIOS

O manejo pós-operatório é dividido em pós-operatório imediato (primeiras 24 horas) e pós-operatório mediato. Os cuidados pós-operatórios imediatos concentram-se na prevenção do hematoma por meio do controle da pressão arterial. Novamente, para fins práticos, o nível de pressão arterial sistólica é mais indicativo do que a diastólica. A manutenção de uma pressão sistólica pós-operatória inferior a 140 mmHg é recomendável[17].

O tratamento intraoperatório com um adesivo transdérmico de clonidina de 0,1 a 0,2 mg geralmente atenua a hipertensão associada à injeção e, subsequentemente, a absorção de epinefrina na solução de anestésico local. Em pacientes que não fazem uso de medicamentos para controle da pressão arterial (principalmente beta-bloqueadores), a hipertensão intraoperatória pode ser controlada com *bolus** de 5 a 10 mg de labetalol. É importante evitar a adição de betabloqueadores adicionais em pacientes já betabloqueados e/ou com bradicardia relativa. Nesses pacientes, um *bolus* de 0,25 mg de bloqueadores dos canais de cálcio, como a nicardipina, pode ser administrado no intraoperatório. A excreção da adrenalina injetada juntamente com a solução anestésica local ocorre em cerca de 4 a 10 horas após a cirurgia. No pós-operatório, o labetalol pode ser administrado por via oral em doses de 100 mg. Alternativamente, um agonista alfa puro (como 0,1 a 0,3 mg de clonidina) pode ser administrado por via oral.

Além disso, o inchaço pós-operatório prolongado pode causar estresse e estiramento (ou distensão) da pele facial e levar a um resultado comprometido. O grau de edema pós-operatório está relacionado à extensão da dissecção, não à profundidade. A ingestão limitada de sal (de preferência 1.000 mg/dia) e a ingestão reduzida de líquidos também podem ser benéficas. O valor potencial dos corticosteroides perioperatórios permanece controverso.

DRENAGEM IMEDIATA E SUTURA

Após todo o processo de lipoaspiração, é preciso iniciar o procedimento de drenagem no sentido do pertuito. Consiste em pressionar a pele contra o SMAS, para que todo o líquido e toda a gordura que possa ter permanecido no interior seja drenada, observando se existe algum sangramento, atento a possíveis acúmulos ou hematomas em algum ponto. Em seguida, deve-se avaliar toda a extensão da área lipoaspirada e aproximar as margens da ferida com fio de sutura em ponto simples, a fim de estimular a cicatrização por primeira intenção.

Por fim, realiza-se a bandagem com a fita elástica de algodão e poliamida e o adesivo (*lipo taping*), a fim de otimizar o reposicionamento dos tecidos, mantendo a compressão local para evitar edema subcutâneo. Assim, evita-se a formação intersticial de tecido conjuntivo (fibrose), bem como atua-se na redução de edema e, consequentemente, dilatação, para evitar cicatrizes e

queloides. Deve-se orientar o paciente para que use a bandagem 12 horas por dia.

CUIDADOS PÓS-CIRÚRGICOS

A fita utilizada na técnica de enfaixamento da área operada foi criada em 1973 pelo Dr. Kenzo Kase. Esta fita elástica de algodão e poliamida deve ser utilizada com o adesivo e colocada em regiões submetidas a procedimentos cirúrgicos para promover compressão e drenagem. Além disso, a fita promove um desenho específico para cada região operada, otimizando os contornos no contexto da harmonização orofacial. Deve ser cortada em formato de polvo ou leque.

A *lipo taping*, como foi dado o nome do protocolo, possui regras específicas que estão muito consolidadas científica e clinicamente. Na face, utiliza-se de forma passiva, ou seja, somente com a pressão já existente na fita elástica. Esse processo proporciona a estabilidade inicial dos tecidos, facilitando o processo de reparo, e também proporciona o início da drenagem linfática, deixando a região sem acúmulo de resíduos líquidos abaixo da pele, ficando assim um pó sem edemas e hematomas. Esse curativo é feito em toda a área, evitando assim o acúmulo de líquidos e a sensação de edema do paciente.

Após a realização da *lipo taping*, é colocada uma tala compressiva para promover maior pressão local, impedindo a movimentação do tecido e facilitando a formação da rede de fibrina que ocorre nas primeiras 72 horas.

O uso da fita *tape*, logo após a cirurgia, proporciona uma melhor recuperação do paciente. A mesma deve ser posicionada em direção a dois linfonodos, um no pescoço, próximo à orelha, e outro na clavícula[7].

RISCOS E COMPLICAÇÕES

Quanto aos riscos, é necessário ter cuidado para evitar a esqueletização das estruturas subjacentes, e cerca de 4 a 5 mm de tecido adiposo subcutâneo devem ser mantidos no retalho cutâneo para permitir uma cobertura adequada[6].

Como qualquer tipo de procedimento cirúrgico, a lipoaspiração não está isenta de intercorrências durante o processo cirúrgico, bem como de complicações pós--operatórias locais ou a nível sistêmico, como: irregularidades na pele, edema de difícil regressão, hematomas, equimoses, mudanças na capacidade de percepção tátil da pele, seromas, úlceras, processos inflamatórios e infecciosos, necrose e queloides[19].

As complicações que podem ocorrer em decorrência de remoção muito agressiva de tecido adiposo no pes-

---

* A infusão em *bolus* ocorre quando um determinado medicamento é injetado na veia do paciente em um tempo menor ou igual a um minuto. Trata-se do tipo de infusão intravenosa mais rápida que existe, e não deve ser confundida com a infusão rápida que, por sua vez, consiste no mesmo procedimento, mas em um tempo que normalmente varia entre um e trinta minutos.

coço incluem "*desenvolvimento de contorno irregular, aparência de pescoço profundo, necrose cutânea e proeminências desmascaradas das estruturas subjacentes, como a glândula submandibular e a laringe*"[6].

No transoperatório, a fim de evitar maior edema e hematomas, as práticas de ordenha após término da sucção, e indicação de faixa compressiva por 15 dias de uso contínuo, seguido de 15 dias somente no período noturno, permite a modelação do pescoço com melhor resultado. Segundo Fernandes et al.[7], após a sucção de todo o tecido adiposo, a associação da compressão promovida pela massagem local criará um fluxo anterógrado de líquidos e evitará contaminação retrógrada.

Na primeira semana, o paciente deve ficar de repouso, fazer compressas de gelo na região do pescoço e tomar os medicamentos prescritos, como antibiótico, anti-inflamatório e analgésico[13]. Além disso, algumas medidas preventivas devem ser tomadas para auxiliar na recuperação, como evitar atividade física por 15 dias; utilizar um curativo sobre os pontos; limpar e trocar o curativo todos os dias; e realizar drenagem linfática de 1 a 2 vezes por semana durante 4 semanas (o que pode depender de caso para caso).

Rosa[10] recomenda o uso de cinta ou faixa compressiva por algumas semanas, para diminuir os inchaços, ajudar a pele a se acomodar, além de acelerar e melhorar a qualidade dos resultados. O paciente poderá voltar ao trabalho em poucos dias, e os pontos serão removidos ou se dissolverão entre 7 e 10 dias. Atividades muito árduas devem ser evitadas durante um mês. A maioria dos inchaços e equimoses desaparece em 3 semanas.

CICATRIZES

As incisões (futuras cicatrizes) são cuidadosamente posicionadas em pontos estratégicos e ficam disfarçadas em sulcos, dobras, relevos naturais ou em áreas normalmente cobertas por vestes. Na maioria das vezes, têm tamanhos entre 4 e 7 mm e passam pelas mesmas fases de qualquer processo cicatricial.

RISCOS DA CIRURGIA

A lipoaspiração não é simplesmente um tratamento de beleza. É uma cirurgia e como tal tem seus riscos, até mesmo de vida. Não há procedimento cirúrgico, mesmo que estético, sem esta possibilidade.

A lipoaspiração, como procedimento eletivo, é uma conduta cirúrgica planejada, podendo aguardar a oportunidade ideal para ser realizada, razão pela qual os riscos sistêmicos a ela inerentes são menores que aqueles associados às cirurgias de urgência.

Entretanto, esta cirurgia não apresenta maiores riscos que as outras operações estéticas, como se costuma dizer. "*O paciente precisa entender que a plástica é um ramo nobre da cirurgia geral e, como tal, é procedimento de risco. Uma transformação radical só Deus poderia fazer.*" (Ivo Pitanguy).

PROTOCOLO MEDICAMENTOSO[9,10]

Pré-cirúrgico

- Cefalexina 500 mg: administrar 1 g antes da cirurgia.

Pós-cirúrgico

- Amoxicilina 875 mg + clavulanato de potássio 125 mg.
  - Tomar 1 comprimido de 12/12 horas durante 7 dias.
- Arflex® 200 mg
  - Tomar 1 cápsula de 12/12 horas durante 5 dias. Iniciar 24 horas antes do procedimento.
- Decadron® 4 mg
  - Tomar 1 comprimido de 12/12 horas durante 2 dias. Iniciar 24 horas antes do procedimento.
- Deocil SL 10mg
  - Utilizar por via sublingual em caso de dor.
- Furosemida 40 mg.
  - Tomar 1 comprimido logo após a cirurgia. Repetir durante 3 dias, somente pela manhã.
- Arnica ou Trombofob Gel® 40 mg (opcional).

Abscesso

- Ceftriaxona sódica IM. Injetar 1g em via intramuscular uma vez ao dia, durante 3 dias.
- Metronidazol 400 mg. Tomar 1 comprimido de 8/8 horas durante 10 dias.
- Drenagem extraoral.

Neuropraxia e parestesia

- Citoneurin (cianocobalamina 5.000 mcg). Injetar 1 ampola em via intramuscular uma vez ao dia, durante 3 dias.
- Etna. Tomar 1 cápsula de 12/12 horas, durante 30 dias ou até desaparecerem os sintomas.

COMPLICAÇÕES PÓS-LIPOASPIRAÇÃO FACIAL

Alguns dos sintomas mais frequentes após a lipoaspiração seriam edema leve com dor local, considerado normal, podendo ser passageiro ou durar 48 horas, assim como leves hematomas (dependendo da extensão) e irregularidades de contorno, que também podem acontecer mas são de fácil solução. Já as fibroses, presentes em 66% dos casos, são formações ou desenvolvimento de tecido conjuntivo em uma determinada região anatômica como parte de um processo de cicatrização.

A fibrose é uma "cicatriz interna" que está presente em todos os locais operados. Tratamentos estéticos, como ultrassom estético, carboxiterapia, drenagem linfática e endermoterapia e injeção de corticoides, podem ajudar na redução dessa fibrose, principalmente quando ela for recente, ou seja, tiver menos de um mês.

Outro sinal ou sintoma frequente é a alteração de coloração, que pode acontecer em decorrência de traumas e hiperpigmentação em decorrência de depósitos de ferro no momento operatório. Uma opção para tratamento seria o uso da substância cisteamina, um ativo biológico que controla a produção de melanina na pele com a mesma eficácia que a hidroquinona, mas sem seus fortes efeitos adversos. Seu principal benefício é promover o clareamento de pele para manchas escuras resistentes; e pode ser utilizado durante todo o ano por ser um ativo natural no organismo, evitando efeitos colaterais.

O seroma é uma complicação que também pode surgir após qualquer cirurgia, sendo caracterizada pelo acúmulo de líquido abaixo da pele, próximo à cicatriz cirúrgica. Esse acúmulo de líquido é mais comum após cirurgias em que houve corte e manipulação da pele e do tecido gorduroso. O seroma considerado pequeno pode ser reabsorvido naturalmente pela pele, resolvendo-se após cerca de 10 a 21 dias, entretanto, em alguns casos, é necessária a realização de uma drenagem ou punção com seringa. Se persistente, orientamos protocolo medicamentoso de prednisona 40 mg, 1× ao dia, durante 3 dias, 20 mg 1× ao dia durante 2 dias, 10 mg 1× ao dia por apenas 1 dia; e furosemida 40 mg 1× ao dia pela manhã.

Consideramos complicações raríssimas em lipoaspiração os eventos tromboembólicos. Algumas providências devem ser tomadas, como uma avaliação dos fatores de risco e anamnese específica, suspensão de estrogênio 3 semanas antes, suspender cigarro, evitar repousos intensos em decúbito dorsal logo após cirurgia e uso de heparina de baixo peso molecular após cirurgia.

IMPORTANTE

Resultados definitivos somente devem ser considerados após 18 meses da cirurgia. As cirurgias de retoques, quando necessárias, serão aconselhadas pelo cirurgião, devendo-se respeitar o tempo necessário para a adequação dos tecidos e a acomodação das cicatrizes. Quando realizadas em momento inoportuno, podem não alcançar os resultados desejados. Os retoques não

significam incapacidade técnica, mas sim uma revisão cirúrgica para se alcançar resultados ainda melhores. Os custos destes possíveis retoques serão cobrados somente em relação às despesas hospitalares e de anestesista. Não serão cobrados honorários da equipe cirúrgica desde que estes retoques sejam realizados no período sugerido pelo cirurgião.

Para fins de honorários, será considerado retoque todo procedimento seguinte à primeira cirurgia, em um período subsequente de 12 meses. Após este período, qualquer intervenção cirúrgica será considerada um novo procedimento, independentemente do primeiro, inclusive nas mesmas áreas.

EVOLUÇÃO EM LONGO PRAZO

A lipoaspiração não é uma cirurgia para o resto da vida. A qualidade dos resultados sofre alterações contínuas ao longo dos anos. Alguns fatores como idade, variação do peso corporal, qualidade e textura da pele, influências hormonais, gravidez, etc., interferem de forma incisiva no organismo, independentemente de o indivíduo ter sido ou não operado.

As células gordurosas residuais (adipócitos) podem aumentar de volume quando o paciente volta a ganhar peso. A não ser que este ganho de peso seja grande, mesmo que o paciente engorde são preservadas as formas.

A manutenção dos resultados de uma lipoaspiração, portanto, mais dependem do paciente, que será orientado a manter um programa de exercícios físicos e de controle de peso. Assim, nova cirurgia poderá ser indicada quando, com o passar do tempo, estas alterações se apresentarem, alterando o formato e/ou o volume da área operada.

CONCLUSÃO

Estudos feitos em pacientes submetidos à procedimentos de lipoescultura cervicofacial relataram redução das rugas de marionete, remoção de montículo perioral, contorno facial em forma de V, linha da mandíbula definida, redução do queixo duplo, protrusão visual do queixo e elevação cervicofacial. Portanto, a lipoescultura cervicofacial mostrou-se vantajosa em termos de segurança e eficácia[20], provando ser satisfatória quando realizada por cirurgião bem treinado, com bom julgamento técnico-científico, operando em local adequado para o manejo cirúrgico. Isso não significa que seja um procedimento isento de complicações, sejam elas maiores ou menores, o que pode ocorrer em qualquer outra cirurgia.

Existe ainda muita variação em relação aos parâmetros de segurança em lipoaspiração, e muitos profissionais se baseiam mais em suas experiências pessoais do que em artigos científicos, provavelmente pela falta de uniformidade desses relatos.

Os parâmetros citados neste capítulo refletem o conhecimento atual, mas à medida que as pesquisas e a tecnologia avançarem no campo da lipoaspiração, estaremos sujeitos a modificar nossas condutas para oferecer maior segurança a nossos pacientes.

Ainda assim, os resultados mostraram que o nível de autoconfiança do paciente – e a qualidade de vida relacionada à sua saúde mental – pode ser significativamente melhorado após o tratamento.

REFERÊNCIAS

1. Custódio ALN, et al. Harmonização facial cirúrgica: área de atuação do cirurgião-dentista. AHOF. 2020;1(1):9-19.

2. Mendonça AJPC, et al. O uso do ácido hialurônico na harmonização facial: uma revisão de literatura. Rev Eletrônica Acervo Saúde. 2019;32:1-11.

3. Soares MFMC. Lipossucção da adiposidade submentual. J Multidiscipl Dent. 2020;10(3):120-4.

4. Fattahi T. Submental liposuction versus formal cervicoplasty: which one to choose? J Oral Maxillofacial Surg. 2012;70(12):2854-8.

5. Carneiro DEQ, Soares VBRB, Moreira AG. Lipoaspiração submental mecânica. Health & Society. 2022;2(2):283-94.

6. Keller GS. Rejuvenescimento do pescoço. Cap. 13. In: Larrabee WF, Ridgway JM, Patel SA. Cirurgia plástica facial. 1.ed. Rio de Janeiro: Thieme Revinter; 2019. 680p.

7. Fernandes L. Lipoaspiração de papada para o rejuvenescimento facial: relato de caso. AOS. 2022;3(2):25-36.

8. Klein JA. The tumescent technique for lipo-suction surgery. Am J Cosmetic Surg. 1987;4(4):263-7.

9. Valente SMM. Registration of facial liposculpture protocols: technique article. MedNEXT J Med Health Sci. 2022;3(3).

10. Rosa MA. Lipoaspiração cirúrgica de papada. Conaface: Congresso De Harmonização Orofacial; 2022.

11. Elman M, et al. Non-invasive therapy of wrinkles and lax skin using a novel multisource phase-controlled radio frequency system. J Cosmetic and Laser Therapy. 2010;12(2):81-6.

12. Itikawa WM, et al. Cervicoplastia anterior direta: indicações e resultados em homens. Jornada Sul Brasileira de Cirurgia Plástica, Florianópolis - SC. 2015;44(1):172-6.

13. Hospital da Face. Como funciona a lipoaspiração mecânica de papada? 2021. Disponível em: https://Hospitaldaface.com.br/Como-Funciona-A-Lipoaspiracao-Mecanica-Da-Papada/. Acesso em: 2 Fev. 2023.

14. Balaji SM, Balaji P. plication of neck strap muscles and platysma for double chin correction: a retrospective study. Ann Maxillofacial Surg. 2020;10(2):417421.

15. Fernandes L, et al. Protocolo de lipoaspiração mecânica para redução de gordura submentoniana e submandibular pela técnica TLA: relato de caso. AOS. 2022;3(1):1-9.

16. Farrior E, Eisler L, Wright HV. Techniques for rejuvenation of the neck platysma. Facial Plast Surg Clin N Am. 2014;22:243-52.

17. Thomas MK, D'Silva JA, Borole AJ. Facial sculpting: comprehensive approach for aesthetic correction of round face. Indian J Plast Surg. 2012;45(1):122-7.

18. Rapaport DP, Bass LS, Aston SJ. Influence of steroids on postoperative swelling after facialplasty: a prospective, randomized study. Plast Reconstr Surg. 1995;96(7):1547-52.

19. Oliveira SS, et al. Acute phase inflammatory response after liposuction: which is the impact of the aspirated volume of fat tissue? BRASPEN J. 2019;34(3):271-5.

20. Yang WC, Shih PK, Wu DW. The benefits of liposculpture in cervicofacial rejuvenation: A review of 312 consecutive patients. Asian J Surg. 2019;42(11):974-5.

21. Charles-de-Sá L, Gontijo-de-Amorim NF, Coleman S, Rigotti G. Regen fat code: a standardized protocol for facial volumetry and rejuvenation. Aesthet Surg J. 2021;41(11):NP1394-NP1404.

22. Egro FM, Coleman SR. Facial fat grafting: the past, present, and future. Clin Plast Surg. 2020;47(1):1-6.

23. Farkas JP, Pessa JE, Hubbard B, Rohrich RJ. The science and theory behind facial aging. Plast Reconstr Surg Global Open. 2013;1(1).

24. Garcia JLV, Garcia VRP, Valente SMM. Major clinical outcomes and analysis of the risk of bias of the advances in cervicofacial liposculpture: a systematic review. MedNEXT J Med Health Sci. 2022;3(3).

25. Haack J, Friedman O. Facial liposculpture. Facial Plast Surg FPS. 2006;22(2):147-53.

26. Habbema L. Liposculpture of the aging face and neck. J Cosmet Dermatol. 2005;4(3):198-203.

27. Klein JA. The tumescent technique for lipo-suction surgery. Am J Cosmetic Surg. 1987;4(4):263-7.

28. Owsley JQ, Weibel TJ, Adams WA. Does steroid medication reduce facial edema following face lift surgery? A prospective, randomized study of 30 consecutive patients. Plast Reconstr Surg 1996;98:1-6.

29. Pacheco CMR, Ferreira PE, Saçaki CS, Tannous LA, Zotarelli-Filho IJ, Guarita-Souza LC, et al. In vitro differentiation capacity of human breastmilk stem cells: a systematic review. World J Stem Cells. 2019;11(11):1005-19.

30. Saad A, Altamirano-Arcos CA, Nahas Combina L, Saad M. Power-assisted liposculpture in male patients: a spectrum of definitions. Aesthet Surg J. 2021;41(6):NP447-NP455.

31. Van Dongen JA, Boxtel JV, Willemsen JC, Brouwer LA, Vermeulen KM, Tuin AJ, et al. The addition of tissue stromal vascular fraction to platelet-rich plasma supplemented lipofilling does not improve facial skin quality: a prospective randomized clinical trial. Aesthet Surg J. 2021;41(8):NP1000-NP1013.

32. Charafeddine AH. Facelift: history and anatomy. Clin Plastic Surg. 2019;46(4):505-13.

33. Custódio ALN, et al. Ligamentos da face. Revisão anatômica. Aesth Orofacial Sci. 2021;2(2):40-9.

34. De Mais E, Martins L. cirurgia plástica facial: em realidade aumentada, 1.ed. Rio de Janeiro: Thieme Revinter; 2021. 100p.

35. Maio M, et al. Facial assessment and injection guide for botulinum toxin and injetable hyaluronic acid fillers: focus on the lower face. Plast Reconstr Surg. 2017;140(3):393e-404e.

36. Soares MFMC. Lipossucção da adiposidade submentual. J Multidiscipl Dent. 2020;10(3):120-4.

Lipoplastia facial: técnica de bichectomia

Allan Rafael Alcantara
Lucas Meciano Pereira dos Santos
Rafaela Maiolo Garmes

INTRODUÇÃO

Engana-se quem pensa que o conceito de harmonização orofacial é recente, um tema que tem ganhado evidência e relevância nos últimos anos, muito devido ao alarde de casos extremos ocasionado por celebridades que aderiram a procedimentos e os publicaram em suas redes sociais. A admiração pela face perfeita data de séculos ou milênios, e personagens daquela época ainda servem de inspiração na atualidade.

Considerada uma espécie de símbolo da beleza facial até hoje, o exemplo da rainha egípcia Nefertiti (Figura 1) ressurge com ainda mais força e reitera a premissa social da perfeição.

A soberana, que comandou seu reino entre 1370 e 1330 a.C., pertenceu à 18ª dinastia do Antigo Egito. Ela e o seu esposo, o faraó Amenófis IV, tornaram-se conhecidos pela revolução religiosa, na qual adoravam apenas um deus, Áton. Mas a fama da rainha se deu justamente pela face classificada como ideal e harmônica, tanto que seu nome significa "a mais bela chegou".

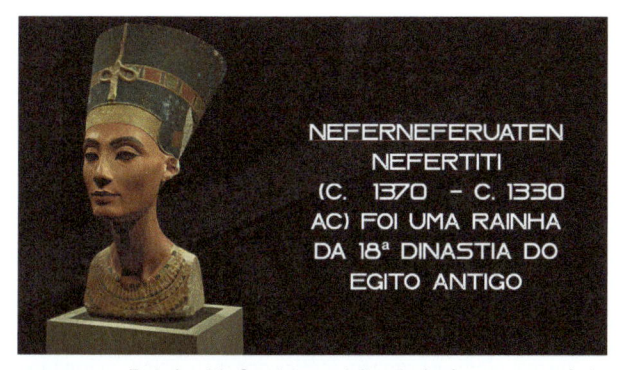

FIGURA 1 Rainha Nefertiti: padrão de beleza natural do Antigo Egito aplicado nos tempos modernos.
Fonte: Wikimedia Commons (CC BY-SA 3.0)[1].

Em seu busto, é possível identificar o mesmo padrão de beleza que tanto é requerido atualmente: regiões malares proeminentes, ângulos da mandíbula bem delimitados, queixo delicado, linhas finas, lábios volumosos e nariz afinado – sempre mantendo a proporcionalidade da face – eram algumas das características marcantes no rosto de Nefertiti. Lembrando que padrões não devem ser mandatórios e que a beleza está na harmonia das regiões da face, e não necessariamente na simetria facial.

Para avaliar a necessidade ou a indicação de tratamentos estéticos, é fundamental realizar uma análise facial meticulosa e individualizada, em que a experiência dos conhecimentos anatômicos, das técnicas empregadas, dos produtos utilizados e da sensibilidade do operador são importantes (Figura 2). Além disso, existem ferramentas para auxiliar nessa análise, como a cefalometria e o uso de proporções áureas, sempre visando a um resultado natural e seguro para o paciente.

Por isso, nesse contexto de detalhes impecáveis, percebe-se a necessidade de um conjunto de procedimentos utilizados para que se obtenha a harmonização facial, que geralmente ocorre sem incisões e é feita com o intuito de criar ou estabelecer harmonia no rosto do paciente (testa, olhos, nariz, lábios, bochechas, queixo, maxilares, malares etc.).

Podemos citar, entre esses procedimentos, o preenchimento de malar e arco zigomático com o uso de preenchedores à base de ácido hialurônico ou com bioestimuladores de colágeno, por exemplo, substâncias que, ao serem injetadas na face, desencadeiam um processo inflamatório subclínico que auxilia na produção de novas fibras colágenas, promovendo um aumento de espessura dérmica, sustentação e diminuição da flacidez, melhorando o contorno facial. Outras regiões que promovem essa melhora no contorno facial são as do mento e ângulo mandibular.

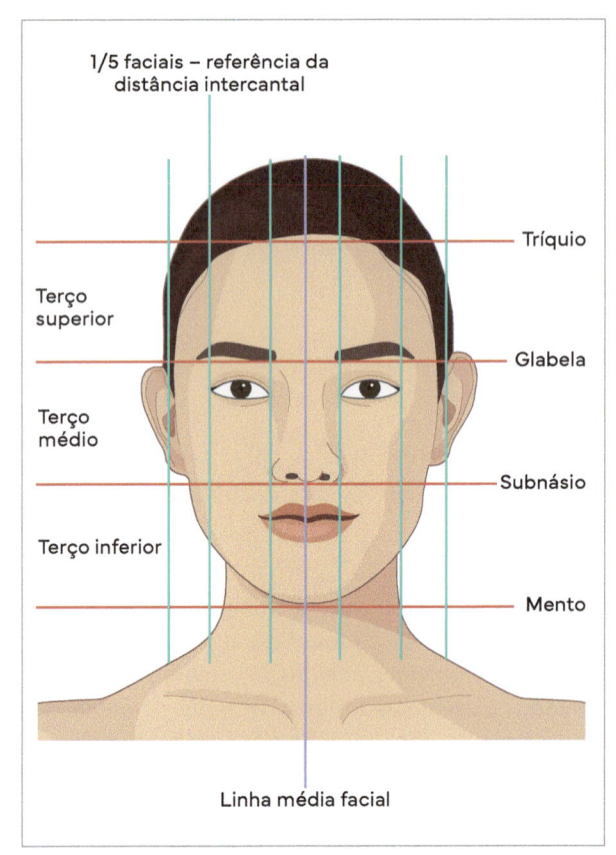

1/5 faciais – referência da distância intercantal

Tríquio

Terço superior

Glabela

Terço médio

Subnásio

Terço inferior

Mento

Linha média facial

FIGURA 2 Linhas de referência para a análise estética da face. As linhas vermelhas orientam em relação aos 1/3 faciais e proporcionam a divisão entre o terço superior, médio e inferior. A linha lilás representa a linha média facial. As linhas verdes orientam em relação aos 1/5 faciais e proporcionam a divisão em 5 partes iguais para detectar assimetrias faciais.

Anatomicamente, o contorno inferior da face é composto por quatro estruturas:

- **Músculo masseter:** que pode estar hipertrofiado, e, nesse caso, pode ser necessária a utilização de toxina botulínica para relaxar o músculo a fim de diminuir sua potência e melhorar a simetria da face.
- **Osso mandibular:** pela qual, em alguns casos, recorremos ao preenchimento citado.
- **Gordura subcutânea ou compartimentos de gordura profundos e superficiais:** quando passamos pelo processo de envelhecimento natural, tendem a sofrer ptose, sendo recomendável a realização de um reposicionamento tecidual
- **Corpo adiposo bucal ou da bochecha (CAB):** em inglês, *buccal fat pad*, mais conhecido pelo seu epônimo "bola de Bichat", cujo papel na estética facial é extremamente importante, pois, caso sua extensão bucal seja excessiva, os pacientes podem se queixar

de face arredondada ou rosto infantil (*baby face*). Nos casos em que o paciente morde a bochecha com certa frequência, a remoção do CAB é indicada.

Portanto, a lipoplastia ou "bichectomia" apresenta-se como uma técnica para esculpir os ângulos da face e melhorar a sua estética, além de promover alguns ganhos funcionais. Existem dois métodos para realizar a remoção: abordagem intraoral ou abordagem facial durante o procedimento de *lifting* facial, feito por cirurgiões plásticos. De acordo com a literatura, o método mais seguro para o paciente é a incisão intraoral.

LIPOPLASTIA (OU "BICHECTOMIA"): HISTÓRIA E LEGISLAÇÃO

Historicamente, a cirurgia de bichectomia surgiu há mais de 25 anos. De início, era empregada por médicos, com objetivo estético, sobretudo na década de 1980. Hoje, tanto médicos como cirurgiões-dentistas têm realizado esse procedimento com a mesma maestria e aptidão.

O CAB foi descrito pela primeira vez por Heister como tecido glandular em 1732. Entretanto, em 1802, Marie François Xavier Bichat (1771-1802), anatomista e fisiologista francês, popularizou e definiu a estrutura como tecido adiposo. Bichat é considerado o pai da histologia e patologia moderna, embora tenha trabalhado sem microscópios, proporcionando um avanço significativo aos conhecimentos em anatomia do corpo humano.

Através da Resolução CFO 198/2019 (reconhece a harmonização orofacial como especialidade odontológica e dá outras providências), o Conselho Federal de Odontologia (CFO), como o título deixa claro, reconhece enfim a harmonização orofacial como especialidade dentro da odontologia, ficando apto o profissional com curso de especialização nessa área, ou com especialização na área de cirurgia e traumatologia bucomaxilofacial que tenha atuado efetivamente em procedimentos de harmonização orofacial nos últimos 5 anos, a realizar a cirurgia de bichectomia, lipoaspiração submandibular e *liplifting* (correção labial), caracterizados como procedimentos cirúrgicos no âmbito da harmonização orofacial (negrito nosso):

Art. 3º. As áreas de competência do cirurgião-dentista especialista em Harmonização Orofacial incluem:
[...]
c) ter domínio em anatomia aplicada e histofisiologia das áreas de atuação do cirurgião-dentista, bem como da farmacologia e farmacocinética dos materiais relacionados aos procedimentos realizados na Harmonização Orofacial;
[...]

f) realizar tratamento de lipoplastia facial, através de técnicas químicas, físicas ou mecânicas na região orofacial, **técnica cirúrgica de remoção do corpo adiposo de Bichat (técnica de Bichectomia)** e técnicas cirúrgicas para a correção dos lábios (*liplifting*) na sua área de atuação e em estruturas relacionadas anexas e afins.

[...]

Art. 5º. Serão reconhecidos como cursos de especialização em Harmonização Orofacial os que contenham carga horária mínima de 500 (quinhentas) horas, divididas, no mínimo, 400 (quatrocentas) horas na área de concentração, 50 (cinquenta) horas na área conexa e 50 (cinquenta) horas para disciplinas obrigatórias.

§ 1º Na área de concentração deverão constar, no mínimo, disciplinas de preenchedores faciais e toxina botulínica, fios orofaciais, **lipoplastia facial**, agregados leuco-plaquetários autólogos, mesoterapia e indutores percutâneos de colágeno e fototerapia facial.

§ 2º Na área conexa deverão constar, no mínimo, disciplinas de **anatomia de cabeça e pescoço**, histofisiologia, **anatomia da pele (epiderme, derme e tecido subcutâneo)**, farmacologia e farmacoterapia.

§ 3º Na área obrigatória deverão constar, no mínimo, as disciplinas de ética e legislação odontológicas, metodologia científica e bioética.

[...]

Art. 9º. Também terá direito ao registro como especialista em Harmonização Orofacial o cirurgião-dentista que:

a) apresente, a qualquer tempo, o certificado de conclusão ou comprove a efetiva coordenação de curso de especialização nesta área iniciado antes da vigência desta norma e regulamentado pelo MEC;

b) possuindo especialidade registrada em Cirurgia e Traumatologia Bucomaxilofacial, comprove, em até 180 (cento e oitenta) dias, atuação efetiva em harmonização orofacial nos últimos 5 (cinco) anos;

c) possuindo qualquer outra especialidade registrada, comprove, em até 180 (cento e oitenta) dias, atuação efetiva nos últimos 5 (cinco) anos e a realização de cursos, que totalizem no mínimo 360 (trezentas e sessenta) horas, e que contenham conteúdos práticos com pacientes na área de preenchedores faciais e toxina botulínica, fios faciais, **lipoplastia facial**, agregados leuco-plaquetários autólogos, mesoterapia e indutores percutâneos de colágeno e fototerapia facial [grifos nossos].

Já a Resolução CFO 63/2005 (consolidação das normas para procedimentos nos Conselhos de Odontologia), também do Conselho Federal de Odontologia, diz em seu Título I ("Do Exercício Legal"), Capítulo VIII ("Anúncio do Exercício das Especialidades Odontológicas"), Seção I ("Cirurgia e Traumatologia Buco-Maxilo-Faciais):

Art. 43. É vedado ao cirurgião-dentista o uso da via cervical infra-hióidea, por fugir ao domínio de sua área de atuação, bem como a prática de cirurgia estética, ressalvadas as estético-funcionais do aparelho mastigatório.

Assim, o corpo adiposo da bochecha se encontra dentro da região determinada para a área de atuação do cirurgião-dentista, por finalidade estética ou funcional.

Essa gordura especializada tem a função de proporcionar um deslizamento mais suave entre os músculos, a fim de melhorar o movimento intermuscular, principalmente entre os músculos masseter e bucinador. Teoricamente, essa função ocorre primordialmente no ser humano durante o período de amamentação e explica o grande volume de bochecha em bebês.

O cirurgião-dentista, cabe ressaltar, aborda o CAB com objetivos funcionais há muito tempo, por exemplo, na correção de fístulas. Nesse contexto, a bichectomia, que consiste na remoção parcial ou total do CAB, tornou-se um procedimento muito comum em ambiente ambulatorial, mas também pode ser feito em centro cirúrgico.

ANATOMIA DO CORPO ADIPOSO DA BOCHECHA

Segundo Traboulsi Garet et al.[2], o corpo adiposo da bochecha é uma estrutura adiposa biconvexa e arredondada, limitada por uma cápsula fina. Localiza-se no terço médio da bochecha e é composto por três partes lobulares: 1) o lóbulo ou parte anterior se projeta na frente da borda anterior do músculo masseter; 2) o lóbulo intermediário estende-se entre os músculos masseter e bucinador; 3) o lóbulo posterior continua entre a fossa temporal, delimitada pelo processo zigomático e pelo osso temporal. Por sua localização, portanto, o CAB tem íntima relação com as estruturas do sistema mastigatório, com o nervo facial e suas ramificações e o ducto parotídeo (Figuras 3 e 4).

Muitos autores se propuseram a estudar a verdadeira natureza do corpo adiposo da bochecha. Shattock (1909) confirmou a natureza adiposa do CAB como completamente distinta do tecido adiposo subcutâneo, classificando-o em dois aspectos teciduais, um contínuo e outro lobular. Já Gauhran (1957) descreveu o corpo adiposo da bochecha como um corpo principal alojado sobre o periósteo maxilar e o bucinador, do qual se estendem quatro processos: 1) temporal profundo; 2) temporal superficial; 3) pterigoide; 4) bucal.

A porção bucal é a maior, com cerca de 30% a 40% do tamanho total do CAB. A porção temporal, por sua vez, representa 25%, e a porção pterigoide, 20%. As

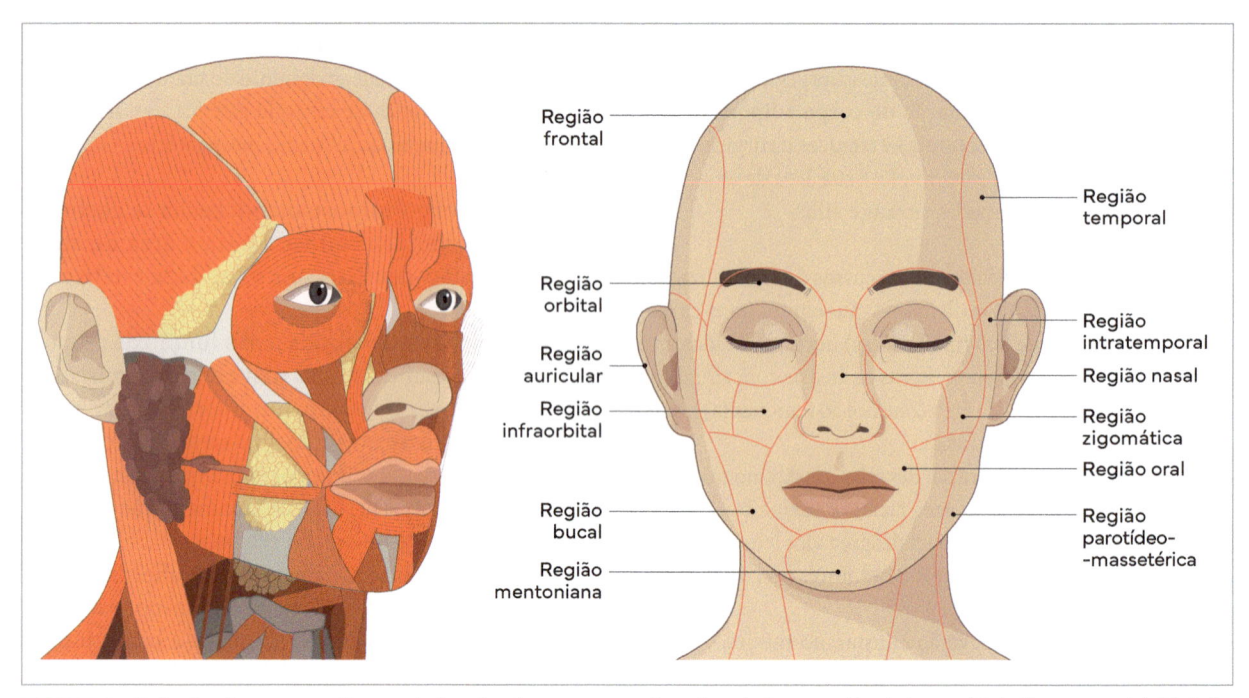

FIGURA 3 Relação do corpo adiposo da bochecha com os músculos da face e glândula parótida (à esquerda). Divisão das regiões anatômicas da face (à direita).

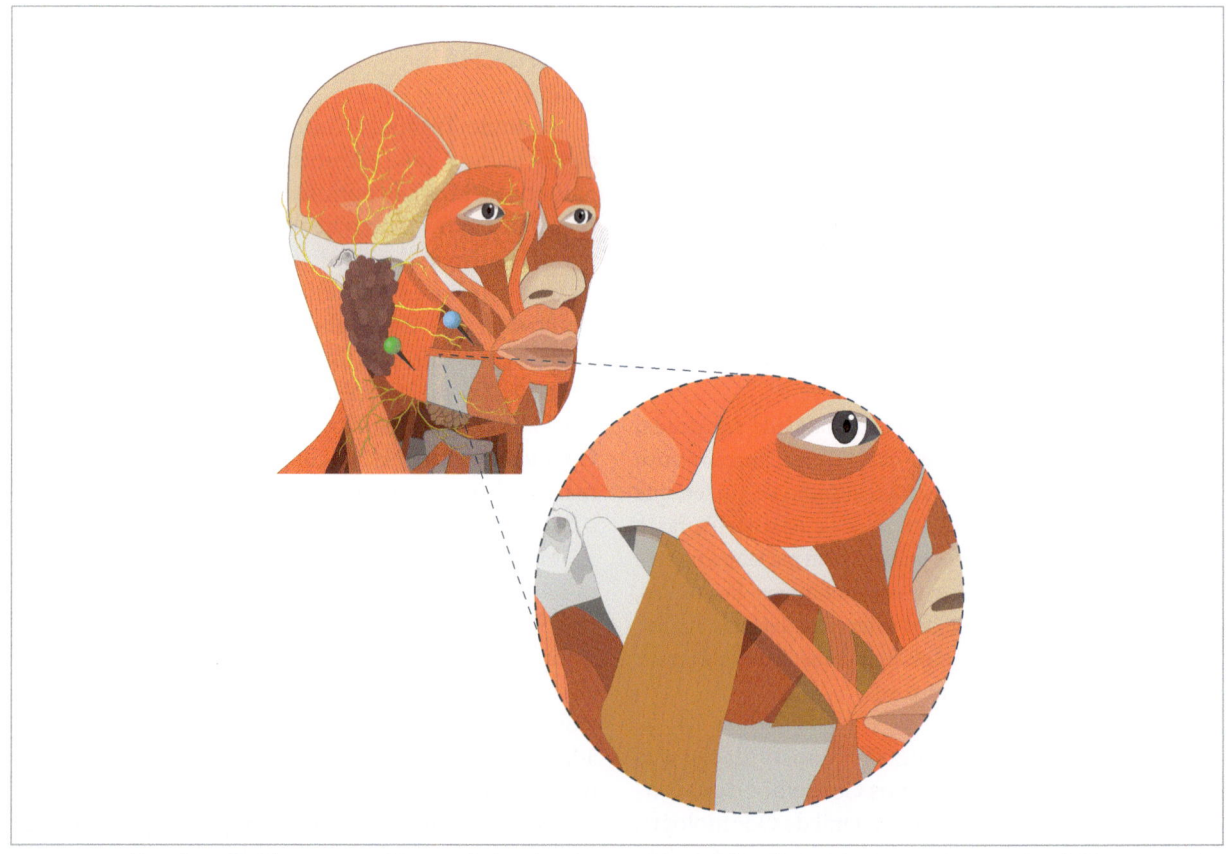

FIGURA 4 Localização do corpo adiposo da bochecha entre os músculos masseter e bucinador (alfinete verde: músculo masseter; alfinete azul: músculo bucinador).

extensões temporais são variáveis e consistentes, mas são sempre menores que a porção bucal.

Em 1986, Tideman et al.[3] descreveram com detalhes a anatomia, a vascularização e a técnica cirúrgica empregada na remoção do corpo adiposo da bochecha, demonstrando que ele realmente não faz parte dos coxins gordurosos profundos e superficiais. Os autores sugeriram que o suprimento sanguíneo para o CAB é derivado dos ramos bucal e temporal profundo da artéria maxilar, do ramo transverso da artéria temporal superficial e de pequenos ramos provenientes da artéria facial.

Outro importante estudo foi realizado por Stuzin et al.[11], que através de dissecações em 12 amostras de cadáveres frescos observou que a média de peso do corpo adiposo da bochecha foi de 9,3 g e o volume médio de 9,6 mL. Seu estudo também apontou que, de maneira geral, somente a extensão bucal do CAB pode ter, em média, 3,6 g de peso e 4 mL de volume.

Coxim mastigatório, coxim de sucção, almofada de sucção ou coxim gorduroso bucal são sinônimos do CAB.

Independentemente de sua nomenclatura, é constituído de uma estrutura gordurosa encapsulada cuja atividade metabólica é totalmente distinta da gordura subcutânea. Não há relação, por exemplo, entre o CAB e a massa corpórea do indivíduo. Portanto, ele é constante e muito pouco variável de uma pessoa para outra.

As bochechas são maiores na infância e diminuem de tamanho de acordo com o envelhecimento. Acredita-se que o CAB tenha algumas funções, como auxiliar na sucção durante a amamentação, o que já foi dito anteriormente. Ao realizar a sucção, o bebê faz o movimento com a língua e a mucosa jugal. Se os coxins gordurosos não estiverem bem-posicionados, sustentando os tecidos, a mucosa jugal irá colabar, impedindo a amamentação. Isso explica crianças em fase de amamentação terem a bochecha maior do que crianças mais velhas que tenham passado por essa fase. Outra função importante do CAB é a de proteção, pois tal acúmulo localizado de gordura serve como coxim protetor de algumas estruturas neurovasculares da face.

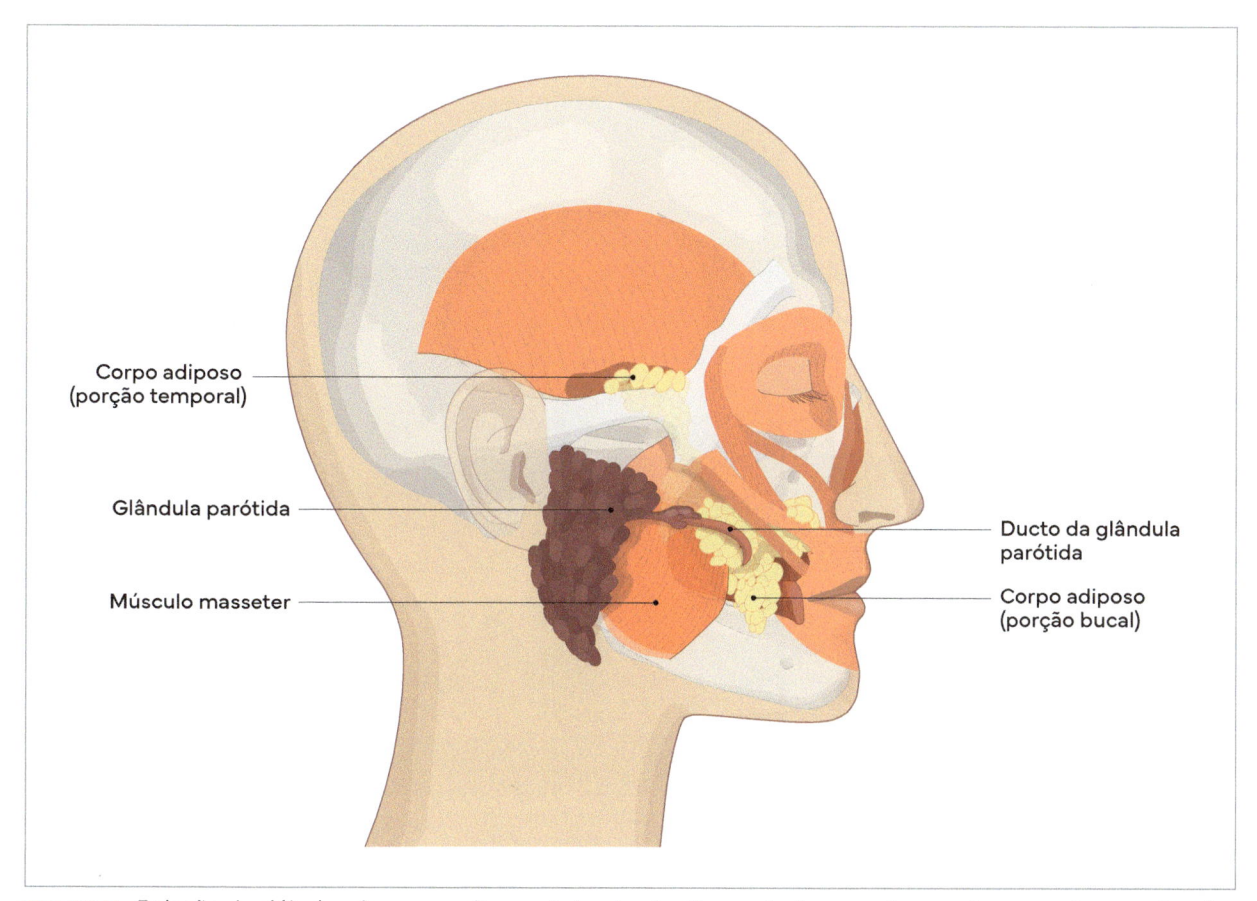

FIGURA 5 Relação dos lóbulos do corpo adiposo da bochecha. Essa estrutura gordurosa situa-se entre os músculos bucinador e masseter (externamente ao músculo bucinador e à frente da margem anterior do músculo masseter). Relaciona-se também com os músculos pterigoideos e temporais, com os ramos do nervo facial (ramo bucal e ramo zigomático), com o ducto da glândula parótida, com a artéria facial, com a veia facial, com o nervo facial e com o ramo médio da artéria temporal superficial.

Alguns acreditam que a lipoplastia eleva a percepção do envelhecimento precoce da face, mas essa impressão se dá em casos nos quais o paciente não possui indicação de realizar a cirurgia e a faz mesmo assim. Além disso, o conceito de que a cirurgia de bichectomia poderia acelerar o processo de envelhecimento facial é um tanto contraditório, levando-se em consideração que a literatura científica mostra que o CAB não está envolvido no processo de envelhecimento facial, como estão, por exemplo, os coxins gordurosos profundos e superficiais, bem como os ligamentos de retenção.

A estrutura que apresenta maior risco em ser comprometida com a manipulação cirúrgica associada à bichectomia é o ducto parotídeo, que segue, como visto, paralelo ao arco zigomático e atravessa tanto o próprio CAB quanto o músculo bucinador. Outra estrutura que pode estar próxima a essa região por conta de uma variação anatômica e que pode ser igualmente lesionada é a artéria facial. Por isso o conhecimento anatômico se mostra fundamental, para evitar acidentes e complicações.

INDICAÇÕES E CONTRAINDICAÇÕES DA BICHECTOMIA

Indicações

- **Assimetria facial:** é importante um detalhado exame físico para verificar se essa assimetria facial não é causada por hipertrofia do músculo masseter. Nesse caso, é indicado um tratamento terapêutico com toxina botulínica. Em casos de assimetrias de volume, diferentemente das assimetrias oriundas de hipertrofia muscular massetérica, a técnica da bichectomia é indicada.
- **Harmonia do sorriso:** em pacientes com CAB de grande volume, é comum que o sorriso fique agressivo e não harmônico por conta do excesso do próprio corpo adiposo. Nesse caso, a bichectomia também é indicada.
- **Aumento do corredor bucal:** casos de reabilitações estéticas, nos quais o paciente possui o corredor bucal estreito pelo volume do CAB, podem causar

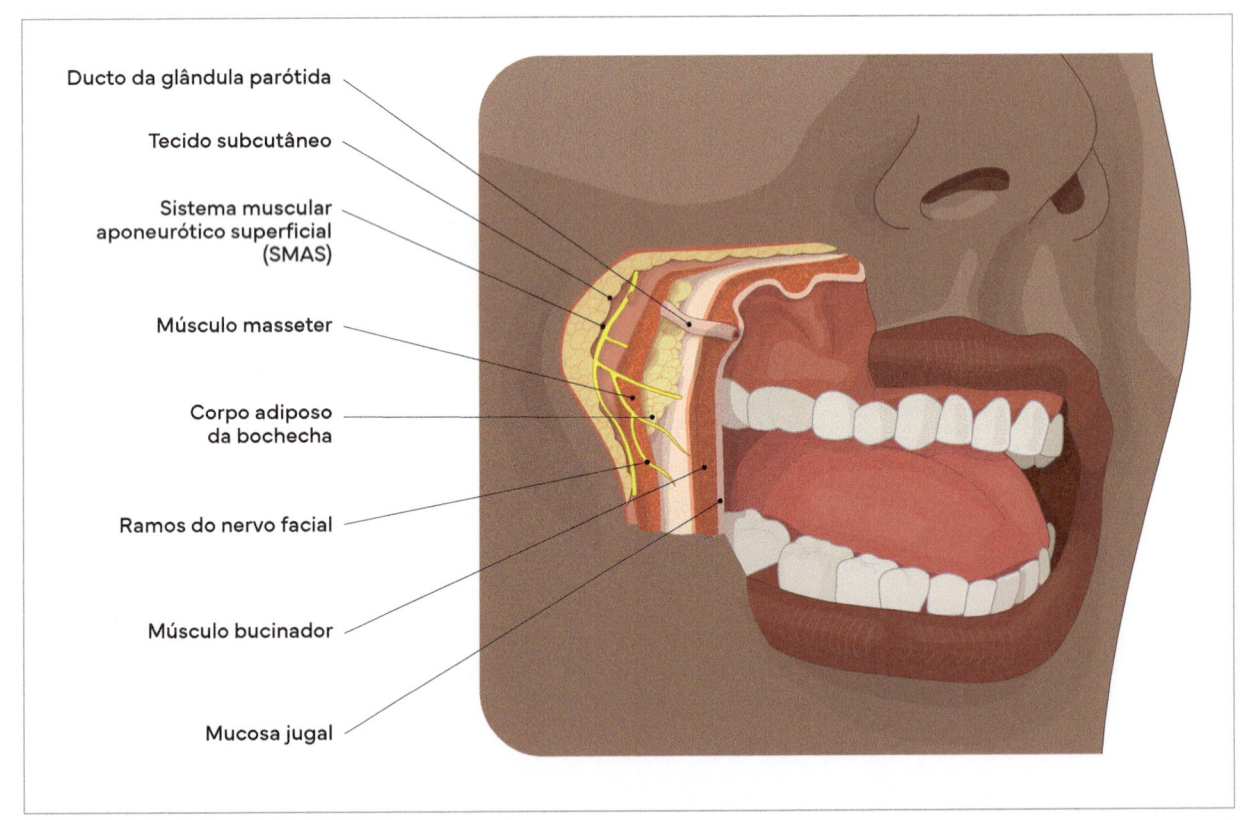

FIGURA 6 Relação de proximidade do corpo adiposo da bochecha com algumas estruturas nobres da anatomia facial.

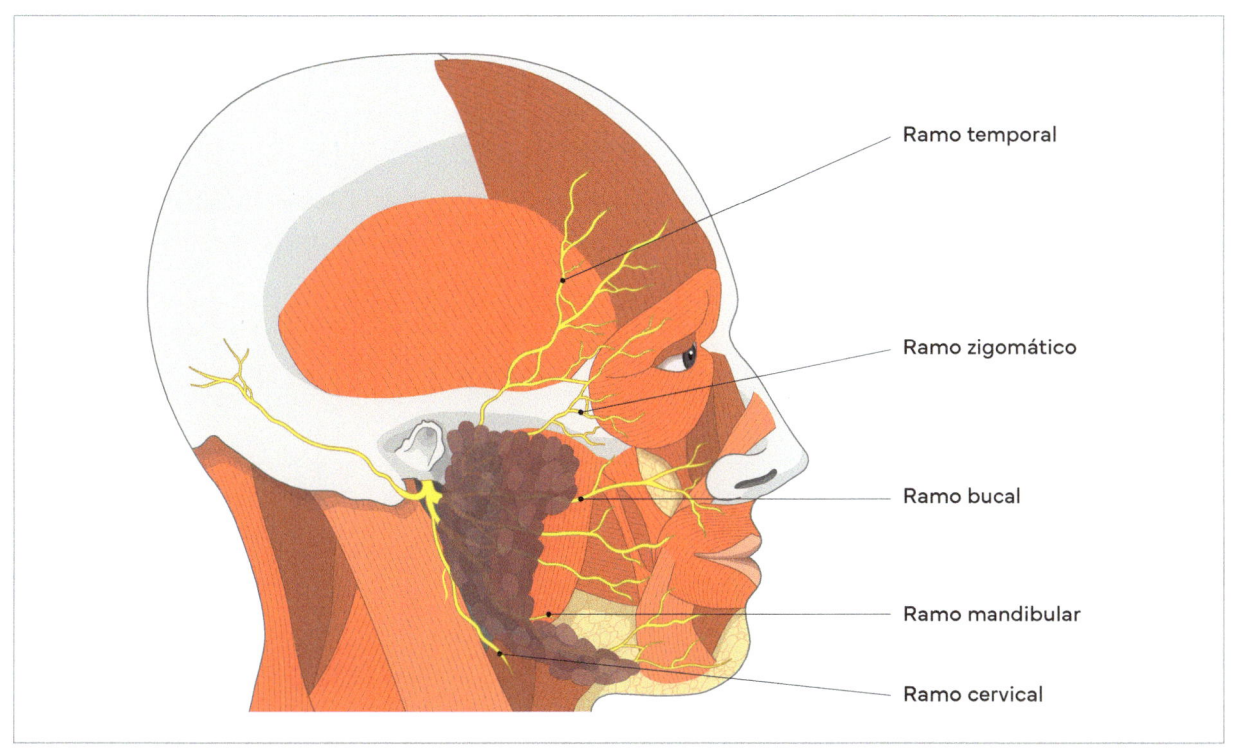

FIGURA 7 O nervo facial (VII par craniano) é um nervo de função mista, pois a maior parte dele possui função motora, principalmente em relação aos músculos da expressão (ou "mímica") facial. Possui cinco principais ramos: temporal, zigomático, bucal, mandibular e cervical.

demasiada dor e desconforto, uma vez que o induzirá a sucessivos episódios de mordiscamento da mucosa jugal (*morsicatio buccarum*).* Em situações como essa, a remoção do corpo adiposo pela técnica da bichectomia irá proporcionar uma maior abertura do corredor bucal, evitando-se o hábito de mordiscar a bochecha.

- *Morsicatio buccarum* **(linha alba marcada):** como visto, é uma condição que se caracteriza pela irritação crônica ou lesão de natureza fibrosa da mucosa jugal causada por mastigação, mordida ou mordiscadas repetitivas. O paciente pode apresentar uma linha alba muito evidente em resposta a essas lesões repetitivas. Dessa maneira, em casos de *morsicatio buccarum* já instalado, a bichectomia é recomendável para remover o hábito deletério e trazer normalidade ao paciente.

---

* De acordo com Rocha et al. (2018)[5], o *morsicatio buccarum* é uma alteração causada pelo hábito de mordiscar em que lesões brancas hiperqueratóticas não removíveis à raspagem surgem comumente nos lábios e/ou na mucosa jugal (i.e., bochechas) bilateralmente. Podendo confundir o cirurgião-dentista desatento com um caso de candidíase hipertrófica, por exemplo, o *morsicatio buccarum* exige apenas cuidados locais e suspensão do hábito deletério ou parafunção.

- **Enxertos livres e pediculados:** principalmente em casos de lesões extensas na cavidade bucal, correção de sequelas teciduais após cirurgias de remoção de neoplasias e comunicações bucossinusais/fístulas oroantrais (i.e., vias de acesso patológico entre o meio oral e o interior do seio maxilar), servindo também para a sutura de alvéolos. Em situações de grande destruição tecidual decorrente de acidentes envolvendo a face (*e.g.*, colisão de automóveis, disparo de arma de fogo etc.), o corpo adiposo da bochecha pode ser removido e adicionado aos tecidos moles remanescentes a esses locais. Se bem-sucedido, esse tipo de tratamento pode reduzir consideravelmente o tempo de cicatrização das feridas, bem como fornecer ao paciente um resultado estético mais satisfatório.
- **Malformação facial:** em casos de malformações faciais, a lipoenxertia de regiões irregulares pode diminuir o desconforto estético do paciente. O corpo adiposo da bochecha pode ser removido e adicionado a essas regiões, dando-lhe substância.
- **Finalidades puramente estéticas:** pacientes que têm naturalmente uma face mais arredondada (conhecida no mundo estético como *baby face*) podem melhorar o contorno facial com seu afilamento proveniente da remoção do corpo adiposo da bochecha pela técnica

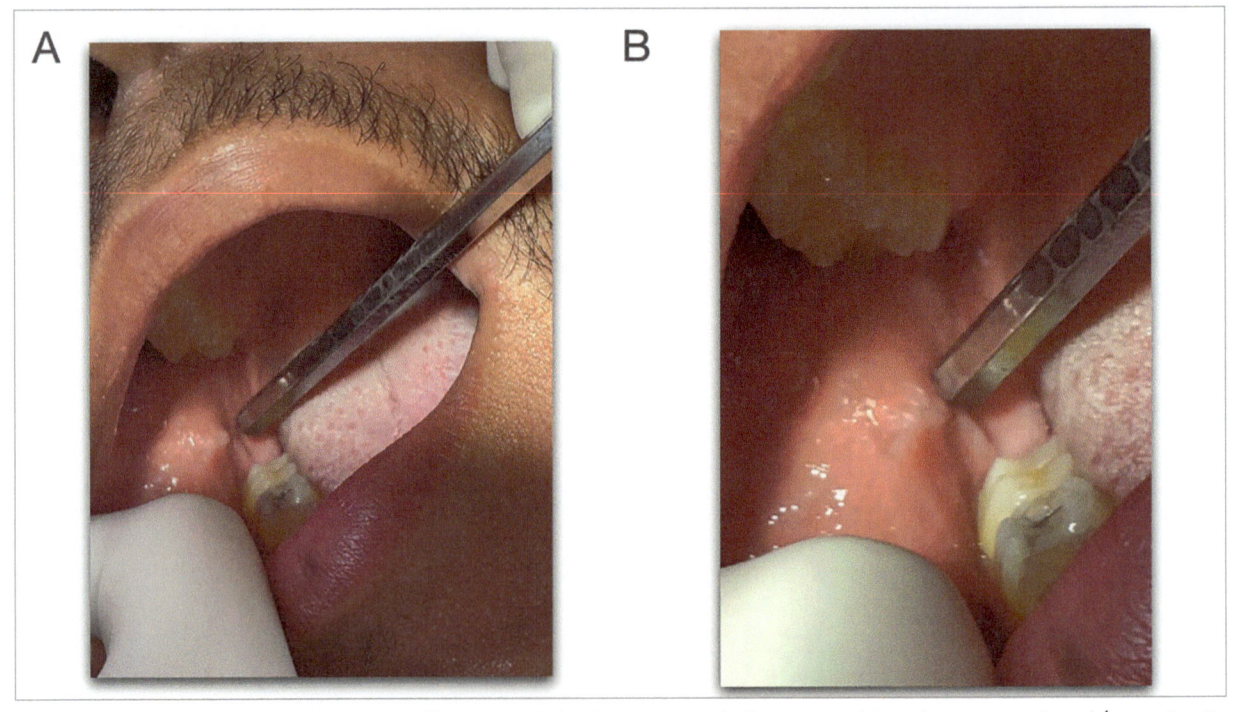

FIGURA 8 Linha alba. Observe o cordão queratinizado por mordedura repetitiva da mucosa jugal (*morsicatio buccarum*).

da bichectomia, o que também poderá proporcionar melhor definição do contorno mandibular.

Contraindicações

- **Estética:** casos de faces alongadas, face com esvaziamento palpebral severo e obesidade. A ptose dos coxins adiposos profundos da face cria "esvaziamentos" no conteúdo das órbitas e altera a estética facial. Portanto, apesar de não ser uma contraindicação absoluta, é necessário avaliar se existe, em pacientes com idade avançada, a real necessidade da remoção de mais um tecido que poderá ajudar a preencher as estruturas faciais adjacentes.
- **Locais:** enfermidades graves (*e.g.*, doença periodontal), focos de infeção local, abscessos, candidíase e hipertrofia do músculo masseter.
- **Sistêmicas:** doenças autoimunes (*e.g.*, lúpus eritematoso sistêmico ou "LES", pênfigo vulgar, diabetes não controlado etc.), pacientes que fazem uso crônico de esteroides anabolizantes, leucocitoses relativas e absolutas, idiossincrasias sanguíneas e hipertensão descompensada.

A importância da ficha de anamnese e do histórico médico

É fundamental que o profissional de saúde faça a devida coleta de informações importantes sobre a his-

tória médica pregressa do paciente por meio do preenchimento de uma criteriosa ficha de anamnese, pois se trata de um passo valioso para determinar a indicação ou contraindicação do tratamento. Além do preenchimento e da assinatura do paciente, o profissional deve revisar o conteúdo preenchido pelo paciente de modo a evitar qualquer dúvida que ele possa ter tido nas perguntas (recomenda-se ler em voz alta para o paciente).

Muita atenção na anamnese para a presença de doenças sistêmicas (*e.g.*, diabetes, hipertensão etc.), e medicações de uso contínuo. É preciso avaliar se há a possibilidade de alguma interação medicamentosa e/ou identificar a chance de intercorrências indesejáveis nos períodos antes, durante e após as cirurgias. Informações úteis também podem ser extraídas de experiências do paciente com cirurgias anteriores, problemas hereditários, casos de doenças graves na família, hábitos de alimentação, prática de exercícios físicos e alergias conhecidas. Por isso a anamnese deve ser completa.

Os aspectos psíquicos, como ansiedade e depressão, devem ser considerados para que os períodos pré e pós-cirúrgicos não fiquem à mercê das expectativas do paciente, levando sempre em consideração a sua queixa principal. É igualmente importante orientá-lo e informá-lo sobre o preenchimento e a assinatura do Termo de Consentimento Livre e Esclarecido (TCLE). Conforme demonstrado a seguir, esse documento deve descrever tudo o que pode ocorrer antes, durante e após o procedimento, constituindo uma ferramenta legal de proteção tanto ao profissional executor quanto à clínica onde o procedimento é realizado (Figura 9).

Outras ferramentas de segurança legal para o profissional incluem as fotografias e o termo de consentimento para uso da imagem, pois permitem o registro do acompanhamento prévio do paciente antes do tratamento e a visualização e divulgação científica dos resultados obtidos.

Uma das queixas principais (até mesmo de pacientes com idade mais avançada) é o fato de "morder as bochechas", onde, geralmente, as lesões aparecem nas

---

TERMO DE CONSENTIMENTO LIVRE E ESCLARECIDO

Por meio deste termo, eu _____, n° de identidade _____, declaro que estou de acordo com o plano de tratamento cirúrgico proposto: **CIRURGIA DE BICHECTOMIA (REMOÇÃO DO CORPO ADIPOSO DA BOCHECHA)**. Fui devidamente esclarecido(a) que a bichectomia é um procedimento cirúrgico funcional com benefícios estéticos que visa diminuir a incidência de mordedura das bochechas durante a mastigação alimentar e evidencia na pele a transição da região zigomática ("maçã do rosto") e da mandíbula. Fui orientado(a) a respeito do procedimento a ser realizado, a sequência do tratamento, os riscos e possíveis consequências, descritas a seguir.

Fui informado(a), que dentre as situações adversas mais comuns que podem acontecer no transoperatório ou no período pós-operatório, são: desconforto na região operada (dor), edema (inchaço), hemorragia (sangramento excessivo), hematoma na face (acúmulo de sangue sob a pele que pode ocasionar mancha vermelha ou roxa na pele), trauma na comissura labial (lesão no canto da boca), restrição de abertura de boca e, menos frequentemente, infecção. Essas situações normalmente necessitam de vários dias ou semanas para recuperação.

Estou ciente de que haverá mudanças permanentes na minha fisionomia e na minha estética facial. As alterações faciais são percebidas na sua plenitude, após 3 meses da realização da cirurgia. Fui informado(a) que terei restrição alimentar nos primeiros dias de pós-operatório conforme explicado pelo cirurgião-dentista. Pode haver também a necessidade de afastamento das ocupações habituais (trabalho, escola, etc.) por alguns dias.

Estou consciente da importância de minha efetiva participação no tratamento, seguindo as recomendações e medicações prescritas pelo Cirurgião-Dentista enquanto estiver sob seus cuidados, e entendo que, sem minha cooperação, poderá haver diminuição da possibilidade de melhores resultados, elevando assim, os riscos de efeitos adversos, como os citados anteriormente. Fui orientado(a) ainda que mediante qualquer intercorrência descrita nesse documento ou outras situações adversas, sejam elas de urgência ou não, a equipe cirúrgica deverá ser prontamente avisada e, ciente de sua responsabilidade profissional, tomará todas as medidas necessárias para minha proteção e controle de uma eventual complicação.

Esclareço que tive a oportunidade de ler e entender os termos e palavras contidas nesse termo, me foram dadas explicações pertinentes a ele e me foi oferecida a oportunidade de perguntar e tirar qualquer dúvida. Por aceitar o que me foi explicado e assumir todos os riscos inerentes ao procedimento odontológico descrito, riscos esses que não dependem exclusivamente da boa conduta do cirurgião-dentista, mas que fazem parte da técnica, assino esse termo de consentimento juntamente com o cirurgião-dentista.

São Paulo, _____ de _____ de 2022.

_____   _____
              Paciente   Cirurgião-Dentista

FIGURA 9 Exemplo de Termo de Consentimento Livre e Esclarecido (TCLE).

duas bochechas ou apenas em uma. Por isso, um exame intraoral é fundamental até para descartar qualquer problema periodontal que o paciente possa apresentar, afinal uma adequação bucal correta antes do procedimento pode evitar complicações como infecções ou sangramentos abundantes.

Exames complementares devem ser considerados, como: 1) hemograma completo, para detectar problemas como infecções ou anemias que são contraindicações relativas; 2) glicemia, para avaliar possível diabetes; 3) coagulograma, para verificar o potencial de coagulação do paciente e descartar riscos de hemorragia.

Uma ultrassonografia de face pode ser empregada para detectar a localização e o volume do corpo adiposo da bochecha ou uma possível variação anatômica, exame seguro, de fácil realização e de baixo custo (Figura 10). Outro exame que pode ser empregado é a ressonância magnética.

TÉCNICA CIRÚRGICA E CONSIDERAÇÕES PRÉ, TRANS E PÓS-OPERATÓRIAS

A bichectomia possui dois objetivos: melhorar a função mastigatória removendo o excesso de tecido adiposo (objetivo principal) e promover o afinamento do rosto (objetivo secundário). Geralmente a remoção do CAB é intraoral e feita sob anestesia local, de maneira tranquila.

Pré-operatório

Para evitar intercorrências no transoperatório de pacientes que demonstrarem medo ou ansiedade pré--operatória, pode-se considerar o uso de midazolam 7,5 mg 1 hora antes do procedimento para diminuir e controlar a ansiedade. Essa substância condiciona o

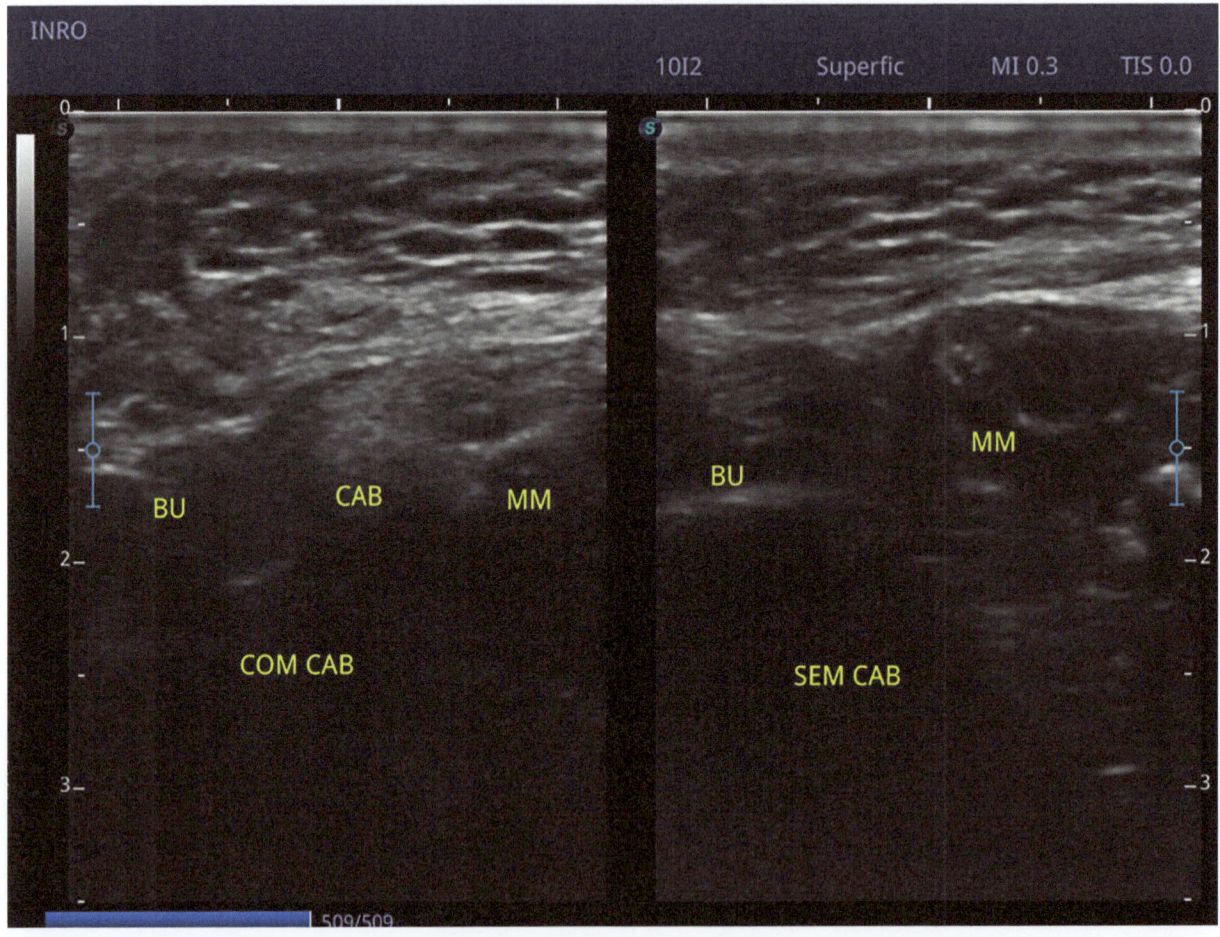

FIGURA 10 Exame de ultrassonografia mostrando, na imagem da esquerda, o corpo adiposo da bochecha – imagem hipoecoica – e, na imagem da direita, após a sua remoção – região de aspecto anecóico. Observe a relação com os músculos bucinador (BU) e masseter (MM).

paciente a uma amnésia anterógrada,** além de o induzir ao sono. O paciente deve estar acompanhado para o retorno à sua residência e ser previamente instruído quanto ao perigo em dirigir ou operar máquinas. Além do controle da ansiedade, uma profilaxia com antibiótico e corticoides pode ser considerada:

- **Cefalexina 2 g:** 4 cápsulas de 500 mg, 1 hora antes do procedimento. Para pacientes alérgicos à cefalexina, considerar o uso de clindamicina 1.200 mg (4 cápsulas de 300 mg), 1 hora antes do procedimento.
- **Prednisolona 20 mg:** 1 hora antes do procedimento. Esclarecer todas as informações do pós-operatório ao paciente e coletar todas as assinaturas nos termos anteriormente citados.

Material necessário

- EPI (gorro, máscara, óculos e luva estéril) + *kit* cirúrgico estéril de periodontia.
- Sugador cirúrgico descartável ou metálico autoclavável.
- Anestésico tópico.
- Kinesio Tape® e faixa compressiva (para o pós-operatório).

- Todos os itens descritos na Figura 11.

Passo a passo da cirurgia

Antissepsia

A extraoral pode ser feita com clorexidina a 2% ou iodo; a intraoral, com clorexidina a 0,12%. Movimento sempre circular da região medial para lateral, envolvendo todo o rosto e pescoço.

Anestesia

Inicia-se pelo anestésico tópico nas regiões onde haverá punção com a agulha, lembrando-se sempre de secar bem a região antes de aplicar o anestésico por 2 a 3 minutos com uma bolinha de algodão estéril. O *laser* infravermelho (2 J) também pode ser empregado sobre o ponto de punção para proporcionar analgesia antes da introdução da agulha (Figura 12).

A anestesia deve se iniciar com um tubete de anestésico depositado na região de fundo do vestíbulo, na altura do segundo molar superior, em direção ao túber da maxila (Figura 13A). Depois, com a seringa carpule inclinada de modo a seguir a linha cervical dos dentes superiores, devemos depositar 1/2 tubete na mucosa jugal, próximo à saída do ducto parotídeo (Figura 13B).

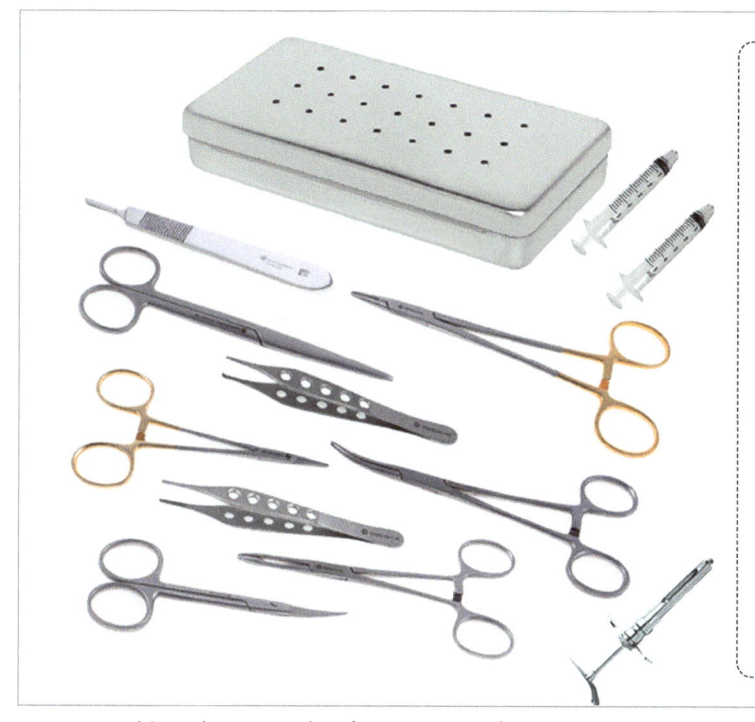

MATERIAL CIRÚRGICO NECESSÁRIO

- Cabo de bisturi n° 3
- Lâmina de bisturi 15C
- Carpule
- Afastador de Minessota
- Espelho clínico
- Pinça hemostática Kelly - curva
- Pinça hemostática Kelly - reta
- Pinça clínica
- Tesoura Iris - reta ou curva
- Porta agulha tipo Mayo Hegar
- Fio de sutura nylon 5-0
- Gaze estéril
- Algodão estéril
- Duas seringas de 5 mL

FIGURA 11 Lista de material cirúrgico necessário para procedimentos de bichectomia em harmonização orofacial.

** Situação na qual o indivíduo não consegue se lembrar de eventos recentes, mas se lembra perfeitamente de eventos mais antigos.

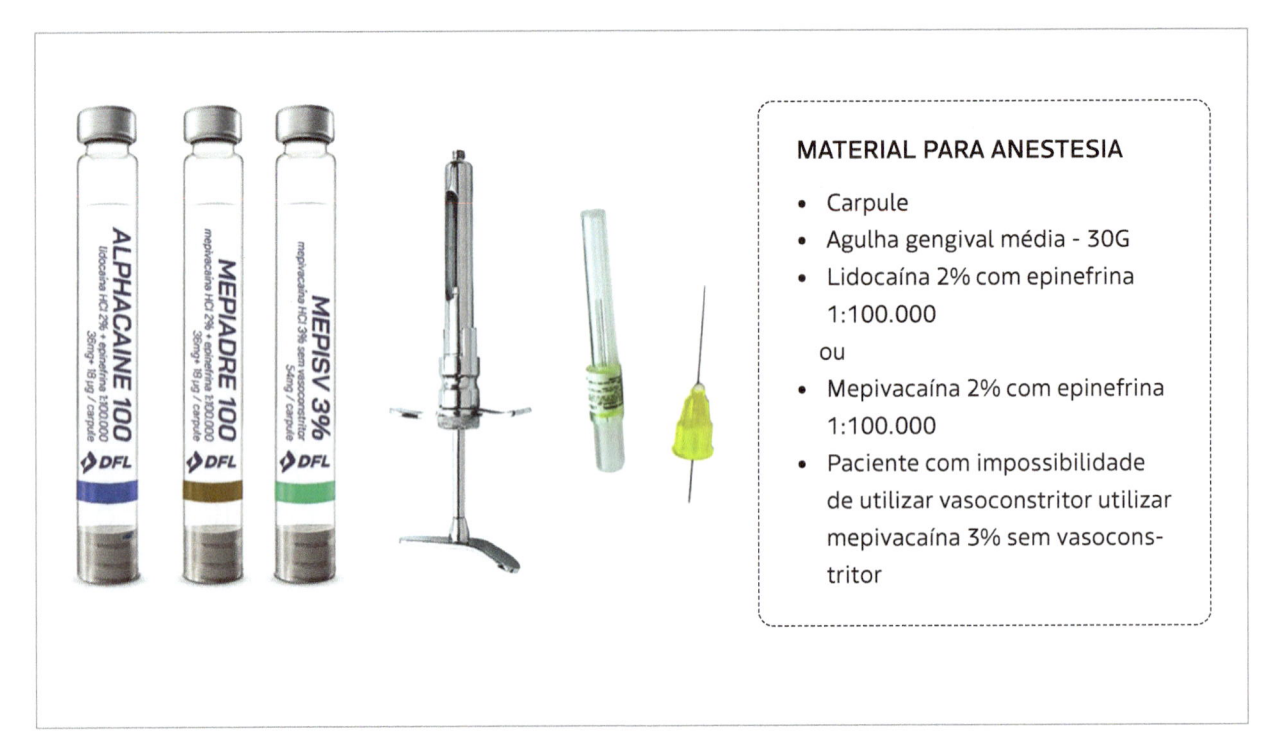

MATERIAL PARA ANESTESIA

- Carpule
- Agulha gengival média - 30G
- Lidocaína 2% com epinefrina 1:100.000

  ou

- Mepivacaína 2% com epinefrina 1:100.000
- Paciente com impossibilidade de utilizar vasoconstritor utilizar mepivacaína 3% sem vasoconstritor

FIGURA 12   Lista dos materiais necessários para a realização de anestesia.

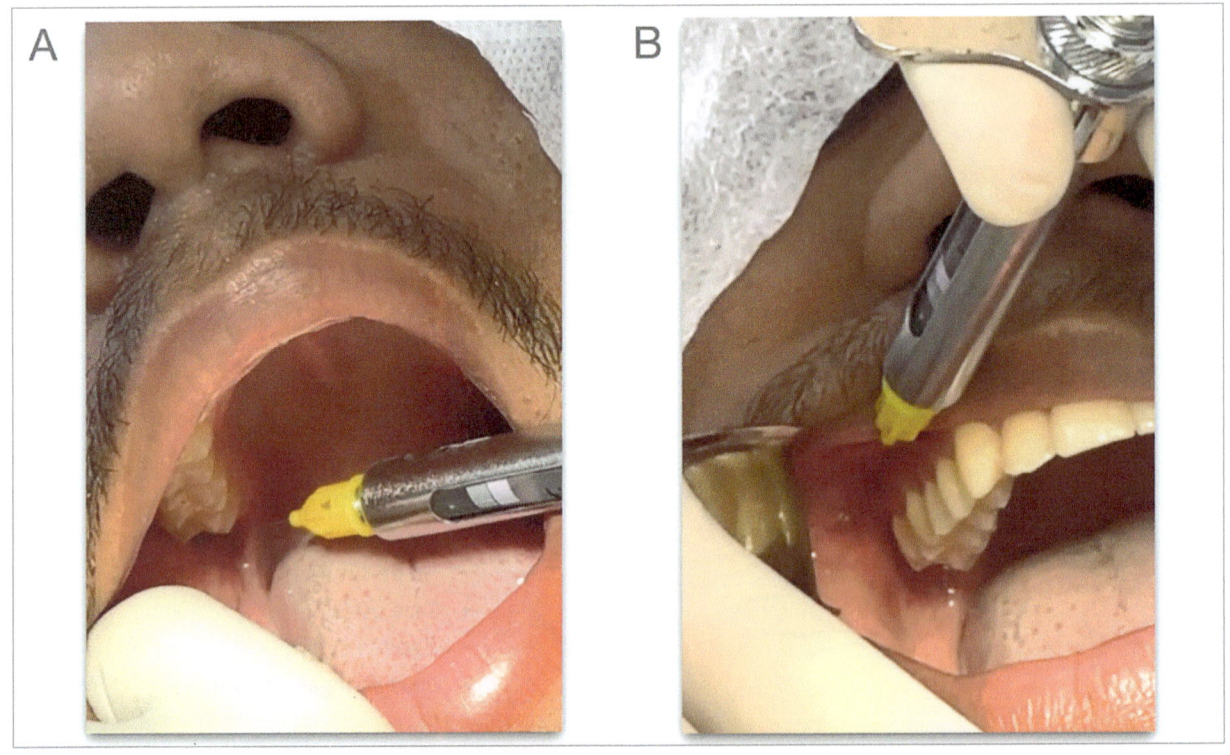

FIGURA 13   A: Anestesia inicial. B: Anestesia complementar.

Se o profissional julgar necessário, 1/2 tubete, pode ser aplicado na região da incisão para causar vasoconstrição e promover uma região de trabalho mais limpa.

Marcação

Com o auxílio de uma caneta cirúrgica de cor roxa, deve-se fazer uma marcação seguindo 10 mm para trás do ducto parotídeo e, então, 10 mm para baixo. A marcação deve ser realizada no formato de "L" invertido para determinar o ponto correto de incisão (Figura 14).

Incisão

Utilizando uma lâmina de bisturi 15C, a incisão é feita 10 mm abaixo da saída do ducto parotídeo (somente com a parte ativa da lâmina). A incisão deve estar posicionada paralelamente ao plano oclusal dos dentes posteriores inferiores e deve ir de anterior para posterior. Existem outros locais de incisão e diferentes sugestões de técnicas, porém essa visa diminuir intercorrências como rompimento do ducto parotídeo, hemorragias ou lesões nervosas (Figura 15).

Divulsão

Após a incisão e o controle da hemostasia com um sugador cirúrgico, utiliza-se a pinça hemostática para realizar a divulsão. Essa técnica consiste em introduzir de maneira suave e gradual a ponta (romba) da pinça e abri-la dentro da mucosa jugal, movimentando-a vagarosamente em todas as direções, a fim de descolar a cápsula fibrosa e os ligamentos que mantêm o CAB em posição. Em seguida, com o dedo polegar apoiado na região extraoral correspondente, deve-se fazer pressão em sentido contrário para empurrar a cápsula em direção à ponta do instrumento. O movimento e a direção devem ser paralelos ao plano oclusal dos dentes inferiores (Figura 16).

Em resumo, após a incisão, o músculo bucinador é dissecado e o CAB é exposto (Figura 17). A pressão externa com o dedo polegar é aplicada sobre a pele para manipular o CAB na incisão e, sem tração excessiva, a porção exposta é pinçada e excisada.

> **Observação:** após a divulsão, deve ser possível visualizar o tecido adiposo (amarelado), que pode ou não estar envolvo por sua cápsula. Caso seja encontrada uma estrutura vermelha e fibrosa, a incisão não foi realizada por completo. Localizado o CAB, não é recomendável puxar ou fazer força no tecido, e, portanto, pode-se realizar um pouco mais de divulsão para descolar todas as fibras (capsulares e musculares) e liberar o CAB, fazendo a remoção da maneira mais atraumática possível.

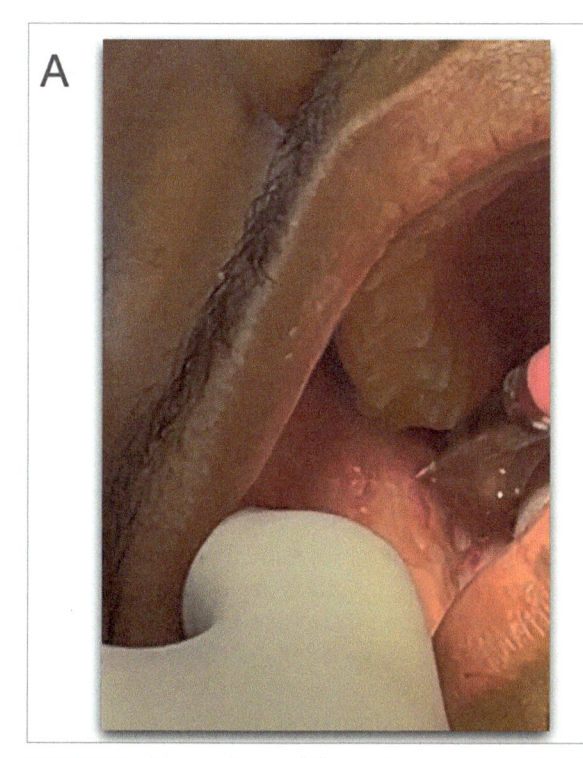
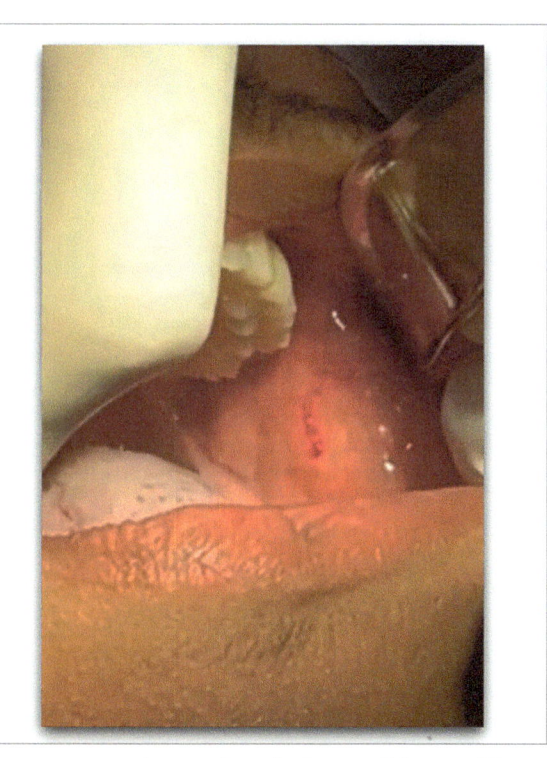

FIGURA 14 Marcação em "L" invertido, com caneta cirúrgica de cor roxa, contornando o ducto parotídeo em 10 mm para trás e 10 mm para baixo.

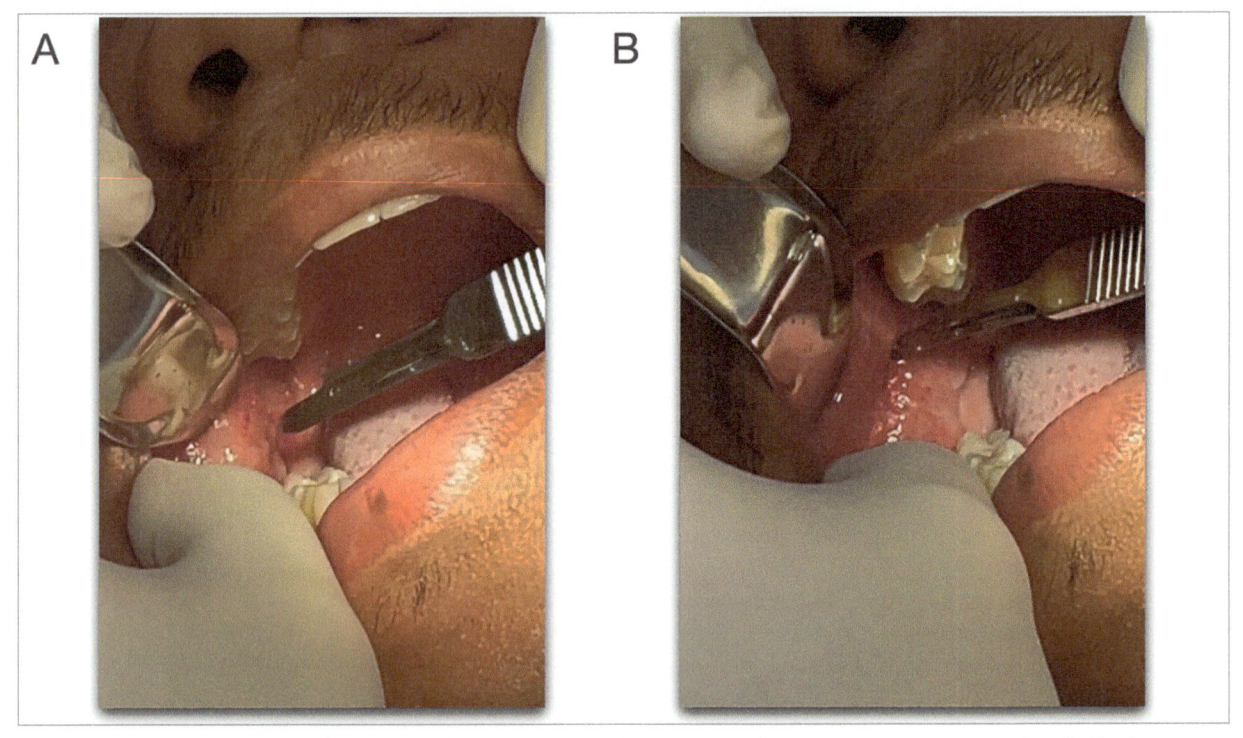

FIGURA 15 Incisão utilizando lâmina de bisturi 15C na região demarcada, apenas com a parte ativa da lâmina e sem aprofundar para não lesar estruturas nobres.

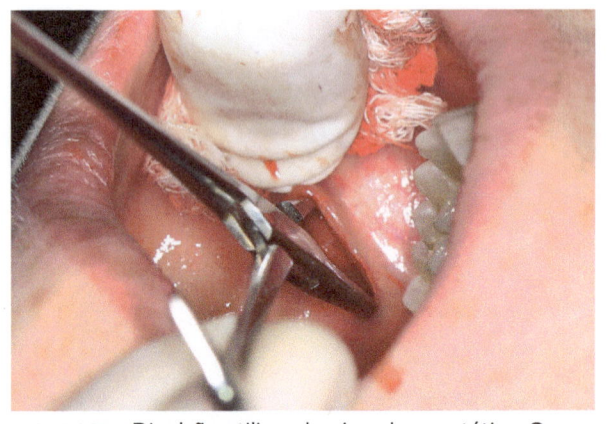

FIGURA 16 Divulsão utilizando pinça hemostática. O profissional deve realizar um movimento de abertura feito de maneira contínua e suave, com a finalidade de remover a cápsula fibrosa e os ligamentos que sustentam o corpo adiposo da bochecha em posição.

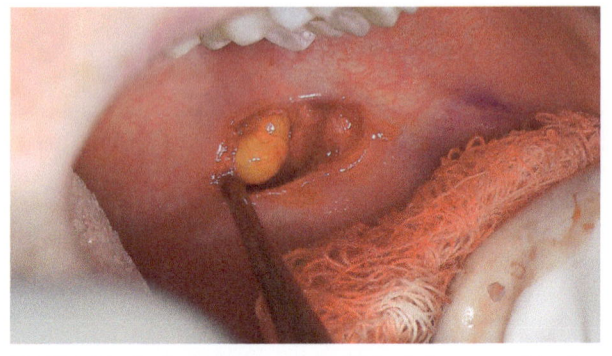

FIGURA 17 Após o alargamento da incisão com a técnica da divulsão com a ponta romba da pinça hemostática, o corpo adiposo da bochecha é exposto.

Remoção do CAB

Finalmente, deve-se pinçar a cápsula após visualizá-la e, com movimentos rotatórios e contínuos, sem brusquidão, realiza-se então a bichectomia (Figura 18). O uso de uma segunda pinça hemostática na base do CAB pode facilitar a sua remoção.

Após localizar o CAB na mucosa jugal de um lado, devemos iniciar a mesma sequência clínica do outro lado, a fim de expor as duas cápsulas dentro da cavidade oral e só então finalizar a remoção (Figura 19).

É importante que o profissional remova apenas o corpo exposto que apresenta cápsula e tecido adiposo, sem ficar procurando excesso de gordura, a fim de não remover a porção temporal do CAB. Em média, o peso do CAB está entre 3 e 4 g. Deve-se utilizar uma balança digital de precisão para verificar o peso e a simetria entre os corpos dos dois lados. Pode-se também utilizar duas seringas de 5 mL cada para verificar o volume (Figura 20). Devemos sempre preconizar remover o

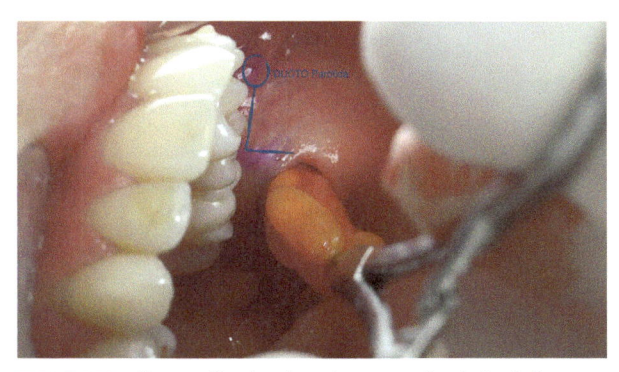

FIGURA 18 Remoção da cápsula no ponto de incisão com a pinça hemostática em pequenos movimentos lentos e giratórios. Observe a marcação em "L" e a proximidade anatômica entre o ponto de incisão e o ducto da glândula parótida.

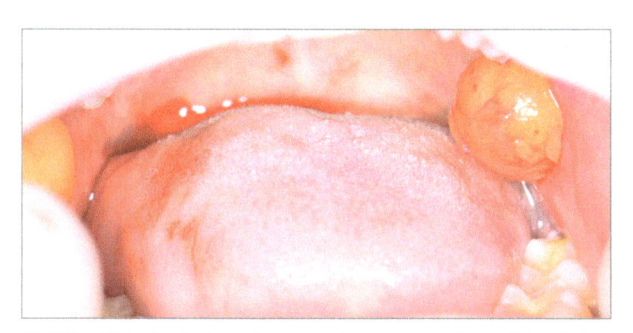

FIGURA 19 Após localizar as duas cápsulas e liberá-las na cavidade bucal, deve ser iniciada a remoção pelo lado que primeiro foi exposto.

mesmo volume e peso, se o paciente não apresentar assimetrias faciais.

Síntese

Após as remoções sequenciais, deve-se utilizar uma gaze estéril para fazer pressão sobre a região cirúrgica por 2 minutos e, então, prosseguir com a sutura utilizando fio de náilon 5-0 com pontos simples no local (Figura 21). Os pontos devem ser removidos após 5 ou 7 dias.

Medicação

- **Corticosteroide:** prednisolona 20 mg (tomar 1 comprimido a cada 12 horas, durante 5 dias).
- **Antibiótico:** cefalexina 500 mg (1 cápsula a cada 6 horas, durante 7 dias).
- **Analgésico:** dipirona 1 g (1 comprimido a cada 6 horas, durante 3 dias, se houver dor). Em caso de dor aguda, o uso de Toragesic® SL 10 mg – 1 comprimido sublingual a cada 12 horas por 5 dias – deve ser considerado. Alérgicos devem utilizar paracetamol 750 mg (1 comprimido a cada 6 horas, durante 3 dias, se houver dor).

Recomendações pós-operatórias

- Aplicar compressas de gelo na região manipulada nas primeiras 24 horas após o procedimento (colocar a compressa sobre a face por 10 minutos, com intervalos de 5 minutos).
- Seguir corretamente a medicação prescrita.

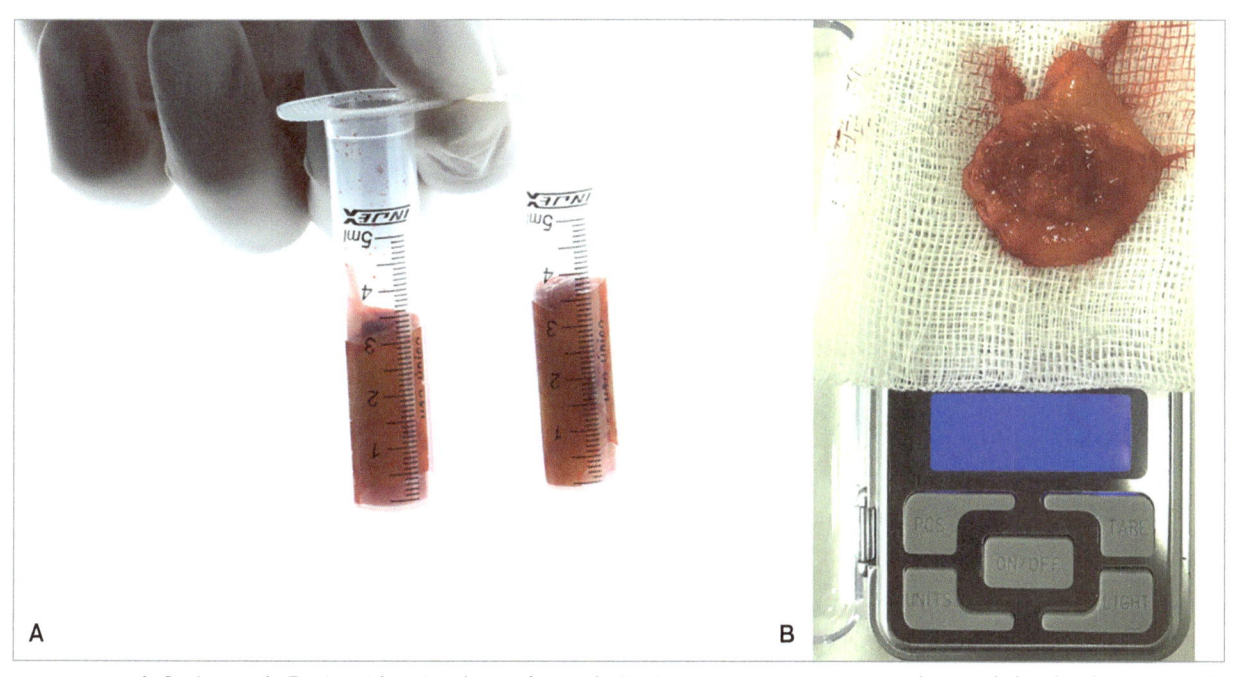

A

B

FIGURA 20 A: Seringas de 5 mL evidenciando o volume de 3 mL para o primeiro corpo adiposo da bochecha e cerca de 3,5 mL para o segundo. B: Observa-se uma balança digital de precisão mostrando o peso de 5,3 g para um dos corpos.

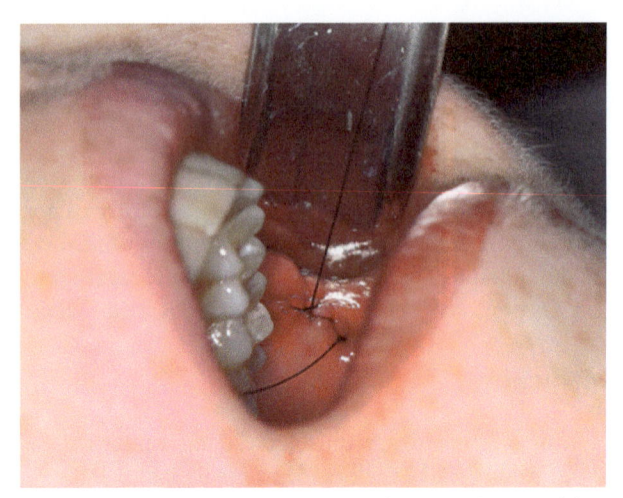

FIGURA 21 Sutura em ponto simples com fio de náilon 5-0. Dois ou três pontos são suficientes na maioria das vezes.

- Fazer dieta líquida e pastosa nas primeiras 48 horas após o procedimento. Não é recomendável consumir alimentos quentes e condimentados. Após o terceiro dia, a ingestão de pratos leves está liberada.
- Evitar falar em excesso, fazer esforços ou expor-se ao sol nas primeiras 48 horas após o procedimento.
- Repousar por 48 horas, para que o pós-operatório seja mais tranquilo e sem transtornos.
- Não fazer bochechos vigorosos, se indicado como profilaxia por alguma razão.
- Em caso de dor, evitar o uso de medicamentos com ácido acetilsalicílico.
- Fazer higiene do local da cirurgia e da região de sutura com cotonetes, gazes e/ou porções de algodão embebidos em água oxigenada a 10 volumes. A higiene deve ser realizada normalmente nos dentes.

Após o procedimento, uma faixa compressiva de otoplastia é recomendada por 15 dias diretos e por mais 15 dias apenas para dormir. O profissional deve orientar o paciente em relação ao uso da faixa compressiva pelo máximo de tempo possível, apesar de poder haver algum incômodo. O uso da Kinesio Tape® no pós-operatório pode ajudar a controlar o edema local, associado ao uso do *laser* vermelho 2 J, que também pode ajudar na reparação tecidual e diminuir o processo inflamatório.

Complicações pós-cirúrgicas

Como em todo procedimento cirúrgico, algumas complicações podem ocorrer. É preciso saber equacio-nar os resultados dos procedimentos para melhorar a recuperação do paciente.

- Edema.
- Hematoma.
- Abscesso ou infecção.
- Trismo.
- Lesão do ducto parotídeo (ou de Stenon) e do feixe vasculonervoso decorrente de síntese cirúrgica com sutura em massa.
- Hemorragias.
- Neuropatias de ramos motores por ressecção inadequada.

CASO CLÍNICO

Paciente M. C., de 22 anos, apresentava, como queixa principal, "mordo muito a bochecha durante a mastiga-ção e meu rosto é muito redondo" [*sic*], tendo indicação funcional e estética para realizar a bichectomia. Foram solicitados os exames complementares, e, observada a oportunidade cirúrgica, seguiu-se para o procedimento. Os resultados foram mais bem visualizados após 6 meses, período eleito para os registros fotográficos do "antes/depois" (Figuras 22 a 25).

Ao final do caso clínico, a paciente ficou satisfeita com o término dos episódios de mordedura repetitiva na bochecha durante a mastigação. Em termos estéticos, a nova aparência causou um gatilho emocional para melhores cuidados com a saúde geral, incluindo hábitos alimentares mais saudáveis e melhora no equilíbrio do IMC (índice de massa corporal).

CONCLUSÃO

A técnica de lipoplastia ou bichectomia demons-tra-se efetiva para melhorar a função mastigatória do paciente. Por meio de estudos anatômicos, revisões e pesquisas controladas, a literatura científica mostra que a técnica não acelera o processo de envelhecimento. Pelo contrário, o rejuvenescimento e a melhora na estética facial podem favorecer o paciente ao gerar estímulos para a busca de melhorias em sua saúde de modo geral. É fundamental que o profissional tenha aptidão para técnicas cirúrgicas, além de apresentar conhecimento em anatomia, anestesiologia e farmacologia, a fim de evitar ao máximo possíveis acidentes e complicações. A busca pela associação de resultados estéticos e funcionais é sempre recomendável.

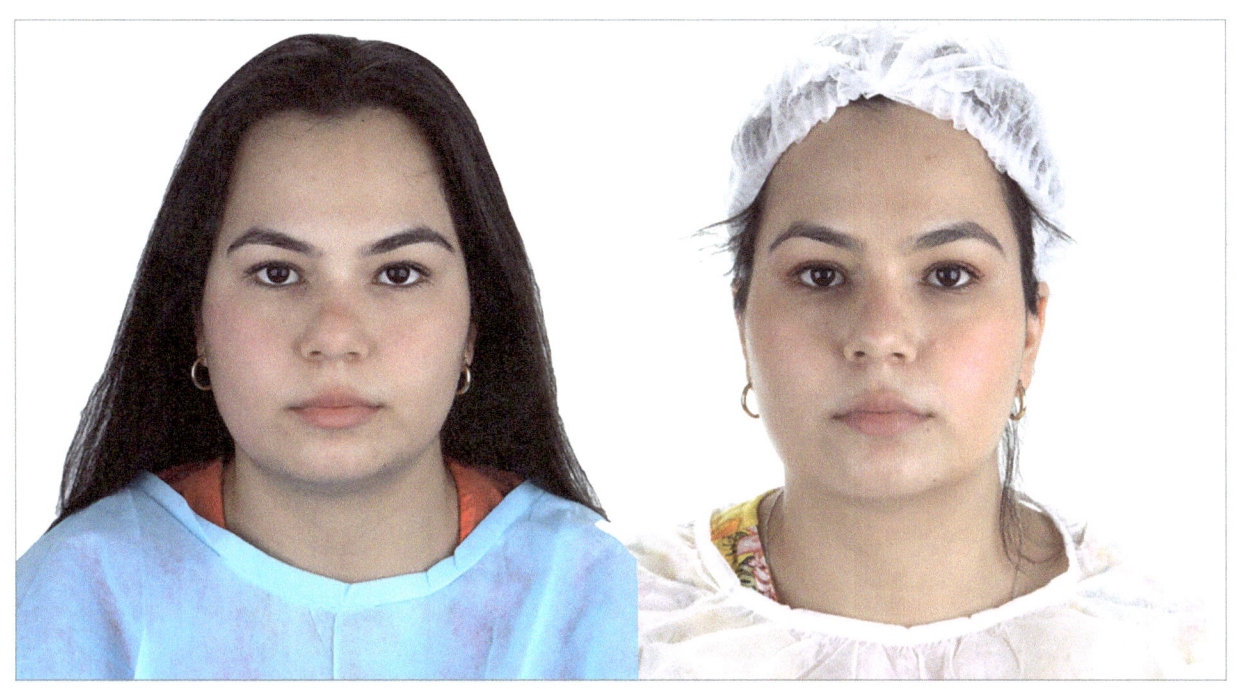

FIGURA 22   Vista frontal da paciente em repouso. Registro inicial (à esquerda) e após 6 meses de pós-operatório (à direita). Observar a diferença no contorno facial.

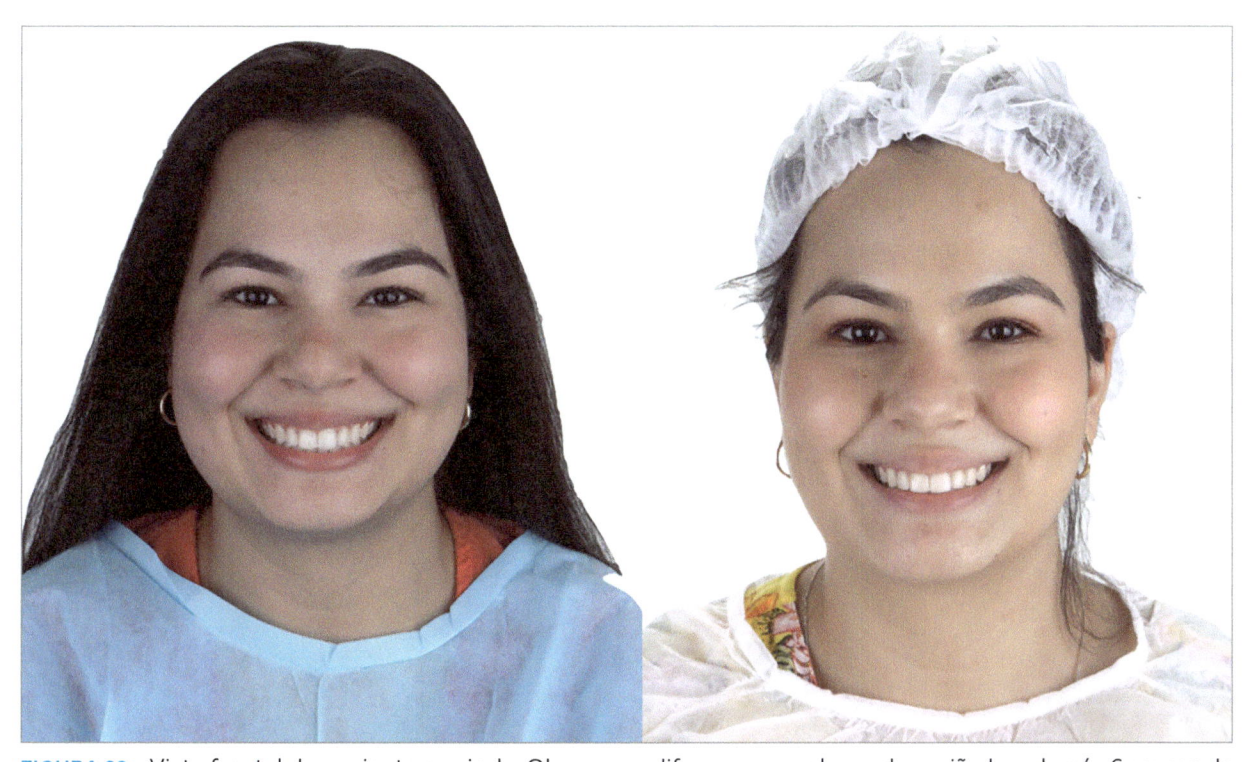

FIGURA 23   Vista frontal da paciente sorrindo. Observar a diferença no volume da região bucal após 6 meses da bichectomia.

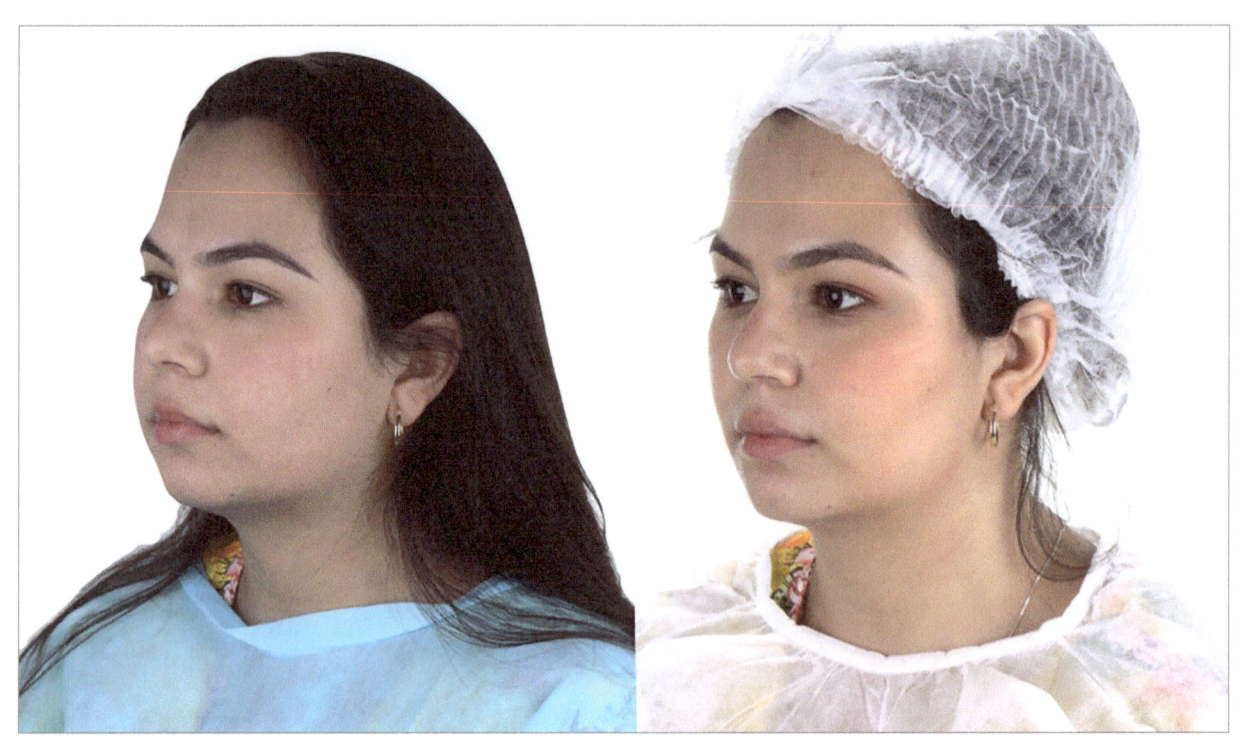

FIGURA 24 Vista da paciente em 22° e repouso. Observar a diferença em seu contorno facial, evidenciando a região malar e melhorando o contorno mandibular. O profissional deve almejar ganho estético e funcional.

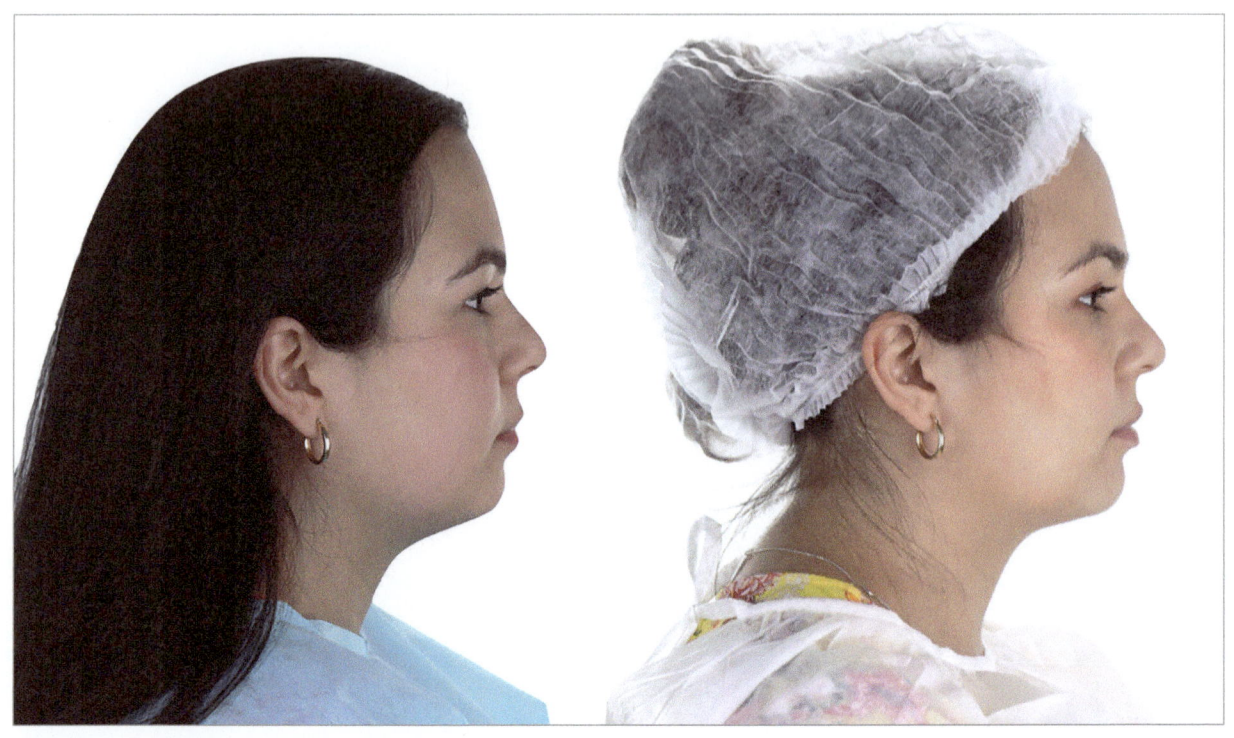

FIGURA 25 Vista da paciente em 90° e repouso. Observar a diferença do contorno facial após 6 meses da bichectomia.

REFERÊNCIAS

1. *Büste der Nofretete im Neuen Museum*, Berlin, de Arkadiy Etumyan, é uma imagem sob a licença CC BY-SA 3.0. Para ver os termos, visite: https://creativecommons.org/licenses/by-sa/3.0/deed.pt. [acesso em abril de 2023]. Disponível em: https://pt.wikipedia.org/wiki/Ficheiro:Nefertiti_30-01-2006.jpg

2. Traboulsi-Garet B, Camps-Font O, Traboulsi-Garet M, Gay-Escoda C. Buccal fat pad excision for cheek refinement: a systematic review. Med Oral Patol Oral Cir Bucal. 2021;26(4):e474-e481.

3. Tideman H, Bosanquet A, Scott J. Use of the buccal fat pad as a pedicled graft. J Oral Maxillofac Surg. 1986;44(6):435-40.

4. Stuzin JM, Wagstrom L, Kawamoto HK, Baker TJ, Wolfe SA. The anatomy and clinical applications of the buccal fat pad. Plast Reconstr Surg. 1990;85(1):29-37.

5. Rocha JA, Santos GL, Barki MCLJM, Fontes KBFC, Pereira DL. Morsicatio buccarum: relato de caso com regressão por interrupção de hábitos. Rev Bras Odontol. 2018;75(Supl. 2):79.

6. Bernal Rodriguez CG, Kraul LF, Cardoso TW, Eduardo CP, Aranha ACC, de Freitas PM. Photobiomodulation in the postoperative of bichectomy surgeries: case series. Photomed Laser Surg. 2018;36(7):391-4.

7. Fry WK, Shepherd PR, McLeod AC, Parfitt GJ. Surgery. In: The dental treatment of maxillo-facial injuries with supplementary material on cases and techniques. JB Lippincott Company; 1945. p. 75-88.

8. Grillo R, Dongo JLP, Moreira LM, Queiroz AGS, Teixeira RG. Effectiveness of bandage in the incidence of major complications on bichectomy: literature review and case series of 643 bichectomies. Oral Maxillofac Surg. 2022;26(3):511-7.

9. Hernández-Parada HA, Hofer-Pineda U. Características anatómicas macroscópicas y microscópicas del cuerpo adiposo bucal (corpus adiposum buccae) (en fetos humanos de término) [Macroscopic and microscopic anatomical characteristics of the buccal pad of fat (corpus adiposum buccae) (in human fetuses at term)]. Odontol Chil. 1977;25(117):21-5.

10. Moura LB, Spin JR, Spin-Neto R, Pereira-Filho VA. Buccal fat pad removal to improve facial aesthetics: an established technique? Med Oral Patol Oral Cir Bucal. 2018;23(4):e478-e484.

11. Pimentel T, Hadad H, Statkievicz C, Alcantara-Júnior AG, Vieira EH, Souza FA, et al. Management of complications related to removal of the buccal fat pad. J Craniofac Surg. 2021;32(3):e238-e240.

12. Pokrowiecki R. Extended buccal lipectomy (bichectomy) for extreme cheek contouring. Int J Oral Maxillofac Surg. 2022;51(7):929-32.

13. Rácz L, Maros TN, Seres-Sturm L. Structural characteristics and functional significance of the buccal fat pad (corpus adiposum buccae). Morphol Embryol (Bucur). 1989;35(2):73-7.

14. Sezgin B, Tatar S, Boge M, Ozmen S, Yavuzer R. The excision of the buccal fat pad for cheek refinement: volumetric considerations. Aesthet Surg J. 2019;39(6):585-92.

15. Tapia A, Ruiz-de-Erenchun R, Rengifo M. Combined approach for facial contour restoration: treatment of malar and cheek areas during rhytidectomy. Plast Reconstr Surg. 2006;118(2):491-7; discussion 498-501.

16. Tostevin PM, Ellis H. The buccal pad of fat: a review. Clin Anat. 1995;8(6):403-6.

15

Bioestimuladores de colágeno

Elizandra Paccola Moretto de Almeida
Lucas Meciano Pereira dos Santos
Rafaela Maiolo Garmes

ENVELHECIMENTO FACIAL

A face é uma das regiões mais complexas do corpo humano, onde pele, músculos, nervos, vasos sanguíneos, ligamentos de retenção e ossos trabalham em conjunto e em perfeita harmonia até que se inicie o processo de envelhecimento[1].

O envelhecimento facial é a consequência de múltiplos fatores intrínsecos e extrínsecos, que estão inter-relacionados e contribuem de forma significante para a manifestação dos principais sinais do envelhecimento. O **envelhecimento extrínseco**, também chamado de fotoenvelhecimento, se deve às excessivas e repetitivas exposições aos raios ultravioletas (UVA, UVB e luz visível), que estimulam a formação de radicais livres e de outros fatores, como poluição, tabagismo, álcool e hábitos nutricionais[1,2]. O **envelhecimento intrínseco** ou cronológico é influenciado por fatores genéticos, sendo natural e inevitável. Com a idade, iniciam-se um declínio das funções vitais do corpo, a redução das renovações celulares, os déficits hormonais, a diminuição de melanócitos, a deformação das fibras elásticas e a redução da síntese da principal proteína responsável pela sustentação da pele, o colágeno, resultando em uma pele mais fina, com rugas e linhas de expressão[1,2].

Com o processo de envelhecimento, mudanças estruturais nas diversas camadas anatômicas da face são observadas, como alterações na pele que levam a flacidez, rugas estáticas e dinâmicas, mudanças físicas como reabsorções ósseas, afrouxamento muscular, atrofia e ptose dos compartimentos de gordura da face, gerando uma queda gravitacional e inversão do triângulo da juventude ou "quadralização" da face[2,3].

O processo de envelhecimento facial se dá de forma distinta nos diferentes terços faciais: no terço superior, ocorrem rugas e sulcos na fronte e glabela, ptose de sobrancelhas e aprofundamento na região de têmporas; no terço médio, podemos observar excesso de pele na pálpebra superior e inferior (flacidez), formação da calha lacrimal (com "bolsa" de gordura na olheira), do sulco nasolabial, queda da ponta do nariz e aumento da profundidade da maxila; no terço inferior, notam-se um envelhecimento da região perioral ("código de barras"), diminuição da projeção do mento e ptose dos compartimentos de gordura da face[3].

O compartimento temporal superficial (têmporas) tem seu volume e tamanho alterados com a idade (Figura 1). A altura média aumenta de 2,9 para 12,2 cm com o aumento da idade, e o volume médio aumenta em 35,5% do grupo mais jovem para o mais velho[3]. Também se observa ptose dos compartimentos de gordura faciais, evidenciando a papada e formando um defeito em W na região de ramo da mandíbula[3].

As principais características de rostos jovens incluem olhos grandes e amendoados, bochechas cheias, perfil curvilíneo, lábios ligeiramente protuberantes e cheios, aparência adequada, queixo saliente, mandíbula definida e pele sem manchas. A senescência altera essas características devido a remodelações ósseas, atrofia ou reposição das almofadas de gordura e rugas na pele[3].

Todo esse conjunto de processos de envelhecimento se inicia após os 25 anos quando a produção de colágeno começa a diminuir, e essa proteína não é mais reposta no organismo na velocidade de antes[4]. Para que esses sinais do envelhecimento não avancem gradualmente, o paciente pode lançar mão de hábitos de cuidados faciais em sua rotina, desde cuidados diários de *home care*, como procedimentos minimamente invasivos de harmonização orofacial, feitos por profissionais qualificados para esse fim.

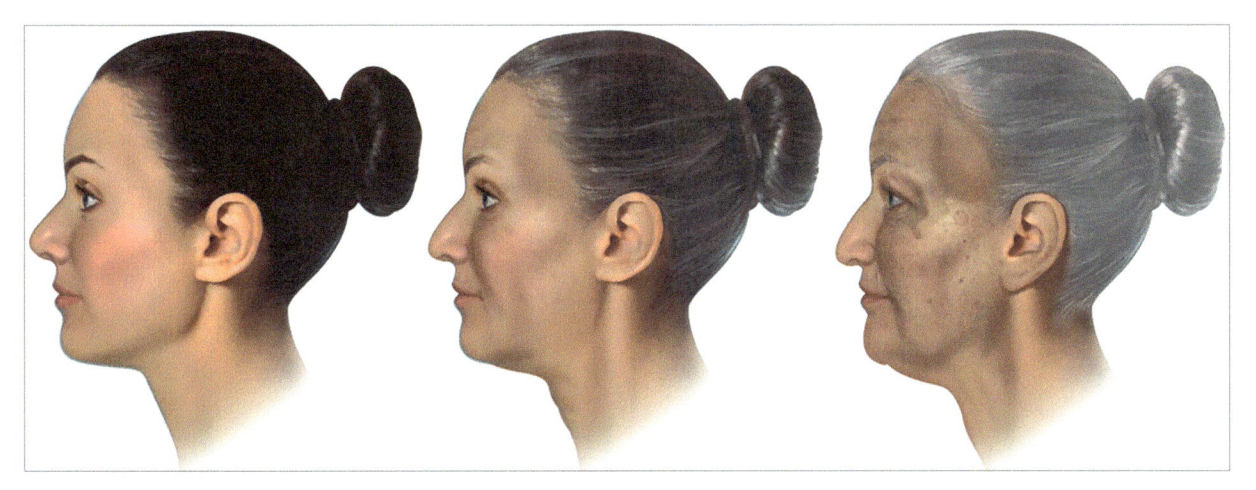

FIGURA 1 Volume e tamanho do compartimento temporal superficial por faixa etária e evolução do processo de envelhecimento facial.

BIOESTIMULADORES DE COLÁGENO

Os bioestimuladores de colágeno são materiais que exercem uma atividade biológica nos tecidos, estimulando a formação de colágeno, aumentando a espessura dérmica, reduzindo a flacidez da pele e recuperando o volume da face envelhecida. Além do efeito de bioestimulador, eles têm efeito preenchedor, podendo ser utilizados, preenchendo rugas finas, restabelecendo o contorno facial e corrigindo ptoses dos compartimentos de gordura da face[1,5].

A bioestimulação é a habilidade de um polímero gerar benefício celular ou resposta tecidual em uma aplicação clínica específica, por meio de uma resposta inflamatória controlada desejada, que leva à lenta degradação do material e culmina com a deposição de colágeno no tecido[6].

A habilidade dos fibroblastos de sintetizar e organizar a matriz extracelular é crítica para a morfogênese, angiogênese e cicatrização da pele. Um dos mais importantes moduladores da expressão gênica do tecido conjuntivo é o fator de crescimento transformador beta (TGF-β), um membro da família dos fatores de crescimento liberado por macrófagos, que estimula a expressão de vários genes da matriz extracelular, incluindo os que codificam os colágenos I, III, IV e V, aparentemente por meio da transformação do TGF-β em fator de crescimento do tecido conjuntivo (CTGF) no fibroblasto. Esses fatores de crescimento têm seus níveis reduzidos no processo de envelhecimento. A liberação desses fatores pelos macrófagos seria o mecanismo proposto para a estimulação da produção de colágeno, tanto no processo cicatricial quanto após tratamentos com aplicação de bioestimuladores, que atuam por meio da indução de uma resposta inflamatória tecidual controlada[6].

No corpo humano, há 28 tipos de colágeno, e os tipos I, II e III são os mais abundantes no corpo de todos os vertebrados, sendo o componente principal de todas as fibrilas colágenas. O colágeno tipo I, que é o colágeno estruturado em forma de feixes, é aquele que se almeja no tratamento com os bioestimuladores de colágeno[4].

O mecanismo de ação dos diversos materiais bioestimuladores ocorre com algumas diferenças devido ao formato de suas partículas que podem ser lisas ou porosas, esféricas ou irregulares e estimular mais ou menos a neocolagênese. No geral, os macrófagos se aproximam das partículas na tentativa de iniciar a fagocitose delas e sinalizam para os fibroblastos, que respondem produzindo colágeno e elastina (Figura 2). Inicialmente, ocorre deposição de fibrilas de colágeno tipo III em torno das micropartículas do bioestimulador, e, com o passar do tempo, após 1 mês aproximadamente, há um processo de remodelação do colágeno do tipo III, que resulta no predomínio de colágeno tipo I no tecido neoformado. O colágeno tipo I, como visto há pouco, é estruturado em forma de feixes de fibrilas colágenas, propiciando contração e devolvendo a força tensora do tecido. Esse processo de estruturação dérmica mediante a formação de colágeno tipo I se dá com aproximadamente 6 meses[6,7].

As características desejáveis para um material bioestimulador é que ele seja biocompatível, biodegradável, tenha baixo risco de reações alérgicas e baixa incidência de efeitos colaterais. A degradação do biomaterial deverá resultar em moléculas não reativas, pois seus produtos de degradação não podem causar estimulação de células inflamatórias, especialmente macrófagos e células gigantes, ou interferir na sua biocompatibilidade[2,6].

Há no mercado vários materiais que podem funcionar como bioestimuladores de colágeno, alguns com menor, outros com melhor efeito e qualidade de resposta. Eles podem ser materiais temporários (agre-

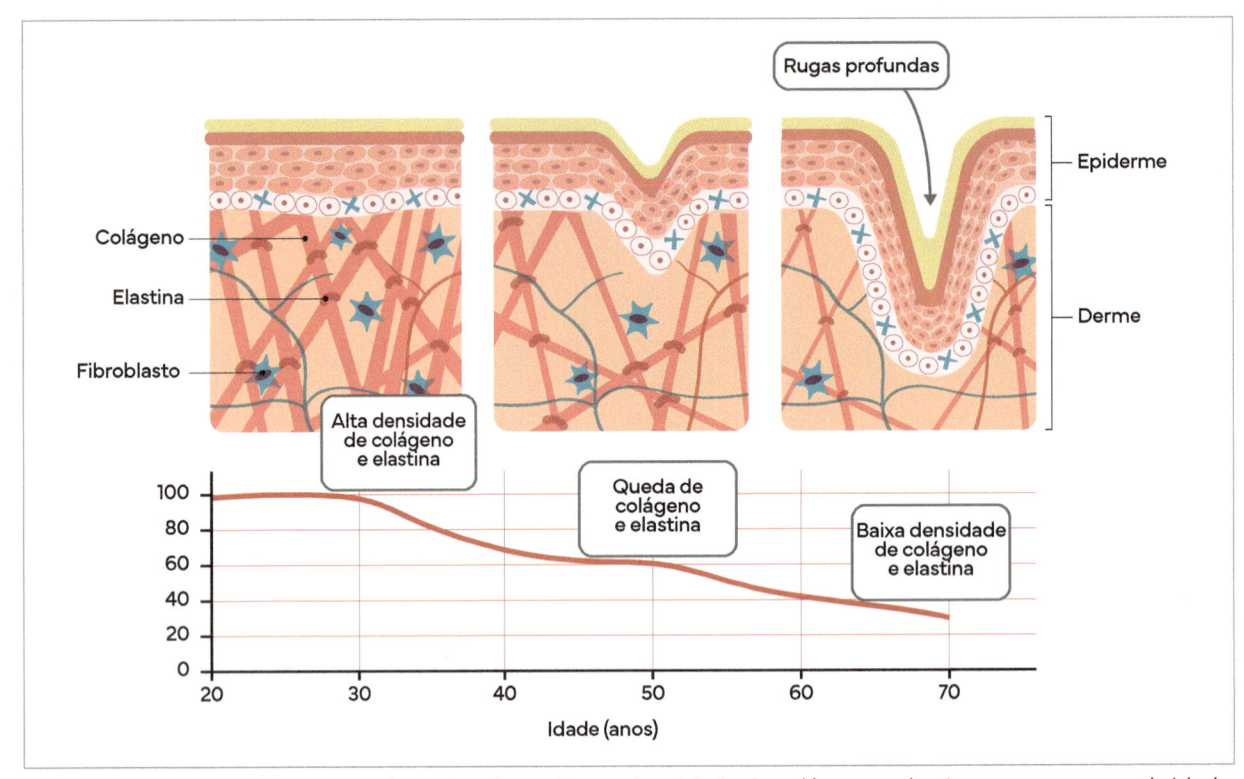

FIGURA 2 Representação esquemática das alterações na densidade de colágeno e elastina com o avançar da idade. Fonte: adaptada de imagem de Minerva Research Labs.

gados plaquetários autólogos), permanentes sintéticos (polimetilmetacrilato – PMMA) e semipermanentes sintéticos (ácido poli-L-láctico [PLLA], hidroxiapatita de cálcio [CaHa], associação de hidroxiapatita de cálcio com ácido hialurônico [CaHa + AH], policaprolactona [PCL] e polidioxanona [PDO]). Cada material será eleito de acordo com a necessidade de cada paciente, grau de flacidez e ptose facial de cada um, considerando também suas condições financeiras, que podem limitar alguns protocolos clínicos[2,8].

Indicações gerais

Os bioestimuladores de colágeno estão indicados para tratamento de flacidez cutânea, rugas e sulcos, restabelecimento do contorno facial perdido com o processo de envelhecimento, volumização facial (pacientes idosos ou com lipodistrofia) e tratamento de cicatriz de acne, associado à técnica de subincisão abaixo das cicatrizes[1].

Contraindicações gerais

Têm-se como contraindicações da aplicação de bioestimuladores de colágeno as seguintes condições: doenças autoimunes; gravidez e amamentação; pacientes que apresentem cicatriz hipertrófica ou queloides;

que façam uso contínuo de corticoides; diabetes não controlada; alergias graves; sinais de infecção na área tratada, como acne e herpes ativo; distúrbios da coagulação e sangramento; e pacientes que já têm PMMA no rosto[9].

TIPOS DE BIOESTIMULADORES DE COLÁGENO

Agregados plaquetários autólogos (PRP, PRF e plasma gel)

Devido à liberação de fatores de crescimento e estímulo da formação de colágeno, os agregados plaquetários autólogos podem ser utilizados como bioestimuladores de colágeno, tanto na forma líquida como em gel, para tratamento da pele, bioestimulação de colágeno e preenchimento facial. Como se trata de uma matéria-prima autóloga, não causam reações adversas após sua injeção, não há custo de material para o paciente e apresentam ótimos resultados de angiogênese, estímulo à diferenciação de fibroblastos e regeneração da pele[1,10].

Existem duas gerações de agregados plaquetários autólogos: a primeira geração, o PRP (plasma rico em plaquetas), utiliza anticoagulante (citrato de sódio) no tubo utilizado para a coleta e centrifugação do sangue (Figura 3), o que o torna estável por cerca

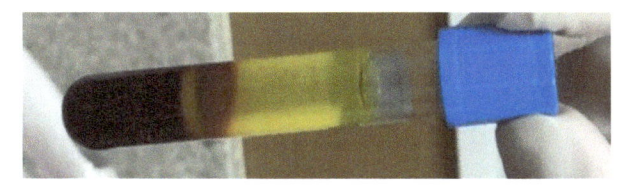

FIGURA 3 Tubo de plasma rico em plaquetas (PRP) após o processo de centrifugação.

de 8 horas, ou seja, apresenta um maior tempo de trabalho; e a segunda geração, a PRF (fibrina rica em plaquetas), utiliza tubos sem anticoagulantes, o que torna o tempo de trabalho bem mais curto, de 15 a 20 minutos[10]. O PRP pode ser processado em uma máquina de aquecimento a 80 °C por 10 minutos e depois em uma resfriadora por 6 minutos, resultando em um gel preenchedor (plasma gel), que também tem efeito bioestimulador (Figura 4), pois os fatores de crescimento vão sendo liberados gradualmente[10,11].

Polidioxanona

A polidioxanona (PDO) é um material bioestimulador semipermanente muito eficaz e, no Brasil, utilizado na forma de fios faciais (fios lisos, parafusos, espiculados, entre outras conformações) que preenchem, bioestimulam e tracionam os tecidos (no caso dos espiculados). O Ultracol é um bioestimulador de colágeno na forma de pó de PDO, mas ainda não tem aprovação da Agência Nacional de Vigilância Sanitária (Anvisa), então não pode ser comercializado.

Os fios de PDO são indicados para flacidez e cicatriz de acne (fios lisos utilizados na forma de travas ou *hashtag*), preenchimento de rugas, sulcos e calha lacrimal (fios parafusos, *filler*, *matrix* ou *eyebag* abaixo da ruga) ou para o reposicionamento dos coxins de gordura face, com os fios espiculados de sustentação, como será melhor abordado no capítulo sobre fios faciais[1,12].

Em algumas regiões da face, que apresentam músculos circulares com bastante movimento e força de contração, como as regiões periorbicular (Figura 5) e perioral ("código de barras"), não é recomendado aplicar bioestimuladores de colágeno, por maior risco de desenvolver nódulos. Para esses casos, é indicado utilizar fios de PDO lisos ou fio *filler* (agulha com 10 fios lisos), para melhorar a flacidez, já que o PDO atua como um bioestimulador de colágeno[12].

Polimetilmetacrilato

O polimetilmetacrilato (PMMA) é um polímero utilizado na prática médica desde 1945, como cimento ósseo. Como bioestimulador de colágeno, foi desenvolvido na Alemanha há mais de 20 anos, mas foi removido do mercado porque suas partículas eram muito pequenas – abaixo de 20 µm –, o que gerava reação de corpo estranho[2].

A terceira geração de PMMA (ArteFill®) foi aprovada pela Food and Drug Administration (FDA) com microesferas sintéticas com diâmetro de 30-50 µm, contendo 6 milhões de esferas/mL, envolvas por um gel carreador que pode ser à base de colágeno bovino, carboximetilcelulose ou hialuronato de sódio. Deve ser feito um teste cutâneo antes de seu uso, pois o gel de colágeno bovino pode dar reação de hipersensibilidade[2].

No Brasil, há duas marcas com aprovação da Anvisa, Linnea Safe® e Biossimetric®, comercializadas em seringas plásticas de 1,0 ou 3,0 mL e prontas para uso. Após ser injetado nos tecidos, o transportador é degradado pelo organismo em cerca de 1 a 3 meses e, em seguida, o novo colágeno é depositado pelo hospedeiro, o qual envolve as microesferas de PMMA que funcionam como "andaime". O aumento de volume resultante do preenchedor consiste em 20% de PMMA e 80% de tecido conjuntivo autólogo. Esse material se comporta como um potente bioestimulador de colágeno, porém tem o inconveniente de ser irreversível, permanente e que só se pode remover do tecido com cirurgia[2].

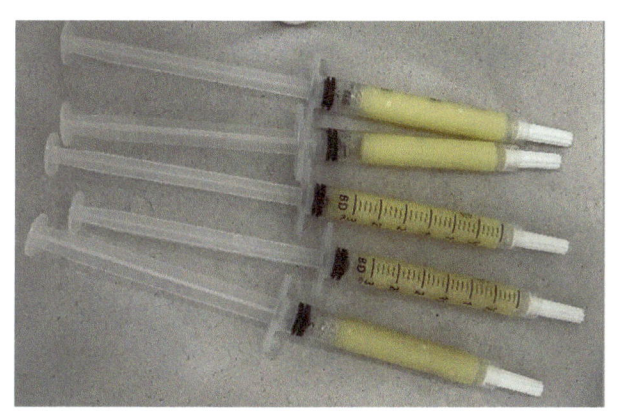

FIGURA 4 Plasma gel pronto para aplicação.

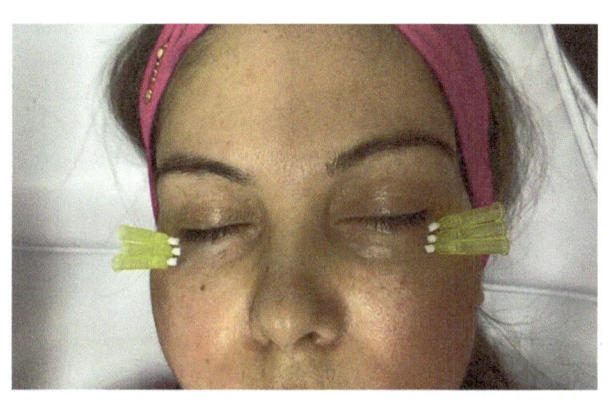

FIGURA 5 Instalação de fios de polidioxanona na região de pálpebra inferior.

Ácido poli-L-láctico

O PLLA injetável tem sido aplicado como um preenchedor cosmético desde 1999, com nome comercial New-Fill®, para correção das perdas volumétricas faciais e cutâneas causadas pelo envelhecimento de maneira gradual, progressiva e prolongada, promovendo resultados naturais e harmoniosos, com baixos riscos de efeitos adversos. Em 2004, foi aprovado pela FDA nos Estados Unidos com nome de Sculptra® (Sanofi Aventis, USA) para tratamento de lipoatrofia associada ao HIV[5,13].

O PLLA tem sido utilizado clinicamente de forma segura há mais de 30 anos, presente em suturas absorvíveis, substitutos ósseos e de tecidos moles. É um polímero de molécula pesada, da família dos ácidos α-hidróxiácidos, derivado do ácido láctico, com propriedade de auto-organização e formação de micelas coloidais em meio aquoso, apresentado na forma de micropartículas com superfície rugosa, dispersas como pó liofilizado em frasco estéril[2,13].

O PLLA é considerado de superior biocompatibilidade, pois, embora possa ser afetado por enzimas teciduais e outras espécies químicas, como superóxidos e radicais livres, sua via de degradação ocorre por hidrólise não enzimática, formando inicialmente monômeros e dímeros solúveis em água e fagocitados por macrófagos, metabolizados em CO_2 (eliminado por via respiratória), H_2O, ou incorporados à glucose. Sua meia-vida estimada é 31 dias, e ele é totalmente eliminado do organismo após 18 meses. É considerado um material biorreabsorvível, pois sua degradação ocorre por meio da diminuição no tamanho da molécula. Seus metabólitos são absorvidos *in vivo* e eliminados por rotas metabólicas de maneira completa[2,13].

A aplicação de PLLA está contraindicada nas regiões de fronte, nariz, lábios e em áreas de músculos orbiculares com grande movimento e força de contração – periorbicular e perioral –, devido ao risco de desenvolvimento de nódulos. Os protocolos de reaplicação vão variar de paciente para paciente, dependendo do grau de flacidez e perda de volume facial, de 1 a 3 sessões entre 30 e 45 dias[13].

O Sculptra® é um potente e tradicional bioestimulador de colágeno à base de PLLA. Sua composição é de 150 mg de PLLA, 90 mg de carmelose sódica e 127,5 mg de manitol não pirogênico. Deve ser diluído em 8 mL de água destilada de 24 a 72 horas antes da aplicação ou, na apresentação atual, pode ser diluído 1 hora antes. É composto por micropartículas irregulares de superfície porosa com tamanho entre 40 e 63 μm de diâmetro. O veículo aquoso será absorvido em 24 a 48 horas, restando no tecido as micropartículas que atuam como um substrato que promoverá apropriada atividade celular, induzindo ou facilitando a sinalização molecular e/ou

mecânica, no sentido de otimizar a regeneração tecidual sem causar qualquer resposta deletéria local ou sistêmica ao hospedeiro[13].

O AestheFill® é composto de ácido poli-D-L-láctico (PDLLA) e carboximetilcelulose (CMC), derivado do PLA (ácido polilático), substância cujos resultados são comprovados na medicina há mais de duas décadas. Esses componentes são conhecidos por sua biocompatibilidade e biodegradabilidade. O produto é composto por partículas esféricas de 25 μm, e sua reconstituição deve ser feita 30 minutos antes da aplicação, com 8 mL de água para injeção ou soro fisiológico. Em seguida, agita-se vigorosamente e adicionam-se 2 mL de lidocaína sem vasoconstritor no momento de injetar (ficha técnica do produto).

Apresentando-se na forma de esferas brancas feitas de pó compacto do produto, o AestheFill® atua como um poderoso bioestimulador, estimulando de forma natural a produção de colágeno e impactando em resultados duradouros. Diferentemente de outros bioestimuladores, o AestheFill® tem indicação de aplicação em toda a face, incluindo pálpebra inferior e região perioral, com exceção do nariz e dos lábios (recomendações do fabricante).

O Rennova Elleva® é um bioestimulador de colágeno à base de PLLA na forma de uma suspensão estéril. O produto é composto de 210 mg de PLLA, 178 mg de manitol não pirogênico e 132 mg de CMC sódica. O aspecto visual da mistura dessas três matérias-primas de origem não animal é um pó branco, acondicionado em um frasco âmbar e submetido à esterilização por radiação gama. O Rennova Elleva®, na forma de pó seco estéril, deve ser reconstituído pela adição de 16 mL de água estéril para injeção ou 14 mL de água estéril mais 2 mL de lidocaína (que deve ser misturada direto na seringa de aplicação, e não dentro do frasco do produto), 1 hora antes da aplicação. Se o profissional tiver o Mixer (aparelho desenvolvido para a homogeneização do produto), o tempo de preparo é de 1 minuto e já pode ser aplicado*).

A estreita distribuição granulométrica das micropartículas do PLLA, sua cinética de degradação lenta e sua viscosidade adequada tanto para injeções intradérmicas quanto para subcutâneas profundas conferem uma capacidade de reabsorção prolongada, tornando o produto adequado para preenchimento de depressões cutâneas O PLLA injetável é um polímero sintético biodegradável que estimula a produção de colágeno através de uma resposta inflamatória do tecido mole, levando a um aumento do volume tecidual. Embora o PLLA injetável crie a aparência de volumização imediata por causa dos efeitos mecânicos da

---

* Fonte: ficha técnica da Rennova.

suspensão injetada, o resultado é transitório e desaparece dentro de alguns dias, assim que o líquido da suspensão é absorvido. Os efeitos duradouros do PLLA injetável são observados ao longo dos meses subsequentes, mostrando efeito bioestimulador por 24 meses*.

À medida que as micropartículas do PLLA se degradam através de hidrólise, os monômeros de ácido láctico induzem uma resposta inflamatória local, recrutando monócitos, macrófagos e fibroblastos. Uma cápsula é formada em torno de cada microesfera à medida que o ácido láctico é metabolizado, resultando em aumento da deposição de colágeno pelos fibroblastos. O resultado é a fibroplasia dérmica com aumento da espessura dérmica[2].

Caso clínico de Elleva®

Neste caso, foram realizadas três sessões de Elleva com intervalo de 45 dias entre elas. O bioestimulador foi reconstituído em 14 mL de água para injeção mais 2 mL de lidocaína sem vasoconstritor. Primeiramente, o produto foi diluído em 14 mL de água estéril ao Mixer por 1 minuto; então, com uma agulha 18 G, puxado em uma seringa de 3 mL, 2,7 mL de Elleva® para 0,3 mL de lidocaína misturada direto na seringa, evitando a aglutinação das partículas e, consequentemente, o aparecimento de nódulos. Observe na Figura 6 as marcações do rosto da paciente para cada retroinjeção do produto e, na Figura 7, as fotos iniciais e finais.

Hidroxiapatita de cálcio

Foi aprovada pela FDA como marcador radiográfico de tecidos moles em 2001. Em 2006, a FDA aprovou o Radiesse® (Merz Aesthetics) como preenchedor de CaHA para aumento de sulco nasolabial moderado a severo. Em 2015, o Radiesse® foi aprovado para rejuvenescimento das mãos e foi reconhecido como bioestimulador de colágeno[2].

Apresenta-se como um gel composto principalmente pela CaHA, tendo 30% de microesferas sintéticas de CaHA, que são esféricas e uniformes, entre 25 e 45 μm de diâmetro, e 70% de um gel transportador aquoso, composto por CMC de sódio, água estéril e glicerina. A CaHA é biodegradável, metabolizada por meio de um mecanismo homeostático normal que, naturalmente, ocorre no organismo via fagocitose por macrófagos, semelhante à degradação de pequenos fragmentos ósseos, resultando em íons cálcio e fosfato, eliminados por rotas metabólicas normais e que levam ao desaparecimento total das partículas após cerca de 18 meses. As microesferas formam um arcabouço, suportando o crescimento interno de fibroblastos, que gradualmente depositam componentes da matriz extracelular, ancorando as microesferas[1,2].

Três meses após a aplicação, as microesferas de CaHA são encapsuladas por uma rede de fibrina, fibroblastos e macrófagos, com a CaHA agindo como arcabouço para a formação de novo colágeno. Depois de 9 meses, as microesferas começam a ser reabsorvidas e podem ser observadas no interior de macrófagos[14]. Assim, pode-se dizer que o tempo de duração da CaHA dura em torno de 12 a 18 meses, dependendo do grau de hidrólise das partículas.

É classificado como um preenchedor semipermanente, com duração média de 12 a 18 meses, podendo ser observados até 24 meses em alguns pacientes, no entanto essa longevidade depende de diversos fatores, como idade, movimento dinâmico da área injetada e metabolismo do paciente. Além dessas características, é um produto biodegradável, eliminado pelo organismo através da fago-

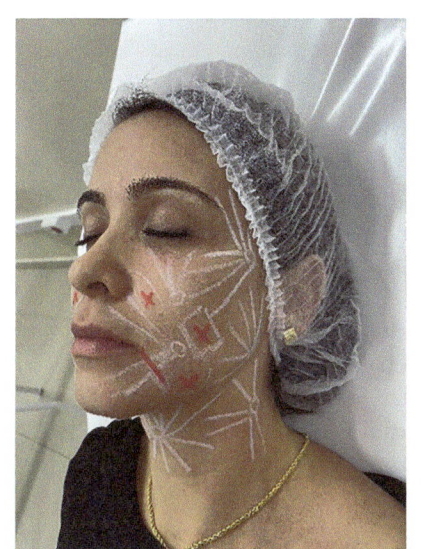
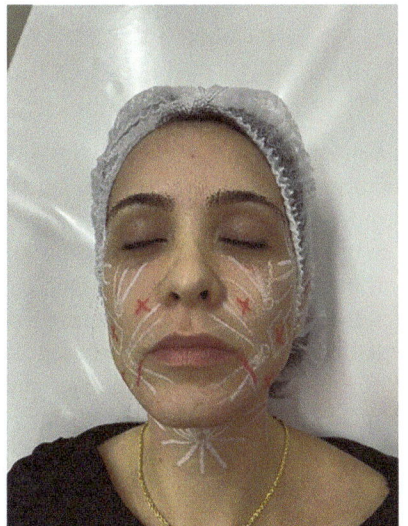
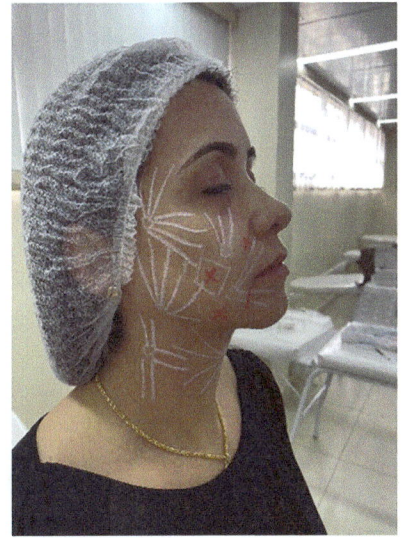

FIGURA 6 Imagem da marcação do rosto e pescoço da paciente para aplicação de Elleva®.

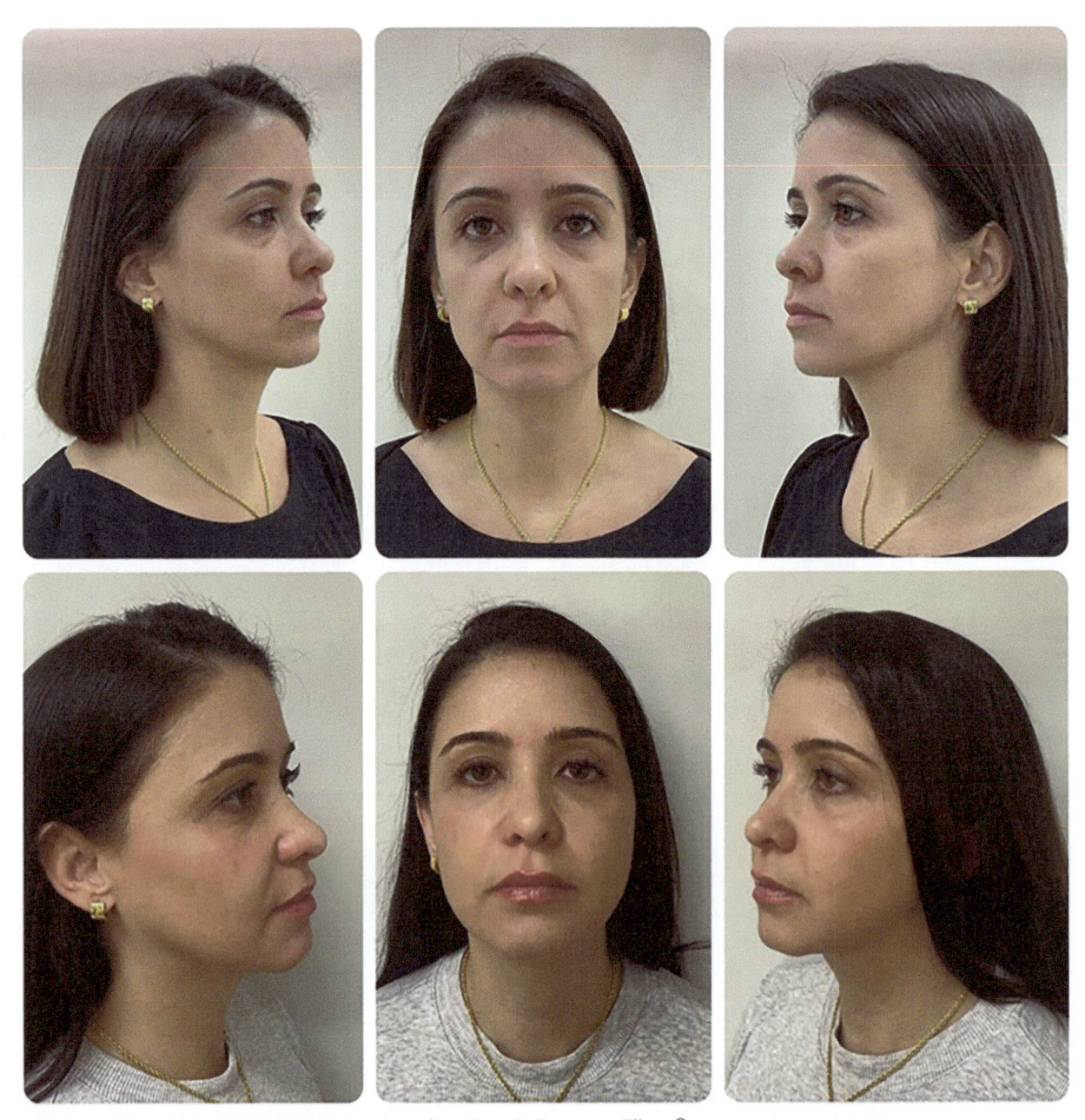

FIGURA 7 Fotos de antes e depois de três aplicações de Rennova Elleva® no rosto e no pescoço.

citose por macrófagos, que decompõem as microesferas em íons de cálcio e fosfato, eliminados na urina[2].

Segundo de Almeida et al.[15], o efeito de longa duração da CaHA é secundário ao processo inflamatório controlado que gera uma reação predominantemente fibroblástica com substituição do gel aquoso por depósito denso de colágeno, especialmente tipo I, associado a melhora das propriedades mecânicas da pele. Observa-se que a CaHA produz maior quantidade de colágeno tipo I e elastina e resulta em maior proliferação de fibroblastos do que o ácido hialurônico (AH) e também apresenta maior G′ (*G prime* = módulo elástico) do que o AH.

O Radiesse® é um bioestimulador de colágeno injetável biodegradável e biocompatível, composto por 30% de CaHA por volume e 70% de gel como veículo aquoso. Existem duas apresentações de Radiesse no mercado: Radiesse Duo®, que deve ser diluído para bioestimulação de colágeno em plano subcutâneo; e o Radiesse Plus®, que não é para ser diluído e deve ser aplicado como material preenchedor em planos mais profundos.

O Radiesse®, mesmo em diluições maiores – de 1:2 a 1:6 – é efetivo na produção de colágeno tipo I e elastina 7 meses após a injeção, melhorando a flacidez do pescoço e colo depois de duas sessões com intervalos de 4 meses entre elas[15].

O Rennova Diamond® é um implante dérmico estéril, apirogênico, viscoso, opaco, injetável, semissólido, sem látex e biodegradável. É composto por microesferas de CaHA de cálcio sintético, com uma fórmula para concentração de 30% suspensa num gel condutor aquoso e disponibilizado numa seringa de vidro graduada com 1,25 mL de produto. O implante destina-se à utilização subdérmica e dérmica profunda em regiões faciais específicas. As microesferas são suspensas num suporte de gel composta principalmente de tampão fosfato, glicerina e uma pequena quantidade de CMC. Esta é absorvida dentro de 2 a 3 meses e é substituída por colágeno*.

Caso clínico de Diamond

Foi realizada 1 aplicação de Rennova Diamond® diluído 1:4 (1,25 mL de Diamond® para 5 mL de soro + lidocaína) para bioestimulação de colágeno em toda face, com leques de retroinjeções na região de malar, pré-maxila, ramo e ângulo de mandíbula, sulco nasolabial e labiomentual (Figuras 8 e 9).

Associações de hidroxiapatita de cálcio com ácido hialurônico

A mistura de CaHA e AH oferece características físicas e biológicas favoráveis, pois mantém o volume do tecido constante com alto grau de satisfação, indicando que o preenchedor de AH, que incorpora água em sua molécula, compensou a perda de volume precoce associada à

CaHA, pela reabsorção do gel carreador de CMC[16]. Essa associação pode ser vendida pronta no mercado (HarmonyCa®) ou ser feita manualmente, misturando AH e CaHA com um pouco de lidocaína com duas seringas e uma torneirinha de três vias e injetado como preenchedor facial e bioestimulador de colágeno[17]. A proporção de cada material varia de acordo com cada caso.

O HarmonyCa® é um produto comercial à base de AH e CaHA que já vem pronto para uso. É composto por uma mistura de 30% de cristais de CaHA e 70% de AH e foi proposto para compensar a perda precoce e inesperada de volume devido à rápida reabsorção do gel carreador antes que acontecesse a neocolagênese, já que o AH é um preenchedor dérmico capaz de volumizar os tecidos de forma temporária, com duração de 6 a 9 meses. Nesse período de reabsorção do AH, ocorre a formação de colágeno tipo I, estruturando a pele[18].

Policaprolactona

O policaprolactona (PCL) é um polímero biocompatível, biodegradável e reabsorvível. Trata-se de um poliéster alifático pertencente ao grupo dos poli-α-hidroxiácidos, no mesmo grupo químico dos ácidos poliláticos e poliglicólicos. Foi sintetizado pela primeira vez no início dos anos 1930 por polimerização em anel aberto do monômero cíclico da ε-caprolactona. É um produto hidrofóbico, constituído por uma cadeia de sequências unitárias repetidas de $C_6H_{10}O_2$. A extensão da cadeia ou seu peso molecular correspondente determina o tempo de degradação via hidrólise no organismo humano, tendo o produto disponibilidade no mercado nas durações de

---

* Fonte: ficha técnica da Rennova.

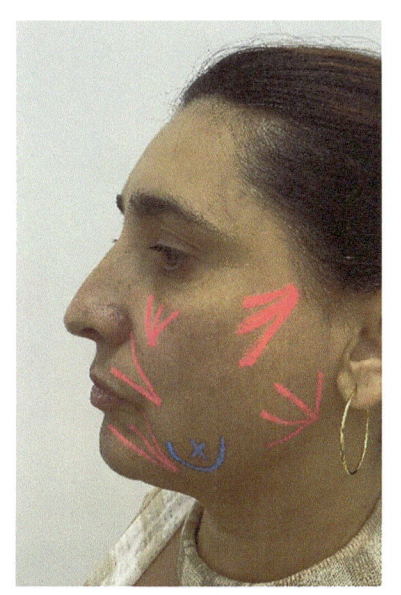
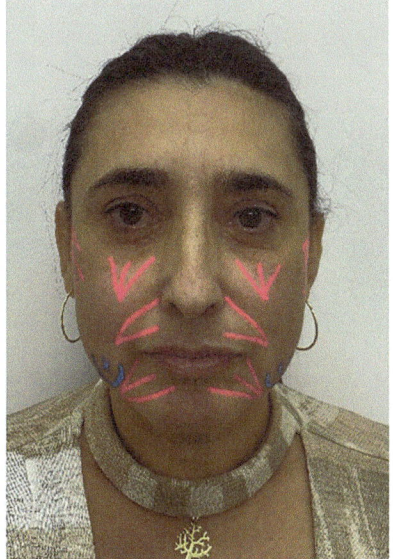
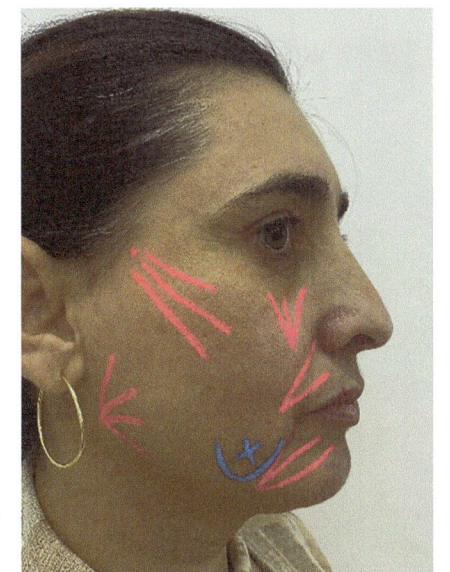

FIGURA 8 Marcações do rosto para aplicação de Rennova Diamond®.

1 ano, 2 anos, 3 anos e 4 anos: Ellansé-S®, Ellansé-M®, Ellansé-L® e Ellansé-E®, respectivamente[2,9].

O PCL é um preenchedor e bioestimulador composto por 30% de microesferas sintéticas suspensas em meio aquoso de gel transportador de CMC a 70%. As microesferas de PCL possuem diâmetro entre 25 e 50 μm, totalmente esféricas e lisas, com tamanho uniforme, diferindo das partículas de PLLA, que possuem morfologia rugosa, não uniforme e plana com formato pontiagudo. Após a injeção nos tecidos moles, há uma correção imediata no local, assim como ocorre quando injetada a CaHA. No entanto, esse volume é perdido em algumas semanas, quando o gel carreador de CMC é gradualmente reabsorvido por macrófagos, enquanto as microesferas de PCL desempenham a principal característica do produto, a estimulação de novo colágeno, que substitui o volume do transportador reabsorvido em torno das microesferas[2,9,19].

Os preenchedores dérmicos semipermanentes à base de PCL foram lançados comercialmente em 2009 sob o nome comercial de Ellansé® (Sinclair, Londres, Inglaterra) e estão presentes em mais de 80 países. O material já vem pronto para uso, mas alguns profissionais preferem utilizá-lo em associação com a lidocaína para o alívio da sensação dolorosa durante o procedimento. Essa associação não altera as propriedades físicas do material e pode ser feita com segurança[9]. Recomenda-se o máximo de 0,2 mL de lidocaína misturada com 1 mL

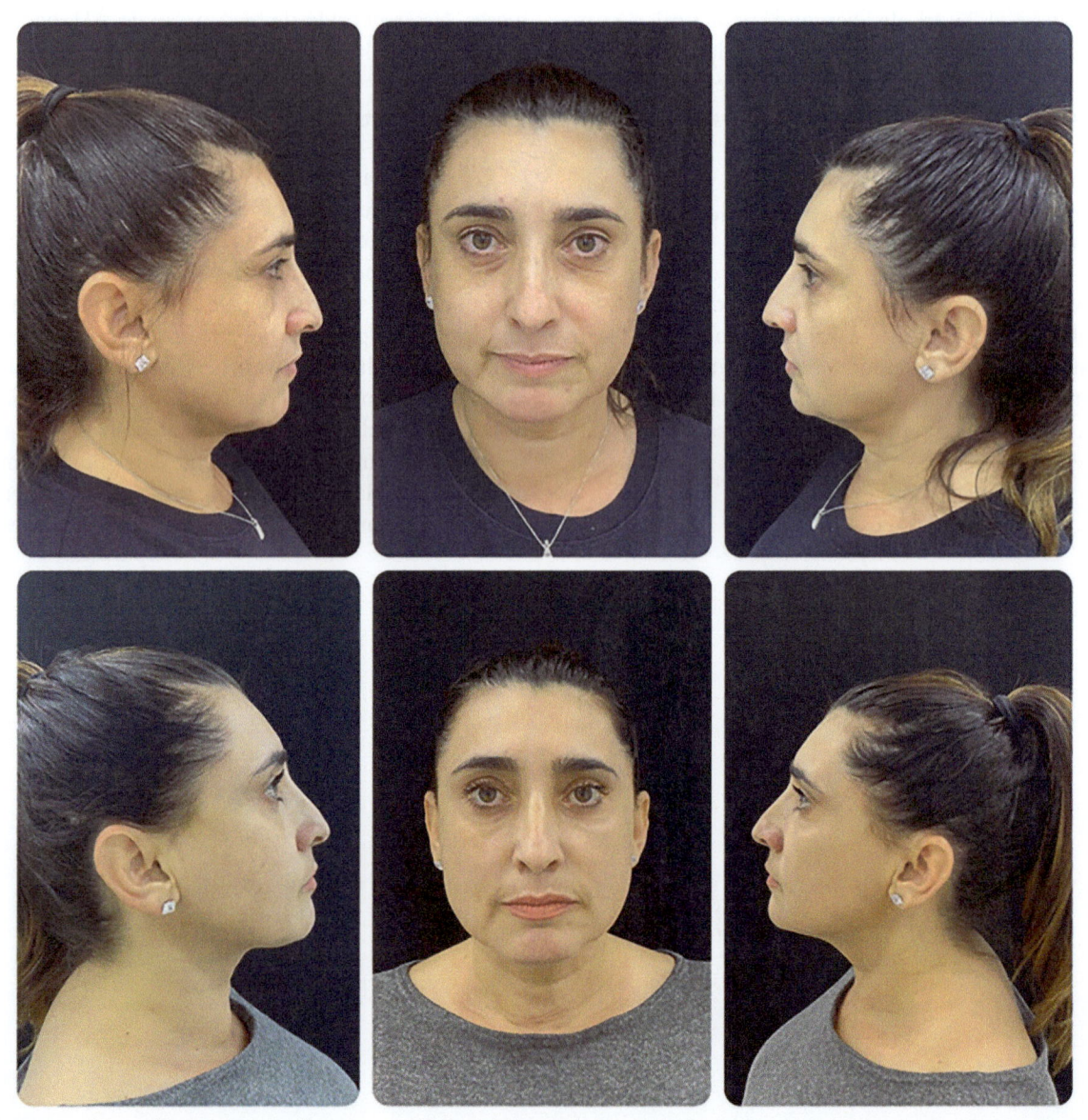

FIGURA 9 Antes (fotos de cima) e depois (fotos de baixo) de paciente tratada com uma sessão de Rennova Diamond® na face.

do preenchedor dérmico, devendo ser feitos menos de 15 a 20 movimentos de mixagem com conector Luer-Lock.

Os planos de aplicação do produto são de duas naturezas: 1) deve ser injetado no plano subcutâneo ou 2) mais profundo, no plano supraperiosteal. Recomenda-se aplicar pequenas quantidades, sendo desejável a subcorreção para permitir tempo para o processo de neocolagênese ter efeito. Além disso, devem-se esperar no mínimo 3 meses após o tratamento inicial para realizar uma revisão do paciente e, caso necessário, realizar uma aplicação adicional[2,19].

Caso clínico de Ellansé

Caso de preenchimento de região mentoniana com PCL aplicado no plano supraperiosteal e preenchimento labial com AH. O objetivo principal foi a correção do perfil facial com os preenchimentos, já que a paciente apresentava classe II de Angle e não intencionava cirurgia ortognática (Figura 10).

TÉCNICAS DE APLICAÇÃO DOS MATERIAIS BIOESTIMULADORES

Tanto a escolha do tipo de material bioestimulador que será empregado quanto as marcações na face vão variar de paciente para paciente, de acordo com o seu grau de flacidez e ptose dos compartimentos de gordura facial (Quadros 1 a 3).

A aplicação dos bioestimuladores pode ser realizada com agulha ou cânula, mas, sempre que possível, o produto escolhido deve ser aplicado com cânula para preservar estruturas anatômicas importantes, sem romper ou obstruir vasos sanguíneos. As cânulas, além de menor trauma devido à ponta, possibilitam a injeção e dispersão do produto em uma área maior, além de manter o produto no plano correto que se busca tratar[15].

A aplicação dos bioestimuladores respeita a seguinte sequência clínica, baseada nas orientações dos fabricantes e na literatura científica especializada[1,2,15].

Reconstituição do produto (no caso do PLLA)

Reconstituir o bioestimulador em água de injeção e deixar hidratar por 1 hora, antes da aplicação. Para os profissionais que possuem o Mixer da Rennova, pode-se reconstituir o Elleva no momento da aplicação e homogeneizar por 1 minuto. No caso de uso com CaHA, o produto pode ser diluído no momento da aplicação também, após a contagem das retroinjeções a serem aplicadas.

Marcação do rosto do paciente

Devem-se demarcar com cuidado as regiões de ptose, como a papada e o sulco nasolabial, que são regiões que

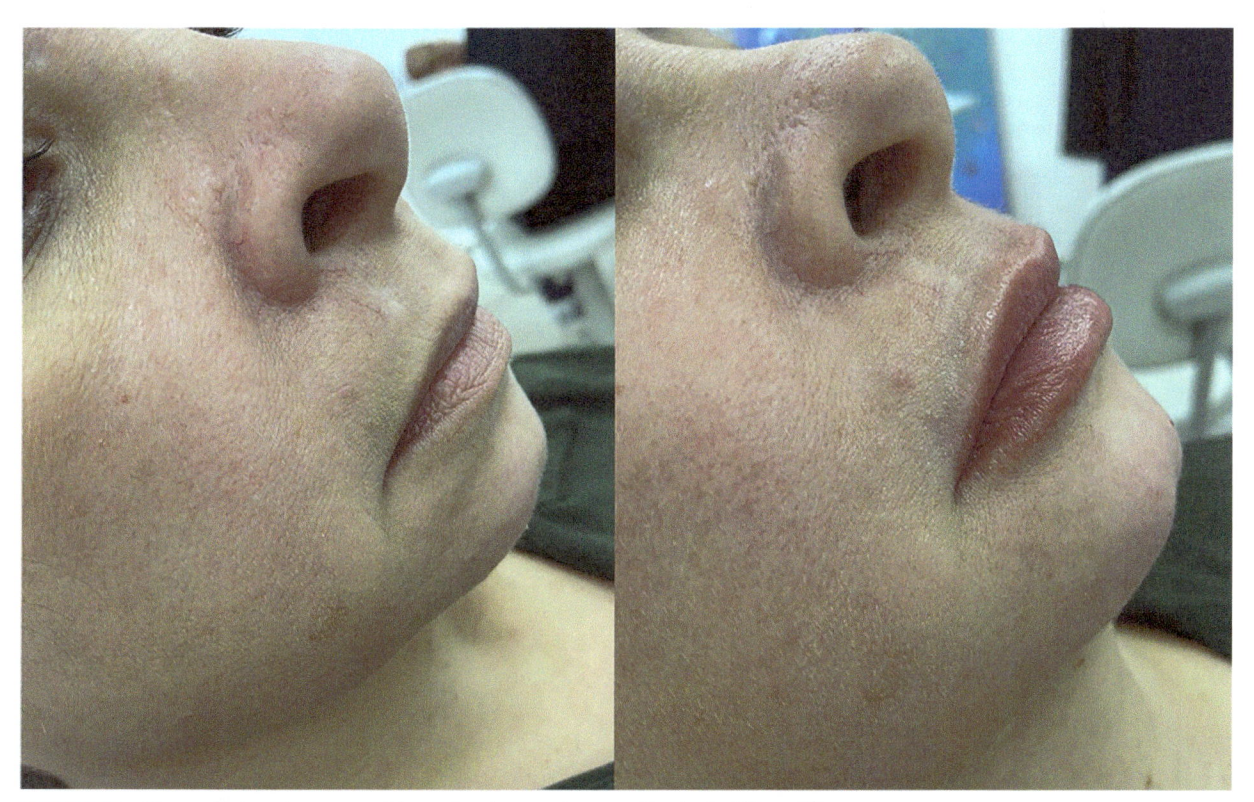

FIGURA 10 Caso clínico de preenchimento de mento com 2 mL de Ellansé®.

QUADRO 1 Aspectos da pele do paciente e os respectivos riscos de exposição intensa ao sol, um dos fatores que contribuem para o envelhecimento facial precoce

Fototipo	Aparência		Reação à exposição solar	Pigmentação imediata (dura 6 a 8 horas)	Pigmentação retardada (dura 10 a 14 dias)	Proteção ao sol
I	Pele muito branca, cabelo loiro ou ruivo, olhos claros, frequentemente sardas		Queima facilmente, nunca bronzeia	Nenhuma	Nenhuma	Alto risco de desenvolver câncer de pele, necessita de alto fator de proteção, principalmente de roupa UV
II	Pele branca, olhos claros, cabelo claro		Queima facilmente, bronzeia muito pouco	Fraca	Mínima e fraca	Alto risco de desenvolver câncer de pele, necessita de alto fator de proteção, principalmente de roupa UV
III	Pele clara, olhos e cabelos de cor variável		Queima um pouco e bronzeia gradualmente	Pouca	Baixa	Deve usar protetor solar ao sol intenso e moderado
IV	Pele moderadamente pigmentada e muito pigmentada		Raramente queima e bronzeia com facilidade	Moderada	Moderada	Deve usar protetor solar ao sol intenso
V	Escura ou do Sudeste Asiático		Não queima e bronzeia	Intensa	Intensa	Precisam de mínima proteção ao se expor ao sol intenso ou moderado
VI	Muito escura		Bronzeia facilmente	Muito intensa	Intensa	Precisam de mínima proteção ao se expor ao sol intenso ou moderado

QUADRO 2 Principais diferenças entre envelhecimento intrínseco e extrínseco

Tipo de envelhecimento	Origem	Duração	Prevenção	Tratamento	Dano principal	Principais fatores envolvidos
Intrínseco	Genética, metabolismo celular, hormônios	Lenta	Limitado (hormonal)	Bioestimulação colágena (microagulhamento, fios de PDO, *skinbooster*)	Ptoses	Encurtamento dos telômeros
Extrínseco	Exposição crônica à luz, poluição, radiação ionizante, químicos e toxinas	Lenta	Eficiente (comportamental)	Preenchedores, *lifting*, toxina botulínica, *peeling*, dermoabrasão, hidratação	Qualidade da pele, rugas, manchas, textura, hidratação	Fotoenvelhecimento, fumo, bebidas

QUADRO 3 Comparativo das características de cada material bioestimulador

Tipo de bioestimulador	Origem	Classificação	Tipo de partícula	Nome comercial	Dano	Composição
PRP/i-PRF/plasma gel	Autólogo	Temporário	Fatores de crescimento sanguíneos	--	1-2 meses	Fluido sanguíneo
Hidroxiapatita de cálcio	Sintético	Semipermanente	Partículas esféricas regulares com Ø: 25 a 45 µm	Radiesse/ Diamond	12-18 meses	30% partículas esféricas + gel carreador
Ácido poli-L-láctico	Sintético	Semipermanente	Partículas irregulares pontiagudas com Ø: 40 a 150 µm	Sculptra/ Elleva	25 meses	Partículas envoltas em manitol não pirogênico e carmelose sólida
Policaprolactona	Sintético	Semipermanente	Partículas esféricas regulares com Ø: 25 a 50 µm	Ellansé	Ajustável de 1 a 4 anos	30% partículas esféricas + gel carreador
Associação de hidroxiapatita de cálcio com ácido hialurônico	Sintético	Semipermanente	Partículas esféricas regulares com Ø: 25 a 40 µm	HarmonyCa	6 a 9 meses	30% partículas de CaHA + 70% de AH
Polidioxanona	Sintético	Semipermanente	Fio liso, parafuso e espiculado	Fios de PDO	4 a 6 meses	Fio tecnológico
Polimetilmetacrilato	Sintético	Permanente	Partículas esféricas regulares com Ø: 30 a 50 µm	Linnea Safe e Biossimetric	Não se decompõe no organismo	30% partículas esféricas + gel carreador

não podem ser volumizadas e, portanto, não receberão o produto. Na sequência, o profissional deve desenhar todas as linhas das retroinjeções que receberão o bioestimulador. O ideal é concentrar o produto nas regiões com maior flacidez do rosto e do pescoço e/ou as que mais necessitem de reestruturação do volume e dos contornos perdidos com o processo de envelhecimento (Figura 11).

Procedimentos anestésicos

Deve-se realizar anestesia terminal infiltrativa ou somente anestesia nas regiões de passagem da cânula.

Aplicações do produto escolhido

Aplicação de retroinjeções em leque (com a cânula), nas áreas de flacidez ou de contorno da face (no plano subdérmico); retroinjeções lineares contínuas (com agulha no plano subcutâneo) ou bolus supraperiosteais (com agulha) nos pontos onde se deseja reestruturação facial. Cada retroinjeção terá conteúdo de 0,5 a 0,3 mL, a depender do grau de flacidez e da quantidade de produto disponível.

Procedimentos pós-aplicações

O profissional deverá instruir o paciente sobre a massagem nos locais onde houve aplicação do material bioestimulador (de acordo com a recomendação do fabricante, evidentemente). O PLLA deve ser massageado 5 vezes ao dia, por 5 minutos, durante 5 dias (clássica fórmula 5 × 5 × 5); a CaHA deve ser massageada 3 vezes ao dia, por 3 minutos, durante 1 semana); a PCL, por sua vez, não necessita de massagens em casa, somente a acomodação do material pelo profissional já é o suficiente.

Orientações finais

O paciente deve ser devidamente esclarecido sobre a importância dos cuidados pós-operatórios. Toda dor e/ou desconforto devem ser imediatamente relatados ao profissional.

EFEITOS ADVERSOS

Ao se usar um preenchedor, espera-se uma resposta granulomatosa pequena, tendo como efeitos colaterais mais comuns, por exemplo, sangramento, hematomas, eritema e edema, relacionados à injeção, também frequentes nos bioestimuladores[8].

Embora os bioestimuladores de colágeno sejam uma ótima opção para o tratamento de diferentes áreas da face, os estudos mostram que algumas regiões faciais são mais propensas a efeitos adversos no local da injeção. São contraindicadas as regiões periorbicular, periorbital, lábios e glabela, em decorrência da grande ação muscular nesses locais, e é comum a formação de nódulos[1,2,15].

No entanto, existem alguns relatos de complicações tardias mais graves relacionadas ao tratamento específico com o PMMA, em razão de seus resultados duradouros.

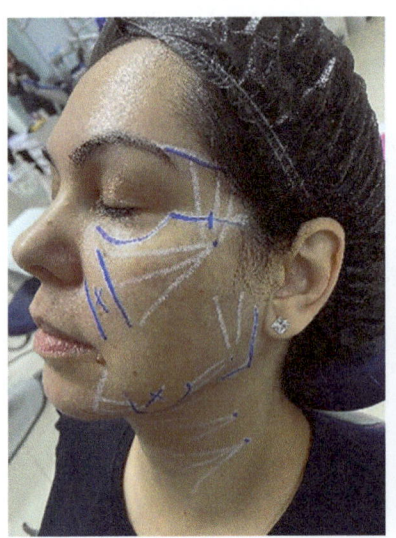 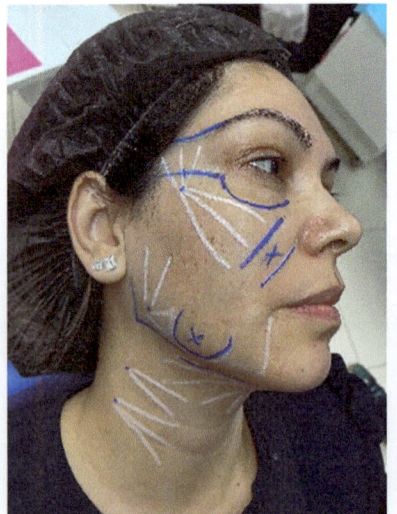 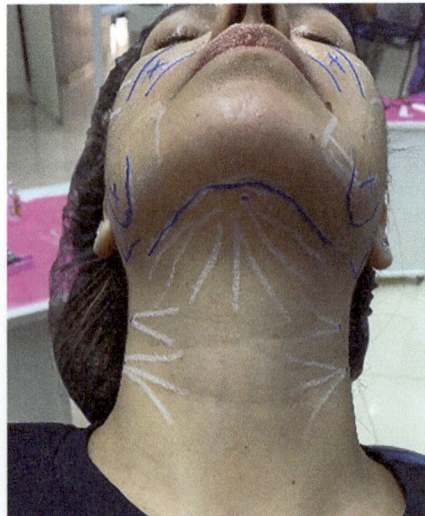

FIGURA 11 Marcação da face e do pescoço da paciente para aplicação de bioestimulador de colágeno diluído (PLLA ou CaHA).

Há, portanto, maiores chances de exacerbação de uma inflamação crônica preexistente.

CONCLUSÃO

A quantidade de sessões de bioestimulação também varia de acordo com as características de cada paciente. Se o paciente sentir que está com uma aparência de face volumizada, apenas uma ou duas sessões de tratamento podem ser necessárias. Por outro lado, se o paciente acredita que o volume ganho imediatamente após a injeção ainda parece deficiente, podem ser necessárias mais de três sessões de tratamento[20].

Os bioestimuladores podem ser aplicados em associação com o ultrassom microfocado HIFU, pois esse aparelho promove pontos de coagulação no tecido e causa uma potencialização do efeito de neocolagênese dos bioestimuladores de colágeno. O HIFU (*high intensity focused ultrasound*) é um tipo de ultrassom focalizado de alta intensidade cujo método é bastante útil para estimular as camadas profundas do tecido sem danificar a superfície da pele, além de realizar um efeito *lifting* não cirúrgico, reduzindo a flacidez da pele e/ou melhorando a firmeza muscular, dependendo da ponteira utilizada[21].

Como qualquer outro produto cosmético disponível no mercado, os materiais bioestimuladores apresentam vantagens e desvantagens, sendo a sintomatologia dolorosa no local das aplicações e a possibilidade de formação de nódulos as principais complicações associadas ao seu uso, mostrando ser um tratamento seguro eficaz para combater os sinais do envelhecimento. Pode-se concluir, então, que não existe um bioestimulador com clara superioridade em relação aos demais; deve ser escolha do profissional o produto adequado para cada paciente, a depender dos objetivos do tratamento proposto.

REFERÊNCIAS

1. Perlingeiro A. Esculpindo faces Bioestimuladores: gerenciando com ciência & arte o processo de envelhecimento facial, 1. ed. Nova Odessa: Napoleão/Quintessence Publishing Brasil; 2022. p. 420.
2. Lima NB, Soares MDL. Utilização dos bioestimuladores de colágeno na harmonização orofacial. Clin Lab Res Dent. 2020.
3. Swift A, Liew S, Weinkle S, Garcia JK, Silberberg MB. the facial aging process from the "inside out". Aesthet Surg J. 2021;41(10):1107-19.
4. Mienaltowski MJ, Birk DE. Structure, physiology, and biochemistry of collagens. Adv Exp Med Biol. 2014;802:5-29.
5. Attenello NH, Maas CS. Injectable fillers: review of material and properties. Facial Plast Surg. 2015;31(1):29-34.
6. Cunha MG, Engracia M, Souza LG, Filho CDAM. Bioestimuladores de colágeno e seus mecanismos de ação. Surg Cosmet Dermatol. 2020;12(2):109-17.
7. Berlin AL, Hussain M, Goldberg DJ. Calcium hydroxylapatite filler for facial rejuvenation: a histologic and immunohistochemical analysis. Dermatol Surg. 2008;34(Suppl1):S64-7.
8. Sant´Ana ACP, Juliette R. Bioestimuladores no rejuvenescimento facial. Monografia [Trabalho de conclusão de curso] – Instituto FUNORTE, Bauru, 2021.
9. de Melo F, Nicolau P, Piovano L, Lin S-L, Baptista-Fernandes T, King MI, et al. Recommendations for volume augmentation and rejuvenation of the face and hands with the new generation polycaprolactone-based collagen stimulator (Ellansé®). Clin Cosmet Investig Dermatol. 2017;10:431-40.
10. Peng GL. Plasma rico em plaquetas para rejuvenescimento da pele. Clín Cirurg Plástica Facial Am Norte. 2019;27(3):405-11.
11. Moretto-Almeida EP, Maluf HNM. Terapias com agregados plaquetários autólogos na harmonização orofacial revisão de literatura. Monografia [Trabalho de conclusão de curso] – Instituto FUNORTE, Bauru, 2021.
12. Cobo R. Use of polydioxanone threads as an alternative in nonsurgical procedures in facial rejuvenation. Facial Plast Surg. 2020;36(4):447-52.
13. Machado Filho CDS, Santos TC, Rodrigues APLJ, Cunha MG. Ácido poli-L-láctico: um agente bioestimulador. Surg Cosmet Dermatol. 2013;5(4):345-50.
14. Breithaupt A, Fitzgerald R. Collagen stimulators: poly-l-lactic acid and calcium hydroxyl apatite. Facial Plast Surg Clin North Am. 2015;23(4):459-69.
15. de Almeida AT, Figueredo V, da Cunha ALG, Casabona G, Costa de Faria JR, Alves EV, et al. Consensus recommendations for the use of hyperdiluted calcium hydroxyapatite (Radiesse) as a face and body biostimulatory agent. Plast Reconstr Surg Glob Open. 2019;7(3):e2160.
16. Chang JW, Koo WY, Kim EK, Lee SW, Lee JH. Facial rejuvenation using a mixture of calcium hydroxylapatite filler and hyaluronic acid filler. J Craniofac Surg. 2020;31(1):e18-e21.
17. Godin MS, Majmundar MV, Chrzanowski DS, Dodson KM. Use of radiesse in combination with restylane for facial augmentation. Arch Facial Plast Surg. 2006;8(2):92-7.
18. Ghorbani F, Zamanian A, Behnamghader A, Daliri Joupari M. Bioactive and biostable hyaluronic acid-pullulan dermal hydrogels incorporated with biomimetic hydroxyapatite spheres. Mater Sci Eng C Mater Biol Appl. 2020;112:110906.
19. Christen MO, Vercesi F. Polycaprolactone: how a well-known and futuristic polymer has become an innovative collagen-stimulator in esthetics. Clin Cosmet Investig Dermatol. 2020;13:31-48.
20. Lam SM, Azizzadeh B, Graivier M. Injectable poly-l-lactic acid (Sculptra): technical considerations in soft-tissue contouring. Plast Reconstr Surg. 2006;118(3 Suppl):55S-63S.
21. White WM, Makin IR, Barthe PG, Slayton MH, Gliklich RE. Selective creation of thermal injury zones in the superficial musculoaponeurotic system using intense ultrasound therapy: a new target for noninvasive facial rejuvenation. Arch Facial Plast Surg. 2007;9(1):22-9.
22. Bravo BSF, Carvalho RM. Safety in immediate reconstitution of poly-L-lactic acid for facial biostimulation treatment. J Cosmet Dermatol. 2021;20(5):1435-8.

Rejuvenescimento com fios faciais

Elizandra Paccola Moretto de Almeida
Lucas Meciano Pereira dos Santos
Rafaela Maiolo Garmes

INTRODUÇÃO

Um tratamento de rejuvenescimento facial bem-sucedido alcança resultados atraentes, de aparência natural, sem exageros, causando um impacto positivo substancial na autoimagem de um indivíduo e como ele é percebido por aqueles com quem se relaciona. Envelhecer graciosamente pode ser sinônimo de manter a plenitude dos contornos faciais suaves, proporções adequadas, proeminências faciais em harmonia, mostrando um mínimo de rugas e sulcos, manchas na pele, depressões de volume e sombras[1].

Os procedimentos minimamente invasivos realizados na harmonização orofacial (HOF) buscam combater o processo de envelhecimento, desde seus primeiros sinais até as marcas mais avançadas. Sugere-se na literatura que existem quatro pilares estéticos relacionados ao envelhecimento facial: reabsorção óssea, perda de gordura subdérmica com ptose dos coxins de gordura, afrouxamento muscular e envelhecimento da pele com flacidez. Dessa forma, uma mudança em uma área pode influenciar grandemente os tecidos vizinhos, em um efeito cascata[2].

Isso pode ser observado nas Figuras 1 e 2, com a reabsorção óssea decorrente da idade. Em adição a essas alterações estruturais em pele, músculo e gordura, os tecidos moles perdem sustentação e sofrem ptose.

Para uma recuperação eficaz ou manutenção do contorno facial, é necessário entender que, com o envelhecimento da face, ocorrem modificações nas proporções das estruturas faciais. Durante a juventude, o rosto apresenta um formato mais triangular, com o terço médio da face bem definido e, com o passar do tempo, os contornos e o volume facial são perdidos, tomando o formato mais quadrado, devido à ptose dos compartimentos de gordura, a chamada "quadralização" facial[2,4].

Outro aspecto que deve ser bem conhecido é a camada de gordura facial, que se apresenta como compartimentos de gordura superficiais ou profundos. Os compartimentos de gordura superficial são separados por fáscias e septos que se encontram em compartimentos adjacentes, onde residem os ligamentos de retenção da face, com cada componente encontrado em quantidades, proporções e arranjos variados em diferentes regiões

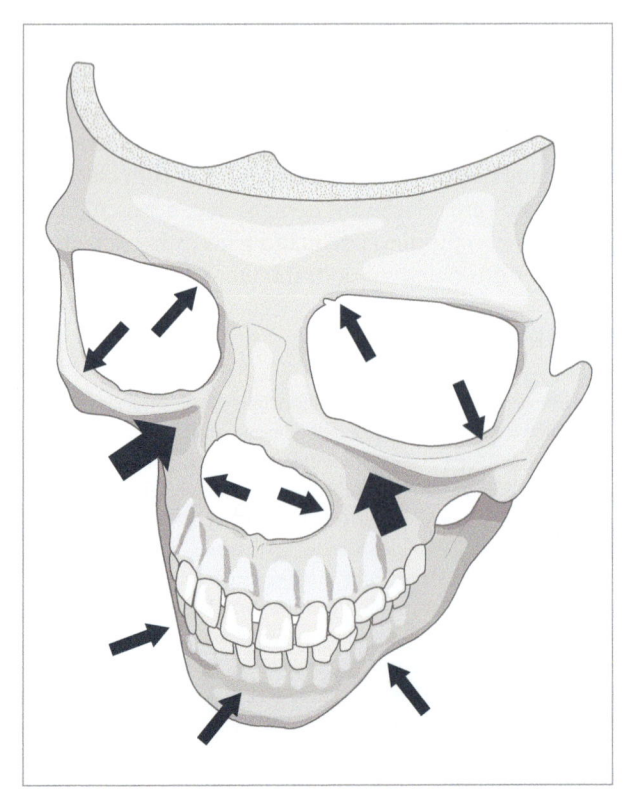

FIGURA 1 Vetores de reabsorções ósseas decorrentes do processo de envelhecimento.
Fonte: adaptada de Mendelson e Wong, 2012[3].

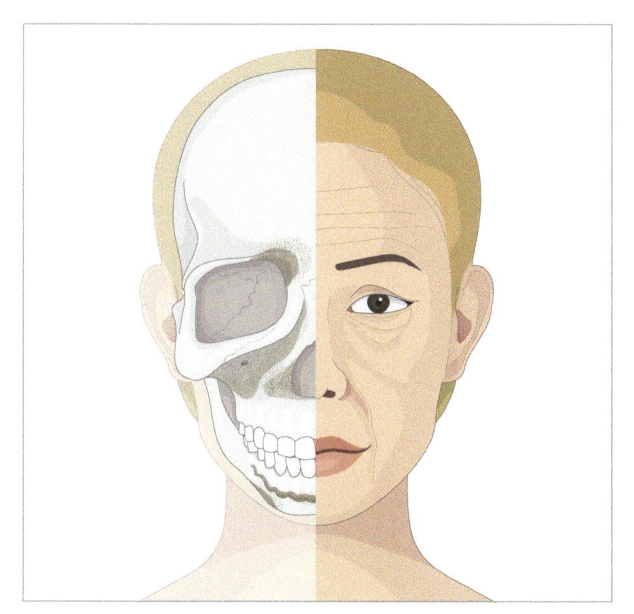

FIGURA 2 Processo de envelhecimento: regiões de maior reabsorção óssea em preto e envelhecimento com flacidez e ptose dos tecidos moles acima do arcabouço ósseo reabsorvido.

Fonte: adaptada de Mendelson e Wong, 2012[3].

(Figura 3). Os compartimentos de gordura profunda compreendem a gordura retro-orbicular do olho, gordura suborbicular lateral e medial do olho (SOOF lateral e SOOF medial), a gordura malar medial profunda e gordura profunda da bochecha (bucal), que tem partes medial e lateral[1] (Figura 4).

Esses compartimentos de gordura sofrem lipoatrofia e ptose com o processo de envelhecimento, e esse será o foco do tratamento com os fios de tração para *lifting* facial, os quais serão suspensos com as espículas ou cones dos fios. Podem ser observados, na Figura 5, os ligamentos de retenção da face, os quais são a base de ancoragem do *lifting* facial. Os ligamentos verdadeiros se posicionam em uma linha localizada imediatamente lateral ao rebordo orbitário estendendo-se da crista temporal até a mandíbula, criando a linha dos ligamentos (indicado em azul).

A localização das inserções dos ligamentos e músculos faciais através do periósteo também se move com o processo de envelhecimento. Como resultado, essas estruturas podem perder a vantagem mecânica de seu efeito sobre os tecidos sobre os quais atuam[3].

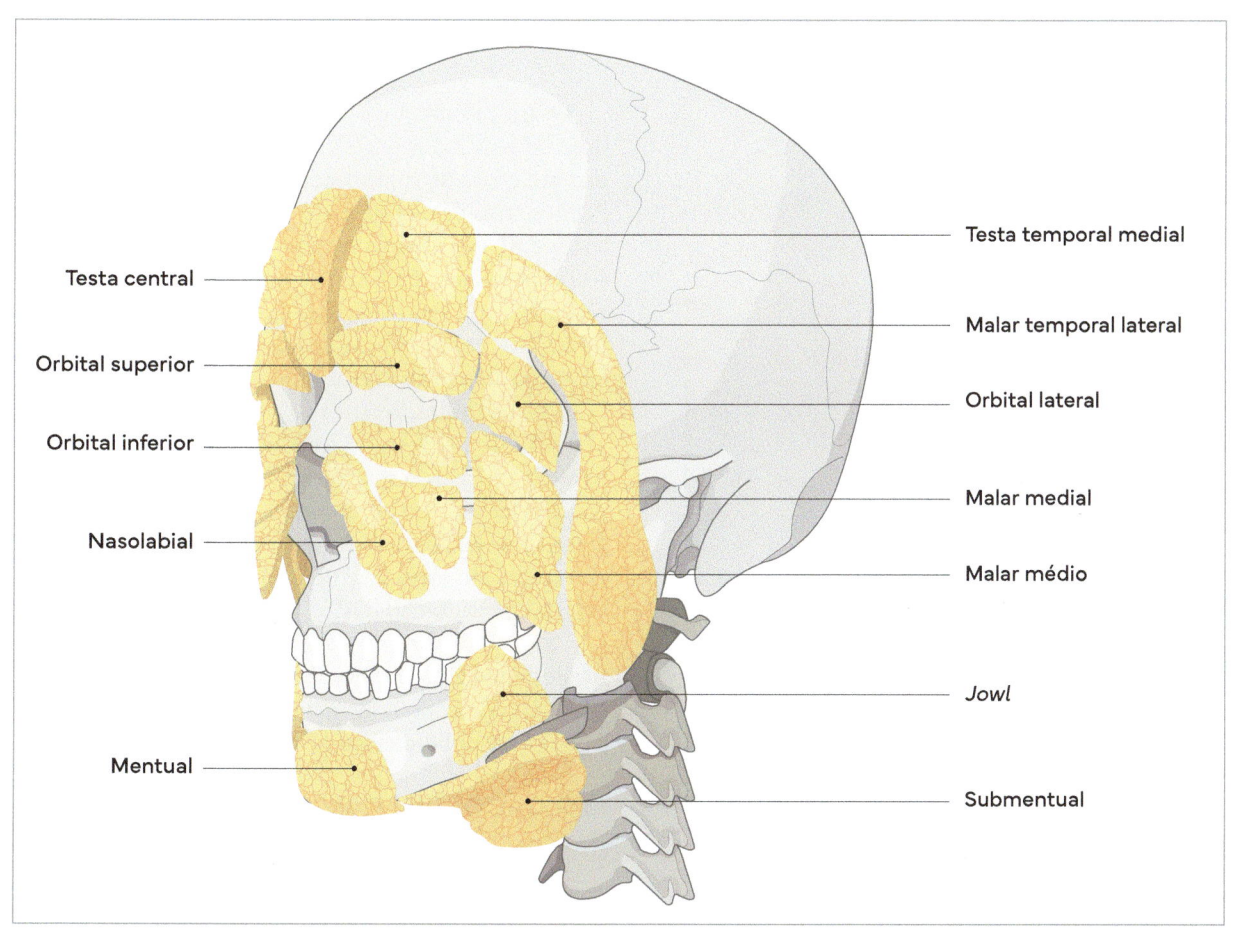

Testa temporal medial

Malar temporal lateral

Orbital lateral

Malar medial

Malar médio

Jowl

Submentual

Testa central

Orbital superior

Orbital inferior

Nasolabial

Mentual

FIGURA 3 Compartimentos de gordura superficial da face.

Fonte: adaptada de Swift et al., 2021[1].

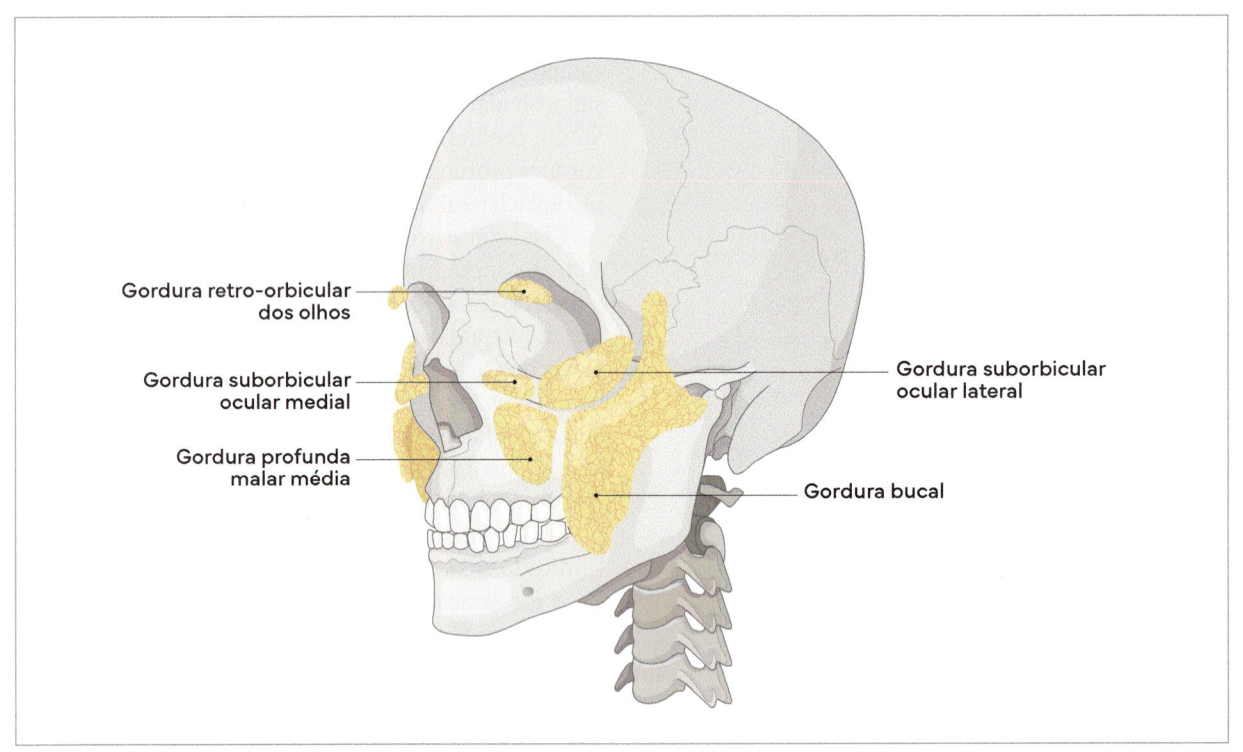

FIGURA 4 Compartimentos de gordura profunda da face.
Fonte: adaptada de Swift et al., 2021[1].

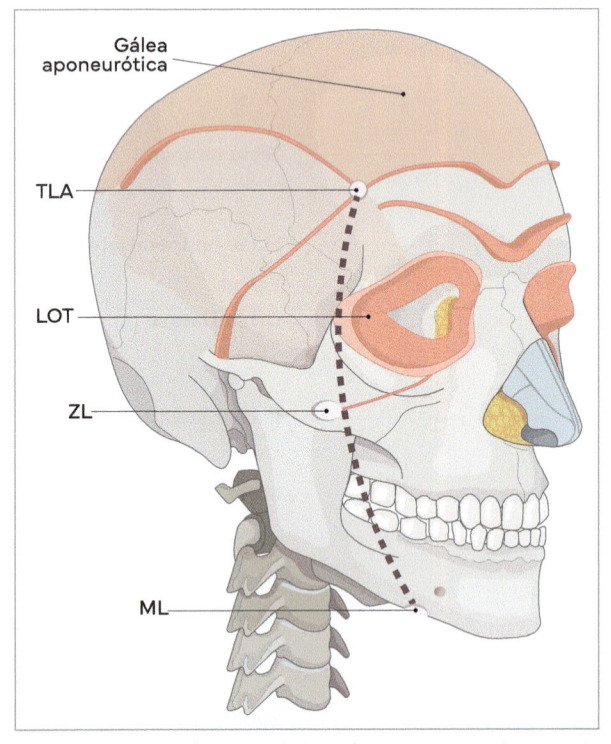

FIGURA 5 Modelo virtual do crânio mostrando a posição dos principais ligamentos de retenção da face: (LOT) espessamento orbitário lateral; (ML) ligamento mandibular; (TLA) adesão ligamentar temporal; (ZL) ligamento zigomático.
Fonte: adaptado de Casabona et al., 2019[5].

Os procedimentos estéticos minimamente invasivos que são realizados à frente dessa linha dos ligamentos dão um efeito de volumização, e os procedimentos realizados atrás dessa linha dão efeito de *lifting* (ajudando a suspender os compartimentos de gordura da face que sofreram ptose). Essa linha é muito importante durante os procedimentos de fios de sustentação, porque a utilizamos como pontos de ancoragem para os fios no *lifting* facial não cirúrgico[5].

Os fios utilizados para fim de *lifting* facial podem ser definitivos, como o fio russo, ou bioabsorvíveis, para finalidade de suspensão dos compartimentos de gordura faciais com ptose. Neste capítulo, descreveremos alguns fios faciais que sofrem reabsorção com o passar do tempo, em especial a polidioxanona, que se mostra o mais utilizado na HOF.

Existem vários tipos de fios bioabsorvíveis: os confeccionados à base de ácido L-láctico e caprolactona (Filbloc®), de ácido L-láctico e poliglicólico (Silhouette®) e os fios de polidioxanona (PDO).

INDICAÇÕES GERAIS DOS FIOS

Os fios faciais estão indicados para pacientes com boas condições de saúde geral, para tratamentos de bioestimulação de colágeno, prevenção de envelhecimento, elevação dos compartimentos de gordura faciais com ptose, redução da flacidez, melhora de cicatrizes e contornos faciais e aplicação associada a outros materiais (sinergia). Dessa forma, estão indicados para suavizar sulcos nasolabial, labiomentual, papada, ptose submentoniana e ptose superior da sobrancelha[6,7].

CONTRAINDICAÇÕES GERAIS DOS FIOS

Os fios faciais estão contraindicados para pacientes com doenças de base não controladas, uso de anticoagulantes, lesões e infecções na área tratada, pele muito fina ou fotoenvelhecida, hiperqueratoses, altas expectativas e alterações psicológicas do paciente.

Pacientes com as camadas subcutâneas insatisfatórias para atingir um bom resultado estético, por exemplo, pele muito fina, muito enrugada ou excessivamente marcada constituem indicação para um *lifting* cirúrgico que, por si só, é capaz de remover esse excesso. Os fios podem ser associados a ele, para tratar seletivamente os compartimentos profundos[6].

TIPOS DE FIOS FACIAIS

Fios italianos (Filbloc®)

Esses fios são compostos de três polímeros: polidioxanona, policactide com caprolactona e ácido polilático. A duração desse material na pele é de 9 a 15 meses, e, ao ser reabsorvido pelo organismo, esses polímeros estimulam a neocolagênese.

Têm como característica melhorar a elasticidade, cor, textura, tônus, hidratação e perfusão sanguínea da região tratada. Eles atuam de duas formas: efeito de *lifting* suave, logo após a aplicação dos fios, e efeito regenerador, ao estimular a ativação dos fibroblastos e a produção de colágeno nos meses que seguem a aplicação, proporcionando resultados progressivos e naturais[8].

Estão indicados para *lifting* ou correção de assimetria de sobrancelhas, *lifting* de terço médio da face, *lifting* de pescoço, *lifting* de ponta nasal, entre outras a serem avaliadas (Figura 6).

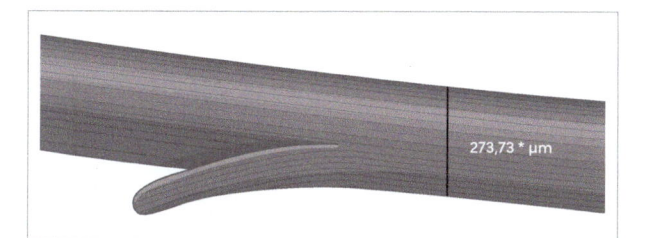

FIGURA 6 Representação esquemática da microscopia das espículas do Filbloc®.
Fonte: adaptada de Simón-Allué et al., 2014[8].

Fio de ácido L-láctico e glicólico (Silhouette®)

Os fios de Silhouette® são absorvíveis, com 8, 12 ou 16 cones bidirecionais confeccionados à base de ácido L-láctico (82%) e seus cones de ácido glicólico (18%), com a função de elevar, redesenhar e reposicionar volumes faciais, tendo efeito tensor ativo[6] (Figura 7).

Silhouette Soft® é um fio absorvível com cerca de 30 cm de comprimento, finalizado em cada extremidade com uma agulha 23 G de 12 cm. Apresenta-se como um monofilamento central em que são inseridos cones separados por alguns nós, que flutuam livremente entre eles até sua instalação e o envolvimento do tecido. Tais cones são espaçados igualmente em ambos os lados da zona central neutra, de 2 cm, sem cones. A degradação dos fios é acompanhada por uma estimulação dos fibroblastos do tecido subcutâneo, resultando em uma neossíntese de colágeno que melhora a ancoragem dos fios e cones nos tecidos e que mantém os resultados enquanto fios e cones são degradados, fazendo bioestimulação de colágeno. O tempo de degradação do fio de Silhouette® é de 8 a 12 meses para cones e de 12 a 18 meses para suturas[6] (Figuras 8 e 9).

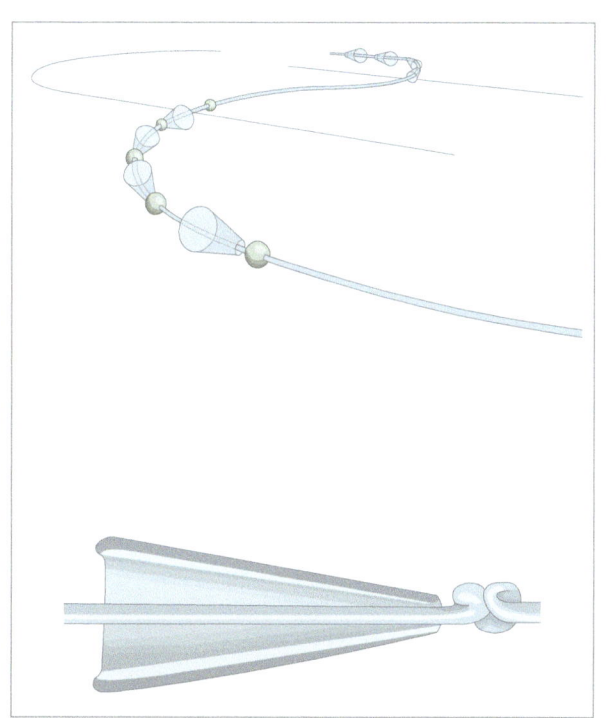

FIGURA 7 Representações esquemáticas dos fios de Silhouette®.
Fonte: adaptada do catálogo da Sinclair.

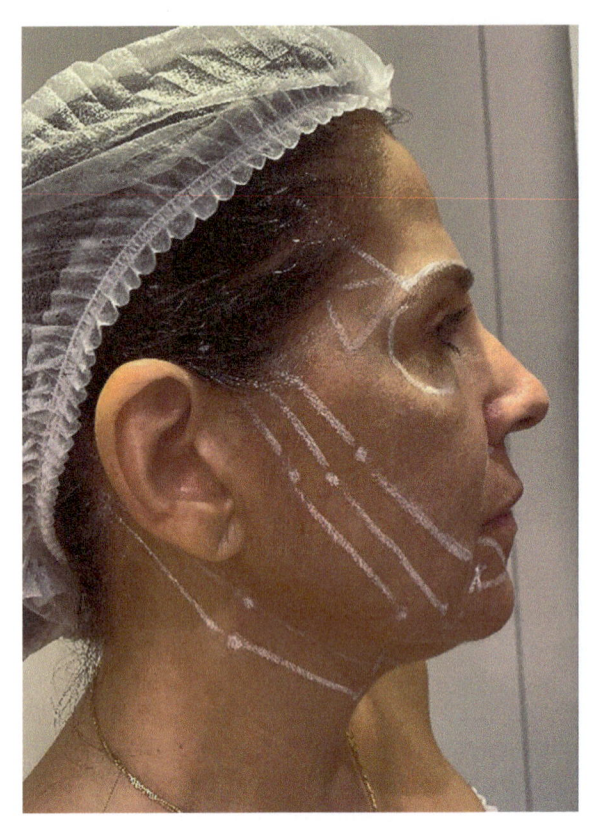
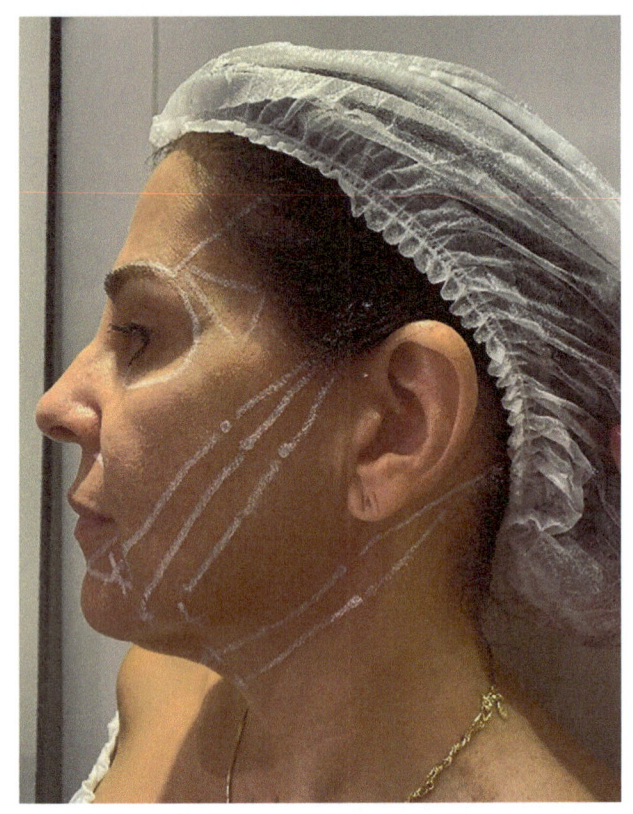

FIGURA 8 Fotos da marcação facial para instalação de fios de Silhouette®.

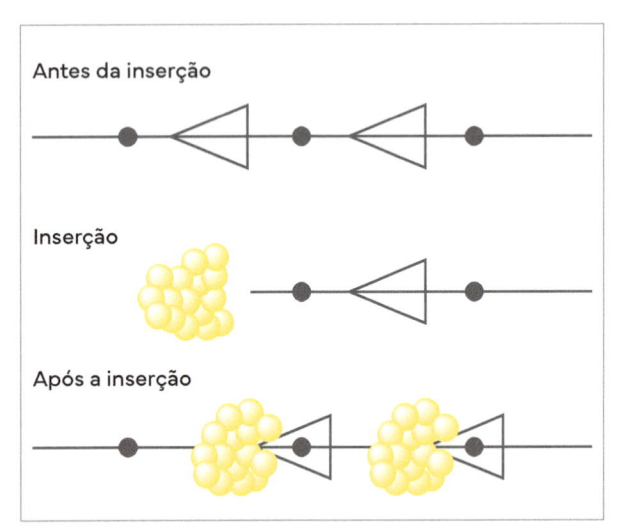

FIGURA 9 Representação esquemática de como os cones dos fios de Silhouette® suspendem os compartimentos de gordura facial.

Fonte: adaptada do catálogo da Sinclair.

Fio de polidioxanona

O material absorvível mais comumente utilizado para produzir os fios é a PDO, polímero semicristalino que se hidrolisa gradativamente. É uma substância sin-tética biodegradável, considerada não antigênica e não pirogênica, já utilizada há mais de 30 anos por médicos em suturas e agora utilizada na estética facial[7,9].

Os fios de PDO, após sua implantação nos tecidos, induzem uma reação tecidual mínima durante o seu processo de absorção, degradados por hidrólise e grada-tivamente metabolizados no corpo. Após hidrolisados, resultam em subprodutos de degradação, como glicoxi-lato, excretado na urina ou metabolizado através do ciclo do ácido cítrico para formar dióxido de carbono e água[9].

Essa reabsorção é por hidrólise, desencadeia a pro-dução de fibroblastos que, por sua vez, produz mais colágeno na área-alvo. Quando o fio é inserido, há pro-dução de tecido de granulação e formação dos diferentes tipos de colágeno encontrados na derme humana. O colágeno tipo 1 e o tipo 3 são criados e acabam desem-penhando um papel na resistência à tração da pele. Os miofibroblastos são células responsáveis pela contração da ferida e cicatrização e desempenham um papel na elasticidade da pele tratada e redução da flacidez como parte do processo de regeneração da pele. Além disso, quando são utilizados fios espiculados ou farpados, eles apertam e levantam as áreas com queda no rosto, criando melhores definição e contorno; a formação do tecido fibroso ajudará a sutura a manter o tecido ptótico no lugar. Como resultado do reposicionamento do tecido frouxo, a ativação de miofibroblastos e fibroblastos e neocolagênese terão impacto na textura, no tom, tamanho dos poros e na elasticidade da pele[7].

As condições sistêmicas do paciente, a boa saúde geral e a velocidade do metabolismo de cada um podem influenciar a taxa de degradação do PDO e o tempo de duração dos fios faciais, mas este dura em média 180 a 230 dias. Considerando a formação de colágeno e sustentação da pele, podemos dizer que o tratamento com fios dura entre 6 meses e 1 ano. Esse tempo relativamente prolongado admite excelentes efeitos na formação de colágeno e baixa porcentagem de reações adversas, sendo um tratamento bastante seguro[9].

Essas condições os tornam excelentes materiais bioestimuladores, onde a regeneração do colágeno e a neoformação fibroblástica podem ser observadas nas diferentes direções entre os fios e as regiões da subderme, que nem sempre se limitam às áreas em torno dos fios, formando pontes fibrosas que contraem os tecidos no sentido oblíquo à sua implantação[9].

Eles podem ser canulados ou agulhados, simples ou duplos (com 1 ou 2 agulhas), lembrando que, sempre que se trabalha com cânulas, há maior segurança no tratamento e menores chances de atingir estruturas anatômicas importantes e gerar intercorrências. Também podem ser únicos ou múltiplos, contendo 1 ou mais fios na mesma agulha, ou fios tecnológicos com geometrias diferentes (Figuras 10 e 11).

Tipos de fios de PDO

Os fios de PDO podem se apresentar em diversos formatos (Figura 15) e indicações[9]:

- **Fios lisos**: são utilizados para bioestímulo de colágeno, em maior quantidade de fios, paralelos entre

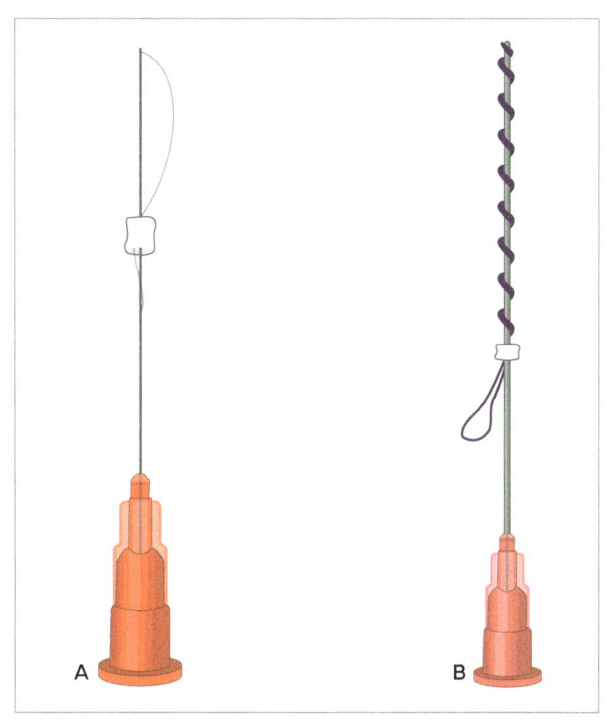

FIGURA 11 Imagem comparativa dos fios liso e parafuso.
Fonte: catálogo da I-Thread.

si ou na forma de travas ou jogo da velha. Para a cicatriz de acne ou estímulo de colágeno, utilizar os fios do tamanho maior – 26 G × 50 × 70 mm – e, para região periorbital, perioral e contorno labial, utilizar o tamanho menor – 29 G × 38 × 50 mm (ver Figuras 12 e 13).

- **Fios *eyebag***: são fios lisos canulados destinados para tratamento da região de pálpebra inferior e olheira, normalmente de tamanho 29 G × 38 × 50 mm ou menor. Como essa região é muito vascularizada, evitar fios agulhados.

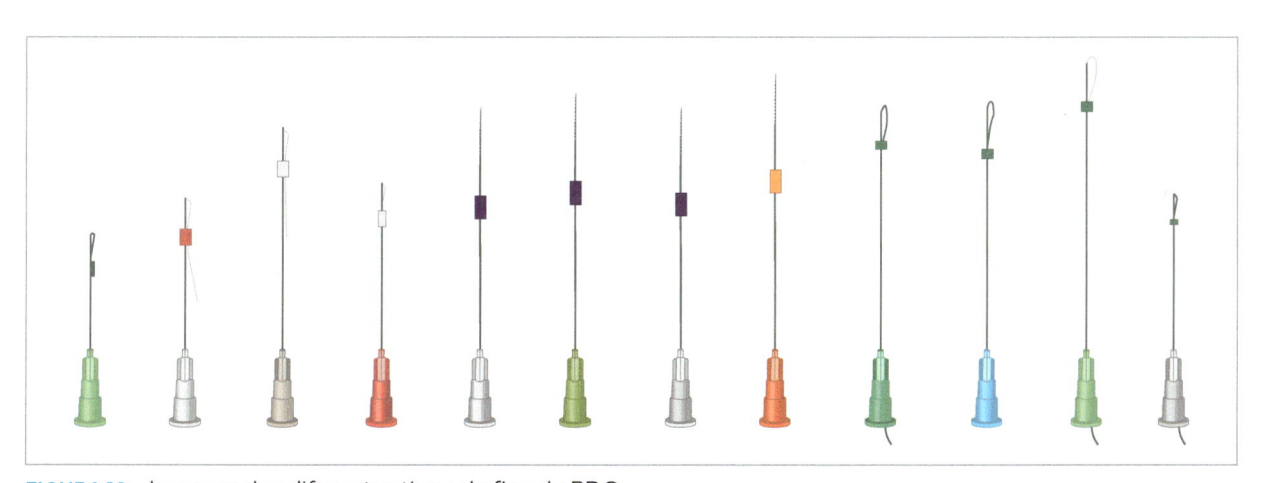

FIGURA 10 Imagem dos diferentes tipos de fios de PDO.
Fonte: catálogo da I-Thread.

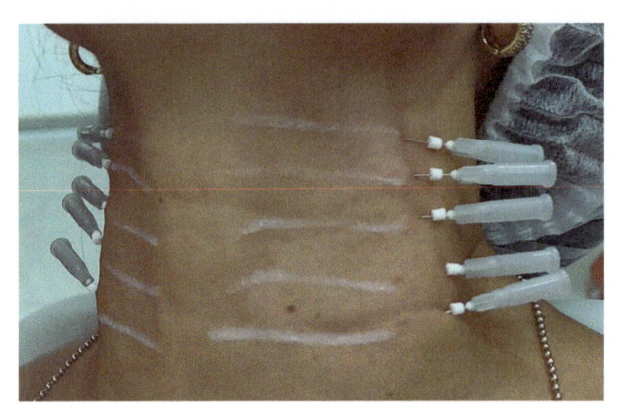

FIGURA 12 Aplicação de fios lisos paralelos no pescoço.

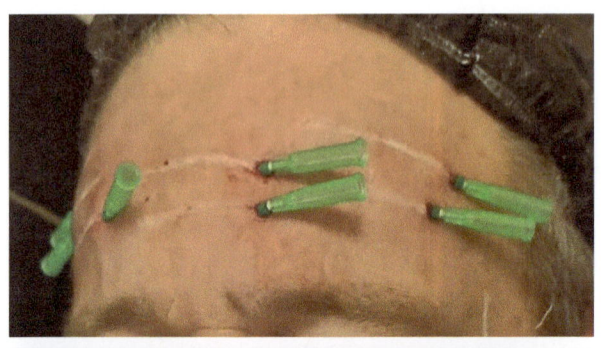

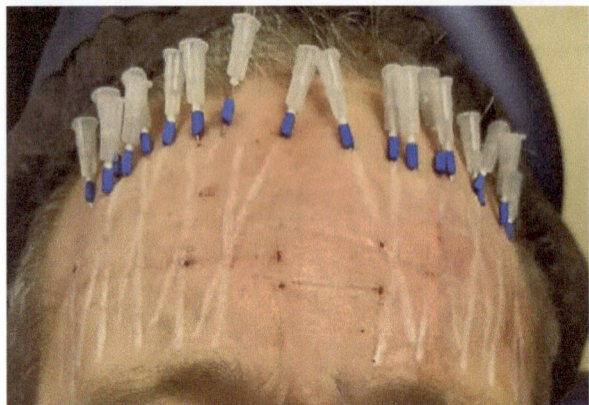

FIGURA 13 Aplicação de fios parafusos em X e fios Matrix nas rugas horizontais da região frontal.

- **Fio Filler**: consiste em uma cânula com 10 fios lisos que potencializa o bioestímulo de colágeno. Indicado para a região de olheiras e têmporas ou qualquer outra que necessite de certo preenchimento. Antes de inserir o fio Filler, entrar com uma agulha do mesmo calibre e fazer uma subincisão ou descolamento do tecido, para os fios se espalharem por baixo do tecido.
- **Fios parafusos ou Screw**: são fios lisos enrolados ao redor de uma agulha como uma mola, de tamanho 27 G × 50 × 70 mm, que serão aplicados abaixo das rugas ou fazendo travas, como em glabela e sulco

nasolabial, com o intuito de estímulo de colágeno e preenchimento de rugas.

- **Fios Matrix**: são fios em forma de malha de 16 fios lisos que apresentam maior potencial bioestimulador e maior efeito preenchedor. Muito utilizados na região de sulco nasolabial e rugas horizontais da testa.
- **Fios espiculados**: trata-se de fios cortados roboticamente de forma milimétrica e calculada, a fim de se obterem espículas ou farpas com a competência de atracar nos tecidos nos quais são implantados e tracioná-los. São fios mais calibrosos que os anteriormente descritos, podem ser agulhados ou canulados, uni ou bidirecionais (mudam a direção a cada 4 espículas) e são chamados de fios Cog[9]. Nem sempre requerem nós para serem efetivos, mas o nó parece sustentar mais os resultados. Promovem *lifting* facial, cervical, nasal, temporal, de sobrancelhas e *fox eyes*. A medida dos fios espiculados mais usada é a de 19 G × 100 × 160 mm.
- **Fios Sculpt**: são fios com garras pré-moldadas, prensadas, com maior custo e maior poder de tração do que o fio espiculado, mas apresentam indicações e aplicações clínicas parecidas.

TÉCNICA DE INSERÇÃO DOS FIOS FACIAIS

Antes da inserção dos fios, tirar fotos do paciente, realizar a antissepsia e demarcação da face, fazer a anestesia dos pertuitos (com luva estéril) e, quando necessário, realizar anestesia terminal infiltrativa ou retroinjeção anestésica ao longo da marcação onde o fio será inserido (para os fios de tração).

Os fios lisos, parafusos, Filler e Matrix são inseridos no tecido subcutâneo subdérmico, somente com anestesia no pertuito, independentemente se forem fios agulhados ou canulados. Após a anestesia, entrar com o fio a 20° de inclinação e o introduzir a 10° dentro do tecido. Se, durante a introdução do fio, sobrar um remanescente de fio para fora do tecido, cortá-lo com uma tesoura, empurrando-a contra a pele do paciente, para esse fio não ficar em contato com o meio externo.

Já os fios espiculados ou Sculpt são inseridos no tecido subcutâneo nas direções dos vetores mostrados nas Figuras 13 e 14, dependendo da quantidade de fio. Deve-se fazer inicialmente o teste dos vetores de *lifting* com os dedos e demarcar a face do paciente nesses vetores antes da inserção dos fios. Se for utilizar 3 fios, fazer somente 1 pertuito e 1 nó; se for utilizar 4 fios, fazer 2 pertuitos e 2 nós, para evitar que só fique volumoso e marcando a pele do paciente; isso serve para a aplicação no pescoço.

Anestesiar o paciente conforme já mencionado, fazer um pertuito com agulha 18 G, inserir os fios no

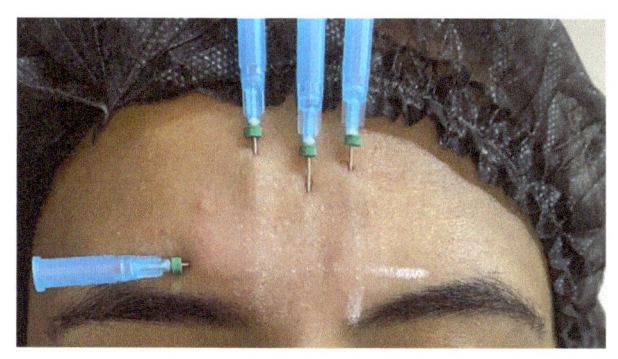

FIGURA 14 Aplicação de fios parafusos na região de glabela.

pertuito a 40° e deslizar dentro do tecido em 20°, sempre respeitando a técnica da anatomia do pinçamento[10] para preservar estruturas importantes, afastando o tecido mole delas e impedindo que o fio lesione um nervo ou vaso sanguíneo (Figura 18).

Parar a introdução do fio a 1 cm antes do sulco nasolabial, labiomentual ou borda da mandíbula, para não correr o risco desse fio ficar superficializado ou aparente durante as expressões faciais e facilitar o tracionamento. Então, segurar a extremidade da cânula, dar meia-volta e remover o fio. Após passar todos os fios planejados, fazer nós a cada 2 ou 3 fios, cortá-los com uma tesoura contra

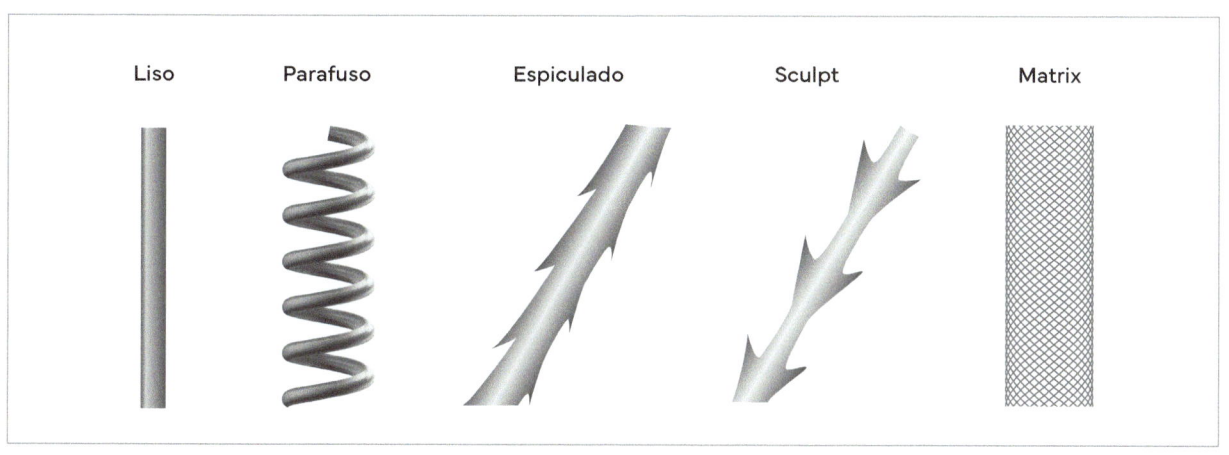

FIGURA 15 Representações esquemáticas dos diferentes tipos de fios.
Fonte: adaptada de Medbeauty HOF Academy.

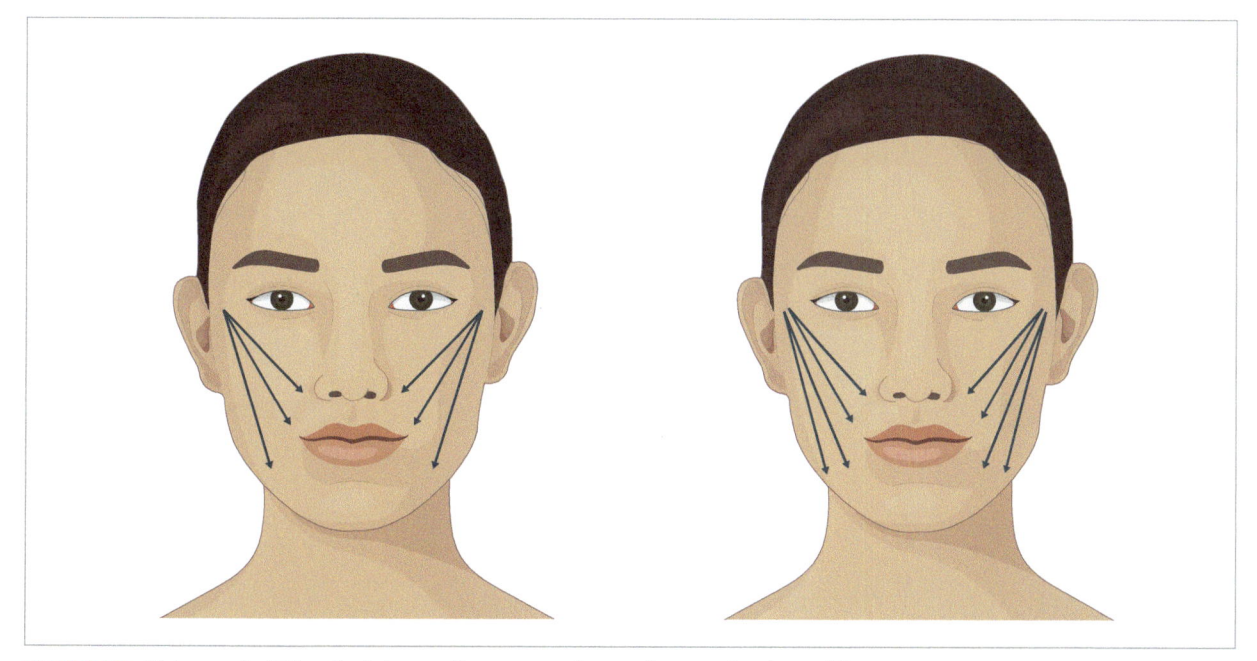

FIGURA 16 Vetores do *lifting* facial com fios ancorados no ligamento zigomático.
Fonte: adaptada de Braz e Sakuma, 2017[11].

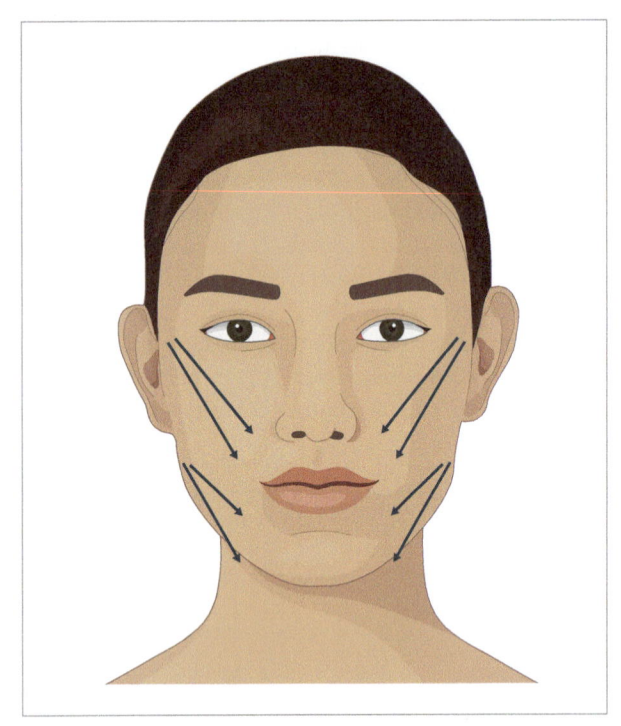

FIGURA 17 Vetores de *lifting* facial com fios ancorados nos ligamentos zigomático e mandibular.

Fonte: adaptada de Braz e Sakuma, 2017[11].

a pele do paciente e tracionar a pele para posicionar o nó dentro do tecido (Figuras 19 a 21).

Também podem ser realizadas as técnicas de *fox eyes* ou *lifting* de sobrancelha com fios de tração, ancorados na região de couro cabeludo, podendo-se utilizar de 2 a 4 fios, dependendo de cada caso e podendo ou não fazer

nós para segurar o resultado[9]. O *lifting* de sobrancelha pode ser feito com método simples ou em X cruzado[10].

Paralelamente, na região das têmporas, pode ser conseguido outro tipo de *lifting* da área dos olhos, passando fios ancorados no músculo temporal. Da mesma forma, pode-se fazer o método de amarração ou X cruzado

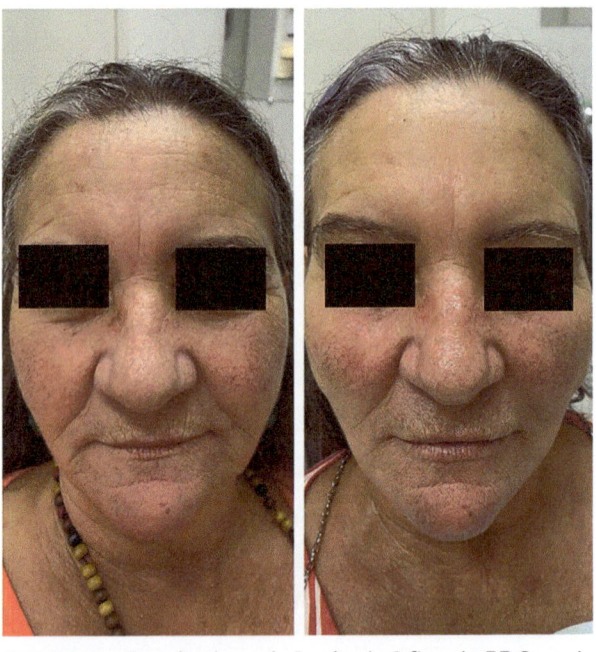

FIGURA 19 Resultado após 1 mês de 3 fios de PDO espiculados de cada lado do rosto, amarrados em um único nó. Observe a recuperação do triângulo da juventude, quando a face recupera seu formato triangular.

Fonte: caso clínico da Dra. Elizandra P. Moretto de Almeida.

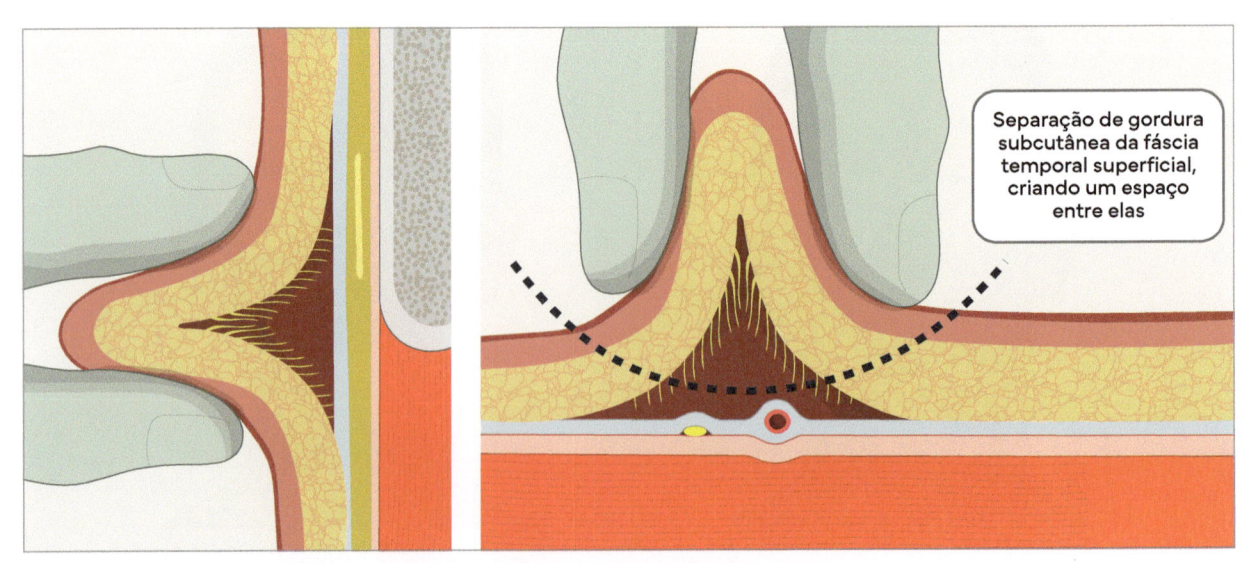

FIGURA 18 Técnica de instalação de fios baseada na anatomia do pinçamento.

Fonte: adaptada de Kim et al., 2021[10].

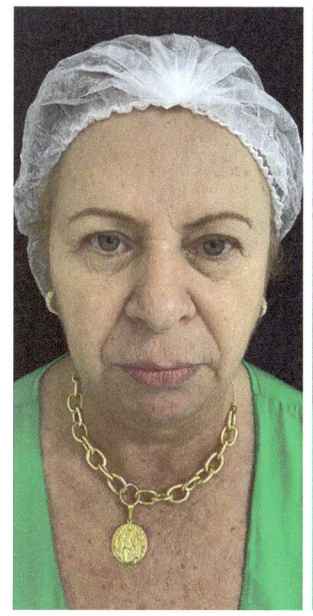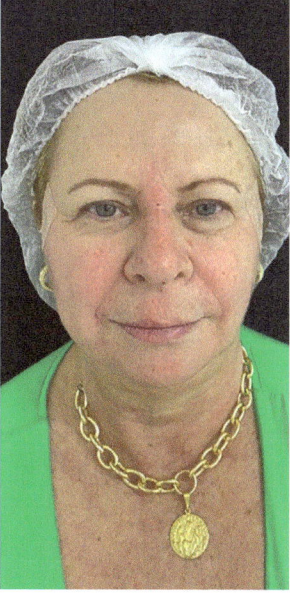

FIGURA 20 Resultado imediato de 3 fios espiculados de cada lado, ancorados no ligamento zigomático e amarrados em um único nó, somados a um fio espiculado no nariz.

Fonte: caso clínico da Dra. Elizandra Paccola Moretto de Almeida.

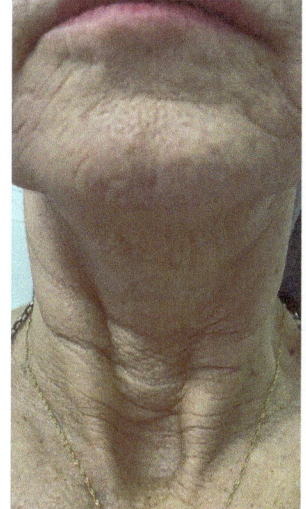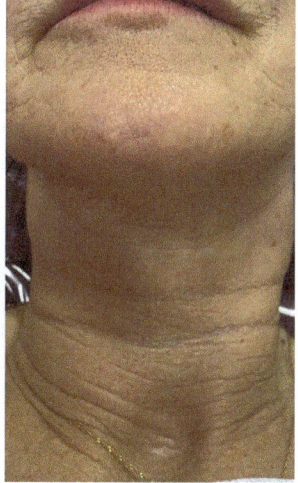

FIGURA 21 Resultado de 15 dias, de 3 fios espiculados de cada lado do pescoço, amarrados em nó único abaixo do ângulo da mandíbula.

Fonte: caso clínico da Dra. Elizandra P. Moretto de Almeida.

nesse músculo[10]. Essa região de músculo temporal serve também de ancoragem para o *lifting* facial, levantando compartimentos de gordura da região de ângulo de mandíbula e *jowls*.

Com os fios espiculados, também se pode realizar o *lifting* nasal ou rinomodelação com fios, utilizando 1 fio sem nó ou 2 fios com nó, cujos resultados podem ser complementados com o preenchimento com ácido hialurônico, como um refinamento do resultado obtido com os fios (Figura 22).

RECOMENDAÇÕES PÓS-OPERATÓRIAS

Após a inserção dos fios, fazer as fotos finais, colocar a bandagem no paciente e dar as seguintes orientações pós-operatórias:

- **Medicação pós-operatória**: antibiótico (em casos de fios de tração) e analgésico.
- **Medicação tópica**: em caso de formação de hematomas: usar Reparil®, Hirudoid® ou Trombofob®.
  - Colocar compressas de gelo, pelo menos 30 minutos após o procedimento e continuar nas primeiras 24 horas.
  - O paciente deve retornar para realizar os controles pós-operatórios de 24 horas, 3 dias, 7 dias, 15 dias e 30 dias.
  - O paciente deve dormir na posição supina por no mínimo 1 semana.
  - Não é recomendável praticar esportes, mascar chiclete, rir, bocejar, abrir a boca excessivamente, esfregar a área tratada ou realizar qualquer massagem facial nas primeiras 2 a 3 semanas após o procedimento.
  - O paciente deve receber todas as orientações pós-operatórias por escrito ao sair da clínica, devendo o Termo de Consentimento Livre e Es-

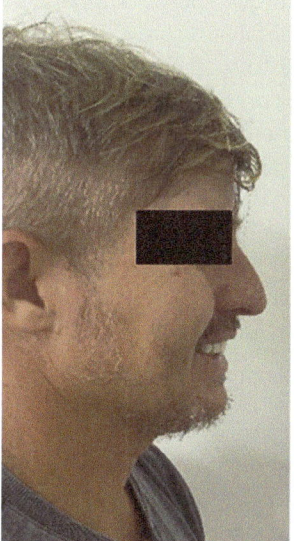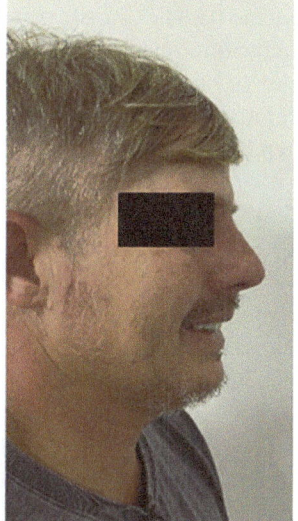

FIGURA 22 Resultado imediato de *lifting* nasal realizado com 2 fios espiculados, com nó na ponta do nariz.

Fonte: caso clínico da Dra. Elizandra P. Moretto de Almeida.

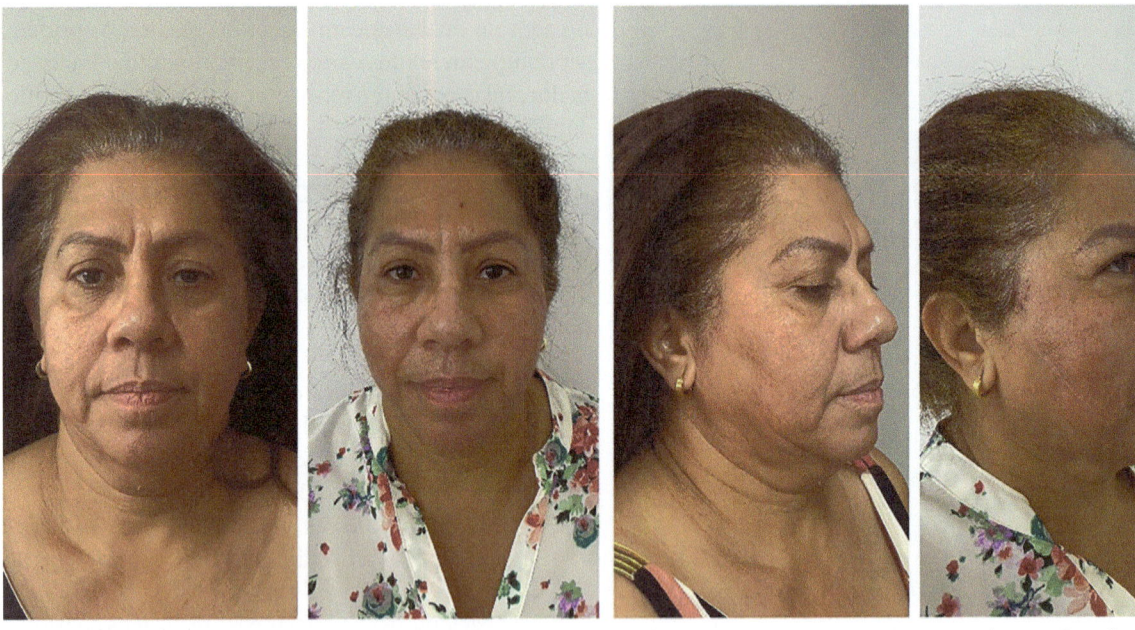

FIGURA 23 Resultado de 4 fios Sculpt I-Thread de cada lado, 2 ancorados no ligamento zigomático e 2 no ligamento mandibular.

Fonte: caso clínico da Dra. Elizandra P. Moretto de Almeida.

clarecido (TCLE) já estar devidamente assinado por paciente e profissional.

- A colocação de novos fios pode ser repetida até a obtenção do efeito desejado, e os retoques podem ser realizados a qualquer momento.

POSSÍVEIS COMPLICAÇÕES

Nos tratamentos com fios, podem ocorrer algumas complicações, como extrusão (remover o fio), inserção em plano errado, superficialização dos fios, pregueamento da pele (muitas vezes resolvido com massagem), hematoma, cicatriz, lesão de estruturas da face, infecção por falha na biossegurança (prescrever antibiótico e remover o fio), rompimento do fio (problema de armazenamento e ressecamento) ou ficar o nó aparente[7,9,10].

CONCLUSÃO

Dos diversos fios faciais existentes, os fios com garras têm sido apresentados como método para alcançar suspensão e o rejuvenescimento facial sem cirurgia. Ainda não há consenso sobre o número de fios a serem usados nem sobre a melhor forma de posicioná-los. No entanto, como se desenvolveu o entendimento sobre os vetores a serem aplicados na face, novos padrões de introdução dos fios têm sido desenvolvidos para produzir melhores resultados. Possivelmente, a evolução dos estudos científicos e da experiência clínica irá determinar a melhor forma de se posicionarem os fios e o seu papel

quando associado a outras formas de suspensão da face e rejuvenescimento facial[12].

As técnicas de rejuvenescimento facial têm focado na reversão das alterações decorrentes do processo de envelhecimento, por meio do reposicionamento dos tecidos, com ênfase nos vetores de sustentação. Embora essas abordagens sejam bem eficazes, não produzem necessariamente um rejuvenescimento completamente harmonioso ou natural. Assim, a associação do *lifting* com fios de tração à adição de volume aos tecidos moles usando preenchimentos permitiu uma melhor restauração do volume e do formato mais jovem da face do que o mero *lifting* sozinho[3].

Tem sido muito utilizado pelos especialistas o preenchimento dos tecidos moles associado ao *lifting* com fios, seja ele com ácido hialurônico ou com policaprolactona (Ellansé®) ou com outros bioestimuladores de colágeno, principalmente nas regiões de arco zigomático, pré-maxila, sulco nasolabial, sulco labiomentual, calha lacrimal, lábios, têmporas e/ou mandíbula, para oferecer um refinamento ao resultado obtido com os fios e maior naturalidade à HOF[5].

Desta forma, pode-se dizer que os diversos protocolos disponíveis de fios faciais, desde as travas com fios lisos para bioestimulação de colágeno e tratamento de cicatrizes de acne, preenchimento de rugas com fios parafusos, Filler ou Matrix aos fios espiculados de sustentação e *lifting* facial, são aliados indispensáveis na HOF, já que promovem um resultado ímpar no rejuvenescimento das regiões de face e pescoço em comparação a outros procedimentos.

REFERÊNCIAS

1. Swift A, Liew S, Weinkle S, Garcia JK, Silberber MB. The Facial Aging Process From the "Inside Out". Aesthet Surg J. 2021 Sep 14;41(10):1107-19.

2. Rohrich RJ, Pessa JE. Os compartimentos de gordura da face: anatomia e implicações clínicas para a cirurgia estética. Cirurgia Plástica e Reconstrutiva. 2007;119(7):2219-27.

3. Mendelson B, Wong CH. Changes in the facial skeleton with aging: implications and clinical applications in facial rejuvenation. Aesthetic Plast Surg. 2012;36(4):753-60.

4. Lima NB, Soares MDL. Utilização dos bioestimuladores de colágeno na harmonização orofacial. Clin Lab Res Den. 2020:1-18.

5. Casabona G, Frank K, Koban KC, Freytag DL, Schenck TL, Lachman N, et al. Lifting vs volumizing-The difference in facial minimally invasive procedures when respecting the line of ligaments. J Cosmet Dermatol. 2019.

6. Nicolau P. Silhouette Soft®, fils tenseurs résorbables à cônes bidirectionnels pour un visage redessiné et des volumes repositionnés. Réalités en Chirurgie Plastique. 2015;9(2).

7. Cobo R. Use of Polydioxanone threads as an alternative in nonsurgical procedures in facial rejuvenation. Facial Plast Surg. 2020;36(4):447-52.

8. Simón-Allué R, Pérez-López P, Sotomayor S, Peña E, Pascual G, Bellón JM, et al. Short- and long-term biomechanical and morphological study of new suture types in abdominal wall closure. J Mech Behav Biomed Mater. 2014:37:1-11.

9. Barbosa CMB, Barbosa JRA. Consensos e protocolos – Fios de PDO, 1. ed. Nova Odessa: Napoleão/Quintessence; 2022. p. 279.

10. Kim B, Oh S, Jung W. A arte e a ciência do lifting com fios: baseado na anatomia do pinçamento, 1. ed. Nova Odessa: Napoleão/Quintessence; 2021. p. 267.

11. Braz A, Sakuma T. Atlas de anatomia e preenchimento global da face, 1. ed. Rio de Janeiro: Guanabara Koogan; 2017. p. 726.

12. Tavares JP, Oliveira CA, Torres RP, Bahmad JRF. Facial thread lifting with suture suspension. Braz J Otorhinolaryngol. 2017;83(6):712-9.

Microagulhamento ou indução percutânea de colágeno

Heloisa Nunes Martins Maluf

Lucas Meciano Pereira dos Santos

Rafaela Maiolo Garmes

INTRODUÇÃO

A técnica de microagulhamento (Figura 1), também conhecida como indução percutânea de colágeno (IPC), é um procedimento no qual são utilizadas microagulhas com a finalidade de provocar micropuncturas (pequenas lesões puntiformes com instrumentos perfurantes) na pele, para assim estimular um processo inflamatório com a consequente produção de colágeno sem que a epiderme seja totalmente danificada como em outras técnicas ablativas[1-8].

Sozinho, esse trauma já é capaz de ativar o processo de cicatrização. Imediatamente após a lesão, os fibroblastos inundam a região para a cicatrização de feridas, estimulando células endoteliais e iniciando o processo de neoangiogênese (Figura 2) com produção de elastina e colágeno[9,10].

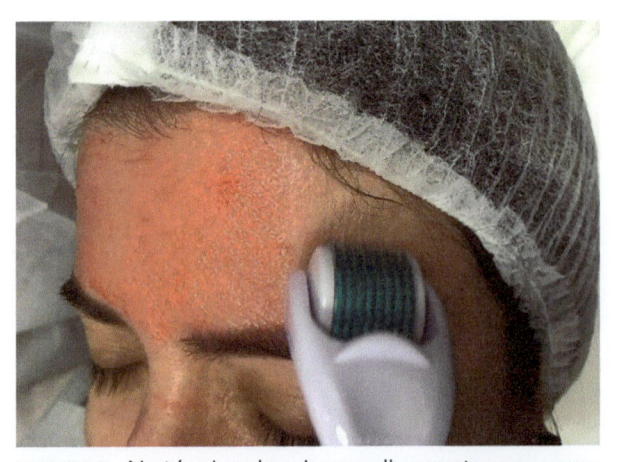

FIGURA 1 Na técnica do microagulhamento, pequenas lesões puntiformes são realizadas a fim de estimular a produção de colágeno para que ocorra cicatrização e, consequentemente, melhora nas condições estéticas da face do paciente.

Em um breve histórico, três fatos marcam o desenvolvimento da técnica do microagulhamento. Em 1995, Orentreich e Orentreich descreveram a subcisão ou o microagulhamento dérmico para estímulo de colágeno no tratamento de cicatrizes deprimidas de acne e rugas. Dois anos depois, Camirand e Doucet relataram a dermoabrasão com agulhas usando uma pistola de tatuagem sem tinta também no tratamento de cicatrizes atróficas[1,2,7]. Por fim, Fernandes, considerado o "pai do microagulhamento", criou o primeiro equipamento de *roller* após vários estudos com agulhas em cicatrizes e, em 2002, publicou um artigo científico com a famosa técnica de terapia de indução do colágeno[2,7,11].

Esse procedimento pode ser realizado em uma ampla variedade de disfunções estéticas quando o propósito é o estímulo da produção de novas fibras de colágeno e elastina, como para o tratamento de rugas e linhas de expressão, cicatrizes de acne e queimaduras, melasmas, estrias, flacidez cutânea, alguns casos de alopécia e outras terapias de rejuvenescimento[1,4,6,8,11].

Um objetivo secundário dessa técnica ficou conhecido como *drug delivery*, visto que o microagulhamento permite realizar a entrega de fármacos ativos que podem potencializar os resultados almejados[3,12]. O emprego do microagulhamento, nesse sentido, possibilita formar um meio de transporte para os ativos, principalmente facilitando o processo para as macromoléculas com características hidrofílicas e de carga elétrica positiva, uma vez que a pele dificulta a permeação desses ativos pela sua própria constituição íntegra, hidrofóbica e de carga negativa[12].

Assim, o microagulhamento é considerado um procedimento seguro, uma vez que pode ser feito em qualquer fototipo e não retira por inteiro a camada superficial da pele do paciente. Ele é eficaz, de fácil acesso, indolor, minimamente invasivo, de tecnologia simples e de menor

ANGIOGÊNESE

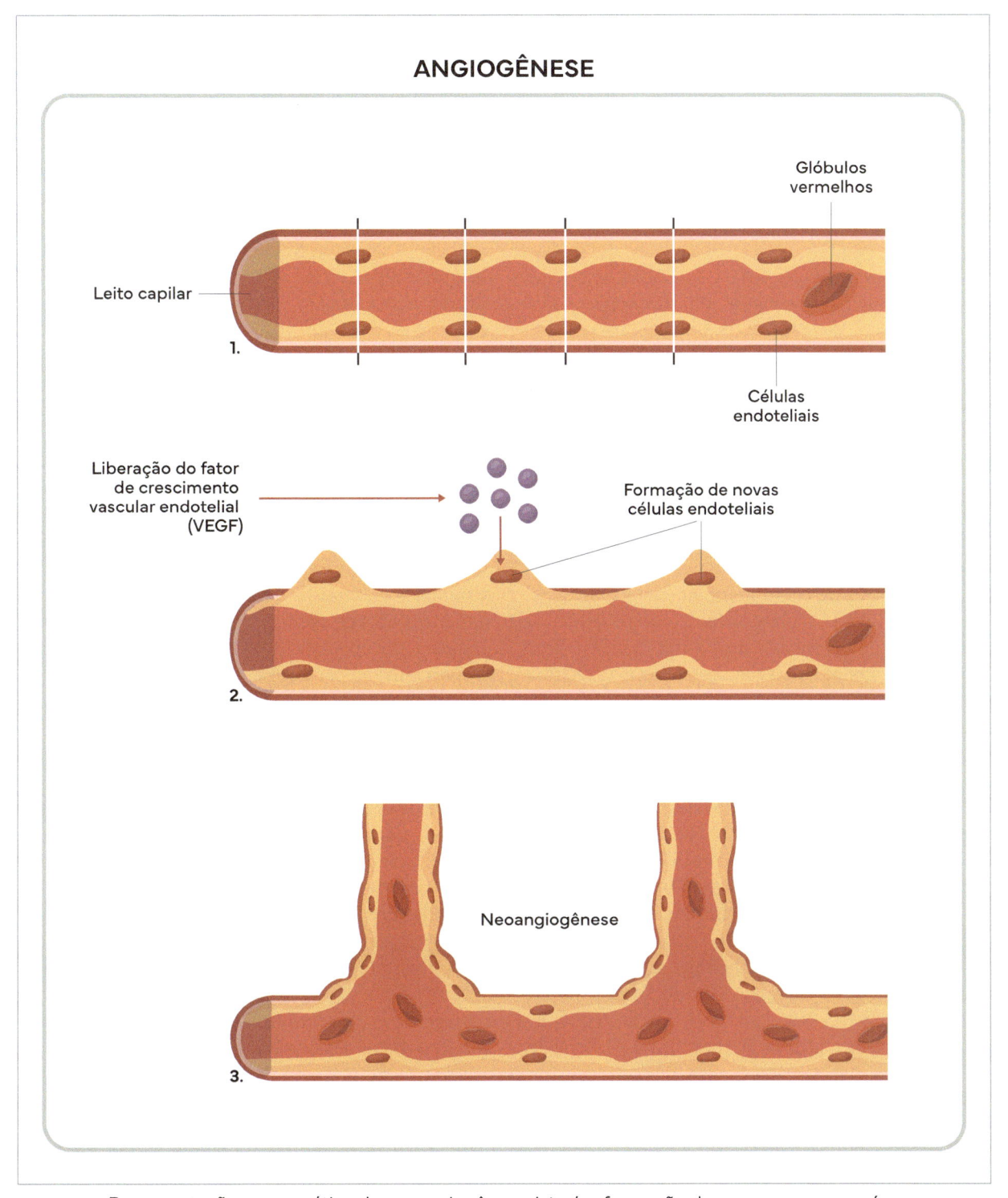

FIGURA 2 Representação esquemática da neoangiogênese, isto é, a formação de novos vasos sanguíneos.

custo quando comparado com outras técnicas[1,2,4,6,11-13]. Doddaballapur (2009), em seu estudo, afirma que o microagulhamento também pode ser realizado em áreas onde o *laser* e o *peeling* não são indicados (*e.g.*, ao redor dos olhos), podendo também ser associado a técnicas como subcisão, *peelings* químicos, microdermoabrasão e *laser* fracionado (no caso de tratamento de cicatriz de acne), a fim de potencializar os resultados. Liebl e Kloth (2012) destacam que, ao contrário das técnicas ablativas, infecções pós-microagulhamento são difíceis em consequência do rápido fechamento do estrato córneo, o qual ocorre dentro de no máximo 15 minutos.

MECANISMO DE AÇÃO: INDUÇÃO PERCUTÂNEA DE COLÁGENO (IPC)

O mecanismo de ação da técnica de microagulhamento (Figura 3) se inicia com a ruptura da integridade da barreira cutânea ao desagregar os queratinócitos, o que culmina com a liberação de citocinas (interleucina-1α, interleucina-8, interleucina-6, fator de necrose tumoral alfa – TNF-α – e fator estimulador de colônias de macrófagos e granulócitos – GM-CSF), que fazem a vasodilatação da derme e migração de queratinócitos para restauração da epiderme[5,6]. Essa ruptura pode ser visualizada microscopicamente por meio da formação dos canais e do aumento da perda transepidermal de água (TEWL, do inglês *transepidermal water loss*)[4,12,14].

Após as microlesões das agulhas na pele, inicia-se o processo de cicatrização em três fases. Na **primeira fase (inflamatória ou de injúria)**, as plaquetas, logo após a lesão, liberam fatores quimiotáticos, acarretando a invasão de outras plaquetas, neutrófilos e fibroblastos na área lesionada. As plaquetas e os neutrófilos secretam fatores de crescimento que têm ação sobre os queratinócitos e os fibroblastos, como os fatores de crescimento transformador α e β (TGF-α e TGF-β), o fator de crescimento derivado de plaquetas (PDGF), a proteína III ativadora do tecido conjuntivo e o fator de crescimento do tecido conjuntivo.

Na **segunda fase (de cicatrização ou proliferação)**, há quimiotaxia de monócitos, que se transformam em macrófagos e secretam fator de crescimento dos fibroblastos (FGF), PDGF, TGF-α e TGF-β, os quais estimulam a migração e a proliferação de fibroblastos, sucedida da produção de colágeno tipo III, elastina, glicosaminoglicanos e proteoglicanos. Além disso, há angiogênese e epitelização, uma vez que os queratinócitos são estimulados a restabelecerem as lacunas na membrana basal, aumentando a produção de laminina e colágeno tipo IV e VII. Aproximadamente 5 dias depois da injúria, a matriz de fibronectina está formada,

possibilitando o depósito de colágeno logo abaixo da camada basal da epiderme.

Por fim, na **terceira fase (de maturação ou remodelação)**, que é principalmente feita pelos fibroblastos, o colágeno tipo III é substituído lentamente pelo colágeno tipo I que é mais duradouro e persiste por um prazo que varia de 5 a 7 anos[2,3,5,6,11,15]. O processo de substituição do colágeno tipo III em tipo I envolve as enzimas metaloproteinases de matriz (MMP) e colagenases e leva a uma contração da rede de colágeno, diminuindo a frouxidão da pele e atenuando as cicatrizes e rugas[2,11,12]. Em pesquisa feita por Liebl e Kloth, os autores descrevem que o novo colágeno formado é disposto a uma profundidade de 0,6 mm para cima e em direção à membrana basal, quando se utilizam agulhas de 1,5 mm de comprimento.

Segundo Lima et al. (2013): "Para que toda essa cascata inflamatória se instale, o trauma provocado pela agulha deve atingir profundidade na pele de 1 a 3 mm, com preservação da epiderme, que foi apenas perfurada e não removida. Centenas de microlesões são criadas, resultando colunas de coleção de sangue na derme, acompanhadas de edema da área tratada e hemostasia praticamente imediata. A intensidade dessas reações é proporcional ao comprimento da agulha utilizada no procedimento."

Uma segunda hipótese do mecanismo de ação do microagulhamento é a comunicação celular (Figura 4). Essa hipótese se fundamenta na manutenção da integridade da epiderme, o que torna a resposta diferente, uma vez que não há formação de feridas. Após a lesão na epiderme, os queratinócitos se comunicariam com as células de Langerhans, os melanócitos e os fibroblastos. As células de Langerhans são responsáveis por ativar os neutrófilos e macrófagos, a fim de restaurar a lesão. Os melanócitos recebem uma mensagem diferente de técnicas ablativas, já que não há remoção total da epiderme e o processo inflamatório está controlado, portanto não há a necessidade de produção excessiva de

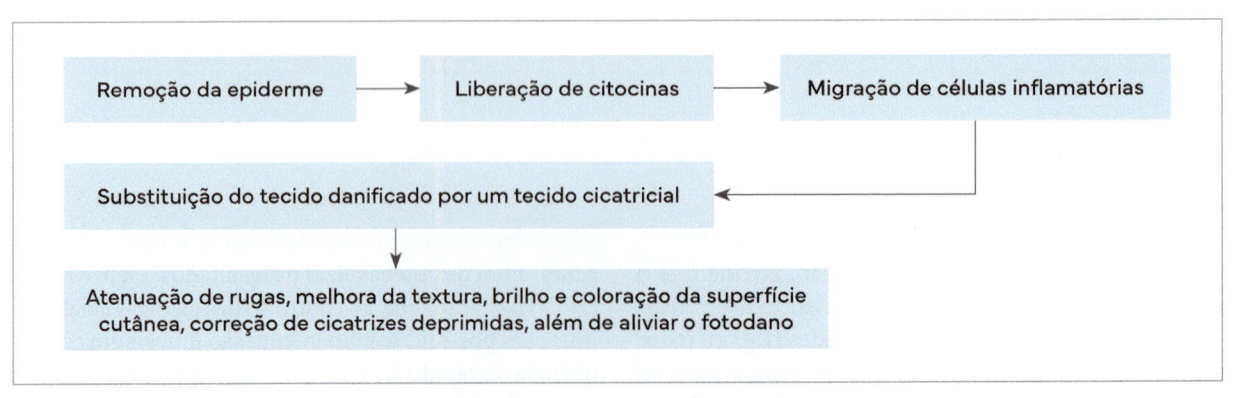

FIGURA 3 Fluxograma sobre o mecanismo de ação do microagulhamento.

melanina para defesa do dano causado – daí a técnica ser segura em todos os fototipos. A mensagem transferida aos fibroblastos é que o colágeno pode ser produzido de uma maneira mais ordenada, visto que não houve perda da integridade da pele, assim se pode evitar a formação de fibroses[7].

Negrão (2015) afirma que os autores são unânimes ao dizer que "[...] para atingir o objetivo é preciso um tamanho mínimo de agulha, ou seja, 0,5 mm. Isso porque, segundo eles, esse é o tamanho mínimo a atingir a junção dermo-epidérmica e dessa forma conseguir sinalizar o fibroblasto a produzir o colágeno após a liberação dos fatores de crescimento fibroblástico (FGF) e TGFβ-3 [...]"[7].

No trabalho realizado por Liebl e Kloth (2012), pode-se encontrar a diferença do mecanismo potencial do microagulhamento no tratamento de uma pele normal e de uma pele com cicatrizes. Em uma pele normal, quando a microagulha perfura o estrato córneo, inicia-se reação em um pequeno circuito de campo elétrico endógeno. A microagulha empurra o eletrólito para o espaço intercelular, e, após a lesão do tecido, a bomba de Na^+ e K^+ é ativada para estabelecer o potencial elétrico dos espaços intra e extracelular. A ATPase, uma proteína transmembrana, distribui os íons Na^+ e K^+ para os espaços inter e extracelular, respectivamente. Entretanto, apenas as células presentes nas imediações da lesão são ativadas (em torno de 2 a 3 mm). Quando o potencial transepitelial é restaurado, as células ativadas retomam ao seu estado potencial de repouso.

As células em torno dos canais formados provavelmente "sentem" as penetrações recorrentes como novos e repetidos estímulos de lesões cutâneas induzidas, por isso estão em um estado ativo permanente que leva a um campo eletromagnético polarizado no eletrólito intercelular. Esse campo eletromagnético estimula a expressão do DNA circundante da célula. A informação do DNA epigenético leva a um aumento da motilidade das células endoteliais e epiteliais na área da lesão e posteriormente para expressão dos fatores de crescimento que auxiliam a cicatrização[15].

Sabe-se que as MMP desempenham um papel importante na proliferação celular, e especula-se que o microagulhamento atua de forma bastante positiva no tratamento de cicatrizes. A formação do tecido cicatricial é estimulada por TGF-β1 e TGF-β2, porém, após o microagulhamento, estudos revelam que apenas TGF-β3 parece controlar a integração da fibra de colágeno na matriz da pele. As MMP continuam ativas para degradar o tecido fibroso excessivo até a degradação completa desse excesso de tecido, melhorando o aspecto das cicatrizes. Capilares e fibroblastos migram para formar o tecido cicatricial. Fibras colágenas do tipo III são sintetizadas e integram-se à matriz da célula[15].

Fabbrocini et al. (2009)[2], em seu trabalho, também fazem referência à hipótese de potencial de membrana. Para eles, pelo fato de as microagulhas não criarem uma ferida clássica, o organismo é enganado, pois ele entende que a lesão não ocorreu, tornando o processo de cicatrização mais curto. Segundo eles, as membranas das células atingidas pelas microagulhas responderiam ao estímulo dessas agulhas com potencial elétrico, ocasionando aumento da atividade celular e liberação de íons de potássio, proteínas e fatores de crescimento, com estimulação da fase de cicatrização.

CARACTERÍSTICAS DA TÉCNICA DE MICROAGULHAMENTO

O acessório mais utilizado para realizar a técnica de microagulhamento é composto por um rolo de polietileno ou policarbonato e acrilonitrilo-butadieno-estireno (ABS) encravado com agulhas de aço inoxidável ou titânio e estéreis por irradiação gama, dispostas simetricamente em fileiras. A quantidade de agulhas varia de 190 a 540 unidades de acordo com o fabricante, já o comprimento se mantém e pode ser encontrado de 0,2 a 3,0 mm conforme o modelo[1,6,7,11,12]. Os rolos são de utilização única conforme determinados pelos seus fabricantes e pela própria Agência Nacional de Vigilância Sanitária (Anvisa), na Resolução nº 2.605 de 11 de agosto de 2006, uma vez que se enquadram como agulhas com componentes plásticos não desmontáveis. Portanto, estão proibidos de serem reprocessados e devem ser

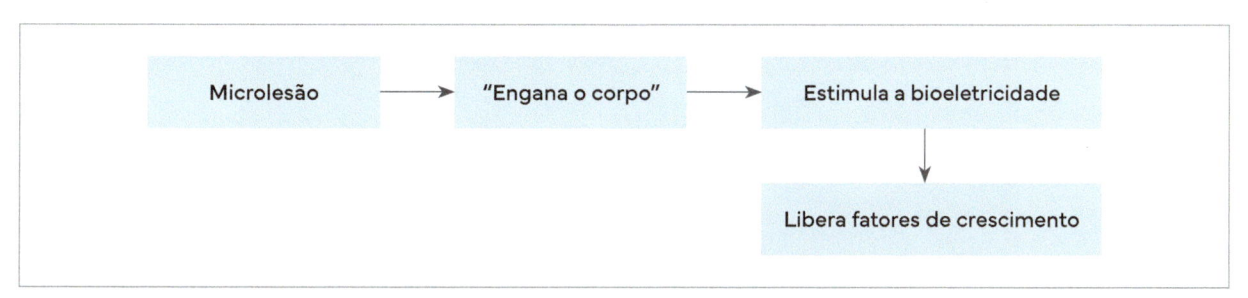

FIGURA 4 Segunda hipótese do mecanismo de ação do microagulhamento.
Fonte: Fabbrocini et al., 2009[2].

descartados em recipientes específicos para materiais perfurocortantes[7].

Para a técnica de microagulhamento com i-PRF, podem ser utilizados vários dispositivos (Figura 5), como Dermaroller, Dermapen e Tatoopen[16]. A Tatoopen entrega automaticamente o ativo enquanto microagulha. Já para o Dermaroller ou a Dermapen, o gotejamento do plasma líquido deve ser realizado enquanto os aparelhos são passados de 15 a 20 vezes na pele em sentidos horizontal, vertical e diagonal, resultando em um quadro de hiperemia ou até mesmo leve sangramento[9].

Dispositivos de tatuagem-padrão requerem controle preciso da profundidade pelo usuário em todos os momentos, portanto é improvável que forneçam uma profundidade consistente de agulhamento para áreas maiores. Os dispositivos de carimbo permitem tratamento pontual de áreas menores e cicatrizes localizadas (Figura 6). Dispositivos de carimbo eletrônico permitem que o usuário selecione velocidade de penetração e profundidade da agulha, diminuindo o desconforto do paciente e possibilitando que o mesmo instrumento seja usado em várias áreas de pele. Os cartuchos de pontas nos dispositivos de estampagem são descartáveis[16].

O procedimento com agulhas de até 1 mm consegue ser efetuado sem bloqueio anestésico ou com anestesia tópica, porém acima desse tamanho já é necessário um bloqueio complementado por anestesia infiltrativa ou anestesia tópica mais forte[5-7].

PROCEDIMENTO TÉCNICO-DEPENDENTE

O resultado da terapia dependerá do domínio da técnica por parte do profissional e da curva de aprendizado para a manipulação correta do aparelho[5,6]. Lima et al. (2013) aconselham que "a pressão vertical exercida sobre o *roller* não deve ultrapassar 6 N, pois força superior poderá levar a danos em estruturas anatômicas mais profundas e mais dor que o esperado". Deve-se, portanto, colocar o aparelho entre os dedos médio e polegar (Figura 7) e administrar a força com o indicador[5,6].

Os movimentos efetuados com o aparelho são de vaivém em quadrantes, e devem ser feitas repetições entre 10 e 15 passadas com ao menos quatro cruzamentos na área de rolagem (vertical, horizontal e diagonais esquerda e direita). Esses movimentos são orientados por um padrão uniforme de aparecimento de petéquias que dependerá do comprimento das agulhas e do biotipo (espessura) da pele[2,5-7,12]. Em algumas pesquisas, pode ser encontrado que um dano de 250 a 300 puncturas/cm^2 pode ser provocado por 15 passadas[1,2,5,6]. Já nos dispositivos elétricos, várias passagens sobre a mesma área em diferentes vetores são recomendadas para evitar marcas de trilha de inserções repetidas de agulhas no mesmo microcanal. Isso cria feridas involuntariamente maiores e indesejável cicatrização[16].

O microagulhamento para várias áreas deve ser feito em profundidades diferentes, porque a pele do rosto, pescoço e tórax varia em sua espessura. Cada indivíduo, com sua textura de pele e qualidade sebácea, deve ser levado em consideração. Pacientes com pele mais espessa são capazes de realizar microagulhamento em profundidades maiores[10].

Normalmente, para tratar cicatrizes de acne e outras cicatrizes, a profundidade deve variar de 2,5 a 3 mm. Contudo, áreas da pele facial, como periorbital, parte superior das áreas nasais dorsais e da testa, devem ser tratadas com profundidades de 0,5 a 1,5 mm, por serem mais finas e a natureza da pele mais sensível. Múltiplos passes em várias direções devem ser utilizados para garantir o sucesso do tratamento. Conforme as agu-

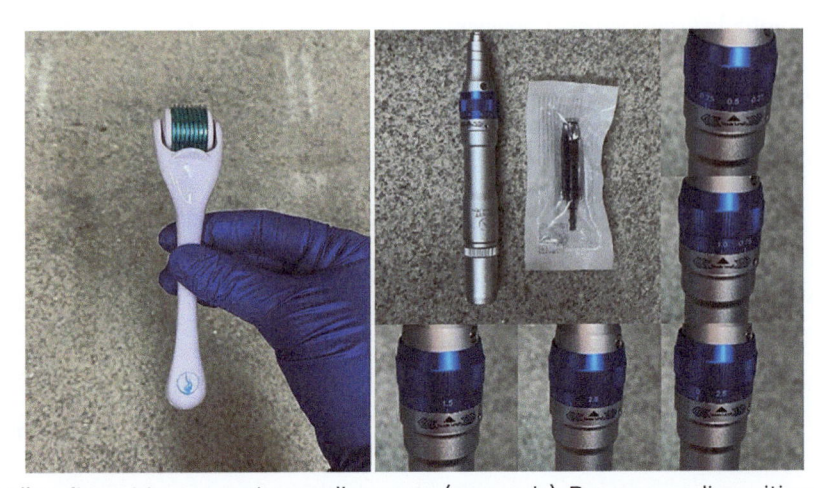

FIGURA 5 Dermaroller, dispositivo para microagulhamento (esquerda); Dermapen, dispositivo de carimbo elétrico para microagulhamento (centro); Tattoopen, dispositivo de tatuagem para microagulhamento (direita).
Fonte: os autores.

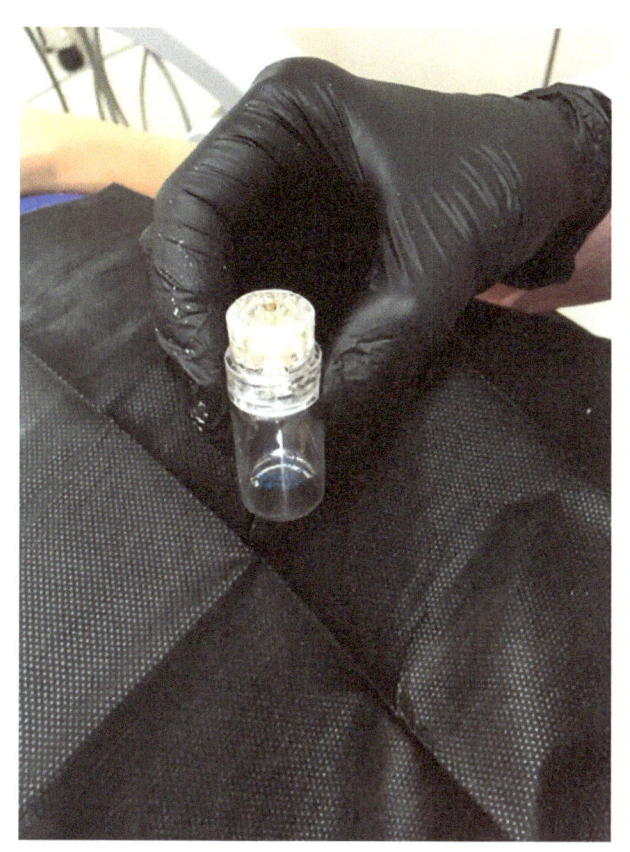
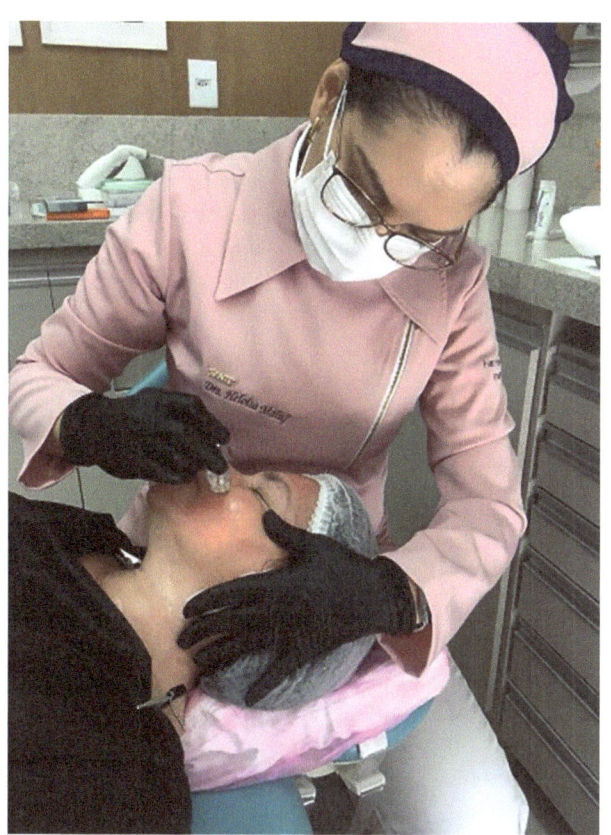

FIGURA 6 Smart Infusion, dispositivo de carimbo pontual de microagulhamento.

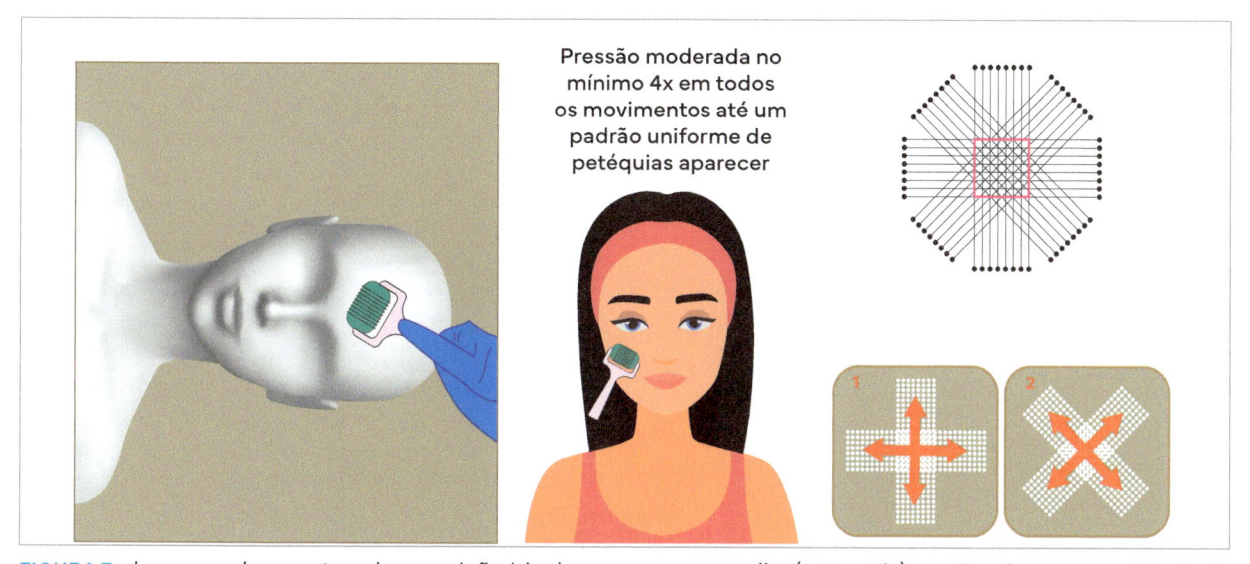

FIGURA 7 Imagens demonstrando a posição ideal para segurar o *roller* (esquerda) e a direção e a quantidade de movimentos a serem realizados com o *roller* (direita).

lhas oscilam, elas perfuram automaticamente a pele na profundidade desejada, e pressão adicional não precisa ser usada ao usar dispositivos de microagulhamento. É importante evitar pressão adicional e arrastar o dispo-

sitivo ao longo da pele, porque isso pode causar lesões de linha, irregularidade e desnível[10].

O microagulhamento, de forma geral, é bem tolerado pelos clientes, porém um eritema pode ser observado após o procedimento, desaparecendo entre 2 e 3 dias[1,2,12,15]. Alguns pacientes com pele mais sensível podem apresentar vermelhidão mais prolongada. Digno de nota, áreas de pele mais fina, como regiões periorbitais, sobre o dorso nasal superior e áreas da testa podem ter chances aumentadas de localização de hematomas[10,17].

O eritema na pele caucasiana diminui em 50% após 4 a 6 horas do procedimento realizado (Figura 8). Máscaras geladas com ácido hialurônico podem ser utilizadas para reduzir o edema em 50% em 30 minutos. Um edema visível após o microagulhamento é atípico, porém um pequeno inchaço generalizado pode ser observado, mas desaparece em 48 horas[15]. O cliente pode retornar às suas atividades no dia seguinte[1,12]. O tempo de intervalo entre as sessões é de em média 4 semanas, pois as novas fibras de colágeno levam um tempo para maturarem[1,12].

Outras reações esperadas após a técnica incluem sensação de calor e queimação e repuxamento da pele. O tempo em que essas reações permanecem na pele depende de inúmeros fatores, como a forma de aplicação, comprimento da agulha, produtos e recursos elétricos associados à técnica, biotipo cutâneo e cuidados pós--procedimentos[7].

Os pacientes tratados com microagulhamento devem sempre evitar a luz solar direta imediatamente após e por pelo menos 2 semanas após o procedimento. A proteção solar deve sempre ser usada, a maquiagem pode ser aplicada após 24 a 48 horas, e deve ser feita profilaxia para herpes, se houver predisposição do paciente[18]. Já o tempo entre uma sessão e outra é de aproximadamente 1 mês[16].

Até o momento, não há uma classificação que determine a relação entre o comprimento das agulhas e a profundidade do dano causado pelo procedimento. Acredita-se que uma agulha de 3 mm de comprimento, por exemplo, penetre de 1,5 a 2 mm de sua extensão, logo uma agulha de 1 mm atingiria somente a derme superficial, causando um processo inflamatório mais limitado que uma agulha maior[6]. Em 2013, Lima et al. desenvolveram um estudo experimental com o escopo de estabelecer a relação entre o comprimento das agulhas e a profundidade do dano gerado por elas, e chegaram à seguinte classificação: 1) **injúria leve:** são utilizadas agulhas de 0,25 a 0,5 mm, com intuito de melhorar o brilho e a textura da pele, tratar rugas finas e realizar a entrega de drogas; 2) **injúria moderada:** agulhas de 1,0 a 1,5 mm que tratam flacidez cutânea, rugas médias e rejuvenescimento global; 3) **injúria profunda:** agulhas de 2,0 a 2,5 mm para tratar cicatrizes deprimidas distensíveis, cicatrizes onduladas e retráteis e estrias.

Já Negrão (2015)[7] classifica os equipamentos de acordo com o comprimento das agulhas e enfatiza que a aplicação da técnica e os objetivos pretendidos estão

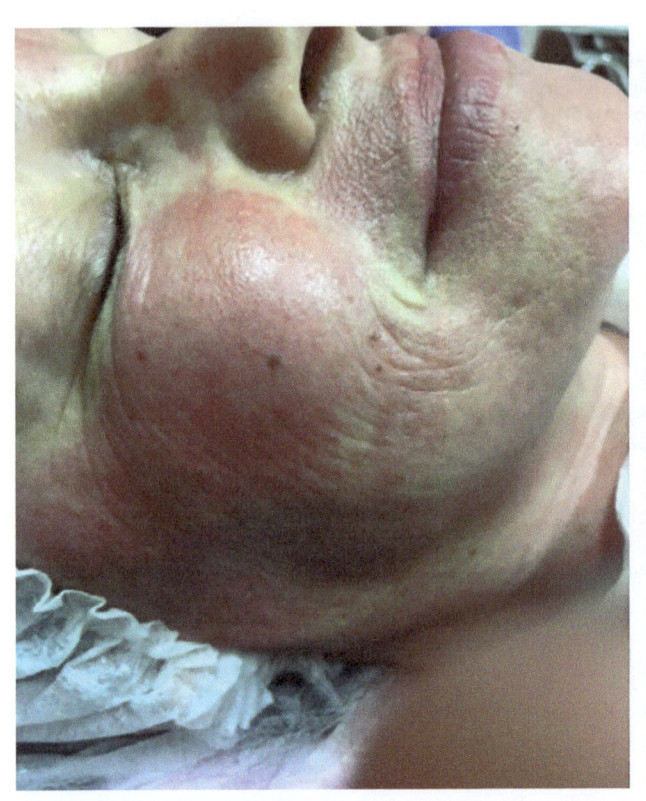
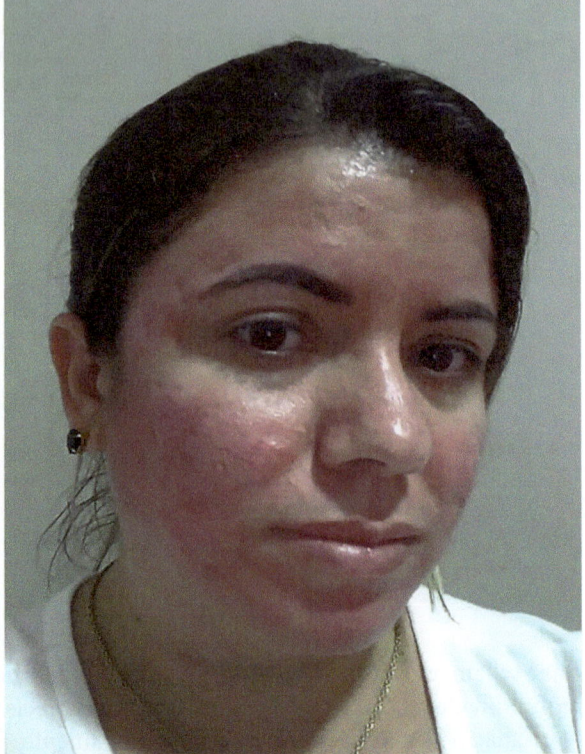

FIGURA 8 Eritema imediato pós-microagulhamento (esquerda) e eritema após 12 horas do microagulhamento (direita)
Fonte: Arquivo pessoal da Dra. Heloisa Maluf.

diretamente relacionados com o comprimento das agulhas (Figura 1). Nessa classificação, os equipamentos são divididos em **roller cosmético** (de até 0,3 mm), **roller terapêutico** (de 0,5 mm a 1,5mm) e **roller médico** (acima de 2,0 mm).

INDICAÇÕES DO MICROAGULHAMENTO

O microagulhamento é uma técnica que trabalha com dois objetivos. O primeiro é o estímulo à produção de colágeno, como nos casos de rejuvenescimento, melhorando os aspectos de textura, cor e brilho da pele; nos tratamentos de flacidez tissular e amenização de rugas e linhas de expressão, aumentando o volume da área tratada; nos tratamentos de estrias, cicatrizes de acne (Figura 9) e cicatrizes hipertróficas pós-queimaduras[1,6,7,11,12]. O segundo objetivo do microagulhamento é o aumento da permeação de ativos, também conhecido como *drug delivery*, veiculando ativos como a vitamina C e o retinol[6,7]. Quando usado em conjunto com PRP, seus efeitos podem ser potencializados e podem ajudar a melhorar a elasticidade da pele. Imediatamente após o procedimento, há vermelhidão em áreas pontuais de sangramento mínimo[9,10].

Outras indicações da técnica são pele desvitalizada e desnutrida, alopécias não cicatriciais, melasma e hidrolipodistrofia ginoide (HLDG). Essa última ainda não tem comprovação através de pesquisas científicas, mas há indicações de alguns autores[7].

Como contraindicações, têm-se câncer de pele, ceratose solar, verrugas, infecções de pele, pacientes em uso de anticoagulantes, quimioterapia, radioterapia ou corticoterapia, *diabetes mellitus* não controlada, rosácea e acne nas fases ativas, uso de isotretinoína oral com pausa menor de 6 meses e pele queimada de sol. O queloide não é uma contraindicação absoluta, porém faltam ensaios clínicos nesse tipo de disfunção inestética. O que se sabe é que o fator de crescimento transformador TGF-β3 coordena a produção de TGF-β1 e TGF-β2, melhorando o colágeno que será depositado. Além disso, há aumento de liberação do fator de crescimento derivado de plaquetas (PDGF), atraindo os monócitos, e liberação de interleucina-10, a qual é anti-inflamatória e melhora o aspecto do queloide[7]. No que diz respeito ao *drug delivery*, a definição do ativo, bem como sua formulação, é de extrema importância, já que suas características determinam a permeação, absorção e potencial de irritação da pele. O veículo ideal é aquele que não provoca ardência ou outro desconforto para o cliente, além de ser um fator decisivo para o alcance de bons resultados. O uso de cosmecêuticos associados a sistemas de liberação também é de grande valia, pois, estes últimos permitem maior disponibilidade do ativo e

segurança, além de redução de irritação cutânea devido à veiculação de menor quantidade do ativo[12].

A administração transdérmica de drogas possui muitos benefícios, visto que reduz a possibilidade de a droga ter baixa absorção, ou que aconteça uma degradação enzimática no trato gastrintestinal, ou que ela sofra os primeiros efeitos pela administração oral, e até mesmo evita a dor de uma administração via intravenosa ou intramuscular[14,19].

Hansen (2013), em seu trabalho, diz que o microagulhamento tem potencial de ser uma tecnologia de transformação na entrega de vários ativos, fármacos e até mesmo vacinas, pois o sistema de entrega de drogas da técnica permite um tratamento melhor com administração de níveis mais baixos para atingir os mesmos objetivos terapêuticos. Afirma, ainda, que muitos estudos com o intuito de determinar o potencial da entrega intradérmica, a fim de melhorar a eficácia de determinados fármacos, têm sido realizados desde o início da década de 1930, e que desde então esses estudos revelaram que a entrega intradérmica permite uma absorção mais rápida, níveis sanguíneos de pico mais elevado e aumento de biodisponibilidade de algumas terapias, quando comparados às vias de administração convencionais[20].

Prausnitz (2004)[19] relata que as microagulhas fornecem um meio minimamente invasivo para o transporte de moléculas na pele. As microagulhas rompem a estrutura do estrato córneo e criam orifícios para a passagem de moléculas. Acredita-se que os tamanhos desses orifícios são de escala nanométrica, o que evita danos com significância clínica, mas suficientes para o transporte de ativos pequenos e até mesmo macromoléculas. Além disso, expõe que estudos em seres humanos revelaram que as microagulhas são indolores mesmo atingindo a derme superficial, em consequência do tamanho das agulhas que provavelmente não alcançam os nervos ou são incapazes de estimular uma sensação dolorosa. Em vista disso, sugere que o uso das microagulhas representa uma tecnologia promissora para a administração de compostos terapêuticos através da pele.

Schoellhammer et al. (2014)[21] confirmam a afirmação de Prausnitz (2004) ao mencionar que o comprimento das agulhas não penetra profundamente o suficiente para gerar estímulos dolorosos, tornando a técnica com microagulhas indolor. Além disso, a duração pela qual os ativos se difundem pela pele após o microagulhamento depende do tempo de vida da abertura dos poros criados que reduz significativamente em 15 minutos[21].

Kalluri et al. (2011)[4] estudaram a formação, bem como o fechamento dos microcanais gerados pelas microagulhas. Os autores utilizaram nos experimentos dois tamanhos de microagulhas (370 e 770 µm) de uma marca de *roller* e observaram, através de experimentos, a formação de 16 microcanais/cm² após a ruptura do estrato córneo. O número de microcanais aumentou em função do número de passadas, e as microagulhas penetraram além do estrato córneo. O diâmetro médio dos microcanais também foi avaliado, e eles diminuíram à medida que aumentava a profundidade de penetração. A avaliação da TEWL revelou que o aumento dos valores se deu em função do aumento do número de passadas, o que indica o aumento da ruptura do estrato córneo da pele. O tamanho das microagulhas não interferiu no tempo que a pele levou para restabelecer sua função de barreira (após 4 horas do tratamento, o valor da TEWL retornou aos seus valores normais). Contudo, o tempo de fechamento dos poros foi menor nas agulhas mais curtas (12 horas) comparado às agulhas maiores (18 horas). Este último dado é importante, uma vez que afeta diretamente a entrega das drogas.

Chawla (2014)[13] realizou um estudo comparativo inicialmente com 30 pacientes onde realizava a técnica de microagulhamento com plasma rico em plaquetas (PRP), com concentração plaquetária de 8-9 lakhs/μL de um lado da face e com vitamina C a 15% do outro lado. Dos 30 pacientes, 23 tiveram redução das cicatrizes em 1 ou 2 graus na escala de classificação, porém os resultados com microagulhamento associado ao PRP foram mais satisfatórios em alguns tipos de cicatrizes que o microagulhamento associado a vitamina C. A vitamina C se mostrou mais eficaz no tratamento de hiperpigmentação pós-inflamatória secundária à acne, além de melhorar os aspectos de firmeza e suavidade da pele.

El-Domyati et al. (2015)[11] avaliaram a eficácia do microagulhamento em diferentes tipos de cicatrizes atróficas pós-acne através de fotografias e biópsias da pele, além de histometria para espessura da epiderme e avaliação quantitativa de elastina total, tropoelastina recém-sintetizada, colágeno tipos I, III e IV, e colágeno recém-sintetizado antes do tratamento e após 1 e 3 meses a partir do início do tratamento. Os resultados revelaram um aumento significativo na média dos colágenos tipos I, III e IV e colágeno e tropoelastina recém-sintetizados, embora a elastina total tivesse diminuído significativamente no final do tratamento.

O número de sessões e o intervalo entre as sessões são dois fatores muito questionáveis e até mesmo controversos. Na verdade, eles dependerão do que será feito, se há um plano de tratamento pós-procedimento e quais recursos serão associados. O *roller* cosmético, por exemplo, pode ser utilizado todos os dias para a permeação de ativos. Para o tratamento de alopécias, as sessões podem ser quinzenais, uma vez que é preciso lançar mão de recursos que reduzem o processo inflamatório para não prejudicar o folículo e agravar o quadro. O que se observa mais na literatura é um intervalo de no mínimo 30 dias para produção, depósito e remodelamento do colágeno[7].

As vantagens do microagulhamento sobre outras técnicas são: estímulo da produção de colágeno sem desepitelização total; tempo de recuperação mais curto e efeitos colaterais menores quando comparados às técnicas ablativas; pele resultante mais espessa e resistente, ao contrário das técnicas ablativas, em que a pele pode

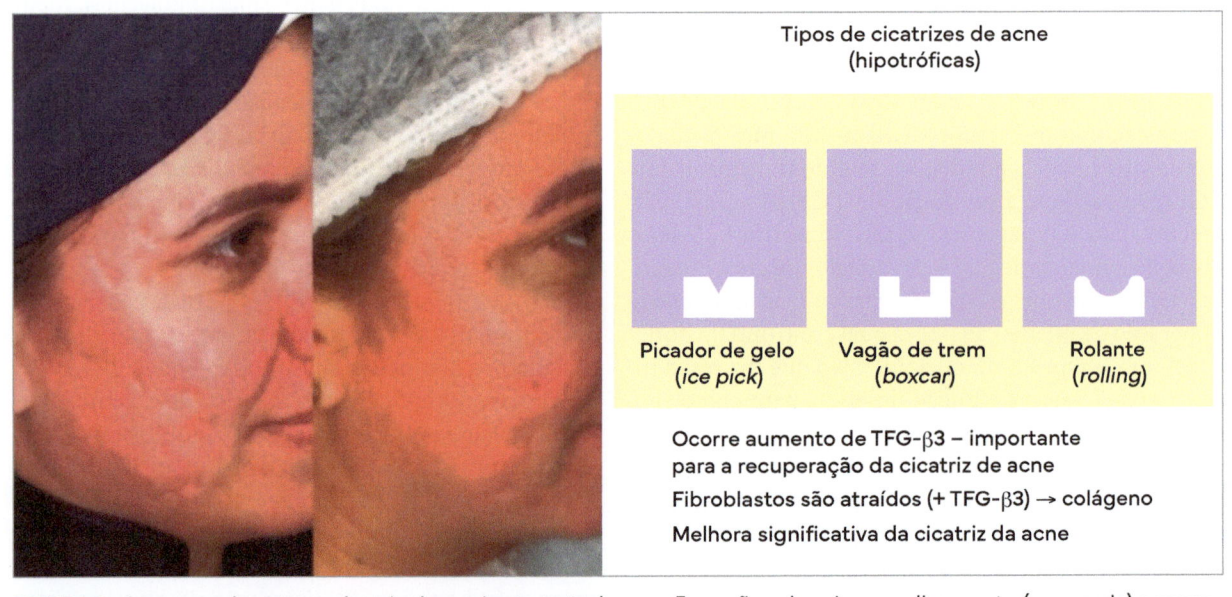

FIGURA 9 Imagens de antes e depois de paciente tratada com 5 sessões de microagulhamento (esquerda) e representação esquemática do tratamento para cicatrizes de acne por meio da técnica de microagulhamento (direita).
Fonte: Arquivo pessoal da Dra. Heloisa Maluf.

sofrer alterações cicatriciais e pigmentares caso não sejam tomados os cuidados adequados; pode ser realizado em todo biotipo e fototipo cutâneo; menor custo em relação às técnicas com alto investimento; equipamento portátil e versátil, o que permite aplicações faciais, corporais e capilares; possibilidade de desenvolvimento de vários protocolos e planos de tratamentos em diferentes regiões do corpo, inclusive em áreas de difícil acesso, onde *peelings* e *lasers* não podem ser aplicados; obtenção de resultados efetivos em poucas sessões; possibilidade de maximização de tempo, uma vez que podem ser realizadas várias regiões numa mesma sessão; pode ser feito até mesmo no verão[2,3,6,7,11,12].

Já as desvantagens se baseiam nos seguintes fatores: é um tratamento que requer técnica e treinamento; requisita do profissional avaliação minuciosa do cliente e amplo conhecimento em cosmetologia, recursos elétricos e fisiologia, a fim de elaborar um plano de tratamento compatível com os resultados que são possíveis; demanda tempo de recuperação se a injúria provocada é de moderada a profunda; o equipamento possui um custo alto, o que encarece a técnica; possível risco de contaminação se mal aplicado; alguns clientes não gostam de tratamento com agulhas; necessidade de anestésico em agulhas de maior comprimento[6,7].

REFERÊNCIAS

1. Doddaballapur S. Microneedling with dermaroller. J Cutan Aesthet Surg. 2009;2(2):110-1.
2. Fabbrocini G, De Padova MP, De Vita V, Fardella N, Pastore F, Tosti A. Periorbital wrinkles treatment using collagen induction therapy. Surg Cosmet Dermatol. 2009;1(3):106-11.
3. Garg S, Baveja S. Combination therapy in the management of atrophic acne scars. J Cutan Aesthet Surg. 2014;7(1):18-23.
4. Kalluri H, Kolli CS, Banga AK. Characterization of microchannels created by metal microneedles: formation and closure. Am Assoc Pharm Sci J. 2011;13(3):473-81.
5. Lima EA. Association of microneedling with phenol peeling: a new therapeutic approach for sagging, wrinkles and acne scars on the face. Surg Cosmet Dermatol. 2015;7(4):328-31.
6. Lima EVA, Lima MA, Takano D. Microneedling: experimental study and classification of the resulting injury. Surg Cosmet Dermatol. 2013;5(2):110-4.
7. Negrão MMC. Microagulhamento: bases fisiológicas e práticas, 1. ed. São Paulo: CR8; 2015.
8. Park JH, Choi SO, Seo S, Choy YB, Prausnitz MR. A microneedle roller for transdermal drug delivery. Eur J Pharm Biopharm. 2010;76(2):282-9.
9. Daros A, Senedin M, Secaf J. Perfect details: harmonização orofacial, 1. ed. Nova Odessa: Napoleão Quintessence; 2021.
10. Peng GL. Platelet-rich plasma for skin rejuvenation: facts, fiction, and pearls for practice. Facial Plast Surg Clin North Am. 2019;27(3):405-11.
11. El-Domyati M, Barakat M, Awad S, Medhat W, El-Fakahany H, Farag H. Microneedling therapy for atrophic acne scars: an objective evaluation. J Clin Aesthet Dermatol. 2015;8(7):36-42.
12. Kalil CLPV, Frainer RH, Dexheimer LS, Tonoli RE, Boff AL. Tratamento das cicatrizes de acne com a técnica de microagulhamento e drug delivery. Surg Cosmet Dermatol. 2015;7(2):144-8.
13. Chawla S. Split face comparative study of microneedling with prp versus microneedling with vitamin c in treating atrophic post acne scars. J Cutan Aesthet Surg. 2014;7(4):209-12.
14. Badran MM, Kuntsche J, Fahr A. Skin penetration enhancement by a microneedle device (Dermaroller) in vitro: dependency on needle size and applied formulation. Eur J Pharm Sci. 2009;36(4-5):511-23.
15. Liebl H, Kloth LC. Skin cell proliferation stimulated by microneedles. J Am Coll Clin Wound Spec. 2012;4(1):2-16.
16. Lee JC, Daniels MA, Roth MZ. Mesotherapy, microneedling, and chemical peels. Clin Past Surg. 2016; 43(3):583-95.
17. Garcia RP. A aplicação correta dos derivados plaquetários na harmonização orofacial. In: Barros TP, Azevedo KMPF, Oliveira MAM. Atitudes em harmonização orofacial, 1. ed. Ribeirão Preto: Tota; 2020. p. 255-78.
18. Kolster BC, Paasch U. Guia ilustrado para indução de colágeno com plasma rico em plaquetas (PRP), 1. ed. Nova Odessa: Napoleão Quintessence; 2020.
19. Prausnitz MR. Microneedles for transdermal drug delivery. Adv Drug Deliv Rev. 2004;56(5):581-7.
20. Hansen K. Microneedles as a transformative technology in drug delivery. ONdrugDelivery. 2013; 8-10.
21. Schoellhammer CM, Blankschtein D, Langer R. Skin permeabilization for transdermal drug delivery: recent advances and future prospects. Expert Opin Drug Deliv. 2014;11(3):393-407.

18

Mesoterapia ou intradermoterapia

Heloisa Nunes Martins Maluf
Lucas Meciano Pereira dos Santos
Rafaela Maiolo Garmes

INTRODUÇÃO

A intradermoterapia é um procedimento introduzido por Pistor, em 1958, e consiste na aplicação, diretamente na região a ser tratada, de injeções intradérmicas de substâncias farmacológicas muito diluídas. Esse método é capaz de estimular o tecido que recebe os medicamentos tanto pela ação da punctura quanto pela ação dos fármacos, evitando o uso de medicação sistêmica. Pistor acreditava que esse modelo de terapia baseado em injeções intradérmicas era tão importante que merecia um nome próprio – mesoterapia –, tendo em vista a origem embriológica da pele[1,2].

No entanto, foi com Pistor que a terapia intradérmica recebeu mais atenção, quando ele fundou a Sociedade Francesa de Mesoterapia em 1964 e a técnica se tornou conhecida em todo o mundo. Ele afirmou a crença de que doses maiores não melhoram os resultados clínicos e que múltiplas punções parecem ser melhores do que menos injeções. A derme, portanto, passou a ser vista como um local onde os produtos poderiam ativar os receptores dérmicos e difundi-los lentamente por meio da unidade de microcirculação[1].

O tratamento local através da pele elimina o problema comum e bem conhecido da ingestão de comprimidos quando os princípios ativos não são suficientemente absorvidos ou não atingem o local desejado em quantidades suficientes. As dosagens altas têm maior probabilidade de causar efeitos colaterais indesejáveis. Esse não é o caso da mesoterapia: aqui, microdoses ou mesmo princípios ativos homeopáticos são usados principalmente. Os efeitos materiais são potencializados simultaneamente pela irritação física da pele com o auxílio de microinjeções. A pele tratada absorve os nutrientes de que necessita como uma esponja e lentamente os difunde nas camadas mais profundas. Portanto, fala-se de um "efeito de depósito".

O risco de efeitos colaterais no organismo é significativamente menor, uma vez que o tecido conjuntivo já desencadeia o metabolismo dos produtos, logo poucos princípios ativos podem entrar na corrente sanguínea[3-7].

A matriz extracelular, também conhecida como substância básica, desempenha um papel importante em todos os processos de envelhecimento. Ela envolve todas as células e garante sua nutrição, suprimento de oxigênio e descarte de resíduos. Além de uma microcirculação saudável (circulação sanguínea), esse tecido, que está universalmente distribuído no corpo, é decisivo para o funcionamento e atividade das células da pele, cabelo e tecido conjuntivo (fibroblastos, queratinócitos, melanócitos, adipócitos). A rigor, a mesoterapia é uma terapia de matriz e tem influência favorável em toda a regulação imunológica e neurotransmissora[3-7].

TÉCNICA

A mesoterapia é descrita como injeções intradérmicas ou subcutâneas de uma substância ou a mistura de vários produtos, chamada de *mélange*. Um dos parâmetros da mesoterapia cientificamente pesquisado é a profundidade das injeções da agulha. Foi demonstrado que a via intradérmica contém sua própria farmacocinética; por isso, são recomendáveis injeções perpendiculares ou formando um ângulo de 30 a 60°. Há, entretanto, um certo consenso entre autores de que a agulha não deve penetrar mais de 4 mm; para tanto, é necessário o uso de agulha de Lebel (de 4 mm de comprimento). As injeções devem ser contidas na área a ser tratada, e a distância entre elas varia entre 1 cm (no mínimo) e 4 cm (no máximo). As aplicações relatadas nos estudos são semanais ou mensais, e o número de sessões varia de quatro a dez. Sugere-se que sejam administradas pequenas quantidades por punção. Além da tradicional combinação agulha-seringa,

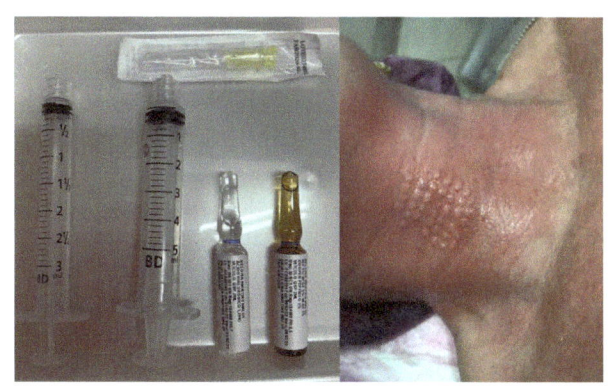

FIGURA 1 Na técnica papular, uma micropápula é feita com o bisel da agulha 30G½ voltado para cima, e coloca-se 0,01 mL por ponto na pele a ser tratada. Os materiais utilizados são seringas de 3 e 5 mL para mistura dos ativos (respeitando a ordem crescente ou decrescente dos pH), agulha biselada para aplicação e princípios ativos com fatores de crescimento e ácido hialurônico.

a mecânica do processo de mesoterapia ao estimular os receptores próximos e distantes. Essa é a teoria corrente aceita pela Sociedade Francesa de Mesoterapia.

Com base nessa teoria, foi desenvolvido um conceito frequentemente citado na intradermoterapia: o *mesointerface*, que é a superfície de contato estabelecida entre os produtos injetados e o tecido abordado. Nesse contexto, quanto mais fragmentada a substância injetada (múltiplas punções com a menor quantidade possível), maior a mesointerface e maior o número de receptores dérmicos ativados. A intradermoterapia deve ser administrada a uma profundidade de 4 mm (de forma que o produto permaneça mais em sua localização). Quanto mais superficial a injeção, mais lenta a difusão, resultando em aumento do tempo do produto na derme superior enquanto ele estimula a formação de colágeno e melhora a espessura dérmica.

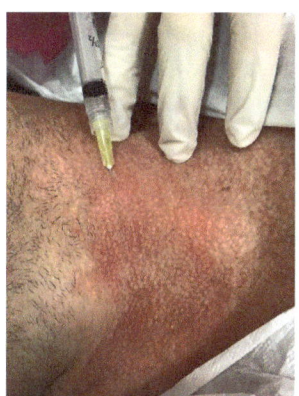
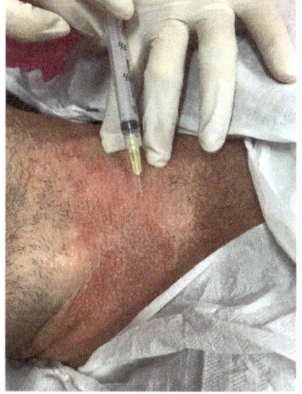

FIGURA 2 Na técnica de Nappage, várias microinjeções são realizadas na epiderme e na derme superficial, com movimentos lentos e precisos e o bisel da agulha voltado para baixo (agulha 30G a 45°). O volume final das pápulas deve ficar entre 0,01 e 0,02 mL.

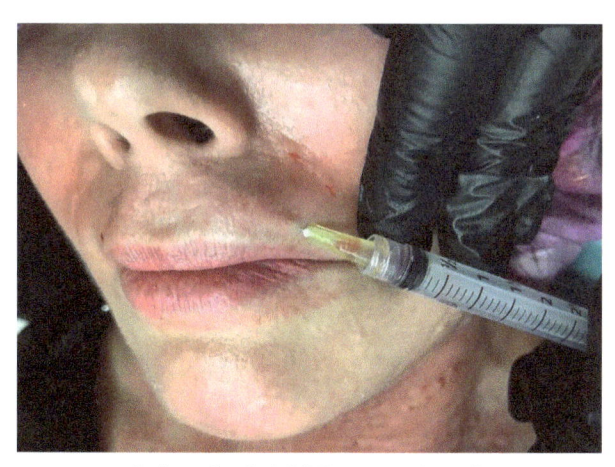

FIGURA 3 Aplicação de i-PRF em retroinjeção nas rugas periorais.

instrumentos mais sofisticados e caros podem ser usados, como a pistola de mesoterapia[1].

A mesoterapia pode ser realizada em diferentes técnicas: **a técnica papular** (Figura 1), na qual os reagentes são injetados na junção dermoepidérmica; o **método de Nappage** (Figura 2), no qual as injeções penetram a uma profundidade de 2 a 4 mm e são aplicadas em um ângulo de 30 a 60°; e a **injeção ponto a ponto** na derme profunda[8,9].

O funcionamento da mesoterapia pode ocorrer de duas maneiras: 1) a atividade ocorre em distâncias curtas (estimulando os receptores dérmicos *in situ*); ou 2) a atividade ocorre em distâncias longas (alcançando outros órgãos por meio da circulação). Evidências empíricas explicam

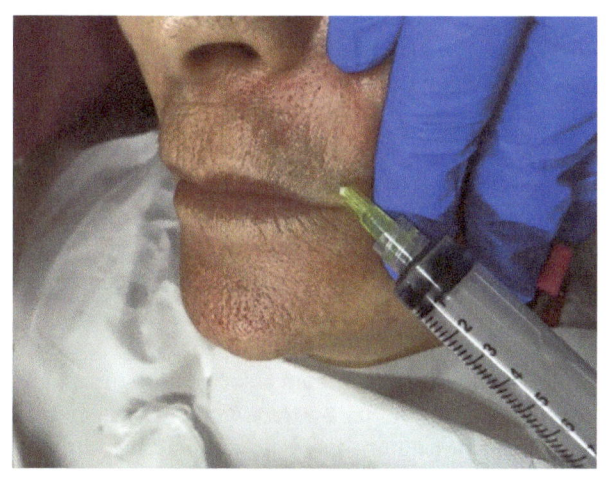

FIGURA 4 Aplicação de fármacos em retroinjeção nas rugas periorais.

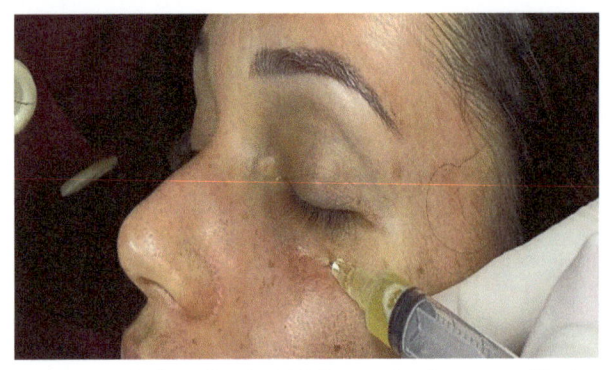

FIGURA 5 Aplicação de i-PRF em pápulas na região infraorbitária.

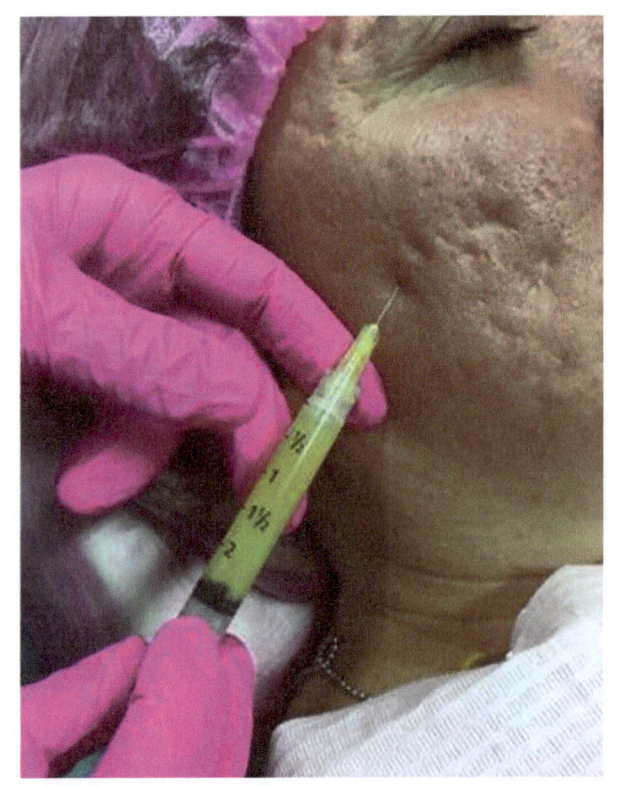

FIGURA 6 Mesoterapia em cicatriz de acne.

A mesoterapia com a i-PRF tem o objetivo de melhorar a pele e bioestimular colágeno, podendo a i-PRF ser chamada de bioestimulador autólogo. Normalmente, é aplicada com agulha 30G de 13 mm superficialmente, fazendo retroinjeções, com angulação de 15 a 30° para atingir a derme, injetando-se 0,05 mL do plasma líquido[10]. Também pode ser aplicada em associação ao microagulhamento com i-PRF para o tratamento de cicatrizes de acne. No pós-operatório imediato, poderá haver discreto edema que geralmente desaparece em cerca de 2 dias[11].

O plasma rico em plaquetas (PRP) é comumente injetado no rosto e pescoço para aumentar o volume facial através da estimulação de colágeno. Essa injeção pode ser intradérmica ou subdérmica, ou uma combinação de ambas. Foi demonstrado que as injeções de PRP melhoram a cor e textura da pele, bem como a profundidade de linhas finas e rugas por meio de um aumento de colágeno dérmico. Além disso, pode haver aumento do tempo de afastamento do paciente de seu trabalho devido a formação de hematomas e inchaço[12]. Essa técnica também pode ser realizada em associação com a i-PRF. (Figuras 3 a 5).

Indicações incluem rejuvenescimento facial, cicatrizes, flacidez, alopecia e emagrecimento facial[13] (Figura 6).

COMPLICAÇÕES APÓS O PROCEDIMENTO E EFEITOS COLATERAIS

Em casos raros, são esperadas reações alérgicas. Uma vermelhidão na pele como resposta reativa ao tratamento, entretanto, não deve ser confundida com alergia (Figura 7). Isso se aplica aos tecidos sensíveis, que podem reagir com edemas consideráveis devido apenas ao estímulo físico. Se a avaliação inicial feita através da anamnese do paciente aponta para uma tendência conhecida para reações alérgicas, um anti-histamínico administrado previamente pode fornecer proteção. Reações vegetativas como tonturas, distúrbios circulatórios ou náuseas são possíveis, mas muito raras. Apenas alguns casos de infecções foram relatados na literatura até o momento em que este capítulo está sendo escrito, principalmente devido a circunstâncias não profissionais ou higiênicas[3-7,9].

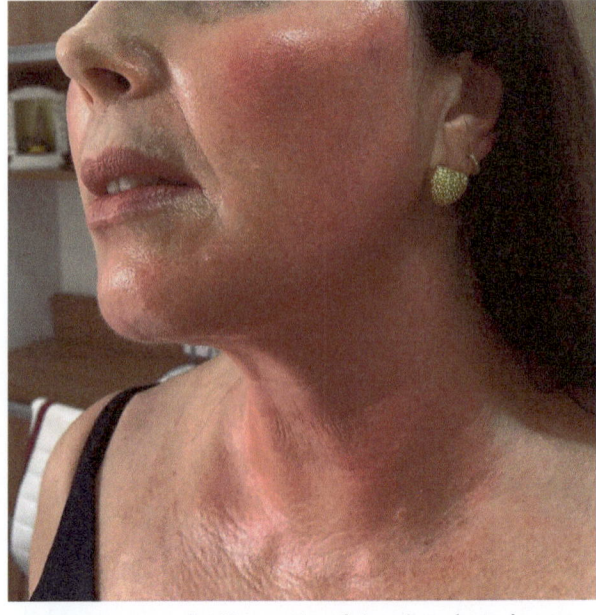

FIGURA 7 Vermelhidão reativa típica da pele após o procedimento.

Os efeitos colaterais localizados da mesoterapia geralmente são reversíveis, de curto prazo e ocorrem principalmente durante o tratamento inicial. Isso normalmente irá se manifestar no paciente como dores leves, sangramento, pequenas contusões, leve vermelhidão, inchaço e descamação da pele. Essas chamadas *reações iniciais* são fenômenos conhecidos da naturopatia como processos de limpeza e reparo profundos da pele e do tecido conjuntivo, uma vez que somente nesse eixo podem se desenvolver o processo de rejuvenescimento e o embelezamento de longo prazo desejados. Desordens pigmentares da pele geralmente ocorrem somente após exposição não autorizada ao sol no pós-tratamento.

Necrose asséptica (livre de germes patogênicos), granulomas (lesão crônica e benigna caracterizada pela coleção localizada de células inflamatórias formando pápulas ou nódulos no tecido conjuntivo), queloides (crescimento cicatricial anormal, geralmente deixando as cicatrizes protuberantes ou rugosas) ou infecções são efeitos colaterais extremamente raros. Estes tendem a ser bastante localizados e normalmente transitórios, e seu manejo inclui a aplicação de anestésicos locais, bem como intervalos de tempo maiores entre as visitas de retorno e acompanhamento pós-operatório[3-7,14].

FÁRMACOS

Fármacos eutróficos

Melhoram o tecido conjuntivo através da síntese de novas fibras colágenas pela ação potencializada de fibroblastos, reorganização das fibras colágenas já existentes e síntese de elementos da matriz extracelular. Usados no tratamento de cicatrizes, flacidez e rejuvenescimento facial.

Ácido hialurônico (glicosaminoglicano – GAG)

Trata-se de glicosaminoglicano que em pH fisiológico assume a forma de hialuronato. Os hialuronatos têm peso molecular acima de 1 milhão e formam soluções altamente viscosas e claras com consistência semelhante a um gel, além de controlar a hidratação e a tonicidade da pele. Está presente em todo o tecido conjuntivo envolvendo as fibras de colágeno e elastina, sustentando o tecido[1].

O ácido hialurônico é indicado para a manutenção do balanço hídrico cutâneo devido à sua grande capacidade de absorção de água. No tratamento de pequenas rugas, é capaz de se incorporar na matriz extracelular no local onde é injetado, promovendo elasticidade, tonicidade e suavidade à pele. Estimula a síntese de colágeno e elas-

tina, melhorando o tônus facial pela rigidez da matriz extracelular, fornecendo resistência à compressão e preenchendo os espaços deixados por estrias e flacidez cutânea, diminuindo a profundidade das linhas de expressão, além de apresentar ação anti-inflamatória que inibe o aparecimento de cicatrizes. É contraindicado para pacientes alérgicos a polissacarídeos como o sulfato de condroitina e a heparina. Deve-se evitar a aplicação do ácido hialurônico em áreas muito vascularizadas, como nas proximidades dos olhos, uma vez que pode causar irritação ou inflamação[15].

Ácido glicólico (alfa-hidroxiácido – AHA)

Possui ação queratolítica que diminui a coesão dos corneócitos, tornando a pele mais elástica, com melhor hidratação e turgência devido à capacidade hidrofílica. Estimula a síntese de fibras de colágeno e elastina, o aumento das GAG, dando maior sustentação às fibras colágenas, e estimula a neocolagênese. Indicado para rejuvenescimento e flacidez. É possível a ocorrência de eritema passageiro nos pontos de aplicação, embora essas reações ocorram muito raramente nas diluições sugeridas (diluir na concentração 1:10).

Vitamina C

Essencial para a síntese de colágeno por ser requerida na hidroxilação da prolina e lisina, agente inibidor da produção e oxidação de melanina, auxiliando o tratamento de melasma por meio de sua ação antioxidante. Indicada em casos de fotoenvelhecimento cutâneo, rugas finas, flacidez, cicatrizes de acne, clareamento da pele e tratamento de melasma. Contraindicada a pacientes com sensibilidade ao ácido ascórbico e pacientes com litíase urinária.

MESOTERAPIA LIPOLÍTICA

A mesoterapia lipolítica baseia-se na ativação da lipólise nas células adiposas, podendo ser subdividida com base na localização do corpo adiposo.

A redução preferencial de gordura em determinada área do corpo não é possível em condições normais porque os estimuladores lipolíticos endógenos, como as catecolaminas, reduzem todos os limiares lipolíticos do corpo no mesmo grau sem criar qualquer alteração relativa entre os depósitos de gordura. Entretanto, um estimulador adrenérgico pode ser injetado localmente em um depósito de gordura específico a fim de reduzir o limiar lipolítico na área e causar perda diferencial acelerada de gordura desse depósito alvo em questão[16].

Nesse cenário, os fármacos venotróficos, também conhecidos como venolinfáticos ou vasoativos, estimulam a circulação periférica com principal efeito de oxigenação tecidual e drenagem, uma vez que são capazes de promover vasodilatação.

ASSOCIAÇÃO DE FÁRMACOS

São necessários alguns cuidados com as interações físico-químicas, pois a incompatibilidade de pH entre os fármacos pode opacificar a mistura (torná-la turva, opaca). O profissional operador em harmonização orofacial deve evitar usar mais do que quatro fármacos associados em uma mesma mescla, sendo altamente recomendável misturar os fármacos no momento da aplicação em ordem crescente ou decrescente de pH (observando as informações do fabricante), em ampolas estéreis[17].

As formulações utilizadas em mesoterapia, além do ácido hialurônico não reticulado, em geral contêm substâncias como vitaminas, aminoácidos e coenzimas que apresentam efeitos antioxidantes, promovem a síntese de colágeno, melhoram a regeneração celular, geram a energia necessária para a síntese de DNA, atuam na reconstrução celular e modulam a homeostase bioquímica[18].

Os fatores de crescimento são proteínas reguladoras e mediadoras de vias de sinalização no interior das células e entre elas. São encontrados em vários tecidos do organismo em fase de cicatrização e renovação celular, podendo, portanto, ser considerados mediadores biológicos naturais que atuam sobre os processos de regeneração e reparo do corpo humano (Quadro 1).

Tratam-se, em outras palavras, de proteínas que se ligam aos receptores da superfície celular, ativando a proliferação e/ou diferenciação celular. Ao ligarem-se a receptores celulares, emitem comando ao núcleo da célula, resultando em processos de angiogênese (síntese de novos vasos sanguíneos), mitose (processo biológico de divisão celular onde uma célula-mãe divide-se em duas células-filhas geneticamente idênticas), transcrição genética, entre outros.

QUADRO 1 Fatores de crescimento e citocinas normalmente envolvidas em processos de regeneração e reparo teciduais

Citocina	Símbolo	Funções
Fator de crescimento epitelial	EGF	Efeitos mitogênicos aos ceratinócitos e fibroblastos; estimula a migração de ceratinócitos e formação do tecido de granulação
Fator de crescimento transformador alfa	TGF-α	Similar ao EGF; estimula a replicação de hepatócitos e certas células epiteliais
Fator de crescimento do hepatócito/fator dispersante	HGF	Intensifica a proliferação de células endoteliais e epiteliais e de hepatócitos; aumenta a motilidade celular
Fator de crescimento vascular endotelial (isoformas A, B, C, D)	VEGF	Aumenta a permeabilidade vascular; efeito mitogênico às células endoteliais
Fator de crescimento derivado de plaquetas (isoformas A, B, C, D)	PDGF	Quimiotático aos PMN, macrófagos, fibroblastos e células musculares lisas; ativa os PMN, macrófagos e fibroblastos; mitogênico aos fibroblastos, às células endoteliais e células musculares lisas; estimula a produção de MMP, fibronectina e AH; estimula a angiogênese e contração da ferida; remodelação; inibe a agregação plaquetária; regula a expressão da integrina
Fator de crescimento derivado de fibroblastos – 1 (ácido) – 2 (básico) e família	FGF	Quimiotático aos fibroblastos; mitogênico aos fibroblastos e ceratinócitos; estimula a migração do ceratinócito, angiogênese, contração da ferida e deposição da matriz
Fator de crescimento transformador beta (isoformas 1, 2, 3); outros membros da família são BMP e activina	TGF-β	Quimiotático aos PMN, macrófagos, linfócitos, fibroblastos e células musculares lisas; estimula a síntese do TIMP, migração do ceratinócito, angiogênese e fibroplasia; inibe a produção de MMP e proliferação de ceratinócito; regula a expressão da integrina e outras citocinas; induz a produção do TGF-β
Fator de crescimento do ceratinócito (também denominado FGF-7)	KGF	Estimula a migração, proliferação e diferenciação de ceratinócitos

(continua)

QUADRO 1 Fatores de crescimento e citocinas normalmente envolvidas em processos de regeneração e reparo teciduais (*continuação*)

Citocina	Símbolo	Funções
Fator de crescimento semelhante à insulina	IGF-1	Estimula a síntese dos proteoglicanos sulfatados, colágeno, migração de ceratinócitos e proliferação de fibroblastos; efeitos endócrinos similares aos do hormônio do crescimento
Fator de necrose tumoral	TNF	Ativa os macrófagos; regula outras citocinas; funções múltiplas
Interleucinas	IL-1 etc.	Muitas funções. Alguns exemplos: quimiotático aos PMN (IL-1) e fibroblastos (IL-4), estimulação da síntese de MMP-1 (IL-4), angiogênese (IL-8), síntese de TIMP (IL-6), regulação de outras citocinas
Interferons	IFN-α etc.	Ativa os macrófagos; inibe a proliferação de fibroblasto e síntese de MMP; regula outras citocinas

AH: ácido hialurônico; BMP: proteínas morfogenéticas ósseas; MMP: metaloproteinases da matriz; PMN: leucócitos polimorfonucleares; TIMP: inibidor tecidual da metaloproteinase da matriz.
Fonte: adaptado de Costa e Santos, 2016[20].

Os fatores de crescimento podem ser aplicados em casos de cicatrização e reparo de ferimentos, ação *anti-aging*, estímulo de crescimento capilar ou inibição de crescimento de pelos, crescimento de cílios e tratamento para manchas, sendo utilizados com o intuito de remover células epidermais danificadas, estimular a produção de novas células e nutrir as já existentes[18].

Estudos publicados revelaram que a mesoterapia com produtos à base de ácido hialurônico associado a outros ativos, como PRP, coquetel de diferentes medicamentos farmacêuticos e homeopáticos, extratos naturais de plantas, vitaminas e outras substâncias bioativas, podem fornecer resultados melhores e mais desejados pelo paciente[18,19].

A seleção adequada de preenchimentos com ácido hialurônico para mesoterapia e a colocação precisa desse produto no nível apropriado da pele são fatores-chave para a otimização dos resultados estéticos, juntamente com a minimização de complicações. Identificar os melhores candidatos para o rejuvenescimento com a técnica de mesoterapia é essencial para alcançar as condições ideais que levam a um resultado altamente satisfatório. Geralmente, indivíduos com fotodano leve a moderado, com perda mínima de volume (de preferência sem), são os pacientes mais adequados para esse procedimento[18].

CONCLUSÃO

Avaliações histológicas e ultrassonográficas confirmaram aumento da espessura epidérmica e dérmica, bem como estímulo da atividade biológica de fibroblastos e deposição de colágeno tipo 1, angiogênese, aumento do nível do fator de crescimento epidérmico e diminuição dos níveis de interleucina (IL-1 e IL-6) e metaloproteinase de matriz (MMP-1), o que contribui com os processos fisiológicos de reparação tecidual e remodelação de tecidos lesionados. Estudos confirmaram que as melhorias clínico-patológicas e biofísicas da mesoterapia continuaram até 3 meses após o tratamento[18].

Embora seja uma técnica muito utilizada e com melhora relatada da textura e aparência da pele na literatura, a mesoterapia de rejuvenescimento continua sendo um procedimento cosmético bastante controverso entre os profissionais que atuam na harmonização orofacial e estudiosos da área, com difícil avaliação de dados e resultados devido à grande variabilidade de soluções e dosagens recomendadas pelos fabricantes, às diferentes técnicas de injeção e aos protocolos individualizados na prática clínica[19].

REFERÊNCIAS

1. Herreros FOC, Moraes AM, Velho PENF. Mesotherapy: a bibliographical review. An Bras Dermatol. 2011;86(1):96-101.
2. Lee C, Daniels MA, Roth MZ. Mesotherapy, microneedling, and chemical peels. Clin Past Surg. 2016;43(3):583-95.
3. Laurens D, Bonnet C, Perrin JJ. Guide pratique de mésothérapie, 3. ed. Elsevier Masson; 2021.
4. Knoll B, Sattler G. Illustrated atlas of esthetic mesotherapy: active substances, dosage, administration. Hanover Park: Quintessence; 2012.
5. Coz LJ. Mesotherapy and lipolysis. Esthetic Medic; 2008.
6. Caruso MK, Roberts AT, Bissoon L, Self KS, Guillot TS, Greenway FL. An evaluation of mesotherapy solutions for inducing lipolysis and treating cellulite. J Plast Reconstr Aesthet Surg. 2008;61(11):1321-4.
7. Matarasso A, Pfeifer TM. Mesotherapy and injection lipolysis. Clin Past Surg. 2009;36(2):181-92.
8. El-Domyati M, El-Ammawi TS, Moawad O, El-Fakahany H, Medhat W, Mahoney MG, et al. Efficacy of mesotherapy in facial rejuvenation: a histological and immunohistochemical evaluation. Int J Dermatol. 2012;51(8):913-9.
9. Mammucari M, Maggiori E, Russo D, Giorgio C, Ronconi G, Ferrara PE, et al. Mesotherapy: from historical notes to scientific evidence and future prospects. Sci World J. 2020;2020:3542848.
10. Garcia RP. A aplicação correta dos derivados plaquetários na harmonização orofacial. In: Barros TP, Azevedo KMPF, Oliveira MAM.

Atualidades em harmonização orofacial, 1. ed. Ribeirão Preto: Livraria Tota; 2020. p. 255-78.

11. Cardoso R. Agregados plaquetários - bioestimulador autólogo. In: Perlingeiro A. Esculpindo faces: ciência e arte na harmonização orofacial. 1 ed. Nova Odessa: Napoleão-Quintessence; 2020. p. 328-43.

12. Peng GL. Platelet-rich plasma for skin rejuvenation: facts, fiction, and pearls for practice. Facial Plast Surg Clin North Am. 2019;27(3):405-11.

13. Kaplan JA, Coutris G. Méso scintigraphie et proposition dúne théorie unifièe de la mésothérapie. In: Bulletin 5 des communications du VI Congrés International de Mésothérapie, Paris, France, 1992. p. 2-4.

14. Plachouri KM, Georgiu S. Mesotherapy: safety profile and management of complications. J Cosmet Dermatol. 2019;18(6):1601-5.

15. Bukhari SNA, Roswandi NL, Waqas M, Habib H, Hussain F, Khan S, et al. Hyaluronic acid, a promising skin rejuvenating biomedicine: A review of recent updates and pre-clinical and clinical investigations on cosmetic and nutricosmetic effects. Int J Biol Macromol. 2018;120(Pt B):1682-95.

16. Jayasinghe S, Guillot T, Bissoon L, Greenway F. Mesotherapy for local fat reduction. Obes Rev. 2013;14(10):780-91.

17. Pistor M. What is mesotherapy?. Chir Dent Fr. 1976;46(288):59-60.

18. Iranmanesh B, Khalili M, Mohammadi S, Amiri R, Aflatoonian M. Employing hyaluronic acid-based mesotherapy for facial rejuvenation. J Cosmet Dermatol. 2022;21(12):6605-18.

19. Atiyeh BS, Ghanem AO. An update on facial skin rejuvenation effectiveness of mesotherapy EBM V. J Craniofac Surg. 2021;32(6):2168-71.

20. Costa PA, Santos P. Plasma rico em plaquetas: uma revisão sobre seu uso terapêutico. Rev Bras Anal Clin (RBAC). 2016;48(4):311-9.

19

O *peeling* químico no contexto da harmonização orofacial

Mariana Marques Escobar Bueno
Lucas Meciano Pereira dos Santos
Rafaela Maiolo Garmes

INTRODUÇÃO

Os primeiros relatos de *peelings* químicos datam de 3.600 anos atrás, e, atualmente, eles têm crescido no âmbito da estética facial e corporal.

Os primeiros *peelings* químicos cujos resultados foram publicados na literatura médica foram realizados em 1882 com ácido salicílico, fenol, resorcinol e ácido tricloroacético em procedimentos indicados para o tratamento estético de cicatrizes de acne. Já nas décadas de 1970 e 1980, Eugene van Scott e Ruey Yu publicaram um estudo sobre os alfa-hidroxiácidos, fortalecendo uma nova frente de pesquisa na temática das aplicações cosméticas na prática clínica[1-3].

Em apertada síntese, o *peeling* químico, também denominado quimioesfoliação ou *dermopeeling*, consiste na administração de agentes esfoliantes na pele do paciente que, consequentemente, destroem partes da epiderme ou da derme para que esses tecidos se regenerem[4].

A função dos *peelings* químicos, portanto, é causar uma lesão para estimular um processo inflamatório local e, consequentemente, um processo de regeneração induzida do tecido lesionado. É fundamental salientar que o profissional atuante na harmonização orofacial pode ser capaz de trabalhar de acordo com cada fototipo de pacientes variados através das diferentes profundidades de alcance dos *peelings* químicos, entregando um resultado mais personalizado para a necessidade de cada paciente.

O *peeling* químico causa alterações na pele por meio de três mecanismos: 1) estimulação do crescimento epidérmico mediante a remoção do estrato córneo; 2) destruição de camadas específicas da pele lesada, uma vez que, ao destruir as camadas "envelhecidas" e substituí-las por tecido "mais novo", obtém-se um melhor resultado estético; e 3) indução de uma reação inflamatória teci-dual mais profunda que a necrose produzida pelo agente esfoliante (a ativação de mediadores da inflamação pode induzir a produção de colágeno novo e de substância fundamental na derme)[5].

Os *peelings* químicos são contraindicados para peles com lesões, cicatrizes de pós-operatórios recentes, herpes-zóster, alergia a qualquer ácido que possa ser utilizado, peles sensíveis e peles bronzeadas recentemente.

PELE

A pele (ou cútis) é o maior órgão do corpo humano. Trata-se de um órgão de revestimento complexo e heterogêneo, constituído essencialmente de três camadas de tecidos: **epiderme, derme e hipoderme**. Apresenta funções de proteção, nutrição, pigmentação, queratogênese, termorregulação, transpiração, defesa e absorção.

Epiderme

A primeira camada da pele é sua principal fonte de defesa, por ser a mais superficial. Possui um epitélio estratificado e, por isso, contém células importantes que se organizam em camadas: estrato córneo, estrato lúcido (camada clara transicional), estrato granular, estrato espinhoso e camada basal.

Derme

A segunda camada fornece resistência e elasticidade, já que as fibras colágenas a elásticas estão localizadas nela. Contém anexos cutâneos dos tipos córneos (pelos e unhas) e glandulares (glândulas sebáceas e sudoríparas), bem como nervos e terminações nervosas[6]. Fornece nutrientes à epiderme e abriga apêndices cutâneos, vasos sanguíneos, vasos linfáticos, células de natureza conjuntiva e células de origem sanguínea. É dividida em duas regiões: uma que se encontra em contato direto com a epiderme, a *derme papilar*, e outra logo abaixo, a *derme reticular*[7].

Hipoderme

Por fim, a terceira camada, também denominada *tecido subcutâneo*, é composta principalmente por tecido adiposo e tecido conjuntivo, fornecendo energia e proteção ao corpo humano. Além de ser um tecido de preenchimento, atua no isolamento térmico do organismo e na absorção de choques, modela a superfície corporal e auxilia na fixação dos órgãos[8].

CLASSIFICAÇÃO DOS *PEELINGS* QUÍMICOS

A classificação mais utilizada divide os *peelings* em: **muito superficial** (camadas córnea e granulosa, com profundidade de 0,06 mm), **superficial** (epiderme, com profundidade 0,45 mm), **médio** (derme papilar, com profundidade de 0,6 mm) e **profundo** (derme reticular média, com profundidade de 0,8 mm). A indicação de cada *peeling* depende de alguns fatores particulares do paciente, como fototipo, idade, área que o ácido vai ser aplicado e/ou grau de fotoenvelhecimento da pele que será abordada.

Peelings muito superficiais e superficiais

Atingem apenas a epiderme, por isso sua descamação é mais leve, não altera a rotina do paciente e podem ser realizados em intervalos menores, já que dificilmente o paciente vai ter alguma intercorrência ou dor. São indicados principalmente para casos de manchas leves na pele, melasma, cicatrizes de acne, rosácea e rugas finas ou pouco profundas.

Peelings muito superficiais:

- Ácido glicólico a 30% (1 a 2 minutos).
- Solução de Jessner (uma a três camadas).
- Ácido salicílico a 30%.
- Resorcina de 20% a 30% (5 a 10 minutos).
- Ácido tricloroacético a 10% (uma camada).

Peelings superficiais:

- Ácido retinoico a 10%.
- Ácido glicólico de 50% a 70% (de 2 a 20 minutos).
- Ácido tricloroacético de 10% a 25%.
- Resorcina de 40% a 50% (de 10 a 20 minutos).

- Solução de Jessner (de quatro a dez camadas).
- Ácido mandélico.
- Ácido pirúvico.
- Ácido tioglicólico.

Peelings médios

São *peelings* que têm pós-operatório mais delicado, pois pode afastar o paciente de suas obrigações por sete a quinze dias. A descamação é mais intensa, podendo apresentar eritema, ardência e, em alguns casos, dor. São indicados em casos de rugas mais profundas e visíveis.

- Ácido glicólico a 70% (de 3 a 30 minutos).
- Solução de Jessner + ácido tricloroacético a 35%.
- Ácido glicólico a 70% + ácido tricloroacético a 35%.
- Ácido tricloroacético de 35% a 50%.

Peelings profundos

Categoria de *peelings* mais agressivos, uma vez que apresentam formação de crostas e um pós-operatório bem rigoroso. O período mais intenso do pós-operatório pode durar cerca de 10 dias, em geral acompanhado por desconfortos ao paciente, sendo necessário o uso de analgésicos. Em termos gerais, a recuperação pode ser muito lenta e leva em média 90 dias. Contudo, o resultado pode persistir durante anos.

São indicados para casos de fotoenvelhecimento avançado da pele, rugas profundas e cicatrizes profundas de acne. Por outro lado, os *peelings* profundos são contraindicados para pacientes com qualquer tipo de lesão renal, cardíaca ou hepática.

- Fenol.
- Solução de Baker.

Peelings combinados

São combinações de *peelings* químicos para que se obtenha resultado mais visível em menor tempo. Assim, o profissional associa dois tipos de *peeling* na mesma sessão, e o paciente não apresenta um pós-operatório tão agressivo e doloroso.

- Solução de Jessner + ácido tricloroacético a 35%.
- Ácido tricloroacético a 10% + ácido retinoico de 5% a 10%.
- Ácido glicólico a 70% + resorcina a 20% (um sobre o outro).

TIPOS DE PRODUTOS UTILIZADOS EM *PEELINGS* QUÍMICOS

Ácido salicílico

É um membro do grupo beta-hidroxiácido. Trata-se de um *peeling* superficial que tem ação de desnaturação e efeito queratolítico, controlando a atividade das glândulas sebáceas. Pode ser formulado de 10% a 30% em solução alcoólica. É indicado a casos de pacientes com pele oleosa, acne ativa e poros dilatados, atuando na renovação da textura da pele. É contraindicado apenas a pacientes alérgicos ao ácido salicílico (Tabela 1).

A aplicação não é por camadas, e sim por tempo (de 5 a 10 minutos), e a neutralização do ácido pode ser realizada com água corrente. O pós-operatório comumente envolve eritema leve, pouco desconforto e *pseudofrosting**, ajudando ao profissional identificar as áreas em que o *peeling* já foi realizado.

TABELA 1 Concentrações do ácido salicílico e suas respectivas indicações

Concentração	Indicação
0,5% a 10%	Acne
3% a 6%	Distúrbios hiperqueratóticos, como psoríase, ictiose, queratose pilar
5% a 40%	Verrugas, calos
50%	Lesões actínicas e lesões pigmentadas
20% a 30%	*Peeling* químico superficial do rosto

Fonte: adaptado de ARIF, 2015[9].

Ácido glicólico

Categoria de alfa-hidroxiácido, encontrado na cana-de-açúcar. Mais utilizado em *peelings* superficiais nas concentrações de 30% a 70%. Sua penetração varia conforme o pH e o tempo de ação na pele do paciente. Quanto menor o seu pH (i.e., mais ácido), maior a sua penetração.

Pode haver a necessidade de neutralização com água ou bicarbonato de sódio, uma vez que causa eritema suave e leve desconforto. Não apresenta branqueamento caso seja aplicado em excesso, o que deve ser cuidadosamente observado pelo profissional para não causar lesão dérmica. Por não ser sazonal, pode ser aplicado em qualquer época do ano.

Indicado para casos de melasma, rejuvenescimento facial, melhorias na textura da pele e aumento da hidratação. Possui ação anti-inflamatória.

Ácido retinoico

Primeira escolha de *peeling* para casos de fotoenvelhecimento da pele e tratamento de cicatrizes de acne, já que causa uma redução no extrato córneo, estimula o colágeno, melhora a vascularização da derme e controla a dispersão de melanina na epiderme. Também estimula a mitose e a renovação celular. Indicado para pacientes com melasma e fototipo alto.

Pode ser utilizado em concentrações de 5% a 12% e manipulado com Neutracolor para que o paciente não fique por muito tempo com um aspecto facial amarelado. Ele deve permanecer com o produto em ação por no mínimo 4 horas e no máximo 24 horas, removendo em casa com água e sabão neutro. Intercorrências com esse tipo de *peeling* são mínimas, como telangiectasias (os populares "vasinhos" sanguíneos), alergias e eritemas.

Ácido tricloroacético

Permite, a depender de sua concentração, ser um *peeling* superficial (10%), médio (10% a 30%) e profundo (35% a 50%). Atua através da precipitação das proteínas da epiderme, causando consequente necrose por coagulação.

Indicado principalmente para casos de cicatrizes de acne, melasma e rejuvenescimento facial. Provoca *frosting*, que deve ser uniforme e, por isso, tem grandes chances de provocar cicatrizes adicionais ao paciente, ensejando muita atenção por parte do profissional. Um pequeno ventilador ligado e voltado para a face do paciente pode ser utilizado após a sua aplicação, a fim de ajudar com possíveis desconfortos e ardência local.

Ácido mandélico

Esse ácido é derivado da hidrólise de extratos de amêndoas amargas, e sua concentração pode alcançar a marca dos 30%. É um *peeling* químico muito utilizado em cremes rejuvenescedores, voltados principalmente para tratamento de hiperpigmentações da pele e melasma. Como esse ácido penetra a epiderme lentamente, há necessidade de

---

* Normalmente, os *peelings* de ácido salicílico se autoneutralizam em cerca de 3 minutos e uma precipitação de cristais de ácido salicílico poderá ser observada, denominada *frosting*. Contudo, diferentemente dos *peelings* profundos, o *frosting* do ácido salicílico não consegue penetrar na pele. Este fenômeno é denominado, então, de *pseudofrosting*, cujos cristais de ácido salicílico podem ser facilmente removidos ao lavar o rosto com água corrente ou ao passar um pano umedecido. Fonte: https://www.parkcompounding.com/chemical-peel-use-and-safety/. Acesso em: 29 de agosto de 2024.

neutralização. O pós-operatório em geral é leve, com leves eritemas e pouco desconforto. Indicado para casos de rejuvenescimento facial, pacientes com pele oleosa e tratamento de cicatrizes de acne, além de fototipos altos. Em termos gerais, é mais seguro que o ácido glicólico (Figura 1).

NEUTRALIZAÇÃO

É a reação entre um ácido e uma base, formando sal e água. Alguns *peelings* necessitam de neutralização, a ser feita com bicarbonato de sódio (com pH de 8 a 10) ou água.

PRÉ-TRATAMENTO E CUIDADOS APÓS O *PEELING*

- Anamnese e histórico de saúde.
- Preenchimento do Termo de Consentimento Livre e Esclarecido (TCLE).
- Fotografia do paciente em fundo neutro (norma frontal e lateral).
- Limpeza e desengorduramento da pele (ureia a 10% em forma de mousse e acetona).
- Aplicação com gaze ou cotonete (dependendo da região).
- Recomendações pós-*peeling* e uso de protetor solar.

EFEITOS COLATERAIS E COMPLICAÇÕES

Entre os efeitos colaterais e complicações mais comuns em *peelings* químicos, podem-se encontrar eritema, descamação, ardência, coceira, formação de crostas, dor (leve a moderada) e hiperpigmentação da pele (Figura 2).

RECOMENDAÇÕES PÓS-*PEELING*

- Lavar o rosto apenas com água e sabonete neutro.
- Utilizar água termal ou água boricada para aliviar ardência e coceira.
- Utilizar pomada cicatrizante e protetor solar.
- Não se expor ao sol nem utilizar piscina ou sauna por, no mínimo, 30 dias.
- Não remover à força as crostas que surgirem na pele.
- Cuidado ao lavar o cabelo com água muito quente.

Essa rotina deve ser realizada por, no mínimo, 7 dias. A partir do oitavo dia, utilizar o *home care* indicado para cada tipo de *peeling* químico, ou apenas retornar à programação normal de *skincare* (Figura 3).

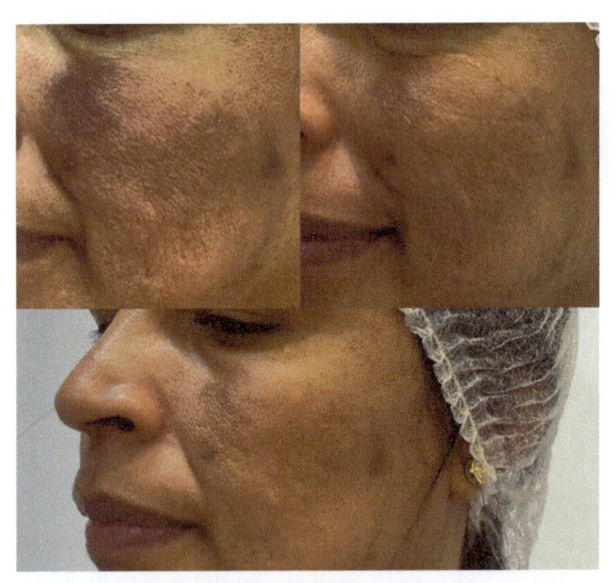

FIGURA 1 Três sessões de *peeling* com ácido mandélico associado ao ácido retinoico a 10%.

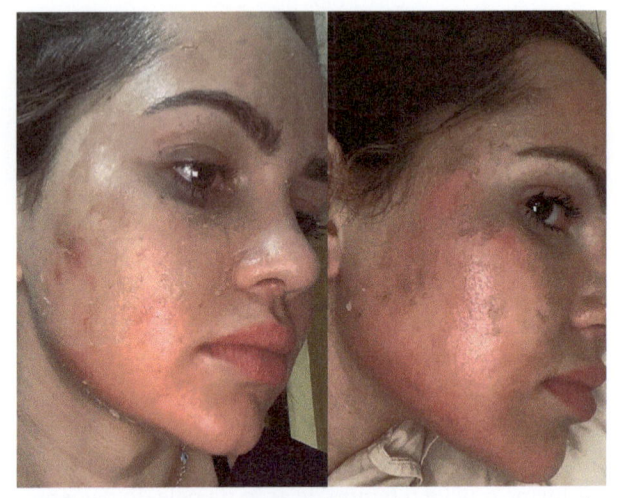

FIGURA 2 Segundo dia de pós-*peeling* com associação de ácido tricloroacético a 20% e ácido retinoico a 10%. Observaram-se descamação e eritema exacerbado.

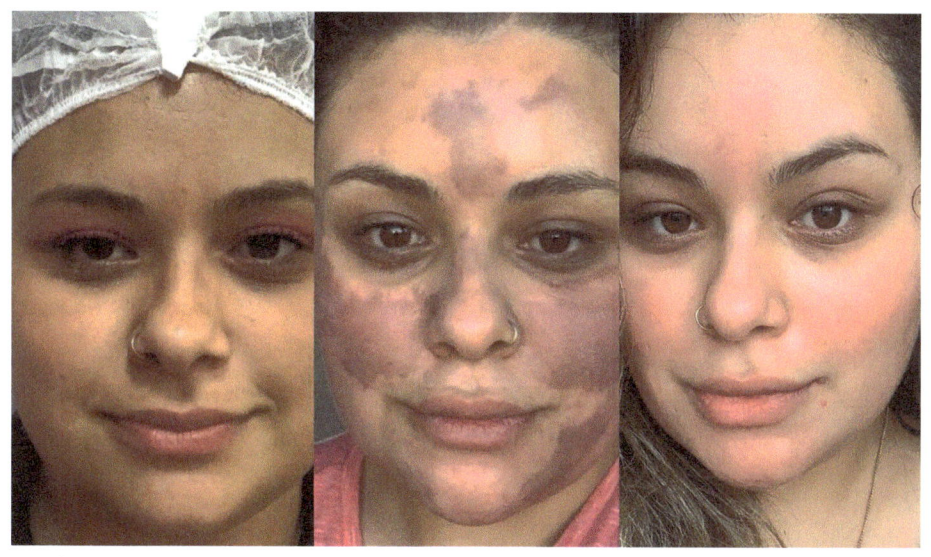

FIGURA 3 Fotografias evidenciando as fases de evolução pós-operatória da paciente em relação ao *peeling* químico com ácido tricloroacético a 20%: antes do tratamento (à esquerda), quarto dia de tratamento (centro) e resultado final após 20 dias de tratamento (à direita).

REFERÊNCIAS

1. Van Scott EJ, Yu RJ. Control of keratinization with alpha-hydroxy acids and related compounds. I. Topical treatment of ichthyotic disorders. Arch Dermatol. 1974;110(4):586-90.

2. Van Scott EJ, Yu RJ. Alpha hydroxy acids: procedures for use in clinical practice. Cutis. 1989;43(3):222-8.

3. Tung RC, Bergfeld WF, Vidimos AT, Remzi BK. Alpha-hydroxi acid-based cosmetic procedures: guidelines for patient management. Am J Clin Dermatol. 2000;1(2):81-8.

4. Guerra FMRM, Krinsk GG, Campiotto LG, Guimarães KMF. Aplicabilidade dos peelings químicos em tratamentos faciais: estudo de revisão. Braz J Surg Clin Res. 2013;4(3):33-6.

5. Kede MPV, Sabatovich O. Dermatologia estética. São Paulo: Atheneu; 2004. p. 415-49.

6. Gonchoroski DD, Corrêa GM. Tratamento de hipercromia pós-inflamatória com diferentes formulações clareadoras. Infarma. 2005;17(3-4):84-8.

7. Ribeiro CJ. Cosmetologia aplicada a dermoestética. 2. ed. São Paulo: Pharmabooks; 2010.

8. Guirro ECO, Guirro RRJ. Fisioterapia dermato-funcional: fundamentos, recursos, patologias, 3. ed. Barueri: Manole; 2004.

9. Arif T. Salicylic acid as a peeling agent: a comprehensive review. Clin Cosmet Investig Dermatol. 2015;8:455-61.

10. Araújo ALN, Pinto SFM, Sobrinho OAP, Sodré RL. Peeling químico: avaliação de ácido glicólico, ácido retinóico e ATA. Rev Cosmet Med Est. 1995;3(3):41-4.

11. Batistela MA, Chorilli M, Leonardi GR. Abordagens no estudo do envelhecimento cutâneo em diferentes etnias. Rev Bras Farm. 2007;88(2):59-62.

12. Borelli C, Ursin F, Steger F. The rise of chemical peeling in 19th-century European dermatology: emergence of agents, formulations and treatments. J Eur Acad Dermatol Venereol. 2020;34(9):1890-9.

13. Brody HJ, Monheit GD, Resnik SS, Alt TH. A history of chemical peeling. Dermatol Surg. 2000;26(5):405-9.

14. Gold MH, Hu JY, Biron JA, Yatskayer M, Dahl A, Oresajo C. Tolerability and efficacy of retinoic acid given after full-face peel treatment of photodamaged skin. J Clin Aesthet Dermatol. 2011;4(10):40-8.

15. Nardin P, Gutierres SS. Alfa-hidroxiácidos: aplicações cosméticas e dermatológicas. Caderno de Farmácia. 1999;15(1):7-14.

16. Sampaio S, Rivitti E. Dermatologia, 2. ed. São Paulo: Artes Médicas; 2000.

Harmonização orofacial e o conceito de mimetismo tecidual em preenchimentos com ácido hialurônico

Allan Rafael Alcantara

Juliana Guimarães Teodoro

Lucas Meciano Pereira dos Santos

João Paulo Mardegan Issa

Rafaela Maiolo Garmes

INTRODUÇÃO

Em uma abordagem contemporânea e dinâmica da odontologia, podemos vislumbrar um futuro promissor em relação aos tratamentos clínicos e estéticos propriamente ditos frente ao desenvolvimento de novos recursos tecnológicos, ao constante avanço científico e ao grande interesse por parte dos profissionais em obter cada vez mais resultados positivos. Alguns parâmetros importantes sobre o equilíbrio funcional e a proporcionalidade das estruturas da face foram desenvolvidos com base na análise facial em definições de padrões faciais ideais. Muitas vezes, discrepâncias esqueléticas severas podem comprometer um perfil equilibrado e harmônico no qual apenas a correção do posicionamento dentário e o reposicionamento das bases ósseas não são suficientes para proporcionar um equilíbrio estético das estruturas anatômicas e promover uma sensação de satisfação com o resultado do tratamento.

Não é por acaso que a ortodontia e, mais recentemente, a harmonização orofacial (HOF) se tornaram especialidades de destaque na reestruturação do perfil facial e no equilíbrio anatômico dos tecidos da região de cabeça e pescoço. Com a incessante busca por conhecimentos, o desenvolvimento de novos instrumentos, novas técnicas e produtos cosméticos atualmente disponíveis no mercado e a evolução científica dos recursos digitais para o auxílio em planejamentos individualizados, foi possível a criação de novas oportunidades de tratamento e resolução de problemas que causavam prejuízo à estética facial, cuja abordagem terapêutica atual engloba multidisciplinaridade e adequação das expectativas do paciente com a realidade dos fatos.

A busca alternativa por procedimentos estéticos minimamente invasivos aumentou significativamente ao longo das últimas décadas; em contrapartida, as intervenções cirúrgicas sofreram quedas expressivas. Nesse contexto, a HOF vem ocupando lugar de destaque quando o objetivo é a readequação estética do perfil facial, na qual exerce o papel de "reconstruir" o que foi perdido por diversos fatores, como discrepâncias esqueléticas, hábitos alimentares e, principalmente, pela própria fisiologia do processo de envelhecimento natural do ser humano em associação a elementos como cor da pele e sexo biológico[1]. A perda de volume facial corresponde a um sinal clássico de envelhecimento e está relacionada a uma combinação da degradação dos coxins adiposos e reabsorção óssea. Com o decorrer dos anos, esse processo continua lentamente, o que resulta em perda de sustentação da pele. Nos últimos anos, diversos tipos de produtos injetáveis foram testados na tentativa de restaurar o volume facial[1,2].

A mimetização da posição natural dos tecidos ficou mais fácil e viável. Provavelmente a mudança mais significativa relacionada ao rejuvenescimento facial tenha sido a introdução dos tratamentos não cirúrgicos, tanto para o relaxamento dos músculos e diminuição das rugas quanto para a recuperação de volumes e contornos perdidos com o avançar da idade. Isso fez com que a evolução dos cosméticos, principalmente os preenchedores, avançasse rapidamente. No passado, materiais como a parafina ou o silicone foram largamente utilizados no tratamento dos volumes faciais perdidos, mas os resultados não foram tão positivos em relação à sua biossegurança. Isso acelerou as pesquisas e novos materiais foram desenvolvidos, apoiados em estudos que abordaram questões como segurança e eficácia no emprego de produtos cosméticos para finalidades estéticas[3-6]. A grande revolução do mercado cosmético teve início com a introdução do ácido hialurônico em 2003, o que abriu caminho para o desenvolvimento de outros materiais e métodos que, quando associados, podem promover modificações estéticas significativas em prol do restabelecimento do equilíbrio e da harmonia da face[6]. De acordo com a Sociedade Americana de Cirurgia Plástica e Estética, mais de 1,2 milhão de procedimentos injetáveis para preenchimentos dérmicos foram realizados somente no ano de 2008, o que representa um aumento de 200% ao se considerar uma análise retrospectiva desde 1997[7,8].

A longevidade dos preenchimentos faciais com ácido hialurônico tem um período de duração que pode variar de acordo com algumas questões importantes, a saber: 1) seleção adequada do produto de acordo com a região a ser preenchida; 2) características reológicas do produto; e, não menos importante, 3) características individuais do paciente. Por serem materiais reabsorvíveis e biocompatíveis, os procedimentos podem ser repetidos com certa periodicidade no decorrer dos anos para manter os contornos da face em completa harmonia e equilíbrio.

Historicamente, diversos materiais já foram empregados como preenchedores injetáveis com o propósito de recuperação estética dos volumes faciais, como o enxerto autógeno (ou "autólogo") de gordura, a parafina, o silicone, o colágeno bovino (enxerto xenógeno ou "heterólogo"), o polimetilmetacrilato e, mais recentemente, o ácido hialurônico (AH). Sucessivamente ao AH, surgiram o ácido poli-L-láctico (PLLA), a policaprolactona (PCL) e a hidroxiapatita de cálcio. O progresso do AH como material preenchedor utilizado para fins de rejuvenescimento facial teve início em 1934, descoberto por Meyer e Palmer, porém seu uso como cosmético somente foi aprovado de fato pela Food and Drug Administration (FDA, um tipo de "Anvisa" dos Estados Unidos) em 2003[9-11].

O AH também é uma substância absorvível e sintetizada naturalmente pelo nosso organismo. Suas qualidades especiais geram efeitos na pele, nas articulações e nos olhos e são indispensáveis ao estímulo da matriz celular do organismo. Suas admiráveis propriedades e sua grande capacidade hidrofílica, isto é, de afinidade por moléculas de água, fazem do AH um preenchedor indicado especialmente para casos de pele desidratada. Com o passar dos anos e o avanço da fisiologia do envelhecimento, o organismo vai privando a capacidade de produzir AH. Em uma pele jovem, é possível encontrar maior quantidade de AH analisando-se o volume e a hidratação (ou "viçosidade") da pele. Por outro lado, em uma pele mais envelhecida, é possível observar maior ressecamento, com menos elasticidade, com a presença de rugas e volume facial comprometido[7,9,10].

No contexto comercial, o AH transformou-se em um material preenchedor satisfatório para a promoção do rejuvenescimento facial devido às suas excelentes propriedades físicas, químicas e de biocompatibilidade com o nosso organismo, mostrando ser um produto cosmético adequado para reverter os efeitos indesejáveis do envelhecimento da face.

Um material preenchedor considerado ideal deve mostrar algumas características, como ser seguro, biocompatível, não cancerígeno, não teratogênico, sem necessidade de teste cutâneo previamente à aplicação, não causar risco de infecção, não ter potencial migratório, ser estéril, ter durabilidade, mostrar resultados naturais, ser de fácil administração, fácil armazenamento, oferecer menor tempo de recuperação ao paciente, ser absorvível e possuir relação custo-benefício acessível.

Os primeiros estudos realizados com preenchimento são de 1893, quando Neuber usou gordura autóloga para o preenchimento de defeitos faciais. Mais tarde, surgiram os preenchimentos com parafina, que foi utilizada de 1899 a 1914, quando diversas complicações e deformidades ocasionaram sua suspensão. O silicone injetável surgiu em 1953 e se tornou bastante popular nos anos 1960, porém, devido aos episódios de intercorrências e complicações, teve sua utilização igualmente suspensa.

O envelhecimento facial estimula a degradação e diminuição na síntese do AH presente no organismo, que tem como resultado a perda da elasticidade e da flexibilidade da pele, prejudicando a sua estética[7,8,12,13].

O AH é uma substância presente naturalmente na pele e que auxilia na manutenção da hidratação da epiderme, uma vez que absorve a água presente nas camadas mais profundas da derme. Ele atua como suporte para o colágeno e a elastina no seio dos fibroblastos, participando de alguns processos importantes do organismo. Além disso, suas funções biológicas estão relacionadas ao seu peso molecular e resultam da relação entre proteínas e a ligação através de receptores superficiais, indicando características adequadas de sinalização celular[10-12,14-16].

Devido a essas características, é considerado o material preenchedor mais apropriado para a reposição de volume facial. Destaca-se ainda como produto preferencial por ser moldável, seguro, capaz de produzir resultados imediatos e duradouros (mas não permanentes) e ser reversível com o uso da hialuronidase.

Além da reposição de volume facial em si, é utilizado como remodelador cutâneo, por causa da persistência do seu efeito de preenchimento por um tempo maior que a sua própria biodisponibilidade como material preenchedor, o que favorece um aumento na produção de colágeno e elastina, recompondo a matriz extracelular por estímulo direto e/ou estiramento mecânico dos fibroblastos.

Existem muitas apresentações de preenchedores de AH com diferentes graus de coesão e viscosidade. Isso assegura grande versatilidade, possibilitando a utilização tanto em rugas superficiais quanto mais profundas, visando à reposição de volume e ao rejuvenescimento facial. Diversas apresentações já possuem anestésicos incorporados aos produtos, favorecendo o procedimento por deixá-lo menos doloroso e, consequentemente, mais confortável ao paciente[7,9,17].

APRESENTAÇÕES

O AH está presente em diversos tecidos do corpo humano, abrangendo a pele, o líquido sinovial das articulações, o humor vítreo dos olhos e as cartilagens, porém 50% dele é encontrado na pele. O AH fisiológico é considerado um biopolímero polianônico e altamente carregado, de modo que demonstra grande afinidade com a água, com capacidade de retê-la em até mil vezes o seu próprio volume.

A associação de diferentes propriedades físicas e químicas determina as características finais do AH, e tais características são importantes para a escolha adequada do tipo de material a ser utilizado e para qual finalidade[7,12,13,15].

VISCOELASTICIDADE

A reologia é o segmento da física que estuda o comportamento da fluidez (deformações e escoamentos) da matéria, através da análise da elasticidade, viscosidade (resistência ao fluxo) e plasticidade, sendo a viscosidade a propriedade reológica mais conhecida. Em outras palavras, a reologia avalia como certos materiais (entre eles o AH, por exemplo) reagem a diferentes condições de aplicação de força.

Algumas propriedades físicas do AH são retratadas por meio de termos reológicos. O módulo elástico (G') é uma medida quantitativa da rigidez de um fluido e representa a capacidade deste em resistir à deformação por uma força aplicada. Quanto maior o G' de um fluido, menor a sua deformação sob pressão. Assim, quando o preenchedor é eliminado da seringa através da agulha ou cânula, isto é, após a injeção, quando é exposto aos movimentos da musculatura facial e da pele sobrejacente, os produtos com módulo elástico G' elevado terão maior capacidade de promover *lifting* tecidual. Já o módulo de viscosidade (G"), também conhecido como "módulo de perda", é a medida da incapacidade de um fluido em recuperar seu formato original depois da remoção da força aplicada, ou seja, a habilidade de um fluido em dissipar energia quando uma força de cisalhamento é aplicada[7].

A efetividade do material preenchedor depende da sua viscoelasticidade. Ele necessita deformar o suficiente para ser injetado sob alta pressão, moldado logo em seguida e ser elástico para resistir às forças de deforma-

ção oriundas da movimentação do tecido. Um material preenchedor puramente elástico (G') seria impossível de ser injetado usando uma agulha, uma vez que exigiria uma força muito grande no êmbolo, inviabilizando a própria aplicação. Já um preenchedor totalmente viscoso (G") seria deformado sob qualquer força e, consequentemente, não manteria por tempo suficiente o formato esperado pelo profissional após a aplicação[7].

TAMANHO DAS PARTÍCULAS E FORÇA DE EXTRUSÃO

O gel reticulado de AH deve ser formado por partículas de tamanhos que permitem a sua injeção por agulhas de espessura apropriada. A força de extrusão pode ser diminuída por meio da redução do tamanho das partículas[7].

INDICAÇÃO DOS TIPOS DE ÁCIDO HIALURÔNICO

Existem diversas marcas de material preenchedor de AH disponíveis no mercado. Cada uma apresenta características específicas e diferenças relevantes que devem ser consideradas de acordo com as indicações do fabricante e o tipo de tratamento desejado. A junção das diversas propriedades descritas anteriormente permite a fabricação de AH com longevidade, grau de viscosidade e firmeza particulares e individuais, o que definirá sua indicação de acordo com a área anatômica (Figura 1), o plano de aplicação adequado e o efeito desejado para cada material preenchedor[7].

ÁCIDO HIALURÔNICO: QUANDO E COMO UTILIZAR

- Correções de assimetrias.
- Volumização tecidual.
- *Lifting* facial leve.
- Remodelação.

A escolha do tipo de AH e a técnica de aplicação do material estão relacionadas com a anatomia da face e as estruturas que serão abordadas (Figura 2). As técnicas de aplicação devem sempre levar em conta as "áreas" ou "zonas" de perigo, para que a aplicação seja realizada de maneira segura e eficaz[7,11,18-23].

Técnicas para deposição do produto

- Punção seriada.
- Linear.
- *Bolus*.

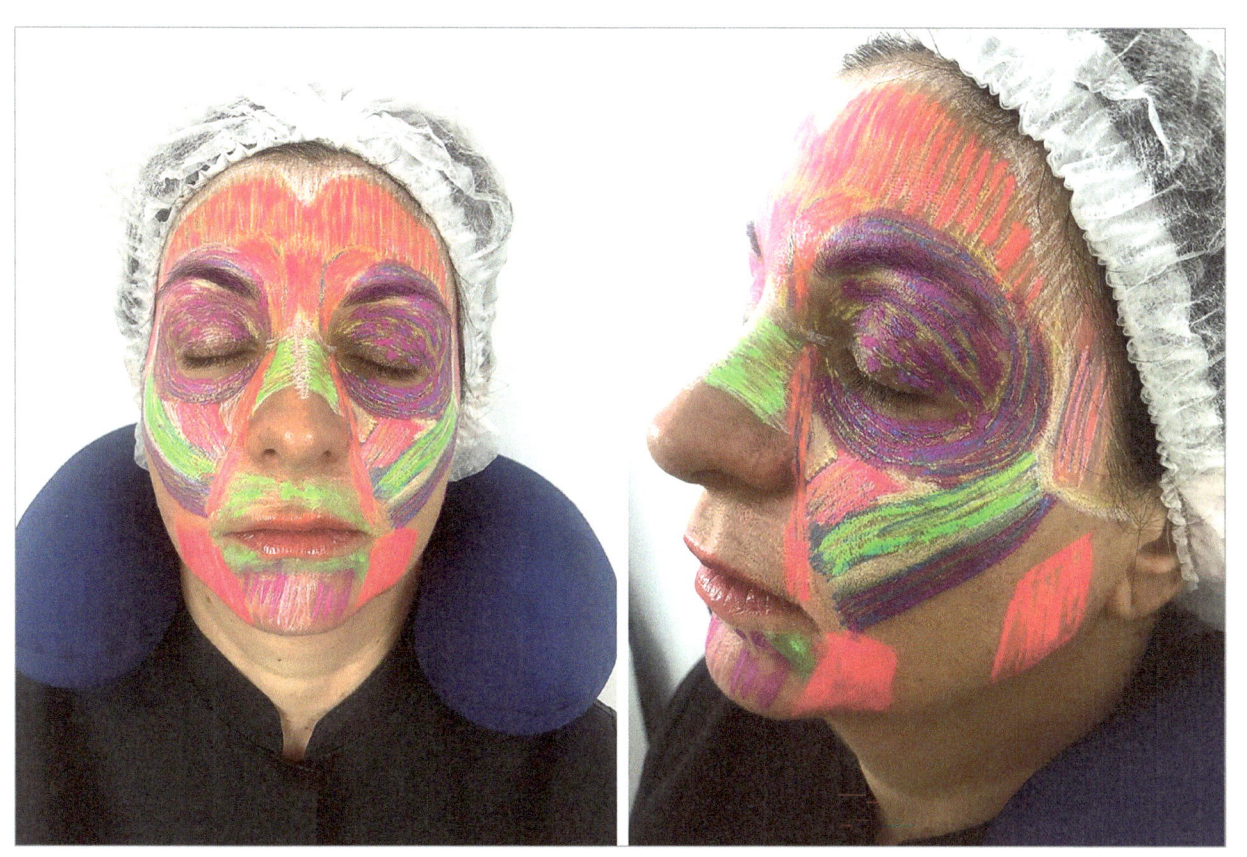

FIGURA 1 Para cada região da anatomia facial existe um tipo específico de material preenchedor de ácido hialurônico considerado ideal. O profissional que atua na harmonização orofacial deve estar atento às diferentes marcas disponíveis no mercado e suas indicações.
Fonte: cortesia da Dra. Rafaela Maiolo Garmes.

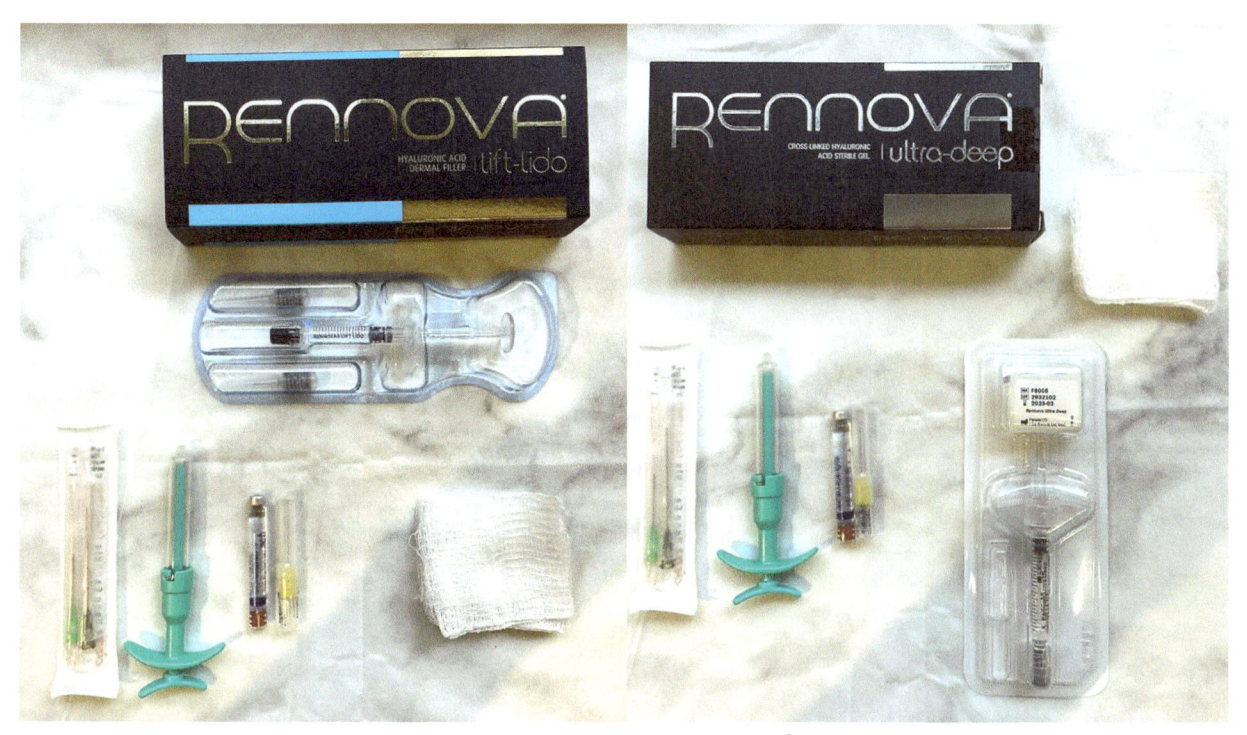

FIGURA 2 Duas apresentações diferentes de ácido hialurônico Rennova®.
Fonte: Cortesia da Dra. Juliana Guimarães Teodoro.

- Em leque.
- Linhas cruzadas.

Técnicas de injeção (Figura 3)

- Intramuscular – 90°.
- Subcutânea – 45°.
- Intravenosa – 25°.
- Intradérmica – 10° a 15°.

PREENCHIMENTO INJETÁVEL COM ÁCIDO HIALURÔNICO

Antes de qualquer ponderação sobre o assunto, é importante ressaltar um elemento fundamental para todos os procedimentos em HOF: a iluminação do ambiente clínico. No contexto das aplicações com AH, uma boa iluminação é importante para a excelência da sua execução devido aos seguintes fatores:

- **Precisão:** uma boa iluminação permite ao profissional enxergar claramente as áreas nas quais o AH deverá ser injetado, garantindo maior precisão ao procedimento.
- **Avaliação da pele:** a iluminação adequada do ambiente clínico ajuda a verificar os locais que necessitam de maior ou menor aplicação do produto. As linhas de relevo da pele e rugas se tornam ainda mais nítidas.

- **Detecção de problemas:** a iluminação permite detectar rapidamente qualquer reação adversa ou acidentes durante o procedimento, permitindo uma intervenção imediata por parte do profissional.

Sempre antes de injetar o AH, deve-se aspirar e observar se há refluxo de sangue para evitar a embolização de algum vaso sanguíneo. Nesse contexto, algumas regiões merecem especial atenção do profissional no momento de planejar os casos de preenchimento com AH, a saber:

1. **Região glabelar:** artéria supraorbitária e artéria supratroclear.
2. **Sulco nasolabial:** anastomose da artéria dorsal do nariz, ramo da artéria oftálmica, artéria angular e artéria nasal lateral, ramo da artéria facial.
3. **Têmpora:** artéria temporal superficial e seus ramos.
4. **Pálpebra:** anastomoses entre as artérias carótidas internas e externas, artérias palpebrais medial e lateral.

PREENCHIMENTO LABIAL

A propriedade mais importante para o material de preenchimento labial é a sua viscoelasticidade, de modo que tenha a capacidade de se acomodar na região tratada de maneira dinâmica e que não prejudique a movimentação dos lábios. Portanto, é cada vez mais

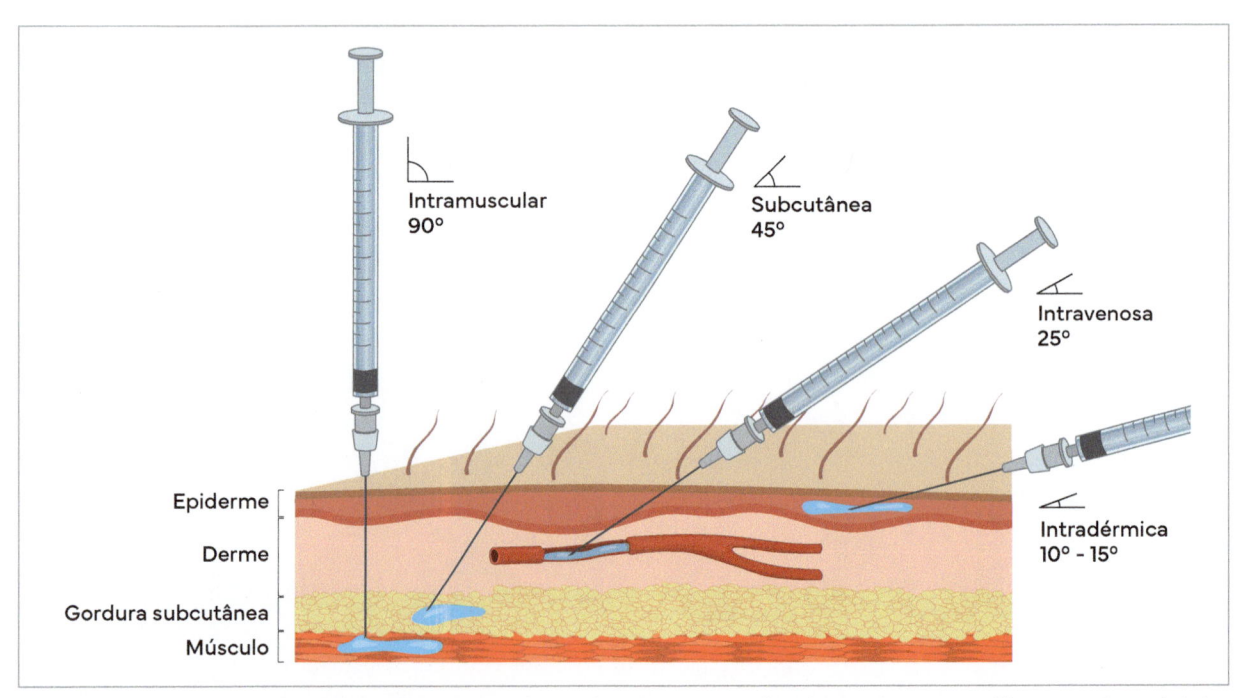

FIGURA 3 O profissional que atua na harmonização orofacial deve estar familiarizado com os diferentes tipos de injeção recomendados para os materiais preenchedores disponíveis no mercado e suas técnicas de deposição. Injeções intravenosas devem ser evitadas a todo custo.

necessário que o profissional conheça o conceito das propriedades reológicas dos géis para a compreensão dos fatores determinantes da escolha mais adequada do produto a ser utilizado.

O grau de reticulação, a concentração do AH e o tamanho das partículas determinam o teor de água, a degradabilidade, a elasticidade e a viscosidade de um preenchedor de AH. É válido relembrar, em breve síntese, que a viscosidade determina a fluidez de um material e a elasticidade refere-se à sua capacidade de retomar a forma original após deformado.

Existem três elementos determinantes para o sucesso da técnica de preenchimento em lábios: 1) conhecimento profundo das propriedades do material preenchedor; 2) conhecimento técnico relacionado ao modo correto de utilização do produto; 3) conhecimento anatômico da região dos lábios e seus anexos; e 4) a condição de saúde geral do paciente que será tratado.

Técnica anestésica

Mesmo sabendo que muitas apresentações de materiais preenchedores de AH possuem lidocaína em sua composição, para proporcionar maior conforto ao paciente durante a intervenção é recomendável a execução da técnica anestésica. Os lábios são sensíveis e, então, para que o procedimento seja realizado de maneira completa e eficiente, deve-se optar pela utilização de dois tipos de anestésicos, de acordo com a técnica e dispositivo de aplicação escolhido. Para qualquer que seja a técnica escolhida, a lidocaína é o anestésico de primeira escolha na HOF de modo geral (o que realmente acontece, na maioria das vezes, é se o profissional irá escolher executar a técnica anestésica de maneira intraoral ou extraoral, sendo a lidocaína escolhida praticamente de forma automática).

Para uma boa execução da técnica anestésica, é sempre importante que o profissional tenha um planejamento prévio. Se optar por realizar a técnica com cânula, pode-se utilizar o anestésico sem o vasoconstritor, isso porque esse dispositivo possui ponta romba, isto é, sem bisel afiado. Já se optar pela técnica com agulha, para que o paciente tenha um maior conforto, indicam-se técnicas infiltrativas com vasoconstritor. Alguns profissionais optam por usar apenas anestésico tópico, mas isso dependerá muito da sensibilidade de cada indivíduo, lembrando que o mais importante é prezar pelo conforto do paciente.

Indicações

Várias são as indicações para esse procedimento tão executado nos dias de hoje. Pacientes com lábios desproporcionais, um muito mais fino que o outro (geralmente o superior em relação ao inferior), é uma delas, talvez a mais comum. Outras incluem a perda de contorno devido ao envelhecimento e a perda de hidratação e coloração devido à exposição solar, também fazendo parte das indicações mais comuns em consultórios odontológicos, por exemplo. É importante ressaltar que tanto em mulheres quanto em homens esses fenômenos podem ocorrer, principalmente em decorrência do envelhecimento, o que torna o preenchimento labial um procedimento não apenas estético, mas também funcional (Figura 4).

Técnicas de aplicação

- **Técnica de revitalização labial:** utiliza-se agulha nesse procedimento, com pequenas injeções intradérmicas de AH por ponto, com aproximadamente 1 mm de distância entre eles.
- **Técnica de hidratação labial:** utiliza-se cânula romba, pois o objetivo é melhorar a textura dos lábios e devolver sua vitalidade. A injeção é realizada pela lateral, a partir da comissura labial, para que o material seja depositado de modo linear em retroinjeção.
- **Contorno e volume labial:** nesse tipo de planejamento, pode-se lançar mão da técnica somente com uso da agulha ou mista, na qual se utiliza a cânula no mesmo procedimento, a fim de promover mais naturalidade aos lábios do paciente. Para que se alcance um lábio bem definido, é importante que se realize o contorno primeiramente e, depois, a técnica de volumização propriamente dita, que pode ser executada com ambos os dispositivos mencionados. Para lábios menores e mais delicados indica-se a agulha e, para lábios maiores, indicam-se ambos, uma vez que, devido ao seu comprimento, a cânula pode não permitir um acabamento tão preciso e delicado quanto a agulha (essa recomendação, contudo, é muito pessoal e pode variar de acordo com a experiência de cada profissional, não sendo, portanto, regra absoluta).

Complicações no preenchimento labial

Como todo procedimento estético com AH, existem algumas complicações que o profissional deve saber como tratar. Neste capítulo, citaremos alguns exemplos dessas infelizes intercorrências que podem acontecer na prática clínica em HOF:

- **Hematomas:** alteração de coloração após uma injeção ocorrida pela perfuração de pequenos e/ou médios vasos sanguíneos que normalmente regride em cerca de 5 dias.
- **Efeito Tyndall:** coloração azulada no tecido após injeção superficial de um gel altamente reticulado, mais

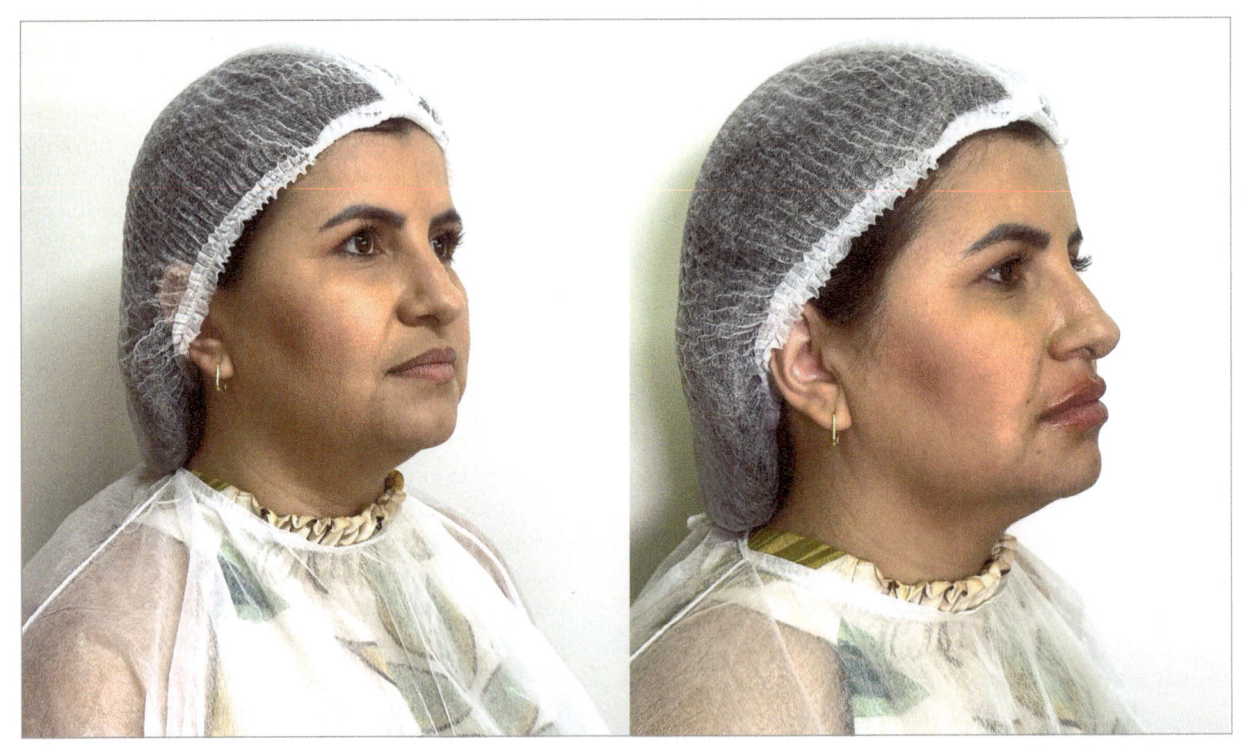

FIGURA 4 Antes (esquerda) e depois (direita) em um caso clínico de preenchimento labial com ácido hialurônico.
Fonte: cortesia da Dra. Juliana Guimarães Teodoro.

comum em procedimentos de contornos e sulcos peribucais. Esse efeito pode durar meses e se tornar extremamente perturbador à autoestima do paciente. Recomenda-se a dissolução com hialuronidase.

- **Formação de edema:** esse efeito pode se dar pela própria técnica de aplicação escolhida, onde a mecânica de entrada e saída do dispositivo pode causar um processo inflamatório, edemaciando a área injetada. Também podem ocorrer edemas tardios por reações alérgicas do próprio paciente.

- **Formação de nódulos:** os nódulos normalmente podem acontecer por uma defesa do próprio organismo, situação que pode ser resolvida com massagem dos lábios, a fim de dissolvê-los. Por outro lado, também podem ocorrer por erro de técnica, quantidade errada de material depositado e reticulação inadequada do produto para a região anatômica abordada. Neste último caso, recomenda-se remover o material por punção ou aplicação de hialuronidase.

- **Complicações vasculares:** são mais raras e dependem muito da técnica e do conhecimento anatômico do profissional. Geralmente ocorrem pelo uso de agulhas cortantes com deposição de grande quantidade de material em *bolus*, causando maior risco de obstrução. O tecido perde a sua oxigenação, podendo levar a necrose.

PREENCHIMENTO MANDIBULAR

Anatomicamente, o ângulo goníaco se forma a partir do encontro do ramo da mandíbula com sua base. Esse ângulo é melhor observado pela norma lateral (ou "visão de perfil"), mas influencia de maneira considerável a estética facial frontal. Os profissionais podem optar por esse procedimento no contexto da HOF quando julgar que o paciente possui pouca definição na área, mais precisamente quando o ângulo goníaco estiver quase imperceptível (menor que 125°).

O tratamento dessa região com preenchedores de AH deve ocorrer após delineado o planejamento, devendo-se traçar a face do paciente na região a ser abordada antes do início do procedimento. A técnica em si pode ser feita com cânula ou agulha, através de aplicações pontuais, em retroinjeção ou até mesmo pela técnica mista, que aumentará as chances de um prognóstico mais favorável ao paciente, além de proporcionar resultados esteticamente mais agradáveis (Figura 5 e 6).

Técnica anestésica

Para esse procedimento, indica-se um botão anestésico na região do pertuito com anestésico sem vasoconstritor e utilização de cânula com ponta romba. Caso

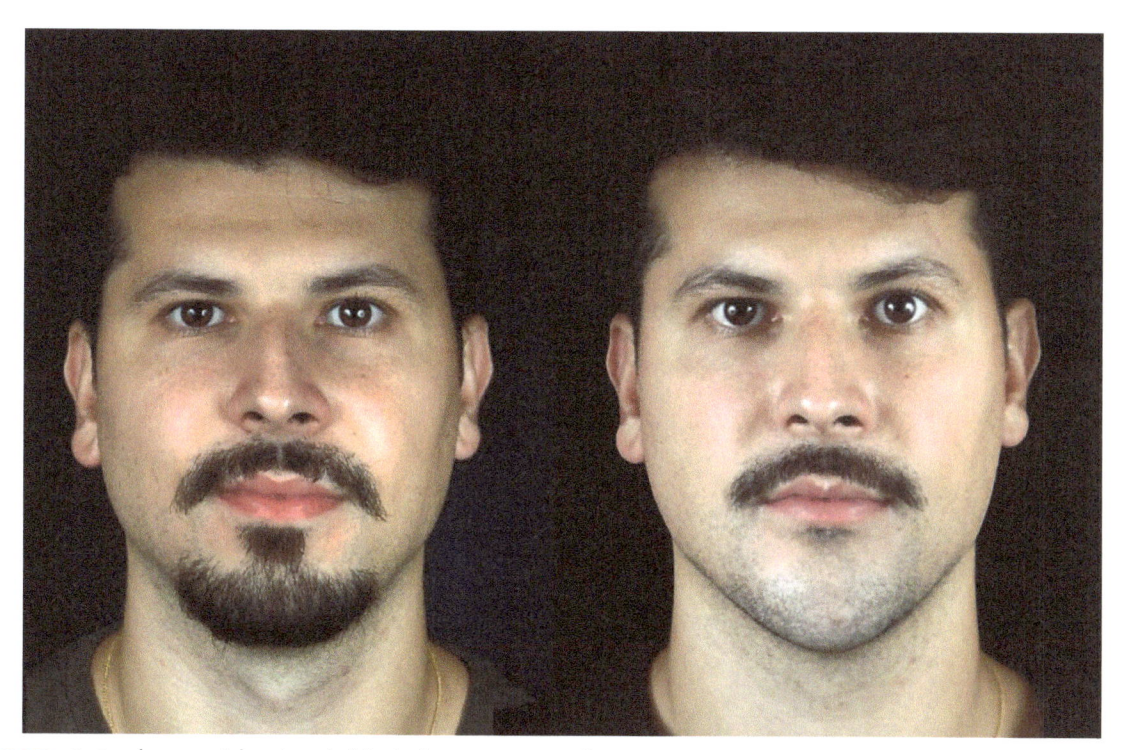

FIGURA 5 Antes (esquerda) e depois (direita) em um caso clínico de preenchimento mandibular com ácido hialurô-nico. Observar o delineamento mais agudo e a melhor definição do mento, que antes era "aumentado" pelo paciente por meio da barba.

Fonte: Cortesia do Dr. Allan Alcantara.

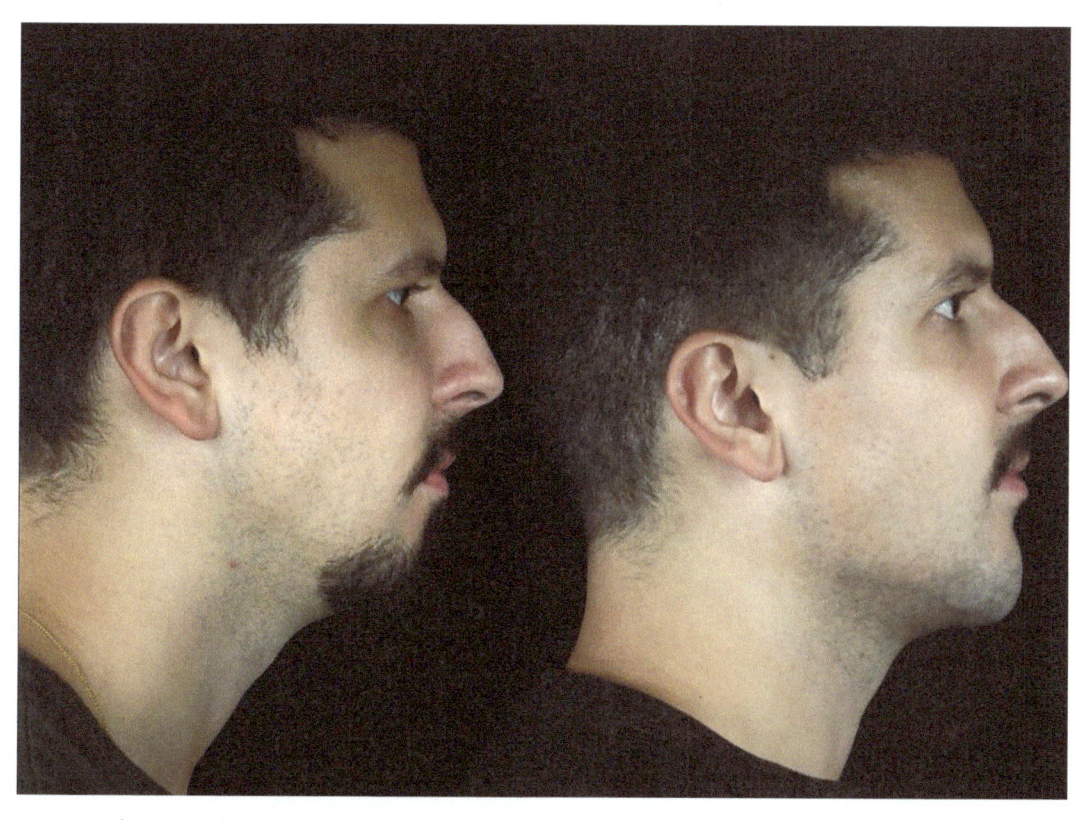

FIGURA 6 Antes (esquerda) e depois (direita) em um caso clínico de preenchimento mandibular com ácido hialurô-nico. Observar a projeção do mento.

Fonte: Cortesia do Dr. Allan Alcantara.

o profissional opte por aplicações pontuais com uso de agulha, a complementação com anestésico torna-se dispensável, uma vez que a injeção do preenchedor é feita na região supraperiostal.

Complicações no preenchimento mandibular

As intercorrências na face, de modo geral, são semelhantes, conforme a região anatômica abordada, ou seja, a maior preocupação sempre será a falta de conhecimento anatômico do profissional para a realização da injeção no local correto. As complicações mais comuns envolvem a compressão de vasos importantes na região de ângulo da mandíbula, ou a aplicação do preenchedor na luz do vaso, tendo como consequência a mudança de coloração que, se não acompanhada corretamente, pode evoluir para um infeliz caso de necrose.

RINOMODELAÇÃO

Este procedimento tão procurado e tão executado pela maioria dos profissionais que atuam na HOF, também é um dos procedimentos que mais merecem atenção devido à sua implicação anatômica. Mesmo alguns estudos da literatura científica classificando como raro o risco de intercorrência nesta região, é importante ressaltar, mais uma vez, que o conhecimento em anatomia e o manejo adequado da técnica interferem diretamente no sucesso da sua execução.

A *região do násio* é a parte mais profunda da raiz nasal, e sua abordagem clínica com o uso de preenchedores com AH produz um efeito estético muito agradável. Contudo, deve-se ter muita cautela por sua complexa rede de vascularização e anastomoses. A compressão vascular pela deposição em excesso do produto pode causar diminuição ou bloqueio completo do fluxo venoso. Para evitar que isso aconteça, é recomendável realizar o preenchimento lateralmente à linha média do paciente, onde há maior concentração de vasos sanguíneos de maior calibre. No nariz, deve-se evitar também, além da deposição de quantidades exorbitantes do material, o uso de preenchedores muito densos.

Além dos riscos mencionados, é igualmente importante o alerta de que injeções intravasculares podem comprometer o fluxo sanguíneo da região nasal, e, por isso, deve-se priorizar o uso de cânulas com ponta romba em relação ao uso de agulhas. A embolização ou compressão de vasos sanguíneos na face podem facilmente resultar em casos de necrose, sem mencionar o risco de comprometimento da vascularização oftálmica com possível quadro de cegueira, que é, na maioria das vezes, irreversível (Figura 7).

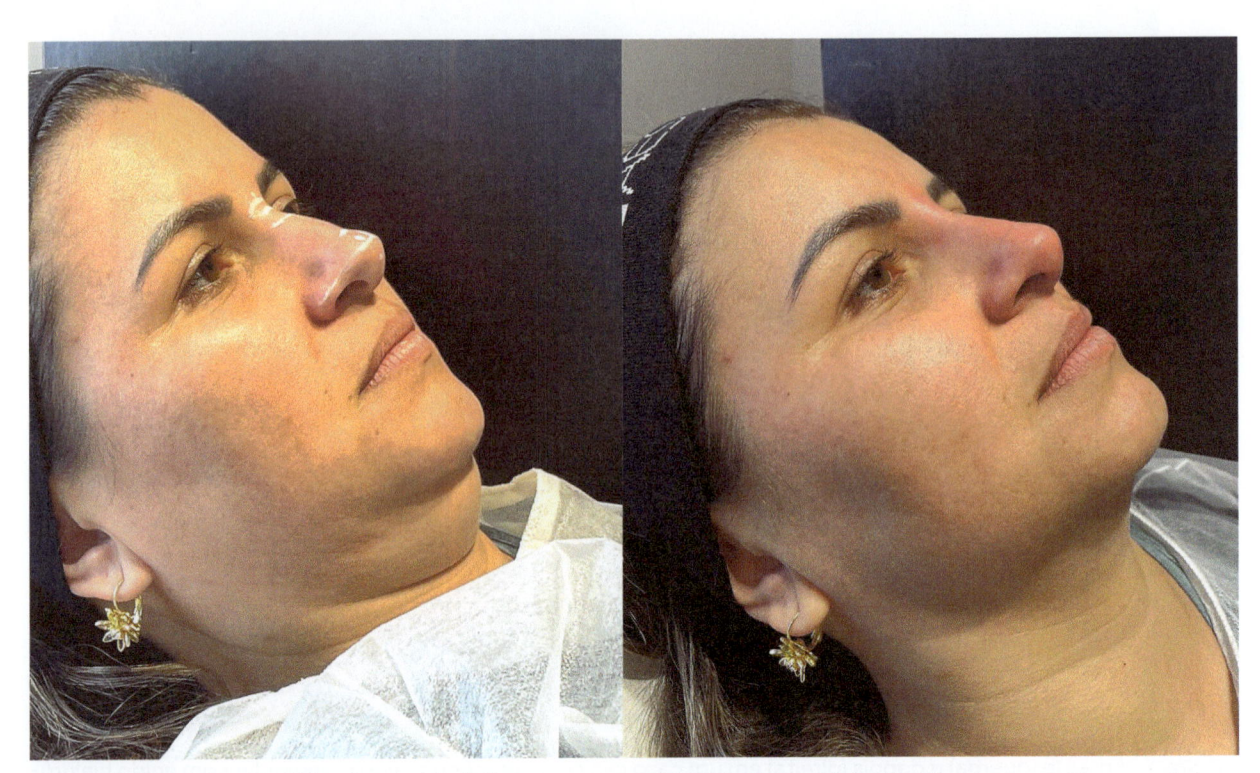

FIGURA 7 Antes (esquerda) e depois (direita) em um caso clínico de rinomodelação. Observe o contorno mais harmônico do nariz como um todo após o preenchimento com ácido hialurônico.

Fonte: Cortesia da Dra. Juliana Guimarães Teodoro.

Técnica anestésica

Na rinomodelação, recomenda-se o botão anestésico do pertuito por onde a cânula terá seu ponto de partida, utilizando anestésico sem vasoconstritor.

Complicações na rinomodelação

As complicações, como em outros procedimentos estéticos, se dão por compressão ou por injeção na luz do vaso. Variam em nível de gravidade e costumam estar relacionadas aos calibres de cada vaso a ser comprimido ou à quantidade e/ou densidade do material injetado no interior do vaso sanguíneo. Dentre as complicações mais sérias que podem ser relatadas, destacam-se a necrose e a cegueira, como dito anteriormente. Pelo fato de a abordagem estética no nariz ser tão delicada, é preciso que o profissional tenha em mente as estruturas anatômicas de maior atenção para essa região.

PREENCHIMENTO DE OLHEIRAS

De acordo com Barton, a classificação das irregularidades do sulco lacrimal varia de 0 a 3, de acordo com as regiões anatômicas alcançadas pela olheira. O preenchimento das olheiras tem o objetivo de afastar a pele dos vasos sanguíneos, diminuindo o aspecto profundo e escuro da região (Figuras 8 e 9).

- **Grau 0:** ausência de linha lateral ou medial demarcando o arco marginal ou o limite orbital com contorno suave, sem área de transição entre a bochecha e a órbita.
- **Grau 1:** presença leve de sombra ou linha medial com transição suave entre a pálpebra e a bochecha.
- **Grau 2:** demarcação moderada da junção entre a pálpebra e a bochecha que se estende da região medial até a lateral.
- **Grau 3:** demarcação intensa entre a órbita e a bochecha com transição visível entre a órbita e a região malar.

Técnica dos três pontos

Essa técnica é relativamente simples. Basta localizar o rebordo infraorbital, delimitar a área ao redor do sulco nasojugal e demarcar três pontos. Os pontos devem ser realizados na região de goteira lacrimal, seguindo a parede inferior da cavidade orbitária. Deve-se injetar supraperiostalmente, utilizando técnica de deposição em *bolus*. Recomenda-se injetar 0,2 mL no primeiro e no segundo ponto e 0,1 mL no terceiro ponto.

Complicações no preenchimento de olheiras

- Formação de nódulos.
- Eritema.
- Hematoma.
- Edema infraorbital persistente.
- Necrose.
- Bolsa.
- Efeito Tyndall.
- Assimetria da região periorbitária.

PREENCHIMENTO DA REGIÃO ZIGOMÁTICA

Durante a delimitação da área a ser abordada, o profissional deve traçar uma linha da comissura labial ao canto externo do olho e uma segunda linha do tragus, na orelha, até a asa do nariz. No ponto de encontro entre as duas linhas, denominado Ristow, desenha-se um ponto de aplicação. Acima do ponto de intersecção entre as linhas, o profissional deve desenhar mais três pontos, distantes 1 cm entre si. Para cada ponto, deve-se aplicar 0,1 mL do preenchedor.

O paciente deve ser massageado após as aplicações. Caso o profissional opte pela técnica em retroinjeção, ele deverá desenhar uma linha, somando os pontos de aplicação, e utilizar uma cânula com ponta romba para resultados mais agradáveis e oferecer maior segurança à execução do procedimento estético. Recomenda-se a técnica em *bolus* para a deposição do material preenchedor.

Complicações no preenchimento da região zigomática

- Edema (inchaço).
- Hematomas.
- Assimetria da região de "maçã do rosto".
- Formação de nódulos.
- Necrose.
- Granulomas.
- Desconforto ou sensação de anormalidade.

PREENCHIMENTO DE SULCO NASOLABIAL ("BIGODE CHINÊS")

Para o tratamento do sulco nasolabial, também denominado sulco nasogeniano ou "bigode chinês", recomenda-se a técnica de aplicação do AH em retroinjeção, com deposição em leque na região paranasal. A quantidade de produto pode variar para cada caso, mas normalmente se utiliza, em média, 0,1 mL para cada ponto de injeção.

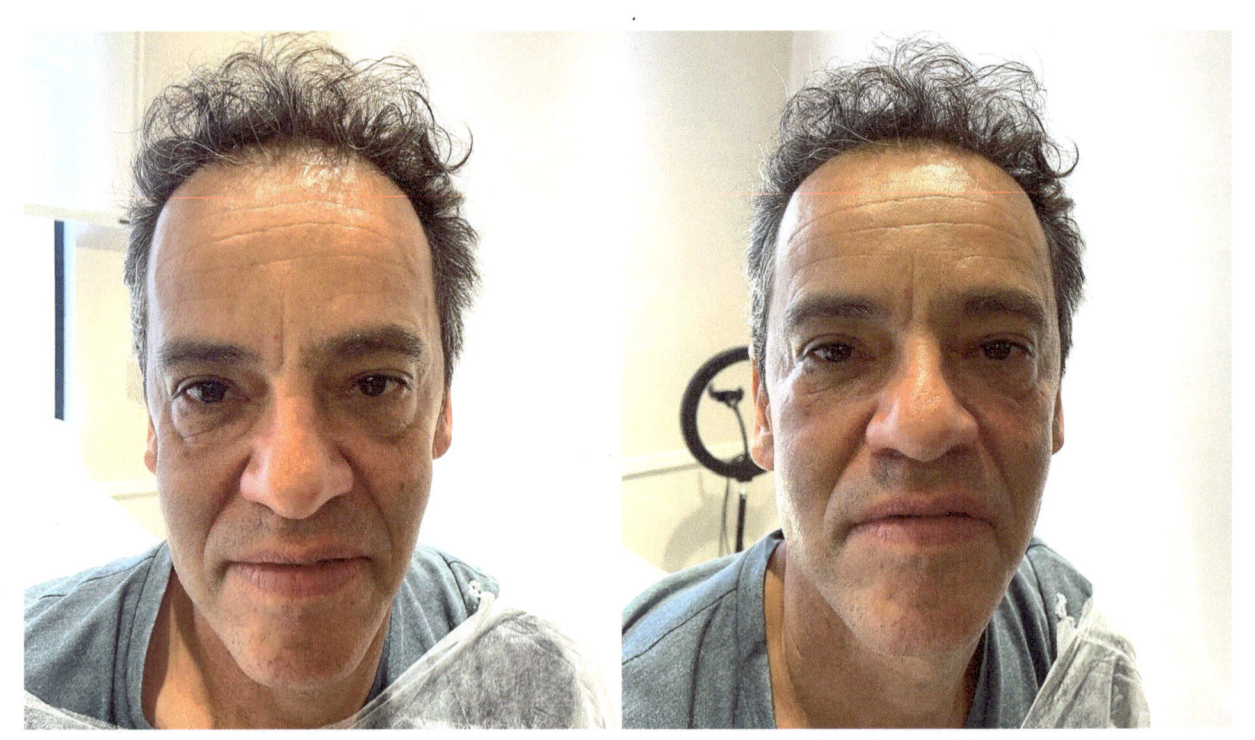

FIGURA 8 Antes (esquerda) e depois (direita) em um caso clínico de preenchimento com ácido hialurônico para remoção de olheiras.

Fonte: Cortesia da Dra. Juliana Guimarães Teodoro.

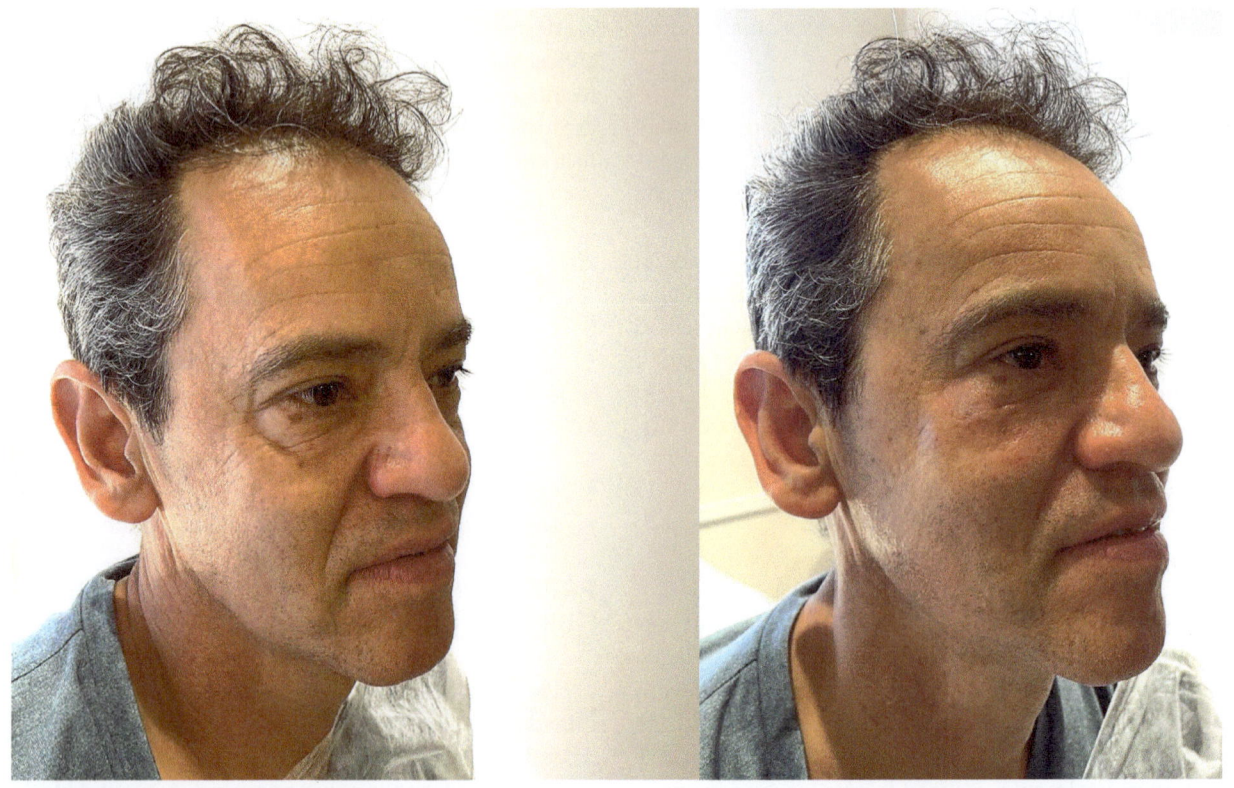

FIGURA 9 Antes (esquerda) e depois (direita) em um caso clínico de preenchimento com ácido hialurônico para remoção de olheiras. A finalidade deve ser sempre buscar alcançar um aspecto mais jovial através de uma aparência "menos cansada" no paciente.

Fonte: Cortesia da Dra. Juliana Guimarães Teodoro.

Complicações no preenchimento do sulco nasolabial

- Edema (inchaço).
- Hematomas.
- Dores e assimetrias.
- Formação de nódulos.
- Necrose.
- Embolia.
- Granulomas.
- Desconforto ou sensação de anormalidade.

PREENCHIMENTO DO SULCO LABIOMENTUAL ("LINHA DE MARIONETE")

Recomenda-se a técnica de deposição em *bolus*, com as marcações dos pontos de injeção realizadas 1 cm abaixo da comissura labial. Para cada ponto, deve-se aplicar de 0,3 a 0,4 mL em derme profunda (camada subcutânea ou submucosa). Como técnica anestésica, o profissional deverá abordar a região do nervo mentoniano, bilateralmente, podendo usar como referência anatômica a região entre os pré-molares inferiores do paciente (forames mentonianos).

Complicações no preenchimento do sulco labiomentual

- Edema (inchaço).
- Hematomas.
- Formação de nódulos.
- Necrose.
- Embolia.
- Granulomas.
- Desconforto ou sensação de anormalidade.

PREENCHIMENTO DO MENTO

Incialmente, para demarcar a área de tratamento, o profissional deve traçar a linha média do paciente. Em seguida, realiza-se a introdução da agulha perpendicularmente ao centro do mento e, uma vez que a injeção é feita em região supraperiostal, a complementação anestésica torna-se opcional. Para a aplicação do produto, recomenda-se injetar de 0,3 a 0,4 mL.

Complicações no preenchimento do mento

- Edema (inchaço).
- Hematoma.
- Dor.
- Assimetria do queixo.
- Necrose.

- Embolia.
- Granuloma.
- Desconforto ou sensação de anormalidade.

PREENCHIMENTO DA REGIÃO TEMPORAL

A concavidade na região temporal é um sinal clássico de envelhecimento. O volume do músculo temporal é reduzido e há diminuição do coxim de gordura presente na região (independentemente se a pessoa já é magra). Assim, o objetivo principal do preenchimento nas têmporas é melhorar a estética relacionada com a sustentação da face[24].

A fossa temporal é uma depressão superficial na lateral do crânio, e seus limites anatômicos são a linha temporal superior (limites superior e posterior), o arco zigomático (limite inferior) e o processo frontal do osso zigomático (limite anterior). Nessa região, a depender do resultado que se deseja obter, a injeção de AH pode ser subcutânea ou profunda, onde a agulha atravessa a fáscia temporoparietal e alcança a área abaixo do músculo temporal. Para que a saúde do paciente seja protegida, recomenda-se a injeção do produto em plano supraperiostal, a fim de evitar danos aos ossos, nervos, vasos e músculos presentes na região[25].

O risco mais comum é a hemorragia transitória da pálpebra inferior. Podem ocorrer, também, dor na mastigação, sensibilidade, proeminência transitória dos vasos superficiais, dores de cabeça, necrose, assimetria facial e edema[25,26]. A mudança de tonalidade da pele para uma cor "esbranquiçada" geralmente indica comprometimento vascular, podendo ocorrer livedo (alteração da cor da pele por linhas avermelhadas ou azuladas) e posterior necrose tecidual[24,26].

Para o preenchimento com AH na região temporal, indicam-se os produtos com módulo de elasticidade baixo, mais adequado para injeções em plano subcutâneo. Os pontos de injeção deverão ser marcados com caneta cirúrgica depois que o paciente já estiver acomodado. É altamente recomendável que o profissional realize a palpação da região temporal para sentir a artéria temporal e, assim, evitá-la por ser zona de risco. As aplicações podem ser feitas com agulha ou cânula de ponta romba de 22G e 50 mm[27].

A técnica para o preenchimento da região temporal é bastante simples. Inicialmente, o profissional deve ter como referência a cauda da sobrancelha, de modo a identificar a denominada "linha de fusão temporal" e, assim, delimitar a área anatômica de interesse para o procedimento. Em seguida, as injeções devem ser feitas 1 cm distante da cauda da sobrancelha, em uma área localizada inferior e posteriormente à linha de fusão (Figura 10).

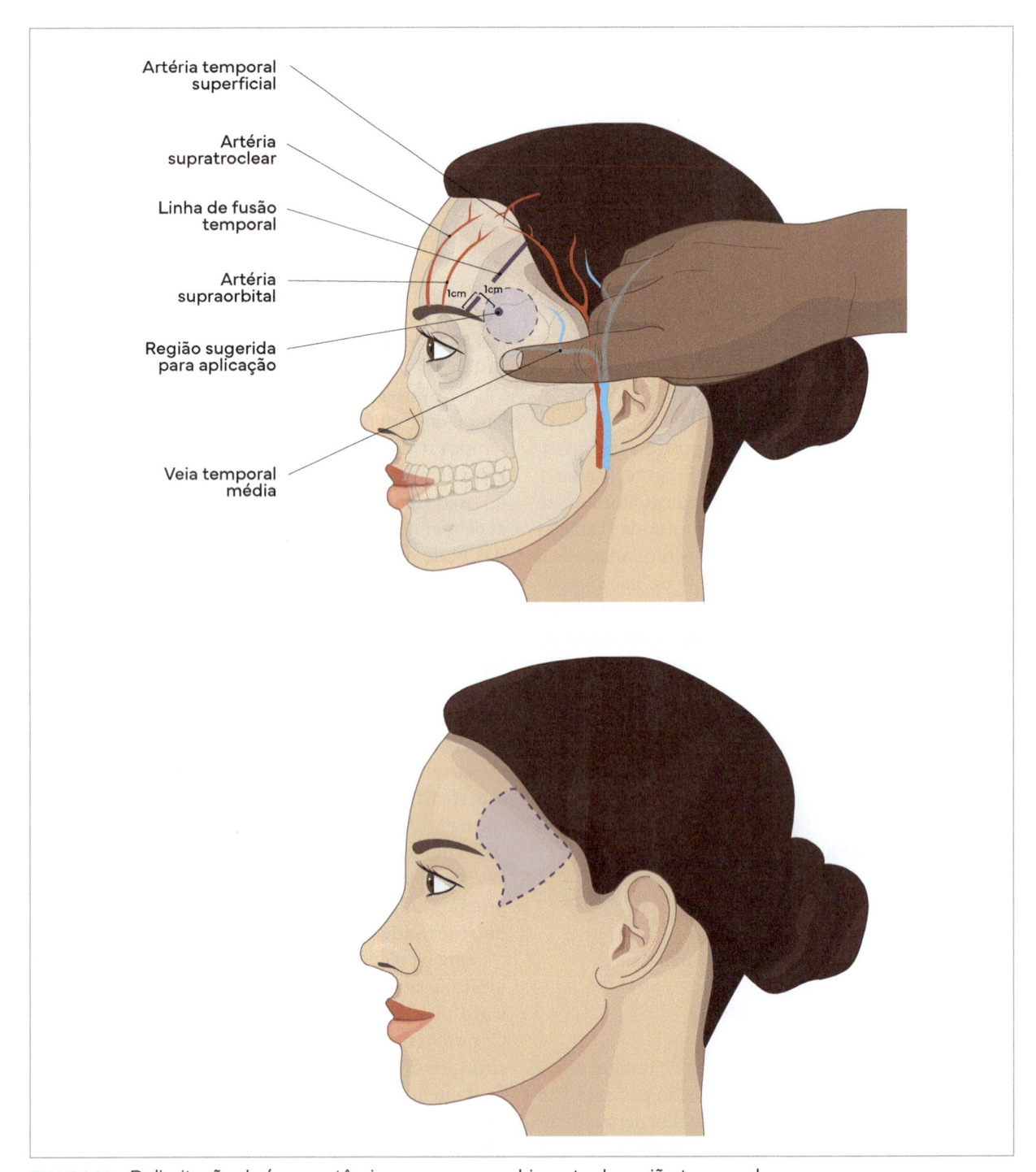

Artéria temporal superficial

Artéria supratroclear

Linha de fusão temporal

Artéria supraorbital

Região sugerida para aplicação

Veia temporal média

1cm 1cm

FIGURA 10 Delimitação da área anatômica para o preenchimento da região temporal.

Recomenda-se que o plano supraperiostal seja encontrado com a agulha posicionada perpendicularmente em relação ao osso. Ao encontrar a superfície óssea, o profissional deve recuar um pouco a agulha e aspirar para verificar se está em região segura e evitar injeção do AH no interior de algum vaso (Figura 11). As injeções devem ser realizadas lentamente, utilizando-se a técnica de deposição em *bolus*. Por fim, o profissional deverá massagear a área de aplicação para proporcionar melhor conforto ao paciente[25,27].

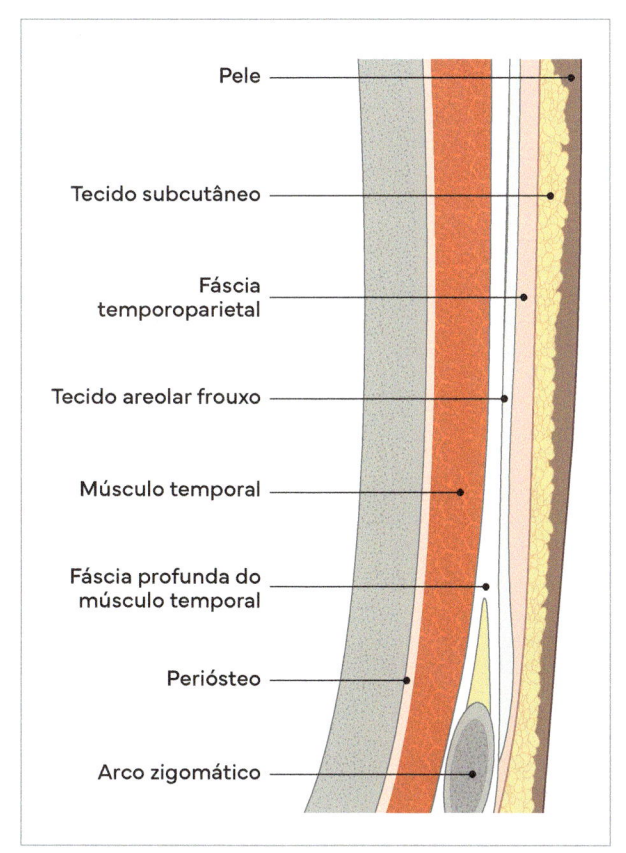

FIGURA 11 As injeções de ácido hialurônico em plano supraperiostal no preenchimento da região temporal diminuem as chances de acidentes e complicações ao paciente.

CONCLUSÃO

Em procedimentos estéticos com preenchedores de AH no contexto da HOF, é muito importante que o profissional saiba escolher os produtos ideais para cada situação e executar as técnicas com maestria clínica, mas, acima de tudo, é indispensável que ele tenha um profundo conhecimento da anatomia facial de modo geral. Esse conhecimento será a base para a excelência durante a execução dos procedimentos clínicos e solução de acidentes e complicações que possam vir a ocorrer com o paciente.

REFERÊNCIAS

1. de Maio M, Wu WTL, Goodman GJ, Monheit G. Facial assessment and injection guide for botulinum toxin and injectable hyaluronic acid fillers: focus on the lower face. Plast Reconstr Surg. 2017;140(3):393e-404e.

2. Moradi A, Shirazi A, David R. Nonsurgical chin and jawline augmentation using calcium hydroxylapatite and hyaluronic acid fillers. Facial Plast Surg. 2019;35(2):140-8.

3. Kontis TC. The art of camouflage: when can a revision rhinoplasty be nonsurgical? Facial Plast Surg. 2018;34(3):270-7.

4. Kontis TC, Bunin L, Fitzgerald R. Injectable fillers: panel discussion, controversies, and techniques. Facial Plast Surg Clin North Am. 2018;26(2):255-36.

5. Kontis TC. Contemporary review of injectable facial fillers. JAMA Facial Plast Surg. 2013;15(1):58-64.

6. Kontis TC, Rivkin A. The history of injectable facial fillers. Facial Plast Surg. 2009;25(2):67-72.

7. Machado D. Facial design: preenchedores. 2. ed. São Paulo: Santos Publicações; 2020.

8. Wang Q, Zhao Y, Li H, Li P, Wang J. Vascular complications after chin augmentation using hyaluronic acid. Aesthetic Plast Surg. 2018;42(2):553-9.

9. Philipp-Dormston WG, Wong C, Schuster B, Larsson MK, Podda M. Evaluating perceived naturalness of facial expression after fillers to the nasolabial folds and lower face with standardized video and photography. Dermatol Surg. 2018;44(6):826-32.

10. Chen Z, Chen Q, Fan X, Li Y, Mo S. Stepwise versus single-step mandibular advancement with functional appliance in treating class II patients: A meta-analysis. J Orofac Orthop. 2020;81(5):311-27.

11. Sandoval MHL, Ayres EL. Preenchedores: guia prático de técnicas e produtos. 1. ed. Grupo GEN; 2013. p. 65-71.

12. Rho NK, Chang YY, Chao YYY, Furuyama N, Huang PYC, Kerscher M, et al. Consensus recommendations for optimal augmentation of the asian face with hyaluronic acid and calcium hydroxylapatite Fillers. Plast Reconstr Surg. 2015;136(5):940-56.

13. Shamban A, Clague MD, von Grote E, Nogueira A. A novel and more aesthetic injection pattern for malar cheek volume restoration. Aesthetic Plast Surg. 2018;42(1):197-200.

14. Park KY, Kim JM, Seok J, Seo SJ, Kim MN, Youn CS. Comparative split-face study of durational changes in hyaluronic acid fillers for mid-face volume augmentation. Dermatol Ther. 2019;32(4):e12950.

15. de Maio M. Myomodulation with injectable fillers: an innovative approach to addressing facial muscle movement. Aesthetic Plast Surg. 2018;42(3):798-814.

16. Mundada P, Kohler R, Boudabbous S, Trellu LT, Platon A, Becker M. Injectable facial fillers: imaging features, complications, and diagnostic pitfalls at MRI and PET CT. Insight Imaging. 2017;8(6):557-72.

17. Solish N, Bertucci V, Percec I, Wagner T, Nogueira A, Mashburn J. Dynamics of hyaluronic acid fillers formulated to maintain natural facial expression. J Cosmet Dermatol. 2019;18(3):738-46.

18. Almeida ART, Renegas R, Boggio R, Bravo B, Braz A, Casabona G, et al. Diagnosis and treatment of hyaluronic acid adverse events: Latin American expert panel consensus recommendations. Surg Cosmet Dermatol. 2017; 9(3):204-13.

19. Brandt FS, Cazzaniga A. Hyaluronic acid gel fillers in the management of facial aging. Clin Interv Aging. 2008;3(1):153-9.

20. Crocco EL, Alves RO, Alessi C. Adverse events in injectable hyaluronic acid. Surg Cosmet Dermatol. 2012;4(3):259-63.

21. Hirsch RJ, Narurkar V, Carruthers J. Management of injected hyaluronic acid induced Tyndall effects. Lasers Surg Med. 2006;38(3):202-4.

22. Sattler G, Gout U. Guia ilustrado para procedimentos injetáveis. 1. ed. São Paulo: Quintessence; 2021.

23. Kerscher M, Bayrhammer J, Reuther T. Rejuvenating influence of a stabilized hyaluronic acid-based gel of nonanimal origin on facial skin aging. Dermatol Surg. 2008;34(5):720-6.

24. Raspaldo H. Temporal rejuvenation with fillers: global faceculpture approach. Dermatol Surg. 2012;38(2):261-5.

25. Sykes JM. Applied anatomy of the temporal region and forehead for injectable fillers. J Drugs Dermatol. 2009;8(10 Suppl):s24-s27.

26. Almeida ART, Araújo SGA. Hyaluronic acid in the rejuvenation of the upper third of the face: review and update - Part 1. Surg Cosmet Dermatol. 2016;8(2):148-53.

27. Lambros V. A technique for filling the temples with highly diluted hyaluronic acid: the "dilution solution". Aesthet Surg J. 2011;31(1):89-94.

Índice remissivo